卫生高等职业教育规划教材

供临床医学类专业用

中 医 学

—— • 第 3 版 • ——

主　编　姚树坤　黄庶亮

副主编　郭宝云　张亚军　刘丽清

编　委（按姓名汉语拼音排序）

白正勇（漳州卫生职业学院）　　　　刘丽清（菏泽医学专科学校）

曹　娟（菏泽医学专科学校）　　　　师建平（内蒙古医科大学）

陈　桦（惠州卫生职业技术学院）　　王　健（山西医科大学汾阳学院）

杜锦辉（内蒙古医科大学）　　　　　王　君（中日友好医院）

郭宝云（漳州卫生职业学院）　　　　姚树坤（中日友好医院）

洪敏俐（福建中医药大学）　　　　　张伟硕（中日友好医院）

黄庶亮（漳州卫生职业学院）　　　　张亚军（内蒙古医科大学）

主编助理　张伟硕

北京大学医学出版社

ZHONGYIXUE

图书在版编目（CIP）数据

中医学 / 姚树坤，黄庶亮主编. —3 版. —北京：
北京大学医学出版社，2014. 12（2022. 7 重印）
ISBN 978-7-5659-0865-1

Ⅰ. ①中… Ⅱ. ①姚… ②黄… Ⅲ. ①中医学 -
医学院校 - 教材 Ⅳ. ① R2

中国版本图书馆 CIP 数据核字（2014）第 112130 号

中医学（第 3 版）

主　　编：姚树坤　黄庶亮
出版发行：北京大学医学出版社
地　　址：（100191）北京市海淀区学院路 38 号　北京大学医学部院内
电　　话：发行部 010-82802230；图书邮购 010-82802495
网　　址：http://www.pumpress.com.cn
E-mail：booksale@bjmu.edu.cn
印　　刷：北京中汇数字印刷有限公司
经　　销：新华书店
责任编辑：韩忠刚　法振鹏　　责任校对：金彤文　　责任印制：李　啸
开　　本：787 mm×1092 mm　1/16　印张：28.5　　字数：725 千字
版　　次：1995 年 8 月第 1 版　2014 年 12 月第 3 版　2022 年 7 月第 4 次印刷
书　　号：ISBN 978-7-5659-0865-1
定　　价：49.00 元

卫生高等职业教育规划教材修订说明

北京大学医学出版社于1993年和2002年两次组织北京大学医学部和8所开办医学专科教育院校的老师编写了临床医学专业专科教材（第1版和第2版），并于2000年组织编写了护理专业专科教材（第1版）。2007年同时对这些教材进行了修订再版。因这两套教材内容精炼、实用性强，符合基层卫生工作人员的培养需求，受到了广大师生的好评，并被教育部中央广播电视大学选为指定教材。"十一五"期间，这两套教材中有24种被教育部评为**普通高等教育"十一五"国家级规划教材**，其中3种入选**普通高等教育精品教材**。

进入"十二五"以来，专科教育已归入职业教育范畴。为适应新时期我国卫生高等职业教育发展与改革的需要，在广泛调研、总结上版教材质量和使用情况的基础上，北京大学医学出版社启动了临床医学、护理专业高等职业教育规划教材的修订再版工作，并调整、新增了部分教材。本套教材有22种入选**"十二五"职业教育国家规划教材**，修订和编写特点如下：

1. 优化编写队伍　在全国范围内遴选作者，加大教学经验丰富的从事卫生高等职业教育工作的作者比例，力求使教材内容的选择具有全国代表性、贴近基层卫生工作人员培养需求，提高适用性；遴选知名专家担纲主编，对教材的科学性、先进性把关。

2. 完善教材体系　针对不同院校在专业基础课设置方面的差异，对部分专业基础课教材实行双轨制，如既有《人体解剖学》《组织学与胚胎学》，又有《人体解剖学与组织胚胎学》《正常人体结构》教材，便于广大院校灵活选用。

3. 锤炼教材特色　教材内容力求符合高等职业学校专业教学标准，基本理论、基本知识和基本技能并重，紧密结合国家临床执业助理医师、全国护士执业资格考试大纲，以"必需、够用"为度；以职业技能和岗位胜任力培养为根本，以学生为中心，使教材更适合于基层卫生工作人员的培养。

4. 创新编写体例　完善、优化"学习目标"；教材中加入"案例""知识链接"，使内容与实践紧密结合；章后附思考题，引导学生自主学习。力求体现专业特色和职业教育特色。

5. 强化立体建设　为满足教学资源的多样化需求，实现教材立体化、数字化建设，大部分教材配套实用的学习指导和数字教学资源，实现教材的网络增值服务。

本套教材主要供三年制高等职业教育临床医学、护理类及相关专业用，于2014年陆续出版。希望广大师生多提宝贵意见，反馈使用信息，以逐步修改和完善教材内容，提高教材质量。

临床医学专业教材目录

说明：1．"十二五"："十二五"职业教育国家规划教材（"十二五"含其辅导教材）。
2．"十一五"：普通高等教育"十一五"国家级规划教材。
3．" ＊ "：普通高等教育精品教材。
4．辅导教材名称：《主教材名称＋学习指导》，如《内科学学习指导》。

序号	教材名称	版次	十二五	十一五	辅导教材	适用专业
1	医用基础化学	4		✓	✓	临床医学、护理类及相关专业
2	人体解剖学与组织胚胎学	2				临床医学类
3	人体解剖学	4	✓	✓	✓	临床医学、护理类及相关专业
4	组织学与胚胎学 ＊	4	✓	✓	✓	临床医学、护理类及相关专业
5	人体生理学	4	✓	✓	✓	临床医学、护理类及相关专业
6	医学生物化学	4			✓	临床医学、护理类及相关专业
7	病原生物与免疫学	1				临床医学类
8	医学免疫学与微生物学	5	✓	✓	✓	临床医学、护理类及相关专业
9	医学寄生虫学 ＊	4	✓	✓	✓	临床医学、护理类及相关专业
10	医学遗传学	3	✓	✓	✓	临床医学、护理类及相关专业
11	病理学与病理生理学	1				临床医学、护理类及相关专业
12	病理学	4	✓		✓	临床医学、护理类及相关专业
13	病理生理学	4	✓	✓	✓	临床医学、护理类及相关专业
14	药理学	4			✓	临床医学、护理类及相关专业
15	诊断学基础	4	✓	✓	✓	临床医学类
16	内科学	4	✓	✓	✓	临床医学类
17	外科学	4		✓		临床医学类

序号	教材名称	版次	十二五	十一五	辅导教材	适用专业
18	妇产科学	4	✓	✓	✓	临床医学类
19	儿科学	4				临床医学类
20	传染病学	4	✓	✓	✓	临床医学类
21	眼耳鼻喉口腔科学	2				临床医学类
22	眼科学	2	✓			临床医学类
23	耳鼻咽喉头颈外科学	2	✓			临床医学类
24	口腔科学	2	✓			临床医学类
25	皮肤性病学	4				临床医学类
26	康复医学	2	✓			临床医学类
27	急诊医学	2	✓			临床医学类
28	中医学	3				临床医学类
29	医护心理学 *	3		✓		临床医学、护理类
30	全科医学导论	1				临床医学类
31	预防医学	4		✓	✓	临床医学类

卫生高等职业教育规划教材编审委员会

近十余年来，随着国家教育改革步伐的加快，我国职业教育如雨后春笋般蓬勃发展，在总量上已与普通教育并驾齐驱，是我国教育体系构成的重要板块。卫生高等职业教育同样取得了可喜的成绩。开办卫生高等职业教育的院校与日俱增，但存在办学、培养不尽规范等问题。相应的教材建设也存在内容与职业标准对接不紧密、职教特色不鲜明、呈现形式单一、配套资源开发不足、不少是本科教材的压缩版或中职教材的加强版、不能很好地适应社会发展对技能型人才培养的要求等问题。

进入"十二五"以来，独立设置的高等职业学校（含高等专科学校）、成人教育学校、本科院校和有关高等教育机构举办的高等职业教育（专科）统称为高等职业教育，由教育部职业教育与成人教育司统筹管理。教育部发布了《**教育部关于"十二五"职业教育教材建设的若干意见**》等重要文件，陆续制定了各专业教学标准，对学制与学历、培养目标与规格、课程体系与核心课程等10个方面做出了具体要求。职业教育以培养具有良好职业道德、专业知识素养和职业能力的高素质技能型人才为根本，以学生为中心、以就业为导向。教学内容以"必需、够用"为度，教材须图文并茂，理论密切联系实际，强调实践实训。卫生高等职业教育有很强的特殊性，编好既涵盖卫生实践所要求具备的较完整知识体系又能体现职业教育特点的教材殊为不易。

北京大学医学出版社组织的临床医学、护理专业专科教材，是改革开放以来该专业我国第二套有较完整体系的教材，历经多年的教学应用、修订再版，得到了教育部和广大院校师生的认可与好评。斗转星移，转眼间距离2008年上一轮教材修订已5年，随着时代的发展，这两套教材中部分科目需要调整、教学内容需要修订。在大量细致调研工作的基础上，北京大学医学出版社审时度势，及时启动了这两套教材的修订再版工作，成立了教材编审委员会，组织活跃在卫生高等职业教育教学和实践一线的专家学者召开教材编写会议，认真学习教育部关于高等职业教育教材建设的精神，结合当前高等职业教育学生的特点，经过充分研讨，确定了教材的编写原则和编写思路，统一了教材的编写体例，强化了与教材配套的数字化教学资源建设，为使这两套教材成为优秀的立体化教材打下了坚实的基础。

相信经过本轮修订，在北京大学医学出版社的精心组织和全体专家学者对教材的精雕细琢下，这两套教材一定能满足新时期我国卫生高等职业教育人才培养的需求，在教材建设"百花齐放、百家争鸣"的局面中脱颖而出，真正成为好学、好教、好用的精品教材。

本轮教材修订工作得到了各参编院校的高度重视和大力支持，众多专家学者投入了极大的热情和精力，在主编带领下克服困难，以严肃、认真、负责的态度出色地完成了编写任务，谨在此一并致以衷心的感谢！诚恳地希望使用本套教材的广大师生能不吝提出建议与指正，使本套教材能与时俱进、日臻完善，为我国的卫生高等职业教育事业做出贡献。

感慨系之，欣为之序！

本教材是按照教育部《高等教育面向21世纪教学内容和课程体系改革计划》的指导精神，在第2版《中医学》的基础上进行的重新修订。主要是适用于卫生高等职业教育院校各专业人才的教育。

在这次编写过程中，编委组既注重保持教材用书的延续性，又对前版教材存在的不足之处进行了必要的修订和扩充，在充分吸取前两版《中医学》的长处和精华的基础上，把现代一些较为成熟的中医学新成果和新经验补充进来，使新版教材在继承中医学传统特色的同时，又能反映出现代特点，并且整本教材围绕医学高等职业教育人才培养目标，制订了符合临床医学及其他相关专业对中医学学习的教学计划及内容。

本教材共由绪论、中医基础理论、中医诊断学、中药学、方剂学、针灸学和中医临床各科等7部分组成。绪论重点介绍中医学体系的形成、发展及特点，并对中西医学进行了对比和论述，对广大非中医专业同学正确认识中医学有极大的帮助。在教材中，我们也纳入了一些近年来中医学研究的热点问题，如：现代方法论与中医的关系、体质学说等。同时本次修订大纲重点参考了执业助理医师和执业医师考试大纲，新增了一些涉及执业考试的知识点及内容，增强了教材的实用性。

感谢各位参编学校领导和北京大学医学出版社的大力支持，感谢各位编委的辛勤工作和严谨的治学精神，同时我代表新版《中医学》全体编委对前两版《中医学》的所有编委老师和工作人员表示衷心的感谢！

由于我们编写经验和教材编写时间所限，在教材编写中可能会有疏漏、错误和不当之处，敬请各位老师和同学们批评指正。

姚树坤　郭宝云

目录

第五篇 针灸学

第六篇 临床各科

绪　论

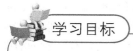

学习目标

1. 掌握中医学基本特点。
2. 熟悉中医学发展历程。
3. 了解中西医学的异同及互补。

中医学是在实践中产生并不断发展的医学科学，是我国人民长期同疾病做斗争的经验总结。它积累了极为丰富而又宝贵的诊治经验，有自己独特的理论体系。千百年来，一直有效地指导着临床实践，为中华民族繁衍昌盛做出了巨大的贡献。

中医学不仅有着悠久而辉煌的历史，还是我国传统文化的重要组成部分，更是中华民族五千年文明史中一颗璀璨的明珠。

一、中医学发展史

中国医药学源远流长，有数千年的历史，与其他科学一样，经历了萌芽、形成、成长和发展过程。

（一）中医学起源

早期人类为了生存，躲避寒冷，觅食充饥，有了最简单的劳动。在逃避敌害追逐、与野兽搏斗或部落战争中，常有外伤发生。对负伤部位本能的抚摸、按压就是最早的按摩止痛术和止血术；以泥土、树叶、草茎涂裹创伤，久而久之产生了外治法和外用药；打磨劳动工具，使用锋利的砭石切开脓疱即是外科的雏形；石针、骨针刺激某一疼痛部位，也就成了针术的萌芽。总之，人类救护自助行为是中医药学形成过程中的重要始点之一。火的发现与使用，使人类由茹毛饮血的野蛮时代进入熟食的文明阶段，并促进了大脑发育。作为一种治疗手段，用火烤石片温熨疼痛之处，点燃树枝、草根进行局部灸焫，逐渐形成了"熨法"和"灸法"。采集植物根茎、果实、花叶充饥，无意中解除了某些痛苦，而有的则出现呕吐、腹泻乃至昏迷或死亡。经过无数次反复实践，发现了许多草药。《淮南子·修务训》记载："神农氏……尝百草……当此之时，一日而遇七十毒"，其所描述的就是古人尝试用药的雏形。我国药物起源于植物为多，而动物、矿石类药物相对少一些，故又称中药为"草药""本草"。陶器的发明及应用，为多种药物组成复方并煎熬成汤液创造了条件，因此，古书记载"伊尹创始汤液"，是汤液剂型的鼻祖。由此可见，中国医药学起源的历史就是劳动人民长期为生存、生活并且与疾病做斗争反复实践的创造史，是在劳动实践中产生并发展起来的。

（二）中医学理论体系的形成与发展

随着人类自身智能的发展，生产力的不断提高，必然会带动社会经济和文明进步。医疗行为也逐渐由生存救护发展到有意识、有目的，乃至有组织的主动性活动。由单一的经验积累逐步升华到系统知识，并且战胜觋巫的影响，把医疗活动从迷信中解脱出来，在古代朴素唯物论和辩证法思想指导下，跨越了不同发展阶段，最终形成了中医药学独特的理论体系。

1. 中医学理论体系的形成　中医药理论体系的初步形成，是以《黄帝内经》的成书为标志。《黄帝内经》简称《内经》，是我国现存的最早的一部医学经典著作，包括《素问》《灵枢》两部分，共18卷162篇论文。《内经》以当时朴素唯物论和自然辩证法思想为理论方法，对人体结构、病理生理以及疾病的诊断、治疗、预防和养生等问题，做了系统全面的阐述。其内容有藏象、经络、病因、病机、诊法、辨证、治则、针灸及汤液治疗等，内容十分丰富。《内经》在阐述医学理论的同时，还对当时哲学领域中一系列重大问题，诸如阴阳、五行、气、天人相应、形神关系等进行了深入探讨。它一方面用当时先进的哲学思想为指导推动医学科学的发展，同时又用医药发展的成果，丰富和提高哲学理论，把先秦以来的哲学思想向前推进了一大步。《内经》中的许多记载在当时都处于领先地位。例如在人体结构方面，对人体骨骼、血脉长度、内脏器官大小及容量进行了描述，基本上符合实际。再如食管和肠的比例是1：35，现代解剖学是1：37，两者非常接近。在血液循环方面，认为"心主身之血脉"，血液是在脉中"流行不止，环周不休"的，这和现代实验医学的观点有惊人的相似。在疾病发生方面，强调"正气"的主导作用，说道"正气存内，邪不可干"。在疾病的防治上，倡导"防重于治"，提出"治未病"的观点。养生保健方面首倡"保精、养气、御神"，这些理论至今仍然正确，在学术上有很高价值。《内经》的问世，奠定了中医药学理论体系的基础。

《难经》是继《内经》之后中医学又一经典著作，它采集《内经》精要质疑问难，全书共设81个问答，称为"八十一难"。内容涉及脏腑、疾病、经络、针灸等方面。尤其是脉诊和奇经的论述，具有创见性，同时对命门、三焦提出了新观点，从而补充了《内经》的不足。

《伤寒杂病论》是东汉张仲景所著。后世把该书分成《伤寒论》和《金匮要略》两部分。前者以外感病为主，后者以内伤杂病为主。书中分为若干条目，每条先介绍临床表现，然后根据病机分析认定为相应证候，最后根据其证候确定治法及处方用药。以六经辨证为纲治外感，用脏腑分证治杂病，开创了中医辨证论治先河，为后世历代医家之楷模。

《神农本草经》的问世，使医、药相辅相成。该书约成于汉代，托名神农所著，书内收载药物365种，据养生、治病及有无毒性分上、中、下三品。提出药物性味，归类寒热温凉四气，酸苦甘辛咸五味，奠定了中药理论基础。

总之，历经先秦、秦、汉这一时期，中医药学无论在人体结构、生理、病理、诊法、辨证及治则治法等基础理论方面，还是在中药临床运用方面，各个领域都有丰富的经验和知识积累，逐步形成了中医学完整的理论体系，为后世中医学的发展奠定了坚实的基础。

2. 中医药理论体系的发展　伴随着时代前进，中医药理论也在不断丰富，治疗技术日益提高，学科分化势在必行，这是中医药理论体系发展的标志。远在周代，就有了食医（营养医）、疾医（内科）、疡医（外科）、兽医的医学的分科，其中疾医应该说是最早的内科学雏形。

中医内科学方面：《金匮要略》以脏腑分证治疗杂病，理法方药立论严谨，形成了一整套独具特色的辨证论治原则，这是后世内科学发展的基石。及至隋代巢元方著《诸病源候论》，对多种疾病病因、病机、病候做了细致的分析与论述，从而成为第一部证候学专著。唐代王焘的《外台秘要》首次记录了消渴病的证候和治法，给后世医学家很多启发。宋代陈无择在其《三因极一病证方论》中提出了著名的三因学说，成为中医病因学的圭臬。历史进展到宋、金、元时期，社会剧烈变革，学术争鸣，学派蜂起，中医学的发展出现了一个崭新的局面。医学家创立新理论，寻找新疗法，使用新方药，做了许多开创性工作，内科学也得以长足进步。以刘完素、张从正、李杲和朱丹溪为代表的四大学派，世称"金元四大家"。刘完素倡导"火热论"，认为"六气皆从火化""五志过极皆能生火"。用药以寒凉为主，后世称为"寒凉派"；张从正认为疾病的形成都在于邪气所致，主张"邪去则正安"提出汗、吐、下攻邪三法，后世称为"攻下派"。李杲推崇《内经》"人以脾胃为本"，力主"内伤脾胃，百病由生"的理论，治病以补脾胃为主，故后世称为"补土派"；朱丹溪举"相火论"，认为相火最易妄动而耗阴，提出"阳常有余，阴常不足"的论点，主张滋阴降火，后世称为"滋阴派"。刘、张、李、朱四大家，虽立论不同，但都是在《内经》与《难经》基础上，从不同侧面发展了中医理论，繁荣了中医学术，丰富了辨证治疗方法。至明清两代温病学说蓬勃发展。明代吴又可提出"疠气"特异病因，专论瘟疫传染途经、证候、治法，极大启发后学。清代以叶天士、吴鞠通为代表的温病学派，对外感温病进行了深入探讨，创立卫、气、营、血和三焦辨证，与伤寒六经辨证相辅相成，成为外感病辨证论治的两大体系。时代在发展，医学名家辈出。赵献可、张景岳、王清任、唐容川等，在《内经》《难经》理论基础上，对命门学说、瘀血理论、血证辨证等方面都有所发挥，为内科学增添了新内容。解放后，中医内科学发展很快，大量的临床研究、实验研究、古医籍整理、教材建设、临床专著的编写，使中医内科学术达到了新水平。对许多疾病病因病机的认识已日益明确和深化，在诊断、辨证分型上进一步规范，防病治病方法上有许多创新，内科疾病治疗效果有了显著提高。

中医外科学方面：外伤科学起源很早。外科约在4～5世纪，伤科约在9世纪。古属"疡科"，元代称"正骨科"，直到清末，形成专科。

早在汉代，我国著名外科学家华佗用"麻沸散"进行全身麻醉，行剖腹、扩创、死骨剔除等手术，这是世界上最早的外科麻醉术。晋代有了我国第一部外科专著《刘涓子鬼遗方》，载方140余首，总结了许多治疗金疮痈疽、疔疖、皮肤病的经验。隋代的《诸病源候论》、唐代的《千金方》都有不少的外科学内容，如瘿瘤、疔疮、痈疽、痔瘘、虫蛇兽咬伤及多种皮肤病的记载。宋、元两代外科发展较快，著作颇丰，如《圣济总录》《太平圣惠方》《外科精要》《世医得效方》等。对外科病的辨证及创伤外科的内外结合治法都有独到之处。明代外科学有了更快发展，尤以陈实功《外科正宗》成就最大。该书详载病名，各附治法，条理清楚，内容丰富，外科治法大多数被收录。到了清代《医宗金鉴》总结了前人经验，对外科、伤科诊断，用药，治疗手法都有很系统说明，该书有很高的成就，是外伤科重要文献。新中国成立后，中医药在外伤科领域也有迅速发展，特别是在治疗痈、疮、疔、毒，结扎和注射治疗内痔，切开或挂线治疗肛瘘，辨证治疗脱疽，中西医结合治疗红斑狼疮、烧伤、手法整复及小夹板局部外固定治疗骨折，都取得了令世人瞩目的好成绩。

关于妇产科学，早在《内经》中就有许多记载，如不孕、不月、子瘤、血枯、石瘕。汉代《伤寒杂病论》中，专论妇科妊娠、产后、杂病三篇，理法方药严谨，对妇科临床指导意义深远。随着社会发展，妇科经验的不断积累，至唐代出现了我国最早的妇产科专著《经效产宝》。宋代陈自明著《妇人大全良方》。明代王肯堂著《女科证治准绳》及武之望的《济阴纲目》，这些宝贵的著作对妇产科的发展起到了很大的促进作用。到清代，《傅青主女科》问世，主张治疗妇女病以培补气血，调理脾胃为主，使妇产科发展到了一个较高层次。解放后，妇产科取得了很大成绩，一大批妇科常见病如月经不调、不孕、子宫肌瘤等由中医治疗提高了疗效。中西医结合非手术治疗宫外孕；针灸纠正胎位防止难产；中药治疗宫颈癌；计划生育方面的中药引产等都取得了骄人的成就。

儿科古称"哑科"。据文献记载，在战国时期已有了儿科医生，西汉初期的《颅囟经》是我国儿科第一部专著。北宋儿科名医钱乙著《小儿药证直诀》，提出以五脏为纲辨小儿疾病，对水痘、麻疹等几种发疹性传染病已有了较深刻认识，具备丰富的鉴别经验。元代儿科名家曹世荣撰《活幼心书》，对惊风、抽搐辨证治疗有独创之处，所录治方效果显著。明清两代儿科有了较大发展，各种儿科著作相继问世，具有代表性的如《幼幼集成》《医宗金鉴·幼科心法要诀》，内容十分丰富，对惊风、发热、呕吐都有很多独特见解，其中收集了不少验方和外治法。解放后，儿科学迅速发展，出现了崭新面貌。过去儿科四大证——痘、疹、惊、疳，其中痘（天花）被消灭；疹（麻疹）已控制；惊（破伤风）发病率大大下降；疳（疳积）也少见。中医药在治疗小儿急、慢性传染病和常见病方面取得了满意效果，如流行性脑脊髓膜炎、菌痢、百日咳、猩红热、肝炎、肾炎、腹泻等病，都展示出中医药治疗的优势。

针灸学起源很早，也最具特色，在《内经》《难经》中已有记载。晋代皇甫谧著《针灸甲乙经》，总结了秦汉、三国以前的针灸学成就。宋代王唯一著《腧穴针灸图经》，并铸造铜人模型，上刻经络循行路线及穴位，作为教学考试之用。明代杨继洲集历代针灸经验及学术成就，并加入自己体会撰《针灸大成》，对后世针灸学的发展影响很大。解放后，针灸学发展迅速，翻印、校点、注释整理出版了一大批古代针灸医籍，针刺镇痛（麻醉），经络实质，特异穴位治病作用，结合现代科学及新技术进行实验研究，取得了一大批科研成果。

伴随中医学的发展，药物学与方剂学也有同步发展。《神农本草经》之后，唐代《新修本草》出版，该书收载药物近850种，是世界上第一部由政府颁发的药典。16世纪中叶，著名医药学家李时珍以毕生精力，虚心求教，刻苦钻研，大胆实践，广收博采，历时27年，编撰出闻名世界的巨著《本草纲目》。该书收药1892种，绘图1 000多幅，载方11 000个，纠正古版本药物书中错误上千处，并将药物进行了科学分类。李时珍以科学的态度，严谨的学风，全面整理总结了我国人民在明代以前的用药经验和药物学知识，该书后被陆续翻译成多种文字流传到国外，因此，李时珍被公认为世界伟大的科学家之一。以后又有很多药物学专著相继问世，如汪昂的《本草备要》、赵学敏的《本草纲目拾遗》、吴仪洛的《本草从新》。都从不同程度为药物学增添了新内容。药物学的发展，带动并分化出相应学科，对于如何炮炙加工药物，南北朝时的《雷公炮炙论》是这方面的代表作。药物学的不断发展促进了方剂学的诞生，大量的临床实践证明，复方疗效胜过单味药，合理组方既能提高疗效，又能减少毒副作用，于是中医方剂学迅速发展。由《内经》13方到《伤寒论》113方、《金匮》262方。晋代葛洪撰《肘后备急方》，唐代孙思邈的《千金要方》，明代的《普济方》，清代的《医方集解》与《成方切用》都是传世之作，是研究方剂学的重要文献。解放后，中药研究从单体提取，到复方成分的研究，中药新品种的发现如红景天、青蒿素……一大批已应用到临床。剂型的改革如注射剂、大输液、粉针、片剂、气雾剂、冲剂、胶囊、口服液等极大地方便了临床应用，也提高了疗效。

综上所述，伴随着中医基础理论的发展，内、外、妇、儿、针灸、药物和方剂这些中医学主干学科也都取得了很大成就。而实际上中医学内容十分丰富，浩瀚无际。如中医耳鼻喉科学、中医眼科等著作颇丰，也各具学术特色，对临床贡献也很大。除此以外，中医治病方法手段很多，以方药、针灸为主，还有刮痧、火罐、水疗、蜡疗、泥疗、推拿、气功、捏脊、割治等，这些疗法还在不断改进、发展，如中药单体开发、复方有效成分萃取、小针刀、电针治疗、中药离子透入……一个与现代科学技术相结合，迅速革新的古老医学，在日益展现出广阔的应用前景。

二、中医学的基本特点

中医学理论体系有两个基本特点，即整体观念和辨证论治。

（一）整体观念

整体是指统一性、完整性以及相互联系性。中医理论认为人体是一个有机整体；人与自然界息息相关；人与社会关系密切。这种机体自身整体性思想及其与外部环境的统一性称之为整体观念。

1. 人体是一个有机的统一整体　人体形态结构严密、科学、合理，是千万年进化的产物。人体是由心、肝、脾、肺、肾五脏，胆、胃、大肠、小肠、三焦、膀胱六腑，皮、脉、肉、筋、骨五体以及眼、耳、鼻、口、舌、前后二阴等诸窍共同组成的有机的统一整体。每一个组成部分可看作一个独立的器官，都具有其独立的功能，但是，所有的器官都是通过经络彼此联系相互沟通的，任何细小的局部都是整体不可分割的一部分，离开整体而不能独立存在，也意味着其功能的丧失。

中医学认为，人体整体的统一性是以五脏为中心，配合六腑、形体、官窍，即一脏、一腑、一体、一窍构成一个小（或子）系统，如心、小肠、脉、舌构成"心系统"；又如肝、胆、筋、目构成"肝系统"等等。每个小系统都以五脏为首，故以五脏为中心。五脏之中又以心为最高统帅，心主宰人体所有生命活动。五小（子）系统组成一个大（母）系统，这是一个极其缜密严谨的有机整体。在这个有机体里，五脏之间以相生相克关系维持动态平衡。由精、气血、津液生成敷布运行，进行着滋养濡润，通过经络相互联系协调其运动，即"内属脏腑……外络肢节"构成了一个表里相合、上下沟通、密切联系、协调共济、动作有序、高度统一的整体。形神合一及以神统形是整体统一的核心与具体表现。

2. 人与环境有密切联系　人生活在天地之间，六合之中，自然环境之内，是整个物质世界的一部分。因此，自然环境发生变化时，就会影响人体发生相应的变化。这就是《内经》中"人与天地相应也"，也就是说，人和自然环境是相互影响的一个整体。

人具有社会属性，即人生活在社会中，人是社会整体中的一个组成部分，所以，社会的变化必然对人体产生影响。当然，人又会反过来影响社会，社会和人体是紧密联系，互相影响，也是一个不可分割的整体。

（1）人和自然界息息相关：宇宙中，太阳、地球、月亮众天体之运行，产生季节气候交替，昼夜阴阳变化，应该说这是时间演变的结果。地域水土不同，具体生活环境差异是人体生存空间区别，这些都直接或间接，明显或不明显地影响着人体，出现相应的变化，这就是中医的时空观。

季节气候变化对人体影响非常明显，如春属木、主生、其气温。在自然界则是草木生发，冬眠的动物开始苏醒活动之时，在人体其脉象是："春日浮，如鱼之游在波"；夏属火，主长、其气热，自然界中草木茂盛，动物活动增加，繁殖加快，在人体其脉象是："夏日在肤，泛泛乎万物有余"，如此等等。在古医籍中能找到很多例子，是以说明人体生理活动与季节相应的变化。

昼夜晨昏阴阳消长，人体亦与之相应。《内经》中说："以一日分为四时，朝则为春，日中为夏，日入为秋，夜半为冬。"以四季而喻气温升降，《内经》中又说："故阳气者，一日而主外，平旦人气生，日中而阳气隆，日西而阳气已虚，气门乃闭。"这种阴阳消长变化，在人体体温升降，精神的兴奋与抑制，代谢的加强与衰减，莫不与之相应。

不同的地域水土，具体的居住环境对人体产生的影响更是显而易见。如我国江南水乡，地势低平、气候温暖湿润，故人体腠理疏松，体质较薄；西北地区，地高山多，气候寒冷干燥，故人体腠理多致密，其体剽悍、壮实。居住环境不同加上长期的饮食生活习惯，造就一方人的体质、气质。一旦易地而处，环境的突然改变，多感不适甚至患病。可见人与自然环境是息息相关的。

中医学认为"人与天地相应"不是消极的、被动的，而是积极的、主动的。也就是，人能主动适应环境，而且能积极地改造自然环境以利于人的生存和健康。

(2) 人与社会关系密切：人生活在社会当中，是社会的组成部分。人能影响社会，而社会的变化对人也发生影响。其中影响最明显的是社会的进步与落后、社会的治与乱、人的社会地位变动。

社会进步，经济发达，人赖以生存的食品衣物供给丰盛，居住环境优雅舒服清洁，这些都利于人体健康。加上文明程度高，人类对卫生、预防、保健知识了解得多，懂得防病治病和保健养生，因此，人类的寿命随着社会的进步而越来越延长。但是，另一方面促进社会进步的大工业生产，带来水、土、大气的污染，过度紧张的生活节奏给人们带来诸多疾病。

社会的治与乱，对人体的影响也非常大。社会安定，人们生活规律，抵抗力强而不易得病；社会大乱，生活不安宁，抵抗力降低，各种疾病就易发生并流行。历史上，由于战争、灾荒使人们流离失所，饥饱无常，瘟疫流行，导致人民大量生病及死亡就是明证。

个人社会地位的转变，势必带来物质生活及精神上的一系列变化。现代社会竞争激烈，伴随而出现的就业、升迁、贫富、人际关系无时无刻不在刺激着人们，给人以心理、精神上的压力，如不能正确对待，处理不好则影响健康，导致疾病的发生。

总之，中医把人体看成是一个以五脏为中心，以心为主宰统一的有机整体，同时也认为人和自然界息息相关，人和社会有密切联系，也是一个不可分割的统一整体。这种整体观念贯穿于中医生理、病理、诊断、治疗、养生所有领域，因而亦是中医理论体系的一大特点。

（二）辨证论治

中医诊断和治疗疾病的方法很多，主要有辨证论治、辨病论治和对症治疗三种。其中，最重视辨证论治，对辨证论治用得最多。因此，辨证论治是中医学理论体系的一大特点。

所谓"病"，是指有特定病因、发病形式、病机、发病规律及转归的一种完整过程。如感冒、痢疾、麻疹、中风等。"症"又称"症状"，是患者各种具体临床表现，如发热、咳嗽、头痛、眩晕、腹泻、乏力等，是患者自觉的异常感觉，也不为某种病所特有。经按诊、触诊等手法检查所发现患者形体结构和功能方面的异常称作"体征"，也是患者身体客观上的反应。

中医要通过这些症状、体征表现去认识疾病。然而，这还不够，还需要辨证分析去了解整个疾病本质。

"证"又称"证候"，蕴涵"证据"之意，是机体在疾病发展过程中某一阶段的病理概括。它包括各种临床表现，以及与这些临床表现紧密联系的病因、病机、病性、病位和疾病发展趋势，同时也反映出机体自身抗病能力及其与外界环境的联系等。"证"代表了某一特定阶段病理变化的全面情况，能反映出疾病的本质，所以"证"比"病"更具体、更贴切；

比"症"和"体征"更深刻、更准确。总之"证"的丰富内涵在临床诊断治疗方面更具有可操作性，更实用。

辨是审辨，鉴别的意思，是分析与综合的过程。辨证是根据症状、体征以及四诊（望、闻、问、切）所收集到的所有资料，通过比较、分析辨清疾病的病因、性质、病位以及邪正之间的关系，最终概括、判断为何证，及属于何种类型。

论治是根据辨证的结果，确定相应的治疗原则和方法。因此，辨证是确定治疗方法的前提和依据，论治是辨证的目的方法与手段。二者如车之两轮，鸟之双翼，相辅相成，不可分割。因此，辨证论治是中医学又一大特点。

三、中、西医的差异及互补

中西医学是当今世界医学科学领域中两大相对独立的理论体系。比较二者形成和发展过程，分析各自长短、优势及展望前景，对学习研究中医以及探索创造新医学有十分深远的意义。

（一）哲学、文化起源不同

如前述，中医学的形成与发展经历了数千年的漫长过程，是我国劳动人民在长期生活、实践中与疾病做斗争的经验总结，是中华民族优秀文化的重要组成部分。

中医学属于世界东方文化的一部分，其形成和发展与中国独特的地理环境关系密切。正是这特殊的地理环境，造成了中国文化与西方文化的诸多差异。在古代中国，东、南两面为浩瀚大海所包围，西、北两方为高山峻岭、荒原大漠所阻隔，地理环境复杂而特殊，使中国与世界其他文明古国无缘。如与尼罗河流域的古埃及，爱琴海地区的古希腊，两河流域的古巴比伦相距遥远，山水阻隔。限于当时交通条件，中国只能同一些邻国发生零星的极其有限的经贸往来和文化交流。曾一度有影响的印度佛教传入中国后，也很快被中国传统文化所同化，并未形成大的冲击。因此，地理环境的特殊形成了一定的封闭，使得中国传统文化在原有自身体系、框架中持续发展与充实，未曾出现过中断以及被异化现象。作为中国传统文化巍峨高墙的一块砖石——中医学，正是在这特殊的环境中，依靠实践经验的积累，不断丰富学术内容，整个理论体系发育日臻成熟。

另一方面，从中国传统文化起源来看，从先秦诸子百家到后世余绪，大多出自殷商巫史文化。它有以下几个特点：一是崇尚自然力，强调顺应自然；二是崇尚权威，易于调和；三是崇尚祖先，"慎终追远"。重人伦、礼乐、诗书、文学，轻探索、格致、自然、事理；重思辨推理，轻逻辑论证；重实用，强调"知行合一"，轻理论研究，原理探微；重抽象概括、顿悟、内省，轻形式逻辑。传统文化的这些特点在中医学中都有体现，造成封闭性、趋同性为特征的思维方式，一脉相承延续到今天，在一定程度上影响人们创造才能的发挥。

西方医学正是从古希腊医学发展而来的，同样也经历了一个漫长而曲折的发展道路。由希波克拉底的"四元液"学说，到盖伦的"灵气"学说、"原力说"等。18世纪以前，西方医学流派纷呈，一直处于一个多极的低水平发展状态。直到19世纪后半叶，由于自然科学进一步发展，如显微镜技术的应用，西方医学才有所突破。像魏尔啸的细胞病理学说的创立，巴斯德对病原微生物的研究，消毒法、麻醉法的发明使用，以及临床诊断学的进步，促进了西方医学奠定以自然科学为基础的发展道路。在基础研究中，以主观推断为主的思辨方法，逐渐被分析为主的实验研究所代替。与此同时，西方医学迅速汲取同一时期自然科学众多成果，终于迎来了20世纪近代西方医学划时代的进步。今天，西方医学无论是基础研究，还是临床应用，已形成门类齐全、分科精细、统一完整的理论体系。

同时与中国地理环境大不相同的是，处于地中海周围的国家，如古希腊处于海陆交错，航海条件便利，很早就与古埃及、古巴比伦等文明地区有了联系。由于各国之间战争不断，民族迁徙、经贸往来频繁等原因，各民族间文化交流，医学发展及替代经常发生，导致了他们之间相互学习，切磋、吸收不同的学科成就。开放创新促进了西方医学的迅速发展。

由于希腊文化是西方医学之母，从泰勒斯到苏格拉底、亚里士多德、欧几里德等，都具有原子论观念，都注重形态结构，追求严密公理化系统，试图运用形式逻辑的推理方法来认识世界。西方文化的这种特点，导致西方医学始终把研究动物和人体形态结构作为主要任务。

就思维形式而论，西方文化重视形式逻辑，从而使得西医学大部分概念遵循形式逻辑规律，追求同一，确定单一思维形式和表述。这对西医学理论的严谨性起着决定性影响。重视实验也是西方文化另一个特征，强调运用实验手段验证某些理论，并在实验中发现新问题，从而促进了西医突破性发展。

总之，由于中西医是东西方文化母体孕育出的产儿，文化背景差异甚大，方法论不同，因此，对医学领域中诸多问题审视角度不同，以致产生不同结果。一个信奉阴阳、五行和"气"的变化，一个崇信原子和形态结构；一个认为人是"形神合一"的产物，一个接近认为"人就是一部机器"；在思维逻辑上，一个孕育着辩证逻辑的胚胎，一个严守形式逻辑，在研究方法上，一个是系统论雏形，一个遵循还原论准则；一个善于活体综合观察，一个思维长于标本、模型、图解等静态分析；一个注重实践强调临床验证；一个坚持先实验，再印证、模拟、移植、应用于临床。在技术上，一个限于医者自身感观感触，直观定性笼统定位，量化模糊；一个借助仪器科学定性、准确定位、量化精确。

凡此种种，都说明中西医学理论体系上的区别，两者互有千秋各具优势。如果深入探讨中西医理论差异，研究其本质和根源，逐步在理论上由并存→渗透→融入→结合，使其优势互补，可以预言这将有力地推动整个医学科学的高速发展。

（二）中医学与现代西医学的关系

由于中西医学的哲学基础及基本理论的不同，造成二者本质上的区别，但殊途同归，不论是中医学还是西医学，最终目的都是以治疗疾病，保卫人类健康为目的。因此不论是对临床各学科的学习，还是对中医学诊疗技术的了解，对于医学专业学习来讲都是十分必要的。

在一些欧美国家，中医学被划为补充和替代医学一类，针对现代医药还无法治疗或没有很好疗效的疾病，会建议患者进行此类治疗。目前除针刺和推拿治疗外，英国等一些发达国家也已开始将中草药纳入该国家医保支付范围，这无疑将大大推动中医药事业在世界范围内的发展，同时也说明了中医疗法的可靠性。例如功能性腹胀或腹痛，此类患者经过电子胃镜或肠镜检查，各项化验指标和影像学均未见异常，但此时患者临床症状存在，生活质量下降，目前单靠西药难以得到理想的疗效，此时应用中医治疗往往能取得很好的效果。这个问题说明，中医重视人体本身，而不是单凭客观指标来确认病患。当然，随着现代科学技术的发展，未来在微观方面一定会揭示此类疾病到底使人体哪些结构和功能发生了变化，进而研制药物或新的治疗手段并治愈。

正如中西哲学的相互融合一样，中西医结合的发展方向也是历史所趋，不为主观意愿所改变。如同中西哲学本身存在的优势和缺陷一样，中西医学也有类似情形，只有双方互相借鉴运用对方的科学部分才会提高医疗保健水平。歌德曾说："一个不懂外国语的人，也就不懂得他自己的语言"。对医学的学习也是如此，中医学者和西医学者若要真正做到中西医结合，就必须在自身坚实的基础上深入学习对方的基本理论和临床技能，这样他才能根据实践的结果来确定如何从本质上把握中西医学的契合点。

四、现代研究与中医理论

现代信息社会是继农业、工业社会之后的第三次伟大的科技革命和社会变革。20世纪，随着人类社会自然科学、工程技术、社会科学、思维科学以及哲学的不断发展、相互渗透和交融，产生了具有高度抽象和广泛综合的三大理论：系统论、控制论和信息论，并成为了信息社会最为基础的理论体系。中医学作为我国特有的学科之一，与三大理论体系有着非常紧密的联系和内在互通性。

（一）系统论与中医

系统论的创始人是美籍奥地利理论生物学家和哲学家路德维格·贝塔朗菲，该理论是研究系统的模式、性能、行为和规律的一门科学。它为人们认识各种系统的组成、结构、性能、行为和发展规律提供了一般方法论的指导，并认为系统是由若干相互联系的基本要素构成的，它是具有确定的特性和功能的有机整体。如太阳系是由太阳及其围绕它运转的行星（金星、地球、火星、木星等）和卫星构成的。对于医学领域来讲，我们的整个身体可以看作是一个精密的系统，而循环系统、呼吸系统、消化系统等是组成我们整个人体的多个组分。

系统论在医学中的具体体现是，它不是将生物孤立为很多部分，而是作为整体系统来定量研究，这种研究方法或理论又可称为系统生物学。系统生物学认为，单靠生物的分子结构无法解释生物的所有属性和行为，因为在一个整体内，在各种组分间的相互作用下，会涌现出组分本身所不具有的新的属性和功能，出现了整体本身所独有的运动规律。生命活动是整个生物大分子系统协同作用的结果，孤立、零散的单个分子无法解释复杂理论体系的科学内涵。虽然目前现代临床医学已经研究到细胞、分子甚至原子水平，但是这些孤立的分子却不能完全代表生物体本身属性和功能。因此，虽然每年全世界投入数以百亿的资金去研究人体在健康与疾病时细胞和分子发生了哪些变化并期望寻找出理想的治疗方法或药物，但却仅能创造出极微小的收益，原因就是这些研究忽略了人体是一个统一的有机整体这一事实。

中医学的理论体系自创立至今一直保持其特有的属性，即整体观念。中医看待疾病和人体的关系从始至终都是看作为一个系统，甚至人类与自然也是统一的大系统。《黄帝内经·素问·四气调神大论篇》中说"夫四时阴阳者，万物之根本也。所以圣人春夏养阳，秋冬养阴，以从其根……"，意思就是一年四季寒暑气候的变化是大自然万物生存的根本。懂得养生的高人懂得春夏季保养自己的阳气，而秋冬季补充自己的阴精，这正是顺从自然规律对自己进行保健的生活方式。具体到中医治疗疾病的过程中，中医从始至终都是强调对"证"的治疗，而"证"这个概念就是中医学对人体系统出现紊乱现象及其本质的概括。所以民间常有俗语"中医治本，西医治标"这句话，这并不是说哪种医学更好，而是从侧面说明中医学的整体观念、系统观念，从而完成整体水平的治疗。

（二）控制论与中医

人们研究和认识系统的目的之一，就在于有效地控制和管理系统。控制论则为人们对系统的管理和控制提供了一般方法论的指导，它是自动控制、通讯技术、计算机科学、数理逻辑、神经生理学、统计力学、行为科学等多种科学技术相互渗透形成的一门横断性学科。它研究生物体和机器以及各种不同基质系统的通讯和控制的过程，探讨它们共同具有的信息交换、反馈调节、自组织、自适应的原理和改善系统行为、使系统稳定运行的机制，从而形成了一大套适用于各门科学的概念、模型、原理和方法。控制论的思想渊源可以追溯到遥远的古代。但是，控制论作为一个相对独立的科学学科的形成却起始于20世纪20～30年代，而1948年美国数学家维纳出版了《控制论》一书，标志着控制论的正式诞生。几十年来，控制论在纵深方向得到了很大发展，已应用到人类社会各个领域，如经济控制论、社会控制论和人口控制论等。

控制论的研究表明，无论自动机器，还是神经系统、生命系统，以至经济系统、社会系统，撇开各自的质态特点，都可以看作是一个自动控制系统。在这类系统中有专门的调节装置来控制系统的运转，维持自身的稳定和系统的目的功能。控制机构发出指令，作为控制信息传递到系统的各个部分（即控制对象）中去，由它们按指令执行之后再把执行的情况作为反馈信息输送回来，并作为决定下一步调整控制的依据。这样我们就看到，整个控制过程就是一个信息流通的过程，控制就是通过信息的传输、变换、加工、处理来实现的。反馈对系统的控制和稳定起着决定性的作用，无论是生物体保持自身的动态平稳（如温度、血压的稳定），或是机器自动保持自身功能的稳定，都是通过反馈机制实现的。反馈是控制论的核心问题。控制论其实就是研究如何利用控制器，通过信息的变换和反馈作用，使系统能自动按照人们预定的程序运行，最终达到最优目标的学问。

其实从古人开始，控制论的思想就已经始终贯穿在中医的治疗活动中了，由于当时社会科技水平和传统观念所限，医师只能通过黑箱理论的方法研究人体和疾病的关系。黑箱方法是控制论的主要方法之一。黑箱就是指那些不能打开箱盖，又不能从外部观察内部状态的系统。黑箱方法就是通过考察系统的输入与输出关系认识系统功能的研究方法。中医看病，主要是通过"望、闻、问、切"等外部观察（象）推测脏腑的证候，做出诊断，组方遣药。有时遇到疑难杂症没有把握时，可以先投以试探性的方药，观察患者的反应，并随时增减药物，观其疗效，一旦把握病证就大胆对症下药。这里的象就可以看作是输入-输出的信息；脏，就是人体黑箱内部的规律性联系；从象测脏，就是从输入-输出信息推测人体黑箱内部的规律性联系。这种从人体的输入特征入手，实施"辨证论治"的方法正是黑箱方法的精髓所在。再比如针灸疗法，其治疗疾病的精髓就在于它是通过刺激人体经络系统相应的腧穴，达到调节人体生理病理状态的目的，这也正印证了控制理论中反馈调节的这个核心内容。因此，中医学与控制理论有着紧密的内在联系。

（三）信息论与中医

信息论是由美国数学家香农创立的，它是用概率论和数理统计方法，从量的方面来研究系统的信息如何获取、加工、处理、传输和控制的一门科学。信息就是指消息中所包含的新内容与新知识，是用来减少和消除人们对于事物认识的不确定性。信息是一切系统保持一定结构、实现其功能的基础。狭义信息论是研究在通讯系统中普遍存在着的信息传递的共同规律，以及如何提高各信息传输系统的有效性和可靠性的一门通信理论。广义信息论被理解为运用狭义信息论的观点来研究一切问题的理论。信息论认为，系统正是通过获取、传递、加工与处理信息而实现其有目的的运动的。

从信息论的观点来看，生物全息律从本质上揭示了生物机体的部分与整体间的全息关系，部分即整体，整体即部分。从潜在信息的角度来看，细胞、枝节、叶片都包含着同整体相同的信息。

生物体每个细胞核内的DNA是该生物全部生命信息的储存库，近年来的克隆技术—利用动物的任意一个体细胞就可复制一个完整的生物体的过程即是成功利用生物全息技术的典型范例。中医学通过舌苔脉象的变化来辨证论治，实际上就是生物全息论在古代的发现和成功应用。

以上在系统论和控制论中已经提到，在系统内部的活动中，无处不存在信息和能量的交换，正是通过这些信息桥的不断沟通、传递，才能使系统进行反馈调节并保持相对稳定状态。对于人类社会，大到整个社会关系，小到 DNA 分子都包含了各种各样的信息内容。如何把握和影响这些信息是未来医学需要弄清楚的问题之一。中医这门最朴素的医学，需要借助现代先进的科学技术和先进的理论武器来充实自身，使中医学焕发新的光芒。

（姚树坤）

附篇：关于中医发展前景的思考

祖国医学第一部经典著作《黄帝内经》问世距今已有三千多年的历史了，其中有关人的生理、病理及疾病诊治理论也一直延用至今，这至少说明两个问题：一是祖国医学历史悠久，内容丰富，确有临床实用价值；二是中医学理论滞后陈旧，需有所发展和创新。

近年来，西医学精细的临床观察、严谨的逻辑思维的引入，使得中医学的疾病分类、临床观察更深入、更客观；中西医结合研究方面，也确实发现了一些有价值的疾病发展变化机制，发展了一些确有实效的治疗方法。但随着这种研究的深入，其弊端也日益清晰地暴露出来。中医学的整体观念被肢解了，辨证论治被局限成了中医辨病、中医分型……中医界的有识之士逐渐认识到，中医和西医是在研究方法和指导思想上都有根本区别的两个体系，用西医的思想方法，把中医框入西医的理论框架中进行研究，势必丢掉许多中医最根本的东西。中医学应当在继承自己的方法和体系的基础上发展。

那么，什么是传统中医的方法和体系中最有价值的东西，如何才能在继承它的同时发扬光大呢？

近几十年来，西方现代科学技术得到了迅猛的发展，随着人们对各门学科研究对象的深入，控制论、信息论、系统论这些针对复杂对象的综合性很强的研究方法应运而生并日趋成熟，对复杂对象的研究方法也成了科学探讨的课题。通过对生物、社会等系统共性的分析和各种研究方法的对比研究，人们发现，当一个系统过于复杂，或者不能随意打开，或者打开过程会干扰其由自身性质决定的功能活动时，采用通过对其外在活动的观察分析探测内在结构的方法（即中医"有诸内必形于诸外"的指导思想）——或称为"功能模拟"或"黑箱方法"是非常有效的。当人们站在现代方法论的高度重新审视中医学时，惊奇地发现，传统中医学在理论建立过程中自觉不自觉应用的正是这种方法。就是靠用这种方法建立起来的理论模型和基于模型的状态辨识与状态控制——辨证论治，中医学在古代十分有限的技术条件下，在对许多疾病，尤其是慢性病和功能性疾病的治疗上，取得了许多令现代西医不得不刮目相看的奇迹。

在被统称为系统科学的现代控制论、系统论、信息论这些现代科学方法论中，理论模型的建立、系统辨识及控制方法都有着严格的实践观察、严谨的数理表述及严密的逻辑结构。应用的技术也常同数学模型、计算机仿真等最先进的智能工具联系在一起。而在传统的中医学中，这些现代科学中最先进的方法论是不自觉地运用的，是古代医家通过生活中的观察和对人体生理病理活动及治疗规律进行推测和拟想的结果。因此，其中难免会有一些不符合实际的推断、观察的不准确，表述的不规范以及模型整体结构中的矛盾、冲突，这样的体系不可能具备结构上的一致性和表述上的清晰性，也就不可能具备严格的可检验性，因而更不可能建立依据受控实验不断对理论模型进行修改和完善的发展机制。

因此，我们看到的是，随着现代技术的进步，其他科学通过引进新的观察实验方法，通过对理论的不断修改与完善，以日新月异的速度改变着面貌，而在中医学，虽然经验还在积累，还在继续，作为核心的理论体系却陷入了发展停滞的"误区"，与现代科学技术的发展风马牛不相及。

当前，现代系统科学在理论模型的拟合，系统辨识和控制技术方面都形成了一套成熟而规范的方法，并具备了严谨而科学的指导原则，在理论模型的表述上，也有多种数学方法，例如统计方法、模糊数学方法；在具体建立模型和利用模型的系统辨识和控制中，甚至可以将计算机技术用于系统仿真和疾病的诊断、治疗分析过程。很显然，用这种最先进的现代科学方法论规范中医学的研究方法和指导原则，规范中医学的理论模型，规范中医的辨证论治体系是在保持中医特色基础上发展中医学的值得探索的途径。

但问题在于，中医理论模型的完善和规范化，中医辨证论治体系的规范化，只能靠精通中医理论并有丰富的临床实践经验的中医专家来完成，而这些专家对现代系统科学方法论知之甚少，不能将这些方法和技术灵活而恰当地应用于中医学领域，而懂得这些方法的人又往往没有中医的理论和实践根底，在中医的专业问题上没有发言权。

中医学与现代系统科学，一门是世界上最古老的科学，一门是现代最前沿的科学，两者都可算得上博大精深。其中每一个领域都可耗尽一个人短暂的一生。很难设想一个人在这两个领域内都成为顶尖高手。但比较现实的，一是让系统科学领域训练有素的人才，系统地接受中医的基础和临床教育；另是让在中医领域训练有素并有相当现代科学基础的人才，系统地接受控制论、系统论这些现代科学方法论的教育。只有这样，才能修改和完善中医理论中的各种问题，才有可能开创中医百花齐放、百家争鸣的发展局面。

（张伟硕　姚树坤）

第一篇 中医基础理论

第一章

精气、阴阳、五行学说

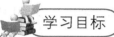 学习目标

1. 掌握精气、阴阳、五行的基本概念。
2. 归纳事物阴阳属性，对照五行特性进行事物五行归类。
3. 说出精气、阴阳、五行学说的基本内容。
4. 知道阴阳、五行在中医学中的体现应用。
5. 了解精气、阴阳、五行之间的关系。

精气学说、阴阳学说与五行学说，是中国古代朴素的哲学思想，是古人用于认识世界和解释世界的一种世界观和方法论。精气学说是古代先哲探求世界本原和阐释宇宙变化的学说，认为精气是构成宇宙万物的本原。精气的运动变化以及由此产生的阴阳二气与五行之气的运动变化推动着万物的发生、发展、变化；阴阳学说是在"精气学说"基础上发展而来的，是中国古代关于对立统一规律的认识，认为世界是在阴阳二气作用下滋生、发展和变化的；五行学说是中国古代朴素的系统论，认为木、火、土、金、水五种基本物质构成了世界，通过五行间相生、相克的关系，维系着自然界物质的动态平衡。精气、阴阳与五行学说对后世影响深远，中国古代的天文、气象、历法、算学、军事、音乐、中医、卜卦、风水等，都包含着精气、阴阳、五行理论。

我国古代医学家，在长期医疗实践的基础上，将精气、阴阳、五行学说广泛地运用于医学领域，用以说明人类生命起源、生理功能、病理变化，指导着临床诊断和防治，形成了中医学的精气、阴阳、五行学说，成为中医理论体系的重要组成部分。

第一节 精气学说

一、精气学说概念

精，又称精气，是指运行不息的极精微物质，是宇宙万物的共同构成本原和发展变化的动力源泉。古代精的基本涵义有几种，如可指大地中的水、人体的生殖之精、宇宙中的本原

之气、气中的精华部分等。气是中国古代哲学中非常复杂而重要的概念范畴，一般认为，气是一种运行不息，无形而极具活力的精微物质，也是宇宙构成的本原。气的运动变化，推动着宇宙万物的发生、发展、变化；气充塞于宇宙万物之间，成为宇宙万物相互联系的中介，使万物相互感应而构成一个整体。古代气的基本涵义有几种，如可指云气、风气、大气、六气、阴阳五行之气、精气、呼吸之气、浩然之气等。精与气内涵相近，故常精气并称。

精气学说是研究精气的内涵及其运动变化规律，并用以阐释宇宙万物的构成本原及其发展变化规律的一种古代哲学理论。精气学说认为，精气是宇宙万物的共同本原。精气自身的运动变化，推动和调控着宇宙万物的发生、发展和变化。精气学说引入到中医学中，有助于古代医学家正确认识人的生命起源问题和生命现象，使中医学建立了精为人体生命产生的本原，气为推动和调控生命活动的动力的精气理论，并对中医的整体观念、藏象经络、病因病机、养生防治等理论的构建具有重要的指导意义。

中医学所说的精（气）是指体内精微物质，是构成人体和维持人体生命活动的基本物质。精有广义和狭义之分，广义之精泛指体内一切精微物质，包括气血津液以及食物中吸收的水谷精微等，统称为精气；狭义之精指肾中所藏精气，即生殖之精。精（气）从其生成来源又分为先天之精和后天之精，先天之精是禀受于父母，藏于肾中，是构成胚胎的原始物质，也即生殖之精；后天之精是人出生之后，通过脾胃运化，不断吸收水谷精微，脏腑代谢生化的精气，藏于五脏，又称水谷之精、脏腑之精（五脏六腑之精气）。人体之精，以先天之精为本，后天之精不断充养，二者相互促进和资生。

二、精气学说的内容

（一）精气是构成万物的本原

精气学说认为世界上的一切事物都是由精气构成的，精气是构成天地万物包括人类的共同原始物质，宇宙万物的生成都是精气运动变化的结果。精气自身的运动变化，分化为阴阳五行之气，阴阳二气的升降交感，五行之气的揉杂合和，构成天地万物。

精气的存在形式分为无形和有形。无形指精气处于弥散而运动的状态，它不占固定的空间，不具备稳定的形态，松散、弥漫、活跃、多变，充塞于宇宙空间；有形是指精气处于凝聚而稳定的状态，即无形之精气以凝聚的方式形成各种各样占有相对固定空间，具备稳定形质特点的物体，它们结构紧凑、相对稳定、不甚活跃，一般可肉眼看清其性状或推测其具体形状。精气聚合而生成万物，精气离散而万物消亡。精气按一定形式聚合，无形可生成有形，事物也就随之产生；构成事物的精气离散，有形可化为无形，事物就随之消亡，复归于无形之精气。事物的生长和消亡是精气的不同表现形式，而其构成物——精气是永恒存在的，其运动变化也是永不止息的。

（二）精气的运动变化

1．精气的运动　气的运动，称为气机。精气的运动形式主要有升、降、出、入、聚、散等几种。升与降、出与入、聚与散是对立的，但保持着协调平衡关系。精气运动变化的动力是精气的不同阴阳属性。精气可以分为对立统一的阴阳两个方面，阴阳二气相互作用，以不同的形式和结构排列组合，从而化生万物。一切事物和现象都是精气运动变化的结果。

2．气化　气化指精气由运动而产生的变化。精气聚合而成万物，同时又推动和激发着万物的生化运动，故气化可泛指精气作用下的一切物质形态的运动变化。在精气的运动作用下，不仅自然界万事万物都有生长化收藏或生长壮老已的变化，人类自身也出现了生长壮老已的变化规律。人体内物质与能量的新陈代谢过程，也是精气的运动所产生的气化过程。

气化是机体最根本的生命运动形式。机体有序、稳定的气化运动，是保持生命力的最基本前提。精气是维持机体生命活动的最基本物质，而气化运动则是机体生命活动的原动力。稳定有序的精气运动统摄着机体的功能活动，同时，通过气化运动，又为机体源源不断地提供生命活动的基本物质，并及时排出代谢产生的废物。

（三）精气为天地万物之间的中介

天地万物是相对独立的物体，但它们不是彼此孤立、互不相关的，而是相互联系、相互作用的。由于精气是宇宙万物化生的共同本原，天地万物之间又存在和充斥着无形而运动不息的精气，这种无形之气还能渗透于有形物体之中，与已构成有形物体的气进行各种形式的交换活动，因而精气不仅是宇宙万物构成本原，还是宇宙万物之间相互联系、相互作用的中介物质。精气不仅是宇宙万物构成的物质材料或元素，而且还充当宇宙万物之间各种信息的传递载体。

（四）精（气）的功能

1. **繁衍生命**　精是繁衍生命的物质基础。肾中精气充盛到一定程度，人体即产生了生殖功能，男女两种精气相合即可孕育生命。肾中精气充足，则生殖能力强；肾精不足，则会影响生殖能力。

2. **濡养脏腑**　精能滋养人体各脏腑形体官窍。精气充足，各脏腑形体官窍得到精气的濡养，则脏腑形体官窍生理功能正常发挥；精气不足，则相应功能减退，小儿常见生长发育迟缓，成人则早衰、牙齿松动脱落，或头昏神疲、智力减退。

3. **化血**　精能化血。肾藏精，精生髓，髓化血。肾精充足，则肝有所养，血有所充。精足则血旺，精亏则血虚，故有"精血同源"之说。

4. **化气**　精可化气。先天之精化生先天之气，即元气；后天之精化生后天之气，即水谷之气（谷气）。精充则气足，脏腑功能活动正常，正气旺盛，人体抗病力强，不易受邪侵袭而生病。

5. **化神**　精能化神。神是人体生命活动的外在表现，或专指人的精神、意识、思维活动。精为神志活动的物质基础。精气充足，则精神充沛、精力旺盛；精气不足，则精神疲惫，甚则精神萎靡、神气衰微。

第二节　阴阳学说

一、阴阳的基本概念

（一）阴阳的概念

阴阳是对宇宙中相互关联的事物或现象对立双方属性的概括。阴阳既可以表示相互关联又对立的事物或现象，又可用来分析事物内部相互对立的两个方面。阴阳是事物或现象属性的抽象概念，不是具体的实体概念。阴阳的初始含义其实是很朴素的，是指日光的向背，朝向日光的为阳，背向日光的为阴。古人又发现，朝向日光的的地方明亮、温暖、事物生长迅速；背向日光的地方相对晦暗、寒冷、事物生长迟缓。阴阳含义引申为晦明、寒暖、迟速等，当阴阳的含义进一步扩展，用来概括自然界中各种事物和现象，具有普遍意义时，阴阳就具有了哲学含义。中医认为人是一个有机整体，人体内同样存在着对立统一的阴阳，人体阴阳与自然界阴阳是相通应的。正常情况下人体阴阳、人与自然界阴阳处于协调平衡状态，如果这种平衡被打破，人就会产生疾病，而治疗疾病的基本原则就是调整阴阳。

中医阴阳学说是研究阴阳的内涵及其运动变化规律，并用以阐释人体的组织结构、生理功能、病理变化及指导疾病的诊断、防治、养生等的学说，是中医认识人体、认识人与自然关系、认识疾病的基本方法或工具。

（二）阴阳的属性

1．阴阳的基本属性（阴阳的规定性）　一般来讲，凡是运动的、外向的、上升的、温热的、无形的、明亮的、兴奋的等都属于阳，凡是相对静止的、内守的、下降的、寒凉的、有形的、晦暗的、抑制的等都属于阴。就人体而言，具有推动、温煦、兴奋等作用的物质和功能属于阳，具有凝聚、滋润、抑制等作用的物质和功能属于阴（表1-1-1）。

表 1-1-1　阴阳属性归类表

属性	季节	温度	湿度	亮度	时间	空间					运动				功能	
阳	春夏	温热	干燥	明亮	昼	上	左	外	南	天	升	动	快	兴奋	亢进	气化
阴	秋冬	寒凉	湿润	晦暗	夜	下	右	内	北	地	降	静	慢	抑制	衰退	成形

2．阴阳的相对性　事物的阴阳属性可因其比较对象的改变而改变。如一年的春夏秋冬四季，属于同一层次，春夏属阳，秋冬属阴。但若春与冬相比，因其气温高而属阳；春与夏相比，因其气温低而属阴。单一事物或现象，其阴阳属性是无法确定的，阴阳属性的划分，是与它相关联的另一事物或现象相比较而确定的，当它所处的统一体发生变化时，它的阴阳属性有时也会随之发生变化。

事物的阴阳属性在一定条件下可向其相反方向转化。如寒属阴，热属阳，寒极可以转化为热，热极可以转化为寒；向日为阳，背日为阴，但由于日光的移动，向日的可变为背日，背日的可变为向日，事物的阴阳属性也就发生了变化。

阴阳之中可再分阴阳。如：昼夜分阴阳，昼为阳，夜为阴，而上午和下午相对，上午为阳中之阳，下午为阳中之阴，前半夜和后半夜相对，前半夜为阴中之阴，后半夜为阴中之阳。宇宙间的事物都可以概括为阴和阳两类属性，事物内部也可分为阴和阳两个方面，事物内部阴或阳的任何一方，还可以再分阴阳，如此往复，没有穷尽。

二、阴阳的基本内容

阴阳学说的内容包括阴阳的两个基本关系和阴阳的两个基本运动变化形式，阴阳的基本关系为对立制约和互根互用，阴阳的两个基本运动变化形式为消长平衡和相互转化。

（一）对立制约

对立制约是指属性相反的阴阳双方在一个统一体中相互制约、相互斗争和相互排斥。阴阳对立制约表现在三个方面：

1．阴阳对立可导致阴阳的相互制约，即阴阳双方的相互约束，从而维持着阴阳相对平衡。

2．阴阳对立代表了事物、现象或事物内部双方属性相反，它们是矛盾、对立的，因而是相互斗争的，阴阳斗争的结果出现阳胜则热，阴胜则寒。临床上利用阴阳对立的关系，还可达到治疗疾病的效果，如温热可以驱散寒冷，冰冷可以降低高温。

3．阴阳对立可引起阴阳的相互排斥，这种排斥往往在阴阳双方的盛衰相差很大时才明显地表现出来。

阴阳在对立制约中，取得了统一，维持着动态平衡，即所谓"阴平阳秘"，从而促进事物的正常发展变化，如自然界四时寒暑的正常交替，人体生命活动的正常进行等。有斗争就有胜负，如果阴阳的对立斗争激化，动态平衡被打破，出现阴阳胜负、阴阳失调，就会导致疾病的发生。

（二）互根互用

互根互用是指阴阳双方具有相互依存、相互为用的关系。

1. 阴阳互根　是指阴阳双方中每一方都以对方的存在作为自己存在的前提和条件，任何一方都不能脱离另一方而单独存在。如没有天就没有地，没有寒就没有热。

2. 阴阳互用　是指阴阳双方在相互依存的基础上，还存在着不断相互资生、促进和助长的关系。如中医认为气能生血，血能养气，二者即相互为用的关系。

在生命活动过程中，如果阴阳互根关系遭到破坏，也会导致疾病的发生。阳虚至一定程度时，由于"无阳则阴无以化"，可进一步损伤体内的阴液而导致阴虚，即"阳损及阴"；阴虚至一定程度，由于"无阴则阳无以生"，可损伤体内的阳气而导致阳虚，即"阴损及阳"。如果人体内阳气与阴液互根关系遭到严重破坏，以至一方趋于消失，使另一方也就失去了存在的前提，呈现孤阳或孤阴状态，孤阴不生，独阳不长，阴阳相离，意味着阴阳矛盾的消失，生命也就即将结束了。

（三）消长平衡

消长平衡是指阴阳之间不是静止的、不变的，而是在一定的时间、一定的范围之内，彼此处于不断消长运动之中，并保持着动态的平衡。

1. 阴阳消长　是指阴阳对立双方的增减、盛衰、进退的运动变化，引起阴阳消长的原因在于阴阳对立制约和互根互用。阴阳消长运动的形式在对立制约的基础上，呈现出此长彼消或此消彼长两种形式；在互根互用的基础上，呈现出此消彼亦消或此长彼亦长两种形式。如以季节气候变化为例，从冬天到春天再到夏天，气候由寒逐渐变暖，即阴消阳长的过程；由夏天到秋天再到冬天，气候由热逐渐变凉变寒，即阳消阴长的过程。如此周而复始，维持了一年四季气候的正常更替。

2. 阴阳平衡　是指阴阳双方消长运动和变化，在一定的范围、一定的限度、一定的时间内，呈现出相对稳定的状态，即阴阳动态的协调平衡状态。

阴阳双方在彼此消长的动态过程中保持相对平衡，人体才保持正常的运动规律。平衡是维持生命的手段，阴阳双方在一定范围内消长，体现了人体动态平衡的生理活动过程。如果这种"消长"关系超过了生理限度，出现阴阳某方面的偏盛或偏衰，人体生理平衡失调，疾病由此而生。

（四）相互转化

阴阳相互转化是指事物或现象的阴阳属性，在一定的条件下，可以向其对立面转化，阴可以转化为阳，阳也可以转化为阴。在事物的发展过程中，阴阳消长是量变的过程，阴阳转化则表现为量变基础上的质变。阴阳的转化，既可以表现为突变的形式，如气候的骤寒骤热，病情的突变等，也可表现为由量变到质变的渐变发展过程，如昼夜的阴阳转化。

阴阳转化必须具备一定的条件方能发生，阴阳转化一般都出现在事物发展变化的"物极"阶段，即所谓"物极必反"。"重阴必阳，重阳必阴""寒极生热，热极生寒"，"重""极"是指发展到了极限或顶点，具备了促进转化的条件，或达到了一定的阶段。

阴阳对立制约、互根互用、消长平衡、相互转化是阴阳学说的基本内容。这些内容不是孤立的，而是互相联系、互相影响、互为因果的。掌握了阴阳学说的这些内容，便于更好地理解阴阳学说在中医学中的应用。

三、阴阳学说在中医学中的体现

阴阳学说贯穿于中医理论体系的各个方面，用来说明人体的组织结构、生理功能、病理变化，并指导临床诊断和治疗等。

（一）说明人体的组织结构

阴阳学说在阐释人体的组织结构时，认为人体内部充满着阴阳对立统一现象。人的一切组织结构，既是有机联系的，又可以划分为相互对立的阴、阳两面。

1．说明人体部位　人体的上半身属阳，下半身属阴；体表属阳，体内属阴；背部属阳，腹部属阴；四肢外侧属阳，内侧属阴等。

2．说明脏腑功能　五脏为阴，六腑为阳。五脏之中，心肺为阳，肝脾肾为阴；心肺之中，心为阳，肺为阴；肝脾肾之中，肝为阳，脾肾为阴。而且每一脏之中又有阴阳之分，如心有心阴、心阳，肾有肾阴、肾阳，胃有胃阴、胃阳等。

3．说明经络　经属阴，络属阳，而经之中有阴经与阳经，络之中有阴络与阳络。就十二经脉而言，有手三阳经、手三阴经、足三阳经、足三阴经。

4．说明气血　气与血之间，气为阳，血为阴。在气之中，营气在内为阴，卫气在外为阳。

总之，人体上下、内外、表里、前后各组织结构之间，无不包含着阴阳对立统一。

（二）说明人体的生理功能

中医学认为人体的正常生理功能，是由阴阳双方保持着对立统一、协调平衡的结果，人体的各种生理活动，也可以用阴阳来加以概括。

人体的生命活动是以精气作为物质基础的，人体之气因其功能不同又分为阴气（精）和阳气，阳气具有推动、温煦、兴奋、升发之功，阴气具有凝聚、滋润、抑制、沉降之功。阴阳二气相互作用，维持着动态平衡，保证了生命活动的正常进行。

气化是生命活动的基本形式，是生命存在的基本特征。升降出入是气化的基本形式，升、出为阳，降、入为阴，人体阴精与阳气的矛盾运动，就是人体气化的过程，也是阴阳的升降出入过程。气化正常，则升降出入正常，体现为正常的生命活动，如肺的呼吸，心的收缩，脾胃的升降等功能就正常。气化失常，则升降出入失常，体现为生命活动的异常，如肺失宣降，脾不升清，胃不降浊。

（三）说明人体的病理变化

人体与外界环境的统一和机体内在环境的平衡协调，是人体赖以生存的基础。阴阳的平衡协调关系受到破坏而失去平衡，便会产生疾病，阴阳失调是疾病发生的基本病机之一。阴阳失调常见阴阳偏盛、阴阳偏衰、阴阳互损等病理变化。

1．阴阳偏盛　是阴或阳任何一方高于正常水平的病变。阴或阳一方的亢盛，表现为"阴胜则寒""阳胜则热"，同时，阴阳的偏盛发展下去，常导致另一方的相对不足，即"阴胜则阳病""阳胜则阴病"。

2．阴阳偏衰　即阴虚、阳虚，是阴或阳一方低于正常水平的病变。阴或阳任何一方的不足，常导致另一方的相对亢盛，即"阳虚则寒""阴虚则热"。

3．阴阳互损　由于阴阳互根互用，当阴阳任何一方虚损到一定程度时，也常可导致对方的不足，即"阴损及阳""阳损及阴"，甚则出现"阴阳俱虚"。阴阳两虚并不是阴阳的对立处于低水平的平衡状态，同样存在着偏于阳虚或阴虚的不同。

（四）指导疾病的诊断

中医诊断疾病的过程，包括诊察疾病和辨别证候两个方面。"察色按脉，先别阴阳"，阴阳学说指导疾病的诊断，主要用来分析临床症状、体征和辨别证候。

1. 分析症状、体征（表 1-1-2）。

表 1-1-2　症状、体征阴阳分类表

四诊	诊查内容	属阳	属阴
望诊	色泽	色泽鲜明	色泽晦暗
	形态	躁动不安	蜷卧静默
闻诊	语声	语声高亢、洪亮、多言	语声低微、无力、少语
	呼吸	呼吸有力、声高气粗	呼吸微弱、声低气怯
问诊	寒热	身热、怕热、喜冷	身寒、怕冷、喜热
	口渴	口渴、口干	口不渴
切诊	部位	寸部	尺部
	至数	数	迟
	形态	浮、洪、滑	沉、细、涩

2. 指导辨别证候　由于疾病的发生和发展是阴阳失去相对平衡的结果，所以无论疾病的变化多么复杂，临床表现怎样千变万化，但就其本质而言，总不外阴阳两类。临床上常用的"阴、阳、表、里、寒、热、虚、实"八纲辨证，是各种辨证的纲领，而阴阳又是八纲中的总纲，统领其他六纲，即表、热、实属于阳，里、寒、虚属于阴。

（五）指导疾病的防治

1. 指导疾病的预防　中医学十分重视对疾病的预防，不仅用阴阳学说来阐释养生防病理论，而且养生防病的具体方法也以阴阳学说为依据。人体阴阳变化与自然界四时阴阳变化协调一致，就可以延年益寿，因而主张顺应自然，春夏养阳，秋冬养阴，借以保持机体内部以及机体内外环境之间的阴阳平衡，达到增进健康、预防疾病的目的。

2. 指导疾病的治疗　阴阳失调是疾病发生发展的基本病机，因此，调整阴阳，补其不足，泻其有余，恢复阴阳相对平衡，是治疗疾病的基本原则。

（1）阴阳偏盛的治疗原则：阴阳偏盛是有余之证，属于实证，"实者泻之"，应"泻其有余"。阳盛则热属实热证，宜用寒凉药以制其阳，治热以寒，即"热者寒之"；阴盛则寒属实寒证，宜用温热药以制其阴，治寒以热，即"寒者热之"。

（2）阴阳偏衰的治疗原则：阴阳偏衰是不足之证，属于虚证，"虚者补之"，应"补其不足"。阴虚不能制阳而致阳亢者，属虚热证，治当滋阴以抑阳，一般不能用寒凉药直折其热，须用"壮水之主，以制阳光"的方法，补阴即所以制阳，又称为"阳病治阴"。如肾阴不足，则虚火上炎，此非火之有余，乃水之不足，故当滋养肾阴。阳虚不能制阴造成阴盛者，属虚寒证，治当扶阳制阴，一般不宜用辛温发散药以散阴寒，须用"益火之源，以消阴翳"的方法，即用扶阳益火之法，以消退阴盛，又称为"阴病治阳"。如肾阳虚衰则现阳微阴盛的寒证，此非寒之有余，乃真阳不足，故治当温补肾阳，消除阴寒。

此外，根据阴阳互根的原理，又提出阴中求阳，阳中求阴的治法。

（六）归纳药物的性能

阴阳还可用来概括药物的性能，作为指导临床用药的依据。中药的性能是指药物具有四气、五味、升降浮沉等特性。

1．归纳药性　药性指四气，即寒、热、温、凉。温热属阳，如干姜、附子等；寒、凉属阴，如石膏、知母等。

2．归纳药味　药味指五味，即酸、苦、甘、辛、咸。辛味能散、能行，甘味能益气，淡味能渗泄利尿，故辛甘淡属阳，如桂枝、甘草、茯苓等；酸味能收，苦味能泻下，咸味能润下，故酸苦咸属阴，如芍药、大黄、芒硝等。

3．归纳药物作用趋势　药物作用趋势即药物的升降浮沉。药物质轻，具有升浮作用的属阳，如桑叶、菊花等；药物质重，具有沉降作用的属阴，如龟板、赭石等。

治疗疾病，就是根据病情的阴阳偏盛偏衰，确定治疗原则，再结合药物的阴阳属性和作用，选择相应的药物，从而达到治疗的目的。

第三节　五行学说

一、五行的基本概念

（一）五行的概念

"五"是木、火、土、金、水五类物质，"行"是行动、运动，即运动变化，运行不息的意思，五行指木、火、土、金、水五类物质及其运动变化。五行是中国古代哲学的基本范畴之一，五行不仅可以表示五类物质形态，而且可以代表它们所具有的五类功能属性。五行最初曾称为"五材"，是指人们日常生产和生活中不可缺少的五种物质，即木、火、土、金、水。五行的初始含义也像阴阳一样，逐渐被人们扩展引申，具有了更广泛的含义。中医认为人体以五脏为中心形成了五大系统，与五行相对应，人体五行与自然环境五行是相通应的，借助五行的特性及其相互关系，可以分析和归纳人体的形体结构及其功能，阐释人体自身及人与外界环境的相互关系，加强了中医学关于人体自身及人与外界环境整体性的认识。

中医五行学说是研究五行的内涵及其运动变化规律，并用以说明五脏的生理功能及其相互关系，说明五脏病变的相互影响，指导疾病的诊断，控制疾病的传变，确定相应的治疗原则和方法，也是中医认识人体、认识人与自然关系、认识疾病的基本方法或工具。

（二）五行的属性

五行的属性是古人在长期生活和生产实践中，对木、火、土、金、水五种物质认识的基础上，进行抽象而逐渐形成的理论概念。五行的特性是：

1．"木曰曲直"　曲，屈也；直，伸也；曲直，即能曲能伸之义，本义指树木的生长形态。木具有能曲能伸、向上向外生长的特性，引申为具有生长、升发、条达、舒畅等性质和作用的事物或现象均属于"木"。

2．"火曰炎上"　炎，即热；上，向上。火具有炎热、上升、光明的特性，引申为凡具有温热、升腾、明亮等性质和作用的事物或现象均属于"火"。

3．"土爰稼穑"　春种曰稼，秋收曰穑，稼穑指农作物的播种和收获。土是世界万物和人类生存之本，为万物之母，引申为具有生化、承载、受纳等性质和作用的事物或现象均属于"土"。

4."金曰从革" 从，顺从、服从；革，革除、改革、变革。金质地沉重，可作为兵器以杀戮，引申为凡具有沉降、肃杀、收敛、清洁等性质和作用的事物或现象均属于"金"。

5."水曰润下" 润，湿润；下，向下。水具有滋润、向下的特性，引申为凡具有寒凉、滋润、下行、闭藏等性质和作用的事物或现象均属于"水"。

由此可以看出，五行不是指木、火、土、金、水这五种具体物质本身，而是五类物质不同属性的抽象概括。

（三）事物属性的五行归类

五行学说根据五行的属性，与自然界及人体的各种事物或现象相类比，运用取象比类和推演络绎等方法，将其进行归类，从而构建了五行系统。

1. 取象比类法　又称援物比类，是取事物或现象的形象（包括形态、作用、性质等）与五行各自属性相比较，与五行某一行属性相似的即属于此行。如方位配五行，旭日东升，与木之升发特性相似，故东方归属于木；南方炎热，与火之炎上特性相似，故南方归属于火。又如五脏配五行，脾主运化，类似土之化物，故脾归属于土；肺主肃降，类似金之肃杀，故肺归属于金。

2. 推演络绎法　是根据已知的某些事物或现象属性的五行归类，推演出与之相关的事物或现象属性的五行归类。如春季万物生发与木的属性相似，春季属于木，而春季多风，万物萌发，大地翠绿，果实未熟味酸，故将风、生、青、酸皆归属于木；再如肝主升发属于木，肝与胆相表里，在体主筋，开窍于目，其华在爪，故将胆、筋、目、爪皆归属于木。

通过五行归类，将自然界的各种事物和现象，以及人体的脏腑组织器官和生理病理征象，分别归于五行之中，并进行广泛的联系，构筑了内外环境相联系的五行系统，进而说明人体自身的整体性以及人与自然环境的统一性（表1-1-3）。

表 1-1-3　五行属性归类表

自然界							五行	人体						
五音	五色	五味	五化	五气	五方	五季		五脏	五腑	五官	五体	五志	五液	五声
角	青	酸	生	风	东	春	木	肝	胆	目	筋	怒	泪	呼
徵	赤	苦	长	暑	南	夏	火	心	小肠	舌	脉	喜	汗	笑
宫	黄	甘	化	湿	中	长夏	土	脾	胃	口	肉	思	涎	歌
商	白	辛	收	燥	西	秋	金	肺	大肠	鼻	皮毛	悲	涕	哭
羽	黑	咸	藏	寒	北	冬	水	肾	膀胱	耳	骨	恐	唾	呻

二、五行的基本内容

五行学说应用木、火、土、金、水之间的相互关系及作用来解释各种事物或现象的发生、发展及变化。五行间的相互关系及作用包括两方面：一是正常状态下的五行相生、相克及制化，二是异常状态下的五行相乘、相侮及母子相及。

（一）五行的相生、相克和制化

1. **五行相生**　生指资生、助长、促进之意。五行相生是指五行依次递相资生、促进、助长的作用。五行相生的次序是：木生火，火生土，土生金，金生水，水生木。

在相生关系中，任何一行都有"生我""我生"两方面的关系，"生我"者为母，"我生"者为"子"。五行相生关系又称"母子关系"。以火为例，生"我"者为木，木为火之母；"我"生者为土，土为火之子。

2. **五行相克**　克指制约、克制、抑制之意。五行相克是指五行间接递相制约、克制、抑制的作用。五行相克的次序是：木克土，土克水，水克火，火克金，金克木。

在相克的关系中，任何一行都有"克我""我克"两方面的关系。"克我"者为"所不胜"，"我克"者为"所胜"。五行相克的关系，又叫"所胜"与"所不胜"的关系。以土为例，"克我"者为木，则木为土之"所不胜"，"我克"者为水，则水为土之"所胜"。

在上述生克关系中，任何一行皆有"生我"和"我生"，"克我"和"我克"四个方面的关系。以木为例，"生我"者为水，"我生"者为火；"克我"者为金，"我克"者为土。五行之中每一行均与其他四行有密切的生克关系（图1-1-1）。

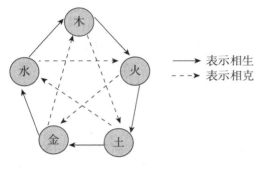

图 1-1-1　五行相生相克关系示意图

→ 表示相生
--- 表示相克

3. **五行制化**　五行制化是指五行生克关系的结合，相生与相克是不可分割的两个方面，没有生，就没有事物的发生和成长；没有克，也就不能维持事物的协调和发展，生中有克（化中有制），克中有生（制中有化），相反相成，才能维持和促进事物相对平衡协调和发展变化。五行之间这种生中有克、克中有生、相互生化、相互制约的生克关系，称为制化。其规律是：木克土，土生金，金克木；火克金，金生水，水克火；土克水，水生木，木克土；金克木，木生火，火克金；水克火，火生土，土克水（图1-1-2）。

生克制化规律是一切事物发展变化的正常现象，制化是相生相克结合的自我调节，从而

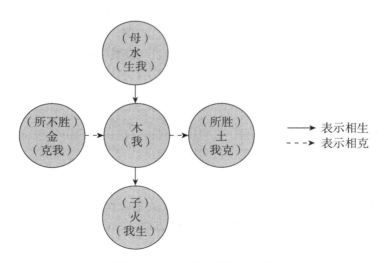

图 1-1-2　五行生克制化示意图

→ 表示相生
--- 表示相克

使五行系统整体上维持稳定与协调。

（二）五行的母子相及和相乘、相侮

当五行的生克制化关系遭到破坏时，就会出现母子相及和相乘、相侮等病理现象，相生关系被破坏会导致母子相及，相克关系被破坏会导致相乘、相侮。

1. 母子相及　及是影响、累及之意。母子相及是指五行相生关系遭到破坏后，出现的不正常的相生现象。五行中某一行异常，影响到其子行，引起母子两行均异常，称为母病及子，母病及子与相生次序相一致，如木行异常，影响到火行；五行中某一行异常，影响到其母行，引起母子两行均异常，称为子病及母，子病及母与相生的次序相反，如木行异常，影响到水行（图1-1-3）。

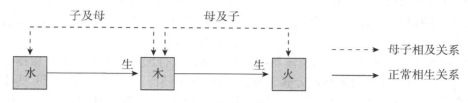

图 1-1-3　母子相及示意图

2. 相乘、相侮　乘是乘虚侵袭或以强凌弱之意，侮是欺侮、侮辱之意。

相乘：是指五行中某一行对其所胜一行的过度克制，相乘的次序与相克一致，如木乘土，土乘水，水乘火，火乘金，金乘木（图1-1-4）。

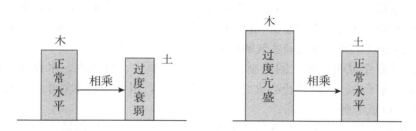

图 1-1-4　相乘示意图

相侮：是指五行中某一行对其所不胜一行的反克，相侮的次序与相克相反，如土侮木，水侮土，火侮水，金侮火，木侮金（图1-1-5）。

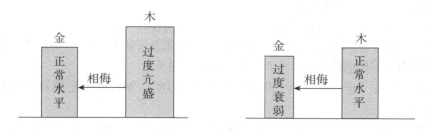

图 1-1-5　相侮示意图

发生相乘、相侮的原因有三条：一是五行中某一行过强，则对其所胜一行相乘，或对其所不胜一行相侮；二是五行中某一行过弱，则被其所不胜一行相乘，或被其所胜一行相侮；三是五行中过强与过弱并存。相乘、相侮往往可以同时出现。如木行过强，则易致木乘土或木侮金；木行过弱，则易致金乘木或土侮木。

三、五行学说在中医学中的体现

五行学说在中医学中的体现，主要是运用五行的属性及生克乘侮规律来说明人体的形体结构及生理功能，分析疾病发生发展规律，指导疾病的诊断、治疗等。

（一）说明五脏的生理功能及其相互关系

1．说明五脏的生理功能　五行学说将人体五脏归属于五行，以五行的属性来说明五脏的部分生理功能。如：木性曲直，条达舒畅，有生发的特性，故肝喜条达而恶抑郁，有疏泄的功能；火性炎上、温热，心属火，故心阳有温煦之功；土性敦厚，有生化万物的特性；脾属土，脾有运化水谷，运送精微，营养五脏、六腑、四肢百骸之功，为气血生化之源；金性清肃、收敛，肺属金，故肺具清肃之性，肺气有肃降之能；水性润下，有寒润、下行、闭藏的特性；肾属水，故肾主封藏，有藏精、纳气、主水等功能。

2．说明人体以五脏为中心的整体系统　中医学在五行配五脏的基础上，根据脏腑组织的性能、特点，将人体的组织结构分属于五行，以五脏（肝、心、脾、肺、肾）为中心，以六腑（实际上是五腑：胆、小肠、胃、大肠、膀胱）为配合，支配五体（筋、脉、肉、皮毛、骨），开窍于五官（目、舌、口、鼻、耳），外荣于体表组织（爪、面、唇、毛、发）等，形成了以五脏为中心的五大系统。又把自然界的五方、五气、五色、五味等与人体五脏联系起来，形成了以五脏为中心的人与自然的统一体。

3．说明五脏之间的相互关系

（1）用五行相生说明五脏之间的资生关系：如木生火，肝木济心火，肝藏血，心主血脉，肝藏血功能正常有助于心主血脉功能的正常发挥。土生金，脾土助肺金，脾能益气，化生气血，转输精微以充肺，促进肺主气的功能，使之宣肃正常。

（2）用五行相克说明五脏之间的制约关系：如心属火，肾属水，水克火，即肾水能制约心火，肾水上济于心，可以防止心火之亢烈。脾属土，肝属木，木克土，即肝木能制约脾土，肝气条达，可疏泄脾气之壅滞。

这种五脏既相互资生，又相互制约的关系，维持了五脏系统的协调平衡。

（二）说明五脏的病理变化

1．五脏病变的传变　人体是一个有机整体，本脏之病可以传至他脏，他脏之病也可以传至本脏，这种病理上的相互影响称之为传变。用五行学说来说明五脏病变的传变，可以分为相生关系的传变和相克关系的传变。

（1）相生关系的传变：包括"母病及子"和"子病及母"两个方面。

母病及子：即母脏之病传及子脏。多由母脏不足累及子脏导致母子两脏皆虚的病证。如水不涵木，即肾阴虚不能滋养肝木，而见肝阳上亢的证候。

子病及母：又称"子盗母气"，即子脏之病传及母脏。如心血不足累及肝血亏虚而致心肝血虚的证候。

疾病按相生规律传变，有轻重之分，母病及子病情较轻；子病及母病情较重。

（2）相克关系的传变：包括"相乘"和"相侮"两个方面。

相乘：是相克太过为病。如木旺乘土，即肝木克伐脾胃，先有肝的病变，后有脾胃的病变。由于肝气横逆，疏泄太过，影响脾胃，导致消化功能紊乱；或者先有脾气虚弱或胃失和降，而导致土虚木乘。

相侮：又称反侮，是反向克制为病。如木火刑金，肝病在先，肺病在后，由于肝火偏旺影响肺气清肃。临床表现既有胸胁疼痛、口苦、烦躁易怒、脉弦数等肝火过旺之证，又有咳嗽、咳痰，甚或痰中带血等肺失清肃之候。

疾病按相克规律传变，也有轻重之分，相乘传变病情较重；相侮传变病情较轻。

总之，五脏之间的病理影响及其传变规律，可以用五行生克乘侮规律来解释。如肝有病，传心称为母病及子；传肾称为子病及母；肝病传脾称为木乘土；传肺称为木侮金。五脏疾病的传变也受到感受病邪的性质、程度、患者体质的强弱等多方面因素的影响，不能完全机械套用五行规律。

2．五脏病变与自然界季节的关系　五脏外应五时，所以六气发病的规律，一般是主时之脏受邪发病。说明五脏发病有一定的季节倾向性，如春天的时候，肝先受邪；夏天的时候，心先受邪；长夏的时候，脾先受邪；秋天的时候，肺先受邪；冬天的时候，肾先受邪。

（三）指导疾病的诊断

人体是一个有机整体，五行学说把五脏与五色、五音、五味等联系起来，在临床诊断疾病时，综合望、闻、问、切四诊所得的材料，依据五行的所属及其生克乘侮变化规律，就可以推断病变部位、病情发展及预后。

1．推断五脏病变部位　从本脏所主之色、味、脉来诊断本脏之病。如面见青色，喜食酸味，脉见弦象，可以诊断为肝病；面见赤色，口味苦，脉象洪，可以诊断为心病。

2．推断脏腑相兼病变　从他脏所主之色来推测五脏病的传变。如脾虚患者，面见青色，为木乘土，即肝气犯脾；心脏患者，面见黑色，为水克火，即肾水凌心。

3．推断病变预后　从脉与色之间的生克关系来判断疾病的预后。如肝病色青见弦脉，为色脉相符，如果不得弦脉反见浮脉则属相胜之脉，即克色之脉（金克木），为逆；若得沉脉则属相生之脉，即生色之脉（水生木），为顺。

（四）指导疾病的防治

五行学说在疾病防治上的应用，体现在控制疾病的传变，确定治则治法，指导药物、针灸、精神等疗法，主要表现在以下几个方面：

1．控制疾病传变　运用五行母子相及和乘侮规律，可以判断五脏疾病的发展趋势，一脏受病，可以波及其他四脏，他脏有病亦可传给本脏。因此，在治疗时，除对所病本脏进行治疗外，还应考虑到其他有关脏腑的传变。例如：肝气亢盛，可致木旺乘土，传病于脾，故在泻肝时要补脾，以防止其传变。疾病传变与否，主要取决于脏气盛衰，盛则传，虚则受，这是五脏疾病传变的基本规律。

2．确定治则治法　五行学说不仅用以说明人体的生理活动和病理现象，综合四诊，推断病情，而且也可以确定治疗原则和制订治疗方法。

（1）根据相生规律确定治疗原则：临床上运用相生规律来治疗疾病，其基本治疗原则是补母和泻子，即"虚者补其母，实者泻其子"。

1）补母：补母即"虚则补其母"，用于母子关系的虚证。常用治疗方法有下列几种：①滋水涵木法：是滋养肾阴以养肝阴的方法，又称滋养（补）肝肾法、乙癸同源法。适用于肾阴亏损而肝阴不足，甚者肝阳偏亢之证。②益火补土法：是温肾阳而补脾阳的一种方法，又称温肾健脾法、温补脾肾法，适用于肾阳虚弱而致脾阳不振之证。中医"火不生土"多是指命门之火（肾阳）不能温煦脾土的脾肾阳虚之证，少指心火与脾阳的关系。③培土生金法：是用健脾补气而补益肺气的方法，又称补养脾肺法，适用于脾胃虚弱，不能滋养肺脏而肺虚脾弱之候。④金水相生法：是滋养肺肾阴虚的一种治疗方法，又称补肺滋肾法、滋养肺肾法。金水相生是肺肾同治的方法，适用于肺虚不能输布津液以滋肾；或肾阴不足，精气不能上滋于肺，而致肺肾阴虚者。

2）泻子：泻子即"实者泻其子"，用于母子关系的实证。如肝火炽盛，有升无降，出现肝实证时，肝木是母，心火是子，这种肝之实火的治疗，可采用泻心法，泻心火有助于泻肝火，即肝旺泻心法。

（2）根据相克规律确定治疗原则：相克规律异常而出现的乘侮现象，其原因不外五行出现强弱现象，治疗原则为抑强扶弱，制其强盛，补其虚弱。根据相克规律确定的治疗方法有：

1）抑木扶土法：是以疏肝健脾或平肝和胃治疗肝脾不和或肝气犯胃的治法，又称疏肝健脾法、平肝和胃法、调理肝脾法。适用于木旺克土或土虚木乘之证。

2）培土制水法：是用温运脾阳或温肾健脾以治疗水湿停聚为病的方法，又称敦土利水法、温肾健脾法。适用于脾虚不运、水湿泛滥而致水肿胀满之候。如以脾虚为主，则重在温运脾阳；若以肾虚为主，则重在温阳利水，实际上是脾肾同治法。

3）佐金平木法：是清肃肺气以抑制肝木的一种治疗方法，又称泻肝清肺法。临床上多用于肝火偏盛，影响肺气清肃之证，又称"木火刑金"。

4）泻南补北法：即泻心火滋肾水，又称泻火补水法、滋阴降火法。适用于肾阴不足，心火偏旺，水火不济，心肾不交之证。因心主火，火属南方；肾主水，水属北方，故称本法为泻南补北法。

运用五行生克规律来治疗，必须分清主次，或是治母为主，兼顾其子；或是治子为主，兼顾其母；或是抑强为主，扶弱为辅；或是扶弱为主，抑强为辅。但又要从矛盾双方来考虑，不得顾此失彼。

3. 指导脏腑用药 中药以色味为基础，以归经和性能为依据，按五行学说加以归类：如青色、酸味入肝；赤色、苦味入心；黄色、甘味入脾；白色、辛味入肺；黑色、咸味入肾。这种归类是脏腑选择用药的参考依据，如丹参色赤、味苦入心以活血安神；白术色黄、味甘入脾以补益脾气。

4. 指导针灸取穴 针灸医学将手足十二经四肢末端的穴位分别归属于五行，即井、荥、俞、经、合五种穴位分属于木、火、土、金、水。临床根据不同的病情以五行生克乘侮规律进行选穴治疗，如治疗肝实证时，根据"实则泻其子"的原则，取心经荥穴"少府"，或本经荥穴"行间"治疗。

5. 指导情志疾病的治疗 精神疗法主要用于治疗情志疾病。情志生于五脏，五脏之间有相克关系，情志之间也存在着相互抑制的作用。运用不同情志间的相互抑制关系达到治疗目的，即以情胜情法。如"怒伤肝，悲胜怒……喜伤心，恐胜喜……思伤脾，怒胜思……忧伤肺，喜胜忧……恐伤肾，思胜恐"。

由此可见，临床上依据五行生克规律进行治疗，确有其一定的实用价值。但是，并非所有的疾病都可应用五行生克规律来治疗，不要机械地生搬硬套。在临床上既要正确地掌握五行生克的规律，又要根据具体病情进行辨证施治。

第四节 精气、阴阳、五行学说的关系

精气、阴阳和五行学说都属于我国古代的哲学范畴，是朴素的唯物论和自发的辩证法思想，是对中医学理论体系的形成和发展最有影响的古代哲学思想，也是中医学的重要思维方法。它们虽是三种不同的学说，但在解释自然现象和医学问题时又是相互联系、相互补充的。

精气学说着重探讨物质世界的本原，它以无形之气的聚（凝聚）与散（弥散）来阐释有形之物与无形之物的内在联系，从而肯定了世界的物质同一性。就本原来说，万物源于气，气可分阴阳；气聚合所成的具体形物，既具有阴阳两个方面，又可根据其性质的不同，划归为木、火、土、金、水五类，如五脏、五官、五体、五志等。阴阳学说和五行学说对世界本原的认识从属于精气学说"一元论"。

阴阳学说采用"二元"的分析方法，着重用"一分为二"的观点，来说明相关事物或事物内部阴阳两个方面，存在着对立制约、互根互用、消长平衡、相互转化等关系。阴阳学说阐释了人体的组织结构，认为人体是一个有机整体，人体脏腑经络及形体等组织结构的上下、内外、表里、前后各部分之间，无不包含着阴阳的对立统一，阴阳学说还概括了人体的生理功能与病理变化，对疾病的诊断和防治起着指导作用。

五行学说采用"多元"的分析方法，以"五"为基数来阐释事物之间生克制化的相互关系，认为宇宙间一切事物都是由木、火、土、金、水五类物质所构成的，自然界一切事物或现象的发展变化，都是这五类物质不断运动和相互作用的结果。在解释人的生命活动时，以五行特性归类五脏、五体、五志等，通过五行间的相生相克、制化与胜复关系，对五脏的生理功能、病理变化及相互关系有了更进一步的了解，并指导疾病的诊断和治疗。

一般来讲，精气学说重在说明事物构成的同源性，而阴阳和五行学说重在说明事物内部以及不同事物之间的辩证关系。精气构成了世界万物，而依据这些事物的不同属性和相互关联，可以把它们分为阴气和阳气两种，也可分为木、火、土、金、水五大类。用精气学说研究医学问题，可以把复杂的生命现象看作是精气运动变化的过程加以把握；用阴阳学说分析医学问题，可以把错综复杂的生理和病理现象概括为对立统一的阴阳两个方面；用五行学说研究医学问题，可以借助五行归类的方法，用以概括人体各个部分的生理特性，以及人与自然之间、人体内部各个脏腑之间存在着的相互联系和影响。

在实际运用过程中，三者又是相互联系、不可分割的。精气的运动变化，只有用阴阳、五行的特性加以概括才更加准确；阴阳、五行的辩证关系，也只有通过精气的描述才更加具体。换句话说，阴阳、五行的辩证关系是建立在精气这种基本构成物之上的，离开构成物的关系，也就失去了研究意义。在具体研究过程中，阴阳和五行之间也是相互联系、不可分割的，阴阳之中包含五行，五行之中又有阴阳。总之，三者之间是相互依存、相互为用的。如在研究脏腑的生理功能时，也离不开三者的相互联系。以心和肾为例，它们都是由精气构成的，又都有阴阳属性和五行属性的不同，从阴阳属性来分，心为阳，肾为阴；以五行归属来看，心属火，肾属水。若肾之阴气（水）不足，不能上济于心，则心阳（火）亢盛，就会出现阴阳失调、水火不济的症状。阴阳之间的相互对立也好，五行之间的相互制约也好，重在概括它们之间的特性和关系，这种特性和关系的发生，还必须通过精气的作用来实现，只有把三者结合起来，才能更深入、更具体地阐明这种极为复杂的病理变化。在疾病的辩证治疗当中，同样依靠三者的联系。任何一脏腑的病理变化，都是精气运动变化失常所致，概括地讲是阴气阳气偏盛偏衰的结果，辨清脏腑的阴阳盛衰，就抓住了疾病的本质。但为防止疾病的发展传变，我们还要利用五行的生克乘侮规律来指导治疗。如肾气虚可有阴气虚和阳气虚的不同，若肾阴虚，"母病及子"可导致肝阴虚，肝阴虚"阴不制阳"，又可导致肝阳上亢。因此，治疗时，在补肾阴的同时又补肝阴，并酌加柔肝潜阳之品。只有精气、阴阳和五行学说相互联系、相互补充，才能使我们更准确地把握人体复杂的生理和病理现象，指导临床诊断和治疗。

必须指出，精气、阴阳和五行学说毕竟属于我国古代的哲学思想，不可避免地受到当时社会历史和科技条件的限制，还属于朴素的唯物论和自发的辩证法思想。因此，它在全面、准确地概括人体的生理现象及病理变化规律方面，还存在着一定的局限性。我们还需以历史唯物主义和辩证唯物主义的立场、观点和方法，取其精华，弃其糟粕，不可完全拘泥于这些抽象的理论，一定要从临床实际出发，不断丰富和发展中医学理论，使之更好地为人类健康事业服务。

思考题

1．何为气机、气化？精气的功能有哪些？
2．如何理解阴阳学说中阴阳之间的关系？
3．五行学说中是如何对人体脏腑、官窍、形体以及五味、五色进行归属的？
4．中医学如何根据相克规律确定治疗原则？

（白正勇）

第二章

藏　象

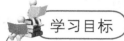 学习目标

1．掌握五脏、六腑的生理功能；五脏与形、窍、志、液的关系。
2．熟悉脏腑之间的关系。
3．了解藏象的概念和藏象学说的内容。

第一节　藏象概述

"藏"，通脏，指藏于体内的内脏；"象"，其义有二：一是指内脏的解剖形态；二是指内脏的生理活动和病理变化反映于外的征象。张景岳在《类经》中说"象，形象也。藏居于内，形见于外，故曰藏象。""藏象"二字，明确揭示了内部脏腑与外部形象之间的关系，反映了中医学对人体生命现象的认识方法。

藏象学说，是通过对人体生理、病理现象的观察，研究人体各个脏腑的生理功能、病理变化及其相互关系的学说。其主要内容是阐述各脏腑、组织器官的生理功能、病理变化及其相互之间的关系。主要特点是以五脏为中心的整体观，是一种独特的生理病理学理论体系。

第二节　脏　腑

藏象学说是以脏腑为基础的，脏腑是内脏的总称。按照其生理功能特点，可分为脏、腑、奇恒之腑三类。脏，即心、肝、脾、肺、肾，合称"五脏"；腑，即胆、胃、小肠、大肠、膀胱、三焦，合称"六腑"；奇恒之腑，即脑、髓、骨、脉、胆、女子胞。五脏多为实质性的脏器，其共同的生理特点是化生和贮藏精气；六腑多属于空腔器官，其共同的生理特点是受盛和传化水谷；奇恒之腑是既不同于五脏，又有异于六腑的一类器官，其形态上类似于腑，功能上类似于脏，有贮藏精气的作用，故称奇恒之腑。中医学里的内脏虽与西医学的某些脏器同名，但其含义却迥然有别，它不单纯是一个解剖学的概念，更重要的是生理、病理学方面的概念，所以不能把两者等同起来。

一、五脏

（一）心

1．心的解剖形态　心之实体位于胸腔之内，膈膜之上，两肺之间，形似倒垂未开之莲

蕊，色红，中有孔窍，外有心包络围护。

2．心的生理功能

（1）主血脉：主，即主宰，主管；血指血液；脉指脉管。心主血脉，指心有主管血脉和推动血液循行于脉中的作用。全身的血，都在脉中运行，依赖于心脏的搏动而输送到全身，心脏的正常搏动，中医学认为主要依赖于心气。心气充沛，才能推动血液在脉内正常运行，周流不息，营养全身。其次，脉道的通利和血液的充盈也是维持血液在脉中正常运行必须具备的前提条件。心、脉、血三者构成了一个相对独立的系统，在这个系统中，心气起着主导作用。因此，只有心气充沛、血液充盈、脉道通利，心主血脉的功能才能正常。反之，若以上任何一个因素出现了异常，均会导致心主血脉的功能异常，而使血液运行失常。

（2）主神志：心主神志，又称"心藏神"。在中医学理论中"神"的含义很广泛，心所主之"神"，指人的精神、意识、思维活动，即狭义之神。心主神志的生理作用有二：其一，主人的精神、意识、思维活动，即心具有接受外来信息作出思维、判断的功能。其二，主宰生命活动。由于人的精神、意识和思维活动不仅是人体生理功能的重要组成部分，而且在一定条件下又能影响整个人体各方面生理功能的协调平衡。所以心对人体生命活动起着主宰的作用，五脏六腑必须在心的统一协调下才能进行正常的生命活动，故《素问·灵兰秘典论》说："心者，君主之官也，神明出焉。"

心主神志的生理功能与主血脉的生理功能密切相关。血液是神志活动的物质基础。心的气血充盈，才能神志清晰，思维敏捷，精神充沛；心的气血不足，则心神不宁，失眠、健忘、精神萎顿；血热扰心，则神志昏迷、谵语狂妄。

知识链接

心主神志与中医临床

人的精神意识思维活动，在现代医学中属大脑的生理功能，是大脑对外界事物的反映，但在藏象学说中则将其归属于心。《灵枢·本神》说："所以任物者谓之心。"任，指接受、担任，即是说心具有接受外来信息作出思维、判断的功能。在汉语中以心表达精神意识、思维、情感的词语一直沿用，如"心领神会""心神不宁"等，这些有助于对心主神志的理解。心主神志的理论一直指导着中医学的医疗实践，例如，当心血不足而出现心悸、健忘、失眠、多梦等心神不宁症状时，用滋养心血的方法而取得疗效；当热入营血，扰乱神明而出现神昏、谵语等症状时，用清热开（心）窍的方法而获效；还可用涤痰开（心）窍的方法来治疗癫狂等精神病证。

3．心的在志、在液、在体和在窍

（1）在志为喜："志"指情志，藏象学说认为，人对外界信息引起的情志变化，是由五脏的生理功能所化生。《素问·天元纪大论》说："人有五脏化五气，以生喜、怒、忧、思、恐。"心在志为喜是指心的生理功能与情志的"喜"有关，喜为心之志。喜是一种喜悦、愉快的情绪和心境。适度的喜乐，有助于血流的畅通和心主血脉的功能正常。若过喜、暴喜，则可损伤心神，轻者可导致心气涣散，表现为思想注意力不集中；严重者可致神志异常，而见神识错乱、喜笑不休，因而有"喜伤心"之说。

（2）在液为汗：是指心与汗有密切关系。汗，乃体内津液被阳气蒸化后由汗孔排出体表之液体，津液乃血液的重要组成部分，汗为津液所化，血与津液同出一源，而血归心所主，故有"血汗同源""汗为心之液"之称。如果汗出过多，耗伤心的气血，则心悸怔忡。心主神明，人在精神紧张或受惊时也会汗出。故《素问·经脉别论》说："惊而夺精，汗出于心。"

（3）在体合脉，其华在面：心合脉，指全身血脉都归属于心。华，是光彩之义。其华在面，即指由于头面部的血脉极为丰富，心主血脉的生理功能正常与否，可从面部的色泽反映出来。心气旺盛，血脉充盈，面部红润有泽；心气不足，心血亏少，面色淡白无华；心脉瘀阻，面色青紫。

（4）在窍为舌：即开窍于舌。心经的别络上行于舌，因而心的气血上荣于舌，以保持舌的生理功能。心的功能正常与否，可以从舌上反映出来。心的气血充足，舌体红活荣润、柔软灵活、味觉灵敏、语言流利；心血不足，舌质淡白；心火上炎，舌尖红赤或舌体糜烂；心血瘀阻，舌质紫暗或有瘀斑；热入心包则舌质红绛。

【附】心包络

心包是心的外膜，上附络脉，为通行气血的道路，合称心包络，简称心包，又称"膻中"，具有保护心脏的作用。若外邪侵心，则心包先受其害。由于心包在病理上有"代心受邪"的特点，故外感热病中出现的神昏谵语等症，常称之为"热入心包"；痰浊引起的神志异常，称"痰蒙心包"或"痰迷心窍"。实际上，心包受邪所出现的病证与心是一致的，故在临床辨证和治疗上亦应相同。

（二）肺

1．肺的解剖形态　肺位于胸腔，左右各一，呈白色分叶状，质地疏松，虚若蜂巢，上连气道，经喉鼻与外界相通。因其覆盖着其他脏腑，是五脏六腑中位置最高者，故称"华盖"。

2．肺的生理功能

（1）主气、司呼吸：肺主气，是指肺有主持人体之气的功能，包括主呼吸之气和一身之气。

肺主呼吸之气，是指肺是体内外气体交换的场所。人体通过肺呼吸，吸入自然界的清气，呼出体内的浊气，既维系着人体与外界环境的沟通，也保证了人体新陈代谢的正常进行。

肺主一身之气，是指全身之气都归属于肺，为肺所主。一是体现在气的生成方面，特别是宗气的生成，主要依靠肺吸入的清气和脾胃运化的水谷精气结合而成。宗气积于胸中，走息道促肺呼吸，贯心脉助心行血，故起到主持和调节一身之气的作用。二是对全身气机（即气的运动，有升降出入四种形式）的调节作用，肺有节律的呼吸运动，调节着全身之气的升降出入。

总之，肺主一身之气和呼吸之气，都隶属于肺的呼吸功能。肺的呼吸功能正常，才能维持其主一身之气和呼吸之气的正常生理功能。如果肺的呼吸功能异常，则气的生成和气的运行，也势必随之失常，从而导致胸闷、咳嗽、喘促、气短等各种病理变化。

（2）朝百脉：朝，朝向、聚会之意。肺朝百脉，指全身的血液都通过血脉聚会于肺，通过肺的呼吸进行气体交换，然后再输布到全身。肺朝百脉的生理作用为助心行血。心主血脉，心气的推动是血液运行的基本动力。肺主一身之气，贯通百脉，调节全身的气机，故肺气能辅助心气推动血液运行。肺气虚衰，不能助心行血，血行障碍，则胸闷心悸、唇舌青紫。

（3）主宣发肃降：宣发即宣而发散，是指肺气的向上升宣和向外布散的作用。肺主宣发的功能有三：一是呼出体内的浊气；二是将脾转输至肺的水谷精微和津液向上向外布散；三是宣发卫气外合皮毛以司汗孔之开合，将津液的代谢产物化为汗液排出体外。肃降即清肃、洁净、下降，指肺气有向内向下清肃通降的作用。肺肃降功能亦表现为三：一是吸入自然界的清气；二是将吸入的清气和脾转输的水谷精微及津液向下向内布散；三是肃清呼吸道的异物以保持其洁净畅通。

肺的宣发和肃降相反相成，生理上相互协调、相互制约；病理上相互影响。如果失于协调，则喘、咳等肺失宣降之证常可并见。

（4）通调水道：通，即疏通；调，即调节；水道，是水液运行和排泄的通路。肺的通调水道功能，指肺通过宣发和肃降对体内水液的输布和排泄起着疏通和调节的作用。肺气宣发，不但将津液和水谷精微布散全身，而且调节汗液的排泄；肺气肃降，将水液向下输送，经肾和膀胱的气化作用，生成尿液而排出体外。如肺的通调失职，则水液停聚而生痰、成饮，甚则水肿。

3．肺的在志、在液、在体和在窍

（1）在志为悲（忧）：是指悲忧这类情志活动与肺的功能相关。悲和忧的情志变化，虽略有不同，悲自外来，忧从内生，但无论悲或忧，均属于非良性的情绪反应，其对人的影响大致相同，均可耗伤肺气。反之，肺虚亦易生悲忧而情绪低落。

（2）在液为涕：涕是由鼻黏膜分泌的液体，可润泽鼻窍。肺有病变，可反映于涕。肺寒，鼻流清涕；肺热，鼻涕黄浊；肺燥，鼻干少涕。

（3）在体合皮、其华在毛：皮毛，包括皮肤、汗腺、毫毛等组织，为一身之表，是机体抵抗外邪第一屏障。肺具有宣发卫气、输布津液以温养和润泽皮毛的功能。肺的功能正常，则皮肤得养而致密，毫毛滋润而光泽，抵御外邪的能力就强，故肺在体合皮、其华在毛；若肺气虚弱，不仅皮毛憔悴枯槁，而且卫外功能低下，易遭外邪的侵袭而发病。

（4）在窍为鼻：鼻与喉相通而连于肺，是呼吸的门户。鼻喉的通气、鼻的嗅觉和喉的发音，都是肺气的作用。所以肺气和、呼吸利，则嗅觉灵敏，声音能彰。外邪袭肺，多从鼻、喉而入；肺的病变，也多见鼻、喉的证候，如鼻塞、喉痒、音哑和失音等。

（三）脾

1．脾的解剖形态　脾位于腹腔上部，膈膜下面，在左季肋的深部，附于胃的背侧左上方，是一个形如刀镰，扁平椭圆弯曲状的器官，其色紫赤。

2．脾的生理功能

（1）主运化：运，即转运输送；化，即消化吸收。脾主运化，指脾具有把水谷化为精微，并将精微物质转输至全身各脏腑组织的功能。实际上就是脾对营养物质的消化、吸收和运输的功能。脾的运化功能，包括运化水谷和运化水液两个方面。

运化水谷：水谷，泛指各种饮食物。脾运化水谷，是指脾对饮食物的消化和吸收作用。饮食入胃，必须依赖脾的运化功能，将水谷化为精微，再经过脾的转输和散精功能，把水谷精微"灌溉四旁"和布散全身。因此，脾的运化功能旺盛，才能为化生精、气、血、津液提供足够的养料，使五脏六腑及各组织器官得到充分的营养。脾的运化功能强健，习惯上称作"脾气健运"。只有脾气健运，机体的消化吸收功能才能健全，才能化生气、血、津液而为全身提供足够的养料，才能使各个脏腑组织得到充分的营养，以维持生理活动的正常。反之，若脾失健运，机体的消化吸收功能失常，则出现腹胀、便溏、食欲不振、倦怠、消瘦和气血不足等病理变化。所以习惯上称脾胃为"后天之本""气血生化之源"。

运化水液：指脾对水液的吸收、转输和布散作用。脾在运化水谷精微的同时，也把水液输送到各组织中去，使之得到水液的充分濡润，多余的水分则及时地转输至肺和肾，通过肺、肾的气化功能，化为汗液和尿液排出体外。因此，脾的运化水液功能健旺，能防止水液在体内发生不正常停滞；若脾运化水液功能减退，必然导致水液停滞，而产生湿、痰、饮等病理产物，出现便溏、水肿等。

脾运化水谷精微和运化水液两个方面的作用是相互联系、相互影响的，一方面功能失常可导致另一方面的功能失常，故在病理上常常互见。

（2）主升清：升，指上升输布和升举；清，指水谷精微等营养物质。脾主升清，指脾具有将水谷精微等营养物质吸收并上输于心、肺、头目，通过心肺的作用化生气血，以营养全身。这种运化功能的特点是以上升为主，故说"脾气主升"。而上升的主要是精微物质，所以说"脾主升清"。另一方面，脏腑相因、协调平衡是维持人体内脏位置相对恒定的重要因素。脾气升发，维持人体内脏位置的相对恒定，可使机体内脏不致下垂。因此，脾的升清功能正常，水谷精微等营养物质才能正常吸收和输布，气血充盛，内脏各安其位。若脾气不能升清，则水谷不能运化，气血生化无源，则神疲乏力、头目眩晕、腹胀、泄泻等；脾气下陷，则久泄脱肛，内脏下垂。

（3）主统血：统，即统摄、控制。脾统血，指脾具有统摄血液在经脉之中运行，防止溢出脉外的功能。脾能统血，是由于脾为气血生化之源，气能摄血。如脾气健运，则气血充盈，气的固摄作用健全，血液不致外溢。若脾失健运，则气虚血亏，气的固摄功能减退，血不归经而导致出血，此称为脾不统血。临床常见皮下出血、便血、尿血、崩漏等。

3．脾的在志、在液、在体和在窍

（1）在志为思：思，即思考、思虑。思为脾之志。正常的思考对机体的生理活动并无不良影响；若思虑过度或所思不遂，则影响气的正常运行，导致气滞或气结，主要影响脾的运化和升清，表现为不思饮食、脘腹胀闷、头目眩晕等。

（2）在液为涎：口液中较清稀的称作涎，可润泽口腔，帮助吞咽和消化。正常情况下，涎液上行于口，但不溢于口外；若脾胃不和，则涎液分泌剧增，口涎自出。

（3）在体合肉，主四肢：脾主运化，为气血生化之源，全身的肌肉、四肢都要靠其运化的水谷精微来营养。脾气健运，肌肉丰满、壮实，四肢轻劲有力；脾失健运，肌肉瘦削，痿软，四肢倦怠无力，甚或痿废不用。

（4）在窍为口，其华在唇：脾的运化功能与食欲、口味有密切关系。脾气健运，食欲旺盛，口味正常；脾失健运，食欲不振，口淡乏味；湿邪困脾，口腻、口甜。口唇的肌肉由脾所主，其色泽能反映全身气血状况。脾气健运，气血充足，口唇红润光泽；脾失健运，气血虚少，口唇淡白无华。

（四）肝

1．肝的解剖形态　肝位于腹部，横膈之下，右胁下而稍偏左，为分叶脏器，左右分叶，其色紫赤。

2．肝的生理功能

（1）主疏泄：疏，即疏通；泄，即发泄、升发。肝主疏泄，指肝具有疏通、舒展、调达、升发的特性。肝的疏泄功能，主要关系着人体气机的调畅，其具体作用表现为三个方面。

协调气血运行：肝主疏泄直接影响气机调畅，只有气机调畅，才能维持气的正常运行。血之源头在于气，气行则血行。肝气舒畅条达，气机和调，血液才得以随之运行，藏泄适度。肝失疏泄，气机不调，必然影响气血的运行。气机阻滞，则胸胁、两乳或少腹胀痛不适；

气滞而血瘀，则胸胁刺痛、经行不畅、痛经、经闭，甚至癥积、肿块；肝气升发太过，气机上逆，则面红耳赤、头目胀痛、烦躁易怒；血随气逆，则吐血、咯血，甚而薄厥。

促进消化吸收：脾胃是人体主要的消化器官。胃主受纳，脾主运化。胃气主降，脾气主升，构成了脾胃的消化运动。肝的疏泄功能是保持脾胃升降协调的重要条件。肝的疏泄功能，既可以助脾之运化，使清阳之气升发，水谷精微上归于肺；又能助胃之受纳腐熟，促进浊阴之气下降，使食糜下达于小肠。肝失疏泄，脾胃升降失常，除见肝气郁结的症状外，既可出现胃气不降的呕逆、嗳气、脘腹胀痛等肝胃不和的症状，又可出现脾气不升的腹胀、泄泻等肝脾不调的症状。同时，肝的疏泄还调节着胆汁的分泌与排泄，帮助脾胃对饮食物的消化吸收。肝气郁结，胆汁的分泌、排泄障碍，可见胁肋胀痛、口苦纳呆，甚则出现黄疸。

调畅情志：情志活动除由心所主外，与肝的疏泄功能亦密切相关。正常的情志活动，依赖于气血的正常运行。肝的疏泄功能正常，气机调畅，气血和调，则心情舒畅；肝的疏泄不及，肝气郁结，则心情易于抑郁，闷闷不乐；肝的升发太过，肝阳上亢，则精神亢奋，烦躁易怒。

此外，肝主疏泄，调畅气机，还有通利三焦，疏通水道，协调水液代谢，调理冲任二脉等作用。

（2）主藏血：是指肝具有贮藏血液和调节血量的功能。

贮藏血液：血液来源于水谷精微，生化于脾而藏受于肝，故有肝主"血海"之称。肝内贮存一定的血液，既可以濡养自身，以制约肝的阳气而维持肝的阴阳平衡，又可防止出血。因此，肝不藏血，不仅可以出现肝血不足，阳气升腾太过，还可以导致出血。

调节血量：在正常生理情况下，人体各部分的血液量常随着不同的生理情况而改变。当机体活动剧烈或情绪激动时，血液需要量增加，肝就把所贮存的血液向机体的外周输布，以供需要。人体在安静休息及情绪稳定时，机体外周的血液需要量相对减少，部分血液便藏之于肝。由于肝对血液有贮藏和调节作用，所以人体各部分的生理活动都与肝有密切关系。《素问·五脏生成》说："肝受血而能视，足受血而能步，掌受血而能握，指受血而能摄"。肝血不足，不能濡养眼目，两目干涩昏花，或为夜盲；不能濡养于筋，筋脉拘急，肢体麻木，屈伸不利；冲任虚衰，则女子月经量少、经闭。

3．肝的在志、在液、在体和在窍

（1）在志为怒：怒一般属于不良的刺激，可使气血上逆，阳气升泄。因肝主疏泄，肝气有升发的特性，故在志为怒。大怒易致肝气升发太过，所以"怒伤肝"。反之，肝的阴血不足，阳气失于制约，升泄太过，则易发怒。

（2）在液为泪：泪从目出，正常情况下可濡润、保护眼睛而不外溢。因肝开窍于目，故称泪为肝之液。当肝的功能失常时，则可见泪液的分泌异常。肝的阴血不足，泪液分泌减少，则两目干涩；肝经湿热，则目眵增多。

（3）在体合筋，其华在爪：筋即筋膜，附着于骨而聚于关节，是联结关节、肌肉的一种组织。筋和肌肉的收缩和弛张，即是肢体关节运动的屈伸和转侧。筋司运动的功能有赖肝血的滋养。肝血充盈，筋有所养，关节运动灵活有力。肝血不足，筋膜失养，则筋力不健，运动不利，可见手足震颤，肢体麻木，屈伸不利等症。爪，即爪甲，包括指甲和趾甲，乃筋之延续，故称"爪为筋之余。"肝血的盛衰，可影响爪甲的荣枯。肝血充足，爪甲坚韧明亮，荣润光泽；肝血不足，爪甲薄软枯萎，变形脆裂。

（4）在窍为目：肝的经脉上联目系，目的视力有赖于肝气之疏泄和肝血之濡养。肝的功能正常与否，可以从目上反映出来。肝之阴血不足，两目干涩，视物不清或夜盲；肝经风热，目赤肿痛；肝阳上亢，头目眩晕。

（五）肾

1. 肾的解剖形态　肾位于腰部脊柱两侧，左右各一，外形椭圆弯曲，状如豇豆。

2. 肾的生理功能

（1）藏精，主生长、发育和生殖：肾藏精，指肾对精有封藏作用，使之不无故流失，为精气在体内充分发挥其生理效应创造必要的条件，故称肾为"封藏之本"。按肾所藏之精的来源，分为"先天之精"和"后天之精"。"先天之精"是禀受于父母的生殖之精，与生俱来，是构成胚胎发育的原始物质，所以说"肾为先天之本"。"后天之精"来源于出生后摄入的饮食物通过脾胃运化而生成的水谷之精气以及脏腑生理活动中化生的精气通过代谢平衡后的剩余部分，藏之于肾。"先天之精"与"后天之精"来源虽然不同，但同藏于肾，二者相互依存，相互为用，在肾中密切结合而组成肾中的精气。

肾精与肾气是同一物质的两种不同的存在形式。一般来说，肾精是有形的，肾气是无形的。肾精散，则化为肾气；肾气聚，则变为肾精。两者在不断地相互转化之中，可分不可离，是同一物质存在的不同状态而已，故往往统称"肾中精气"。其生理效应，主要有两个方面：一是促进机体的生长发育和生殖。人体的生长发育包括先天和后天两部分。自形成胚胎起，人在母体内靠肾中精气的作用，才能得到正常的生长发育，从而形成完整的个体。出生后，从幼年到青年，乃至壮年和老年，人的生、长、壮、老、已，均与肾中精气的盛衰密切相关。《素问·上古天真论》说："女子七岁，肾气盛，齿更发长；二七而天癸至，任脉通，太冲脉盛，月事以时下，故有子；三七肾气平均，故真牙生而长极；四七，筋骨坚，发长极，身体盛壮；五七，阳明脉衰，面始焦，发始堕；六七，三阳脉衰于上，面皆焦，发始白；七七，任脉虚，太冲脉衰少，天癸竭，地道不通，故形坏而无子也。""丈夫八岁，肾气实，发长齿更；二八，肾气盛，天癸至，精气溢泻，阴阳和，故能有子；三八，肾气平均，筋骨劲强，故真牙生而长极；四八，筋骨隆盛，肌肉满壮；五八，肾气衰，发堕齿槁；六八，阳气衰竭于上，面焦，发鬓斑白；七八，肝气衰，筋不能动；八八，天癸竭，精少，肾脏衰，形体皆极，则齿发去。"这段经文明确地论述了机体生、长、壮、老、已的自然规律，与肾中精气的盛衰密切相关。二是调节机体的代谢和生理功能活动。肾的这一活动是通过肾阳和肾阴来实现的。肾阳肾阴都由肾中精气所化生。具有促进机体温煦、运动、兴奋和气化的功能和物质称为肾阳。肾阳到达全身的脏腑、经络、形体、官窍，则变为该脏腑、经络、形体、官窍之阳。所以肾阳旺，则全身之阳皆旺，故古代医家称之为"真阳""元阳"。具有促进机体的滋润、宁静、成形和制约阳热的功能和物质称为肾阴。肾阴到达全身的脏腑、经络、形体、官窍，则变成该脏腑、经络、形体、官窍之阴。所以肾阴旺，则全身之阴皆旺，故古代医家称之为"真阴""元阴"。

肾阴肾阳为机体各脏阴阳的根本。二者之间相互制约、相互为用，维持着肾脏本身及各脏阴阳的相对平衡。如果由于某些原因，这种相对平衡遭到破坏而又不能自行恢复时，则可形成肾阴虚或肾阳虚。出现内热、眩晕、耳鸣、腰膝酸软、遗精、舌红少津等肾阴虚证候，或是出现疲惫乏力、形寒肢冷、腰膝冷痛或痿弱、小便清长或不利或遗尿失禁、舌淡以及性功能减退和水肿等肾阳虚的证候。由于肾阴和肾阳均是以肾中精气为其物质基础，肾的阴虚或阳虚，实质上均是肾中精气不足的表现形式。所以肾阴虚到一定程度可以累及肾阳，发展为阴阳两虚；肾阳虚到一定程度时也可累及肾阴，发展为阴阳两虚。

此外，肾中精气亏损的表现形式是多种多样的。在一定条件下，肾中精气虽已亏损，但其阴阳失调症状却不很明显，而无明显寒热现象的，习惯上称为肾精不足和肾气虚。肾精不足表现为头晕耳鸣、腰酸膝软、发脱齿摇、健忘早衰、小儿生长发育不良等证候；肾气虚表现为精神疲惫、气短喘促、滑精早泄、小便频数、尿后余沥、泄泻、滑胎等证候。

（2）主水：指肾具有主持全身水液代谢，调节水液代谢平衡的作用。肾主水的功能，主要依靠肾中精气对水液的蒸腾气化作用。在人体的水液代谢过程中，肺的通调水道、脾的运化水液等均依赖于肾的蒸腾气化。特别是尿液的生成和排泄，与肾中精气的气化直接相关。所以肾中精气的蒸腾气化主宰着整个水液代谢。肾的气化失常，既可引起关门不利，小便排泄障碍而尿少、水肿，又可引起气不化水，而致小便清长、尿多、尿频。

（3）主纳气：纳，即固摄、受纳。肾主纳气，指肾具有摄纳肺吸入之清气，防止呼吸表浅而调节呼吸的功能。人体的呼吸虽为肺所主，但必须依赖于肾的纳气作用，才能保持一定的深度。《类证治裁·喘症》说："肺为气之主，肾为气之根；肺主出气，肾主纳气，阴阳相交，呼吸乃和。"肾的纳气功能正常，则呼吸均匀和调；肾的纳气功能减退，摄纳无权，呼吸可见呼多吸少，动则喘甚等。

知识链接

咽唾与养生

唾为肾液，咽唾"能够灌溉脏腑，润泽皮肤，吞咽而不吐，则肾水充旺，颜色不槁，足以降火养心"。程钟龄《医学心悟》曰：咽口津是"所谓以真水补真阴，同气相求，必然之理也"。所以吞咽口津，既能够滋补肾之真阴，又能降伏心之真火，使乾坤交泰，水火既济。古人通过长期的实践摸索出了许多唾液养生术的方法方式，在古籍中记载颇多，例如古代导引家以舌抵上腭，待津唾满口后，徐徐咽之以养肾精。

3. 肾的在志、在液、在体和在窍

（1）在志为恐：恐是人们对事情惧怕的一种精神状态，对机体的生理活动来说，是一种不良刺激，能使机体的气机运行紊乱而伤神，使肾气不固，精气下泄，则二便失禁。故古人云"恐伤肾""恐则气下"。

（2）在液为唾：口液中较稠厚的称为唾。唾为肾精所化，经肾气的推动作用，沿足少阴肾经，从肾向上经过肝、膈、肺、气管，直达舌下金津、玉液二穴，分泌而出。故《素问·宣明五气篇》有"五脏化五液，肾为唾"之说。若多唾或久唾，则易耗伤肾精。

（3）主骨生髓通于脑，其华在发：肾藏精，精生髓，髓居骨中，滋养骨骼。肾中精气充足，骨髓充盈，则骨骼发育正常，坚固有力。肾中精气不足，骨髓空虚，则骨软无力，小儿囟门迟闭以及老年人骨质脆弱，易于骨折等。

"齿为骨之余"。齿与骨均由肾中精气充养。牙齿的生长与脱落，与肾中精气的盛衰密切相关。肾中精气充沛，牙齿坚固而不易脱落；肾中精气不足，小儿牙齿生长迟缓，成人易于松动脱落。

髓有骨髓、脊髓和脑髓之分，均由肾中精气所化生。脊髓上通于脑，髓聚而成脑，故称脑为"髓海"。肾中精气充盈，髓海得养，脑的发育就健全；反之，肾中精气不足，髓海失养，则脑转耳鸣。

"发为血之余"，发之营养来源于血，但发的生机根源于肾。发的生长与脱落、润泽与枯槁，均与肾中精气的盛衰有关，故说肾"其华在发"。青壮年，肾的精气充沛，毛发茂密光泽；老年人，肾中精气渐衰，则发白而脱落，这是自然规律。但若青壮年头发枯槁，早脱早白者，则与肾精不足或血虚有关。

（4）在窍为耳及二阴：耳是听觉器官，耳的功能靠肾中精气的充养。肾精充盈，髓海得养，则听觉灵敏；肾精虚衰，髓海失养，则听力减退，或见耳鸣耳聋。

二阴，即前阴和后阴。前阴包括尿道和外生殖器，后阴即肛门。尿液的排泄虽与膀胱有关，但有赖于肾的气化作用；生殖功能由肾所主。大便的排泄虽属大肠的传化功能，但要靠肾的气化作用才能顺利排便。肾气虚衰，在小便方面可见尿频、尿少或失禁；在大便方面，可出现五更泻或便秘。

二、六腑

（一）胆

1．胆的解剖形态　胆与肝相连，附于肝之短叶间，呈中空的囊状器官。

2．胆的生理功能

（1）贮藏和排泄胆汁：胆内贮藏清净之胆汁，味苦，色黄绿，有助于饮食物的消化。故《灵枢·本输》称"胆者，中精之府。"胆汁由肝之精气所化生，贮藏于胆，浓缩并泄于小肠，以助饮食物的消化。胆汁的化生和排泄，依赖于肝的疏泄功能。肝气疏泄正常，胆汁排泄畅达，饮食物消化正常。肝失疏泄，胆汁排泄不利，则消化障碍，见胁下胀痛，厌食油腻，腹胀腹泻；胆汁外溢，浸渍肌肤，发为黄疸；胆气不利，胆汁上逆，见口苦、呕吐黄绿苦水。

（2）主决断：胆主决断，指胆在精神意识思维活动过程中，具有判断事物、做出决定的作用。胆主决断对于防御和消除某些精神刺激的不良影响，以维持和控制气血的正常运行，确保脏器之间的协调关系有着重要作用，故《素问·灵兰秘典论》说："胆者，中正之官，决断出焉。"所以，气以胆壮，邪不可干。胆气豪壮者，剧烈的精神刺激对其所造成的影响不大，恢复也较快。胆气虚弱的人，在受到精神刺激的不良影响时，则易于形成惊悸、虚怯、失眠、多梦的精神情志病态。

胆汁直接帮助饮食物的消化，故胆为六腑之一。又因胆本身并无传化水谷的功能，且藏精汁，故又属奇恒之腑。

（二）胃

1．胃的解剖形态　胃位于膈下，腹腔上部，外形屈曲。上接食管，下通小肠。

2．胃的生理功能

（1）主受纳、腐熟水谷：受纳，是接受和容纳的意思；腐熟，是饮食物经过胃的初步消化，形成食糜的意思。饮食入口，经过食管，容纳于胃，经过胃的腐熟、消磨，形成食糜，下传于小肠。胃的受纳和腐熟功能的强弱，取决于胃气的盛衰。胃气强，则能食，食易消化；胃气弱，则食少、纳呆、胃脘胀痛。

（2）主通降：饮食物入胃，经胃的腐熟后，必须下行于小肠，进一步消化吸收。所以胃主通降，以降为和。藏象学说以脾胃升降概括整个消化系统的功能活动，胃降是相对于脾升而言，胃的通降是降浊，降浊是受纳的前提条件。若胃失通降，不仅影响食欲，而且因浊气在上出现口臭、胃脘胀闷或疼痛、大便秘结，甚者胃气上逆，则恶心呕吐、呃逆、嗳气。

（三）小肠

1. 小肠的解剖形态　小肠位于腹中，呈纡曲回环迭积之状，是一个中空的管状器官。上端与胃相通，下连大肠。

2. 小肠的生理功能

（1）主受盛和化物：受盛，即接受，以器盛物的意思；化物，变化、消化、化生的意思。小肠的受盛功能主要体现于两方面：一是小肠接受经胃初步消化之饮食物，起到盛器的作用；二是经胃初步消化的饮食物，在小肠内须停留一定的时间，以利于进一步消化吸收。小肠的化物功能，指小肠将初步消化的食物进一步进行消化吸收，将水谷化为精微。在病理上，小肠受盛功能失调，传化停止，则气机失于通调，滞而为痛，表现为腹部疼痛等。小肠化物功能失常，可以导致消化、吸收障碍，表现为腹胀、腹泻、便溏等。

（2）泌别清浊：泌，即分泌；别，即分别。清，即精微物质。浊，即代谢产物。所谓泌别清浊，是指小肠对承受胃初步消化的饮食物，做进一步消化的同时，并随之进行分别水谷精微和代谢产物的过程。小肠的泌别清浊功能主要体现于三个方面：一是将经过小肠消化的饮食物分为水谷精微和食物残渣两部分；二是将水谷精微吸收，把食物残渣向大肠输送；三是小肠在吸收水谷精微的同时，也吸收了大量的水液，并将剩余的水液经肾的气化渗入膀胱，形成尿液。由于小肠在泌别清浊过程中参与了水液代谢，故有"小肠主液"之说。因此，小肠的泌别清浊功能与二便有关。泌别清浊功能正常，则二便正常；泌别清浊功能失调，则清浊不分，混杂而下，可见便溏腹泻、尿短少。

（四）大肠

1. 大肠的解剖形态　大肠位于腹腔之中，是一个管道器官，呈回环迭积状，其上口在阑门处接小肠，其下端紧接肛门。

2. 大肠的生理功能　大肠的生理功能是传化糟粕。传化，即传导，变化。大肠接受小肠下移的食物残渣，吸收其中多余的水液，使之形成粪便，向下传导，经肛门传出体外。大肠传导失常，主要表现排便异常。大肠湿热，气机阻滞，可见腹痛下痢，里急后重；大肠虚寒，吸收水分不足，则水谷杂下，肠鸣、泄泻；大肠实热，消烁水谷，则肠液干枯而便秘。

（五）膀胱

1. 膀胱的解剖形态　膀胱位于下腹部，为中空囊状器官。其上有尿管，与肾相通，其下有尿道，开口于前阴。

2. 膀胱的生理功能　膀胱的主要功能是贮藏和排泄尿液。在水液代谢过程中，水液通过肺、脾、肾等的作用，布散周身，被人体利用后的浊液，即是"津液之余"，经肾的气化生成尿液，贮存于膀胱，然后通过肾和膀胱的气化作用，及时自主地排出体外。膀胱气化不利，可见尿少或癃闭；气化失约，可见尿频、小便失禁。

（六）三焦

1. 三焦的解剖形态　三焦是上焦、中焦、下焦的合称，是藏象学说中的一个特有名称。三焦并非一独具的内脏，系人体胸腹上中下三部分及其所在脏腑的概括。总观三焦，膈以上为上焦，包括心与肺，横膈以下到脐为中焦，包括脾与胃，脐以下为下焦包括肝、肾、大肠、小肠、膀胱、女子胞。其中肝按其部位来说，应划归中焦，但因它与肾关系密切，故习惯上将肝和肾同划归下焦。

2. 三焦的生理功能

（1）通行元气：元气，是人体最根本的气，是生命活动的原动力，根源于肾，通过三焦而输布于全身，以激发、推动各脏腑组织的功能活动。由于元气是脏腑气化功能的动力，因此，三焦通行元气的功能关系到整个人体的气化作用。

（2）疏通水道，运行水液：水液代谢是由诸多脏腑的协同作用来完成的，但必须以三焦为通道才能上腾下达。因此，三焦有疏通水道、运行水液的作用，是水液升降出入的道路。所以中医学把水液代谢协调平衡作用，称作"三焦气化"。

三焦的通行元气和运行水液的功能是相互关联的。这是因为水液的运行，全赖气的升降出入，而气又是依附于血和津液的。因此，气的升降出入道路必然是津液升降出入的道路，实际上是一个功能的两个方面。

三、奇恒之腑

脑、髓、骨、脉、胆、女子胞，总称为奇恒之腑。六者之中，胆既属六腑又属于奇恒之腑，已在六腑中述及。骨、脉、髓已在五脏有关内容中提及，本处只叙述脑、女子胞二者。

（一）脑

1. 脑的解剖形态　脑居颅内，由髓汇集而成。故称"脑为髓之海"。

2. 脑的生理功能

（1）主持精神活动：《素问·脉要精微论》谓"头者，精明之腑。"是说脑是汇聚精髓而主神明的处所。这说明中医学既强调心主神明，又重视脑主精神活动的功能。脑主精神活动正常，则精力充沛、思维敏捷、记忆力强；脑髓不充，则出现精神萎靡、反应迟钝、健忘。

（2）主感觉运动：《本草纲目》谓"脑为元神之腑"，"元神"即"元始之神"。是说人的视、听、言、行、动等本能与脑密切相关。脑主感觉运动的功能正常，则视物清晰，听力聪颖，嗅觉灵敏，言语清晰，肢体灵活；反之，则可出现视物不清，听觉失聪，嗅觉不灵，感觉迟钝，运动迟缓，言语謇涩等症。

（二）女子胞

1. 女子胞的解剖形态　女子胞又称胞宫、子处、子宫，位于小腹正中部，在膀胱之后，直肠之前，下口与阴道相连，呈倒置的梨形，是女性特有的脏器。

2. 女子胞的生理功能

（1）主月经：女子14岁左右，肾中精气旺盛，产生了一种促进性腺发育成熟的物质"天癸"，在"天癸"的促发下，子宫发育完全，任脉通畅，冲脉旺盛，月经来潮。到了50岁左右，肾中精气渐衰，"天癸"渐竭，冲任二脉的气血也逐渐衰少，月经紊乱，乃至绝经。所以，女子胞是女子发育成熟后主持月经的器官。

（2）孕育胎儿：女子发育成熟，月经按时来潮，女子胞就具备了生殖能力和养育胞胎的作用。受孕之后，女子胞就成为孕育和保护胎儿的主要器官。

四、脏腑之间的关系

（一）脏与脏之间的关系

1. 心与肺　心肺同居膈上。心主血，肺主气。肺气有贯心脉的作用，百脉又朝会于肺，肺心相佐，所以两者在生理上或病理上主要表现为气和血的关系。血液在经脉中运行，有赖于气的推动；而气的运行敷布，亦需要血液的运载。心血和肺气相互依存，相互为用。联结心血与肺气的中心环节，主要是积于胸中的宗气。宗气具有的贯心脉与司呼吸功能，可维持和加强心、肺的功能合作，并保证了气血在体内的正常运行。肺气虚弱，宗气不足，运血无力，则心血瘀阻，见胸痛、心悸、唇青、舌紫；心血不畅，则肺气郁滞，宣降失常，见胸闷、咳喘。

2．心与脾　心主血而行血，脾生血又统血。心与脾的关系主要表现在血液的生成和运行方面。心血靠脾气转输的水谷精微化生，而脾的运化又赖心血的滋养和心阳的温运，并在心神的统率下维持正常的生理功能。血在脉内循行，既赖心气推动，又靠脾气的统摄，使血行脉中不溢出脉外。病理上，心脾两脏亦相互影响。若思虑过度，不仅耗心血，也可引起脾的运化功能失常，出现纳呆、腹胀等症；若脾失健运，气血生化无源，或劳心过度，血液耗损过多，最终可导致"心脾两虚"，出现心悸健忘、失眠多梦、食少乏力、腹胀便溏、面色萎黄等症。

3．心与肝　心主血而藏神，肝藏血而舍魂。心与肝的关系主要体现在血液和精神情志两方面。

（1）血液方面：人体的血液，生化于脾，贮藏于肝，靠心行之。心之行血功能正常，则血运正常，肝有所藏，才能发挥其贮藏血液和调节血量的作用。心血充足，肝血亦旺。心血虚和肝血虚病理常互为因果，故临床"心肝血虚"常同时出现。肝血旺、肝体得养则疏泄功能正常，气血疏通，血行不致瘀滞，则又有助于心主血脉。

（2）精神情志方面：血液是神的物质基础，心与肝均依赖血液的濡养滋润，心肝阴血充足，心神得养，肝气条畅，则精神愉快、心情舒畅。由于情志所伤，多易化火伤阴，因而临床上心肝阴虚，心肝火旺常相互影响或同时并见，表现心悸、心烦、失眠多梦、急躁易怒等精神症状。

4．心与肾　心与肾的关系主要体现在心肾相交及精血互生、精神互用方面。

心在五行属火，位居于上而属阳；肾在五行属水，位居于下而属阴。在生理状态下，心火必须下降于肾，与肾阳共同温煦肾阴，使肾水不寒；肾水必须上济于心，与心阴共同涵养心阳，使心火不亢。这种心肾升降、水火、阴阳的动态平衡，维持着心肾生理功能的协调，称"心肾相交""水火既济"。若肾水不能上济于心而致心火独亢，则心肾的生理功能就会失去协调，称为"心肾不交"，见失眠心烦、心悸健忘、头晕耳鸣、腰膝酸软、遗精梦交。心阳不振，不能下温肾水，导致阳虚水泛，上凌于心，出现心悸、水肿，称作"水气凌心"。心主血，肾藏精，精血之间互相资生，故肾精亏损与心血不足可以互为因果。心藏神，肾藏精、生髓，汇于脑。精是神的物质基础，神是精的外在表现，只有肾精充足，脑海充盈，才能使心神正常。人的神志活动，不仅为心所主，且与肾密切相关。

5．肺与脾　肺与脾之间的关系，主要体现在气的生成和水液的输布方面。

（1）气的生成方面：肺主气司呼吸而纳清气，脾主运化而化生水谷精气，二者是组成气的物质基础。脾能益肺生气，肺气有赖于水谷精气的不断补充，所以说："脾为生气之源，肺为主气之枢"。气的生成与肺脾两脏关系最密切。临床气虚证也多指肺气虚与脾气虚而言，常见体倦乏力、少气懒言、动则气喘等症。故治疗上也常用"培土生金"法。

（2）水液输布方面：肺主宣降、通调水道，脾主运化水液。肺的宣降和通调水道，有助于脾运化水液；脾输布水液于肺，不仅是通调水道的前提，而且是肺中津液的来源。若脾失健运，水液停聚，则生痰、成饮，影响肺的宣降而咳喘、痰多，其病在肺，而其本在脾。故有"脾为生痰之源，肺为贮痰之器"之说。

6．肺与肝　肺与肝的关系，主要表现在气机的升降方面。肺主降，肝主升，肺肝协调，是维持人体气机的正常升降活动的重要环节。若肝升太过，气火上逆，灼伤肺津，致肺降不及见咳逆上气，甚则咯血，称为"肝火犯肺"。反之，肺失清肃，燥热内盛，可致肝疏泄不利，则在咳嗽的同时，出现胸胁胀痛，头目眩晕等症。

7. 肺与肾　肺与肾之间的关系，主要体现在水液代谢和呼吸运动两方面。

（1）水液代谢方面：肺为水之上源，肺的宣降和通调水道，有赖于肾的蒸腾气化。肾主水的功能亦赖于肺的宣降和通调水道。肺肾功能失调导致水液代谢障碍常相互影响。肺失宣降，通调失职，必累及于肾，而致尿少、水肿；肾的气化失司，关门不利，则水泛为肿，影响肺气肃降，见喘促，咳逆倚息不得平卧。

（2）呼吸方面：肺司呼吸，肾主纳气；肺为气之主，肾为气之根。肺的呼吸功能需肾的纳气作用来协助。肾气充盛，吸入之气才能经肺的肃降下纳于肾。故肾气不足、摄纳无权、气浮于上，或肺气久虚、久病及肾，均可致呼多吸少，气不得续，动则气喘的"肾不纳气"之证。

8. 肝与脾　肝与脾之间的关系，主要表现在消化和血液的调控方面。

（1）消化方面：脾主运化，肝主疏泄，肝之疏泄可协调脾胃升降，有利于饮食物的消化。肝疏泄正常，脾胃升降适度，运化健旺。若肝失疏泄，则影响脾的运化功能，引起"肝脾不和"，表现为精神抑郁，不思饮食，腹胀便溏等。

（2）血液的调控方面：肝藏血，脾主生血统血，肝血有赖脾气的滋生。脾气健运，生血有源，统血有力，则肝血充足，方能贮藏血液，调节血量。而肝血充盛，肝气疏泄正常，又能促进脾的运化，使气血生化有源。两者相互协调，以维持血液统藏的正常功能。

9. 肝与肾　肝和肾之间的关系，主要表现在精血同源、藏泄配合和阴阳协调三个方面。

（1）精血同源：肝藏血，肾藏精。精和血均由水谷精微所化生，二者可互生互化，互相影响。肝血有赖于肾精化生，肾精又亦须肝血滋养。精能生血，血能化精，故有"精血同源""肝肾同源"之说。肾精亏损，可致肝血不足；肝血不足，亦可致肾精亏损，最终可为肝肾阴亏。

（2）阴阳息息相通：肝肾阴阳息息相通，肝阴可资助肾阴，肾阴能涵养肝阴。肝在五行属木，肾在五行属水。肾阴充盈，滋养肝阴，可制约肝阳使之不致偏亢，称之为"水能涵木"。肾阴亏虚、肝阴不足，阴不制阳而致肝阳上亢，称为"水不滋木"。反之，肝火太盛也可下劫肾阴，导致肾阴不足。

（3）藏泄配合：肝主疏泄，肾主封藏，其间相互调节。其协调作用表现调节女子月经来潮和男子排精方面。若两者功能失调，则可出现女子月经周期紊乱、经量过多或闭经；男子遗精滑泄或阳强不泄等。

10. 脾与肾　脾与肾的关系主要体现在先后天相互资助和水液代谢方面。

（1）先后天相互滋生：脾为后天之本，肾为先天之本。脾阳运化精微的功能，须借助于肾阳的温煦，故有"脾阳根于肾阳"之说。肾中精气亦有赖于脾运化之水谷精微的培育和充养才能充盛。即先天温养后天，后天滋养先天，先后天相互资助，相互促进。若肾阳不足，不能温煦脾阳，或脾阳久虚，进而损及肾阳，均导致脾肾阳虚，表现腹部冷痛，下利清谷，或五更泄泻。

（2）水液代谢方面：脾主运化水液，须有肾阳的蒸腾气化；肾主水的功能又须脾运化水液功能的协助。脾肾两脏相互协作，共同参与水液代谢。脾虚不运或肾虚不化，均可见水肿、尿少。

（二）脏与腑之间的关系

脏与腑的关系，主要是脏腑阴阳表里相合关系。脏属阴，腑属阳；阳者为表，阴者为里。一脏一腑，一阴一阳，一里一表，五行属性相同，相互配合，并有经脉相互络属。从而构成了脏腑之间的阴阳表里配合关系。

1．心与小肠　心与小肠通过经脉互为络属，构成了表里关系。生理上，心火下移小肠，则小肠受盛化物，分别清浊的功能得以正常进行。小肠主化物，泌别清浊将清者吸收，通过脾气上输心肺，化赤为血以养其心脉。病理上，心火炽盛，可移热于小肠，引起尿少、尿热赤、尿痛，甚或尿血；小肠有热，亦可循经上炎于心，出现心烦、舌赤、口舌生疮。

2．肺与大肠　肺与大肠通过经脉互为络属，构成表里关系。肺气肃降，布散津液有助于大肠的传导；大肠传导正常糟粕下行，亦有助于肺的肃降。肺失肃降，津液不能下达，则肠燥便秘；肺气虚弱，推动无力，可出现气虚便秘，大便艰涩难出；大肠实热，腑气不通，影响肺气肃降，则胸满、喘咳。

3．脾与胃　脾与胃通过经脉互为络属，构成表里关系。胃主受纳，脾主运化。共为"后天之本""气血生化之源"。脾与胃的关系具体表现在三方面：

（1）纳运相成：胃主受纳和腐熟是为脾之运化奠定基础；脾主运化，消化水谷，转输精微，是为胃继续纳食提供能量。二者受纳与运化相辅相成，共同完成饮食物的消化吸收及其精微的输布。

（2）升降相因：脾胃居中，为气机升降之枢纽。脾气主升，以升为顺；胃气主降，以降为和。脾升，水谷精微得以输布；胃降则水谷下降于小肠而泌别清浊，糟粕才得以下行。脾胃之间，纳运相合，升降相因，有序不乱，相反相成，才能保证人体消化吸收功能的正常进行。

（3）燥湿相济：脾为阴土主运化而升清，以阳气用事，故喜燥恶湿；胃为阳土主受纳腐熟而降浊，需阴液滋润，故喜润恶燥。二者燥湿相济，阴阳相合，协调统一，方能完成饮食物的消化过程。由于脾胃在生理上的相互联系，因而在病理上也是相互影响的。如脾为湿困，运化失职，清气不升，既可影响胃的受纳与和降，出现食少、呕吐、恶心、脘腹胀满等症；饮食失节，食滞胃脘，浊气不降，亦可影响脾的运化与升清，而见腹胀、泄泻等症。《素问·阴阳应象大论》说："清气在下，则生飧泄；浊气在上，则生䐜胀。"这是对脾胃升降失常所致病症的病理及临床表现的概括。

4．肝与胆　肝与胆，通过经脉互为络属，构成表里关系。在生理上，胆所贮藏的胆汁由肝之余气所化生，且其排泄到肠道，以帮助脾胃消化饮食物亦依赖于肝的疏泄功能。在病理上，若肝的疏泄功能失常，则影响胆汁的分泌与排泄，出现胁肋胀痛、纳呆，甚至黄疸等症。胆汁排泄不畅，亦会影响肝的疏泄，因此，肝病常影响及胆，胆病也常波及于肝，终则肝胆同病。另外，肝与胆在主情志方面，也是关系密切。如肝主谋虑，胆主决断，谋虑成熟，则决断正确。

5．肾与膀胱　肾与膀胱通过经脉互为络属，构成表里关系。二者的关系主要表现在水液代谢上。膀胱的贮尿和排尿功能，有赖于肾的气化和固摄作用。肾气充足，气化和固摄有权，膀胱才开合有度，尿液则能正常地贮存和排泄。肾气不足，气化不利，小便不利或癃闭；固摄无权，则尿频或小便失禁。

（三）腑与腑之间的关系

六腑，以"传化物"为其生理特点。六腑之间的关系，主要体现于饮食物的消化、吸收和排泄过程中的相互联系和密切配合。

生理上：饮食入胃，经胃的腐熟和初步消化，下传于小肠。同时胆排泄胆汁进入小肠，以助其消化。小肠泌别清浊，清者为精微物质，经脾的转输以营养全身；浊者分为废水液和食物残渣。其中多余水液渗入膀胱经肾的气化，成为尿液排出体外；而糟粕残渣，下达于大肠，经大肠吸收多余水分进行燥化，形成粪便由肛门排出体外。另外三焦不仅是水谷传化的道路，更是靠三焦的气化，推动和支持传化功能的正常进行。因此，人体对饮食物的消化、吸收和排泄是由六腑分工合作共同完成的。由于六腑传化水谷需要不断的受纳、消化、传导和排泄，虚实更替，宜通而不宜滞，所以有"六腑以通为用""腑病以通为补"之说。

病理上：六腑是相互影响的。胃有实热，消灼津液，可致大肠传导不利，大便秘结不通；大肠燥结，便闭不行，腑气不通，亦可影响胃气和降，而使胃气上逆，出现恶心、呕吐、口臭等症。若胆火炽盛，常可犯胃，使胃失和降，呕吐苦水。脾胃湿热，熏蒸肝胆，可使胆汁外溢，出现黄疸。

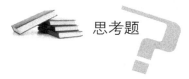 思考题

1. 试述五脏各自的生理功能。
2. 肾中精气对人体有怎样的生理效应？
3. 试述脾与胃之间的关系。

（刘丽清）

第三章

精、气、血、津液、神

学习目标

1．掌握气的生成、分类、分布与功能。
2．熟悉血的生成、分布与循行，津液的生成、输布与排泄。
3．熟悉气与血之间的关系。
4．了解精、神的功能及精、气、血、津液、神的相互关系。

精、气、血、津液、神是人体生命的根本，故《灵枢·本脏》说："人之血气精神者，所以奉生而周于性命者也。"精、气、血、津液是构成和维持人体生命活动的基本物质，神则是生命活动总的体现。

第一节　精

精是中医学精气学说的一个基本概念。精，又称精气，是构成世界和人体的本源。精气不仅具有物质性，而且还有无限的生命力。人之生命，就是构成人体的精气的生命力的表现。

精有广义和狭义之分。广义的精，泛指一切精微物质，包括人体内的水谷精微、生殖之精、脏腑之精、气、血、津液等。狭义的精，是指肾藏的生殖之精。从生成来源来说，精又可分为先天之精和后天之精。总之，精是对体内一切精微物质的概括，凡构成人体及体内一切具有支持生命活动和生殖机能的精微物质，统称为之精。

知识链接

相关名称精的联系

中医学人体之精由于分类角度不同有多个关于精的名称。如广义之精和狭义之精；先天之精和后天之精；生殖之精和脏腑之精。它们之间有一定的联系。狭义之精是指具有生殖作用的精华物质也就是生殖之精。这种精华物质是与生俱来禀受于父母的，即是先天之精。

精是构成人体的基本物质，也是人体生长发育及各种功能活动的物质基础。人体的精主要藏于肾，不仅能促进机体的生长、发育和繁殖，而且与机体的抗病能力和血液的生成有密切的关系。它是人体正气之本。精充则生命力强，卫外固密，邪不易侵；精亏则生命力弱，卫外不固，邪侵而病。

第二节 气

古代哲学的气学理论引进医学领域，形成了中医学气的基本理论。中医学认为，气是构成人体和维持人体生命活动的基本物质。而构成人体的气具有两种状态：既可聚而成有形之物，又可散而无形。

人体的气是活力很强的精微物质，它流行于全身无处不在，它的活动促进了生命活动。中医学用"气"来论述人体时常同时具有两种含义：一是指物质性方面，如呼吸之气、水谷之气等；二是指功能性方面，如经络之气、脏腑之气等。因此，气是古人对物质及其能量的朴素概括。

一、气的生成与运动

气的生成来源有三方面：即禀受于父母的先天之精气，饮食物中化生的水谷精气和自然界的清气。通过肺、脾胃和肾等脏器生理功能的综合作用而生成。因脾胃为气血生化之源，所以，在气的生成过程中，脾胃的运化功能尤为重要。

气在人体内是不断运动着的。气的运动称为"气机"，升、降、出、入是气运动的四种基本形式。气的升降出入运动推动和激发着人体的各种生理活动，具体体现在脏腑、经络等组织的功能活动之中。如肺的呼吸功能，呼气是出，吸气是入，宣发是升，肃降是降；脾胃的消化功能，脾主升清，胃主降浊等。虽各个脏腑的生理活动体现的运动形式有所侧重，但整个机体气机的升降出入，既对立又统一，处于协调平衡的状态，才能维持机体正常的生理功能。气的升降出入运动协调平衡，称为"气机调畅"。反之，即是"气机失调"的病理状态，有多种表现形式，如"气滞""气逆""气陷""气闭""气脱"等。

二、气的功能

气的功能概括起来主要有六个方面：

1. 推动作用 气是活力很强的精微物质，具有激发和推动作用。人的生长发育与生殖，各脏腑、经络等组织器官的生理活动，血液的生成和运行，津液的生成、输布和排泄等均有赖于气的激发及推动作用。若气的推动作用减弱，可见生长发育迟缓或早衰，亦可使脏腑、经络等组织器官的生理活动减退，出现血和津液生成不足，运行迟缓，输布、排泄障碍等病理变化。

2. 温煦作用 气有温煦、熏蒸的作用，是人体热量的来源。故《难经·二十二难》说："气主煦之。"人体体温的恒定，各脏腑、经络的生理活动以及血和津液的循行和输布都有赖于气的温煦作用来完成。气的温煦作用减退，常表现为体温偏低、畏寒肢冷、脏腑功能衰退、血和津液运行迟缓等寒象。

3. 防御作用 气有卫护肌表、防御外邪入侵的作用。若防御功能正常，气能抵御外邪，驱邪外出，则身体康复。气的防御功能减弱，人体的抗病能力下降则易于受邪而患病。

4. 固摄作用 气对液态物质有统摄、控制作用和对脏器位置有固护作用。如：固摄血液，使其循脉运行防止逸出脉外；固摄汗液、尿液、唾液、精液等，控制其分泌排泄，防其无故流失；固护内脏以维持正常位置，不致下移。若固摄功能减弱，可致各种出血、多汗、流涎、遗尿、遗精、早泄、小产以及胃、肾、子宫下垂、脱肛等。

5. 气化作用　气化，指通过气的运动而产生的各种生理功能效应。具体指气能促使精、气、血、津液等新陈代谢和相互转化。如饮食物转化成水谷精微，再化生为气、血、津液等；津液转化为汗液和尿液；食物残渣转化为粪便等，都是气化作用的具体体现。所以说气化作用的过程，实际上就是体内物质代谢的过程，是物质和能量转化的过程。气化失常，则能影响整个物质代谢过程，从而导致各种代谢异常。

6. 营养作用　气有为机体脏腑功能活动提供营养物质的作用。具体表现在三个方面：其一，人以水谷为本，水谷精微为化生气血的主要物质基础。因此说，水谷精气为全身提供生命活动所必需的营养物质。其二，气通过卫气以温养肌体、筋骨、皮肤、腠理，通过营气化生血液，以营养五脏六腑、四肢百骸。其三，气通过经络之气，起到输送营养，濡养脏腑经络的作用。

三、气的分布与分类

人体之气由于来源、分布部位和功能特点的不同，而有不同的名称。主要有以下几种：

1. 元气　元气，又名"原气""真气"，是人体最根本、最重要的，由肾精化生之气，是生命活动的原动力。

（1）生成来源：元气根于肾，由先天之精所化生，又须赖后天水谷之精的充养而成。故元气的盛衰，虽与先天禀赋有直接关系，但亦与后天脾胃的运化功能及饮食营养密切相关。

（2）分布：元气发于肾，以三焦为通道流行于全身，内至五脏六腑，外达肌肤腠理，无处不到。

（3）主要功能：元气具有推动人体的生长发育和生殖，激发和调节各脏腑、经络等组织器官生理功能的作用。

2. 宗气　宗气，又名"大气"，是积于胸中之气。

（1）生成来源：宗气是由肺吸入的自然界的清气和脾胃化生的水谷精气结合而成。宗气的盛衰，与肺、脾胃的功能密切相关。因肺是宗气形成和聚集的场所，所以宗气与肺的关系最为密切。

（2）分布：宗气聚于胸中，上出于肺，循行咽喉而走息道，贯注心肺之脉；下蓄于丹田，经气街注入足阳明经而下行至足。

（3）主要功能：宗气的主要功能，一是走息道而司呼吸，宗气具有促进肺呼吸运动的作用，故呼吸、语言、声音都与宗气盛衰有关。二是贯心脉而行气血，宗气能协助心气推动血液循行，故气血的运行，心搏的强弱、节律，皆与宗气盛衰有关。

3. 营气　营气，又称"荣气"，是行于脉中，富有营养作用的气。营与血同行脉中，故常"营血"并称。营气与卫气相对而言属于阴，故又称"营阴"。

（1）生成来源：营气，主要由脾胃运化的水谷精气所化生，是水谷之气中柔和而富有营养的部分。

（2）分布：营气分布于血脉之中，成为血液的组成部分而循脉上下，营运全身。

（3）主要功能：一是化生血液成为血液的组成部分；二是随脉流注全身对机体起营养作用。

4. 卫气　卫气，是行于脉外具有保卫作用的气。卫气与营气相对而言，属于阳，故又称"卫阳"。

（1）生成来源：卫气，亦由水谷精气化生而来，是水谷之气中"剽疾滑利"的部分。

（2）分布：卫气为"慓疾滑利之气"，具有很强活力，故它不受脉道约束，运行于脉外，外而皮肤腠理，内而脏腑筋骨，布散于全身。

（3）主要功能：卫气的生理功能有三方面：一是护卫肌表，防御外邪入侵；二是温养脏腑、肌肉、皮毛等；三是调节控制腠理的开合、汗液的排泄，以维持体温的恒定。

第三节　血

血是运行于脉管中的富有营养的红色液态物质。

一、血的生成

血主要由营气和津液所组成。营气和津液都来源于脾胃运化的水谷精气，故脾胃运化功能的强弱和饮食营养的优劣直接影响血的生成。

此外，肾精也是生成血的原始物质。肾精化生血，主要是通过骨髓和肝的作用实现的。

二、血的功能

"血主濡之"，"濡之"即是对血营养和滋润作用的概括。血运行全身对各脏腑组织起营养和滋润作用，各脏腑器官才能发挥其生理作用。血液充足能充分发挥营养和滋润作用，则表现为面色红润、肌肉丰满壮实、皮毛光泽、感觉和运动灵活自如等。血虚不能濡养，则可见面色萎黄、头晕目眩、毛发干枯、肢体麻木、运动不灵活等。

血是神的主要物质基础。血液充盈，则精力充沛、神志清晰、思维敏捷；若血虚、血热或血行失常，则可见惊悸、失眠、多梦、健忘，或烦躁、恍惚、谵语、昏迷。

知识链接

中医学血与现代医学血液

中医所指的血主要由营气和津液所组成，故主要具有营养和滋润及养神的作用。现代医学血液由血浆和血细胞组成。其功能包含血细胞功能和血浆功能两部分，有运输、调节人体温度、防御、调节人体渗透压和酸碱平衡四个功能运进氧气运出二氧化碳；杀灭细菌，抵御炎症；参与体内免疫发生过程；参与免疫、凝血和抗凝血功能。故可以看出中西医体系不同，认识角度不同，虽都有血液名称但代表的意义不同。如果硬要对应起来，那么可以说中医学中气的部分功能（如防御、固摄功能）类似于血液部分功能。那也就是说贫血不等同于血虚。

三、血的循行

血循行于脉管，流布全身，以供给机体各脏腑组织器官所需的营养物质。

血液的正常运行，主要依靠气的推动、固摄功能，借助各个脏器的共同作用来实现。心气的推动，肺的宣发和朝百脉，肝的疏泄等，是推动和促进血液循环的动力；脾的统血和肝藏血的功能是保证血液不逸出脉外的因素。此外，脉道通畅与否，机体和周围环境的寒热温凉，也会影响血液的运行。

第四节 津 液

津液是机体一切正常水液的总称，包括各脏腑组织内的液体及其正常的分泌物，如肺津、肾水、胃液和涕、泪等，亦是构成和维持人体生命活动的基本物质。

津与液虽同属水液，但在性状、分布和功能等方面又有所不同。一般地说，清而稀者为津，其流动性较大，主要布散于体表、皮肤、肌肉和孔窍，并能渗入血脉，发挥着滋润作用；浊而稠者为液，其流动性较小，灌注于骨节、脏腑、脑、髓等组织，起着濡养作用。津和液可以相互转化，故常并称津液，而不予以严格区别。但病理上，却有"伤津"轻和"脱液"重的不同，则又须加以区分。

一、津液的生成、输布和排泄

津液的生成、输布和排泄的生理过程，又称"津液代谢"，需要多个脏腑协调配合。正如《素问·经脉别论》所云"饮入于胃，游溢精气，上输于脾，脾气散精，上归于肺，通调水道，下输膀胱，水精四布，五经并行"。

津液来源于水谷，主要通过脾胃、大小肠等脏腑的功能活动完成。

津液的输布主要通过脾、肺、肾三脏功能的密切配合及肝和三焦等脏腑的参与而完成。脾通过运化，将津液直接布散于四周，又上归于肺。通过肺宣降作用将津液输布全身，并下达肾和膀胱。肾对津液输布起着主宰作用，表现在：一是肾阳的蒸腾气化作用是脾的散精、肺的通调水道等作用的动力，推动着津液的输布；二是将肺下输到肾的津液，进行蒸清泌浊的加工。清者蒸腾，经三焦复归于脾肺，重新参与代谢，剩余之浊者化为尿液注入膀胱。此外，肝调畅气机，气行则津布，促进津液的输布环流。

津液的排泄主要通过汗、尿和呼气、粪便等途径排出体外。通过肺气宣发促使汗液由汗孔排出；肺在呼气中时亦带走部分的水液。通过肾的蒸腾气化，将代谢后的津液化为尿液，下注于膀胱而排出体外。此外，粪便经大肠排出时，带走一些残余水分。

总之，津液的代谢，依赖于诸多脏腑组织器官，以脾、肺、肾尤为重要。各有关脏腑特别是脾肺肾的功能失调，均可引起津液代谢障碍，而出现津液亏虚或水湿、痰饮等病理产物。

二、津液的功能

津液有滋润和濡养的功能。津液含有丰富的营养物质，能润泽皮毛，滋养脏腑，润滑孔窍，滑利关节，充养骨髓、脊髓和脑髓。

津液是组成血液的基本物质，具有滋养和滑利血脉的作用。

津液在代谢过程中，通过汗液和尿液，将机体各处的代谢产物不断排出体外，对调节机体阴阳的相对平衡起着重要的作用。

第五节 神

中医学中神主要有三方面的含义：一是指自然界物质运动变化的功能和规律。即《素问·天元纪大论》所说的："阴阳不测谓之神"。二是指人体的生命活动及其外在表现。一般称之为广义的神。整个人体的形象以及面色、眼神、言语应答、肢体活动姿态等，无不包含于神的范围。三是指人的精神意识思维活动，即心所主之神志，一般称之为狭义的神。

一、神的形成

人体之神来源于父母的生殖之精，并随新生命体的诞生而产生。出生后，神的运动变化又必须依赖于后天水谷之精的滋养、充实。

二、神的作用

神是人体生命的根本，主宰着各脏腑组织的功能活动，气血的营运，以及人的精神意识思维活动。神气旺盛，则精力充沛，面色红润光泽，两目炯炯有神，脏腑功能协调统一；神气衰败，则精神萎靡，面无光泽，目无神采，脏腑功能失调。所以《素问·移精变气论》说："得神者昌，失神者亡"。因此，观察神气可以判断人体健康状况及病势的轻重安危，故望神是中医望诊中的重要内容。

第六节 精、气、血、津液、神的相互关系

人体是有机的整体，精气血津液皆属体内精微物质，四者之间相互依存、相互化生、相互制约。神则是生命活动的总体体现，随着精、气、血、津液的盛衰而变化。

一、气与血的关系

气属阳，血属阴，二者密不可分。其关系通常概括为"气为血之帅""血为气之母"。

1. 气为血之帅

（1）气能生血：气是血化生的动力。饮食物转化为水谷精微，水谷精微转化为营气和津液，营气和津液转化为血，都离不开气和气化作用。气旺则血充，气虚则血少。治疗血虚常配以益气之品。

（2）气能行血：血的循行离不开气的推动。气行则血行，气虚、气滞则可血瘀，气机逆乱则血行失序。治疗血行失常多配以补气、行气、降气等药。

（3）气能摄血：气有固摄血在脉中循行的作用。若气虚不能摄血，则可致出血，治疗须补气摄血。

2. 血为气之母

（1）血能载气：血是气的载体，气必须依附于血。若血不载气，气失去依附，浮散无根而脱失。故大出血时常气随血脱，治宜益气固脱。

（2）血能养气：血为气的生成和功能活动提供营养，使气保持充盛。血虚时气亦易衰，治宜补血以生气。

二、气与津液的关系

气属阳，津液属阴。气与津液的关系和气与血的关系极其相似。

1. 气能生津 津液是饮食物经脾胃的运化，经过一系列气化过程而生成。脾胃之气旺，津液生成就足；脾胃之气虚，则津液不足。故临床常见"气津两伤"证。

2．气能行津 津液的输布和排泄全靠气的升降出入运动，主要是肺的宣降，脾的运化和肾精的蒸腾气化。气虚、气滞，可致津液停滞，称为"气不行水"；津液停聚，又可致气机不利，称为"水停气滞"，二者互为因果。治疗时，行气与利水二法常并用。

3．气能摄津 由于气的固摄作用，津液的代谢才能维持平衡。气虚固摄无力，势必导致津液无故流失出现多汗、漏汗、多尿、遗尿等。

4．津能载气 津液亦是气的载体，气必须依附于津液。若多汗、多尿、大吐、大泻等津液大量丢失时，可出现气随津脱。

三、血与津液的关系

血与津液都是水谷精微所化，故有"津血同源"之称。二者皆是液态精微，都以营养、滋润为主要功能。生理上津液是血液的重要组成部分；血液正常渗于脉外，则化为津液。二者可相互渗透、相互转化。病理上反复或大量出血，则出现"耗血伤津"的病证；严重的伤津脱液亦会影响到血液，出现"津枯血燥"的病证。汗液为津液所化生。所以失血者不宜用汗法；多汗夺津或津液大亏者，不可妄行破血、耗血等疗法。《灵枢·营卫生会》指出："夺血者无汗，夺汗者无血。"张仲景也告诫"衄家不可发汗""亡血家不可发汗"。

四、精与气、血的关系

精能化气，气能生精，精与气相互滋生、相互依存。肾精和肾气互生互化，互为体用，常合称为肾中精气。精盈则气盛，气足则精充；若精亏则气衰，气虚则精不足。气不仅生精，又能固精。气失固摄，则精关不固，出现早泄、滑精。

精能生血，血能化精，精与血相互滋生、相互转化，称为"精血同源"。精得血而能充，血得精而能旺，共同维持人体的生命活动；血虚可致精亏，精亏也可致血虚，形成精血亏损的病证。

五、神与精、气、血、津液的关系

精、气、血、津液，均系由水谷之精微化生，故它们都是产生神的物质基础，离开了这些物质，神就不能存在了。而神又是精、气、血、津液生理、病理变化的外在表现。神的活动正常，精神内守，神气旺盛，精、气、血、津液才能正常化生和转化；反之，精、气、血、津液化生不足或转化失常，亦可致神的活动紊乱，精神失守，神气衰败。

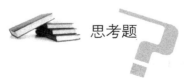 思考题

1．气的生理功能有哪些？
2．试从组成、分布、功能三方面比较元气、宗气、营气和卫气。
3．简述气血之间的关系。

（曹 娟）

第四章

中医体质

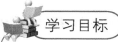

学习目标

1. 掌握中医体质的概念。
2. 熟悉中医体质形成的影响因素，了解中医体质的生理基础。
3. 熟悉中医体质的分类方法及应用。

第一节　中医体质学说概述

一、中医体质的概念

中医体质，有身体素质、中医体质量、个体特质等多种含义。体，指身体、形体、个体；质，指素质、质量、性质。在中医体质学中，中医体质的概念是指在人体生命过程中，在先天禀赋和后天获得的基础上所形成的形态结构、生理功能和心理状态方面综合的、相对稳定的固有特质，是人类在生长、发育过程中所形成的与自然、社会环境相适应的人体个性特征。表现为结构、功能、代谢以及对外界刺激反应等方面的个体差异，对某些病因和疾病的易感性，以及疾病传变转归中的某种倾向性。它具有个体差异性、群类趋同性、相对稳定性和动态可变性等特点，这种特点或隐或显地体现于健康和疾病过程之中。

中医体质现象是人类生命活动的一种重要表现形式，它与健康和疾病密切相关，早在医学起源时期即出现了对中医体质的认识。《黄帝内经》为中医体质理论的源头，人体中医体质的形成秉承于先天，得养于后天，如《灵枢·天年》认为："人始生，以母为基，以父为楯"。中医体质理论临床应用创始于《伤寒杂病论》，此后历代医家为中医体质理论的延伸与

知识链接

身体素质、形态

身体素质：指人体的各种基本活动能力，是人体各器官系统的功能在生命活动或形体运动中的反应。人体功能在形体运动中反映出来的力量、速度、耐久力、灵敏性、柔韧性、协调性和平衡性等能力的统称。

人体的形态是人体心理、生理功能及一切行为的基础。

应用积累了丰富的认识。1978年王琦、盛增秀第一次明确了"中医体质学说"的概念。

个体体质的不同，表现为在生理状态下对外界刺激的反应和适应性上的某些差异性，以及发病过程中对某些致病因子的易感性和疾病发展的倾向性。所以，对中医体质的研究有助于分析疾病的发生和演变，为诊断和治疗疾病提供依据。中医体质学是以中医理论为指导，研究人类中医体质特征、中医体质类型的生理病理特点、分析疾病反应状态、病变性质及发展趋向，阐述人体中医体质与健康、疾病的相关性，指导疾病预防、治疗以及养生康复的学科，是一门以传统方法和现代科学方法相结合的交叉性、应用性学科。

二、中医体质形成的影响因素

中医体质秉承于先天，得养于后天。各种先天因素、后天因素和环境因素都对中医体质的形成和影响产生作用。

（一）先天因素

中医体质形成的先天因素，包括先天之精（含有遗传基因）的遗传性和胎儿在母体内孕育情况两个方面，他们对不同群体及群体中个体体质的形成具有决定性的作用。决定中医体质形成的先天因素主要有：种族和家族的遗传，婚育及种子，养胎、护胎和胎教等。

知识链接

先天禀赋与遗传

先天禀赋包含遗传的概念，禀，即接受，是后人承受先人；赋，即给予，是先人赋予后人。遗传主要强调先天之精的传承，所谓遗传，就是家族世代间的连续，是通过先天之精所涵的遗传物质——基因携带的遗传信息从上代传递给下代，生生不息。但是禀赋强调的是秉承先天之精的多少。

先天，又称先天禀赋，是指子代出生以前在母体内所禀受的一切，包括父母生殖之精的质量、父母血缘关系所赋予的遗传性、父母生育的年龄、身体状态，以及在母体内孕育过程中母亲是否注意养胎和妊娠期疾病等所带来的一切影响。先天禀赋是中医体质形成的基础，是人体中医体质强弱的前提条件。父母的生殖之精结合形成胚胎，禀受母体气血的滋养而不断发育，从而形成了人体。父母生殖之精的盈亏盛衰和中医体质特征决定着子代禀赋的厚薄强弱，从而影响子代中医体质特征的形成，因此，人自出生就存在着个体中医体质和人群中医体质特征的差异：有刚有柔、有强有弱、有高有矮、甚至寿夭不齐；存在着筋骨强弱、肌肉坚脆、皮肤厚薄、腠理疏密的区别。

（二）后天因素

先天遗传因素所形成的生理体质是人一生体质的基础，它决定着个体体质的相对稳定性和特异性。但由先天因素决定的中医体质特征并非一成不变，在后天各种因素的综合作用下其将逐步发生变化。后天因素主要包括膳食营养、生活起居、劳欲、精神状态等方面。这些因素既可调节中医体质强弱变化，又可改变人的中医体质类型。一般来说，调摄适宜者，则可弥补先天不足，使中医体质由弱变强；调摄不当者，虽先天禀赋充足，也可因过度损耗，使中医体质由强变弱。

（三）环境因素

环境是围绕人类的外部世界，是人类赖以生存和发展的社会和物质条件的综合体，可分为自然环境和社会环境。中医体质的形成和变化与环境因素密切相关。无论是自然环境还是社会环境，都对中医体质的形成和变异发挥着重要作用。人体借助其内在的调节和控制机制，与各种环境因素保持着相对平衡，表现出机体对外界环境的适应能力。但是这种适应能力是有限的，当有害环境长期作用于人体，或超过一定限度，就会引起疾病。自然地理环境不同，气象活动、生活环境不同，人之中医体质受其影响也就不同，疾病也就不同，久之也会对中医体质产生影响和改变。

（四）疾病因素与药物因素

疾病对于个体的中医体质改变有着重大的影响，尤其是一些重病、慢性消耗性疾病，不仅可以损害人体各个部位，还可以使脏腑失和，气血阴阳失调，从而影响中医体质状态。药物因素可以影响胚胎的发育，从而导致新个体的中医体质特征发生改变或损害，如引起先天畸形、胎儿先天性耳聋等严重疾病。药物使用不当或药物的不良反应，可以导致个体中医体质的损害。

第二节 中医体质的生理基础

中医体质是对个体身心特征的概括，是个体在遗传的基础上，在内外环境的影响下，在生长发育的过程中形成的个性特征。它通过人体形态、功能和心理上的差异性表现出来，全面地体现在人体形态和功能的各个方面。人体以五脏为中心，通过经络系统把六腑、五官、九窍、四肢百骸等全身组织器官联系成一个有机的整体，以精气血津液为物质基础，完成统一的功能活动。因此，中医体质实质上是通过组织器官表现出来的脏腑精气血阴阳之偏颇和功能活动之差异，是人体生理活动综合状况的反映。脏腑经络、精气血津液是构成中医体质的内部形态结构；人体五脏、六腑、形体官窍通过经络的联系及功能的配合与隶属关系，构成五大功能系统；以精气血津液为重要物质基础，通过五脏的功能活动调节着机体内外环境的协调平衡，是中医体质形成的重要生理学基础。

一、脏腑经络学说

脏腑是构成人体、维持正常生命活动的中心，人体的各项生理活动均离不开脏腑，所以个体中医体质的差异必然以脏腑为中心，反映出构成身体诸要素的某些或全部的素质特征，脏腑的形态和功能特点是构成并决定中医体质差异的最根本因素。在个体先天遗传与后天环境因素相互作用下，不同个体常表现出某一藏象系统的相对优势或劣势倾向，如《灵枢·本藏》曰："五脏者，固有小大高下坚脆端正偏颇者；六腑亦有小大长短厚薄结直缓急。"凡此不同，造成了个体中医体质的差异。脏腑之小大坚脆及功能之盛衰可以根据外部特征推知，如"黄色小理者脾小，粗理者脾大""脾小则脏安，难伤于邪也""脾脆则善病消瘅易伤"（《灵枢·本藏》）等，提示脏腑的形态和功能特点影响着中医体质。明代张介宾《景岳全书·传忠录》"藏象别论"明确阐述了五脏功能强弱与中医体质的关系，指出"若其同中之不同者，则脏气各有强弱，禀赋各有阴阳。脏有强弱则神志有辨也，颜色有辨也，声音有辨也，性情有辨也，筋骨有辨也，饮食有辨也，劳逸有辨也，精血有辨也，勇怯有辨也，刚柔有辨也……此固人人之有不同也。"可见，内脏形态和功能活动的差异是产生不同中医体质的重要基础，不但影响身体的生理活动和心理活动，而且在一定程度上可以改变机体的外部形态特征，从而决定中医体质的强弱，并进一步影响疾病的发生发展与变化。

经络作为人体生理结构之一，内属于脏腑，外络肢节，是人体气血运行的通路。中医体质不仅取决于内脏功能活动的强弱，还有赖于各脏腑功能活动的协调，经络正是实现这种联系沟通的结构基础。脏属于内，形见于外，何以知脏腑的盛衰，唯观形体而已。中医体质差异主要通过外部形态特征表现出来，而经络将内脏之气血精津输送于形体。然而，脏腑经络各分阴阳，故各经气血阴阳的多少亦有定数。不同的个体，其脏腑精气阴阳的盛衰及不同的经络中气血的多少不同，表现于外的形体也有差异性，从而表现为不同的中医体质类型，如《灵枢·阴阳二十五人》曰："足阳明之上血气盛则髯美长，血少气多则髯短，故气少血多则髯少，血气皆少则无髯。两吻多画，足阳明之下血气盛则下毛美长至胸，血多气少则下毛美短至脐，行则善高举足，足趾少肉足善寒……"。

二、精气血津液理论

精气血津液既是脏腑生理活动的产物，又通过经络的转输作用，输布于人体各脏腑形体官窍，维持人体正常的生命活动，成为脏腑经络、形体官窍功能活动的物质基础。脏腑精气的盛衰，经络气血的多寡，决定着中医体质的强弱，并影响着中医体质的类型，故精气血津液是决定人体生理特点和中医体质特征的重要物质。

中医理论认为精泛指一切与生俱来的生命物质，以及后天获得的对人体有用的精粹物质，包括先天之精和后天之精。先天之精禀受于父母，与生俱来，是构成人体胚胎的原始物质，具有繁衍后代的功能。后天之精是指人出生后，由脾胃从饮食物中摄取的营养成分和脏腑代谢化生的精微物质，具有培补先天之精和促进、维持人体功能活动，化生气血津液的功能。先后天之精藏于肾中，共同维持、调节、促进五脏六腑的功能活动，决定着中医体质的强弱。气作为精微物质，来源于肺吸入的自然界清气、脾胃化生的水谷精气和肾所藏的先天之精气，其生成及运行与肺、脾、肾等脏腑的功能密切相关。气具有推动、温煦、气化、固摄、防御、营养等作用，是推动和调节各脏腑功能活动的重要物质。气的盛衰和升降出入运动的偏颇，直接影响脏腑功能特征的偏颇和形体特征的差异，从而形成了不同的中医体质类型，如气虚质、气郁质。血和津液均来源于后天脾胃所化生的水谷精气，血流于脉中，内养脏腑，外养形体，化神载气，对中医体质的强弱起重要作用；津液全身无处不到，濡养脏腑，化生血液，也是影响中医体质的重要因素。个体血与津液的盈亏与运动状况的差异，形成不同的中医体质类型，如血虚质、血瘀质、痰湿质。精气血津液均为人体生命活动的基本物质，同源于水谷之精气，因而气血互生、津液互化、精血同源、气为血帅、血为气母，精气血津液相互依存、相互促进、相互转化，机体某一方面的物质偏盛偏衰，还会出现气血两虚、气滞血瘀、血虚精亏、津亏血瘀等。所以血气之多少，精亏与否，津液的盈耗，阴阳之偏颇等，都影响着中医体质。

第三节　中医体质的分类及应用

一、中国古代中医体质分类方法

《内经》是中医体质分类法的源头。其对中医体质的分类方法建立在形态结构、生理功能和心理特征等方面的活体观察和对人体整体考察的基础上，体现了"形神合一""心身合一"以及人与自然相统一的整体观念。

（一）阴阳五行分类

阴阳五行学说是中医学的世界观和方法论，中医学以阴阳的偏属和五行的特征作为分析人体生命现象的基本方法。用阴阳五行学说作为中医体质分类的方法，可以将中医体质现象与自然界的时间、空间因素相契合，充分体现了中医学天人相应的特点。

1．五行分类法　《灵枢·阴阳二十五人》运用阴阳五行学说，根据人群中皮肤颜色、形态特征、生理功能、行为习惯、心理特征、对环境的适应调节能力、对某些疾病的易罹性和倾向性等各方面的特征，归纳总结出木、火、土、金、水5种基本类型。

木型中医体质之人：皮肤苍色，小头，长面，两肩宽阔，背部挺直，身体弱小，勤劳，有才能，好劳心，体力较弱，多愁善感。

火型中医体质之人：赤色皮肤，小头，脸形瘦尖，肩背肌肉宽厚，肩背髀腹匀称，身材矮小，手足小，步履稳重，对事物的领悟较快，走路时肩背摇动，背部肌肉丰满，多气而性格急躁，轻财，缺乏信心，身体虚弱，认识事物清楚，喜欢漂亮，短寿而突然死亡。

知识链接

五行学说

五行学说认为世界上的一切事物，都是由金、木、水、火、土五种基本物质之间的运动变化而生成的。同时，还以五行之间的生、克关系来阐释事物之间的相互联系，认为任何事物都不是孤立的、静止的，而是在不断的相生、相克的运动之中维持着协调平衡。

土型中医体质之人：黄色皮肤，大头，圆面，肩背丰厚，腹大，腿部壮实而修长，手足小，肌肉丰满，身材匀称，步履稳重，动作轻盈，内心安定，助人为乐，独立性较强，不依附权势，广交朋友。

金型中医体质之人：白色皮肤，小头，方正面，肩背小，腹部平坦，手足小，足跟坚厚而大，好像有小骨生在足跟外面一样，骨轻，为人清白廉洁，性情急躁但刚强，办事认真，果断利索。

水型中医体质之人：黑色皮肤，大头，面部不光整，颊腮清瘦，两肩狭小，大腹便便，手足好动，行路时身摇，尻骨长，禀性无所畏惧，善于欺骗人，以致常因杀戮致死。

2．阴阳分类法　根据个体间阴阳多少或阴阳之气盛衰的不同，将中医体质分为不同类型。包括五分法和四分法。

（1）四分法：主要见于《灵枢·行针》。根据阴阳之气盛衰的不同及不同类型之人对针刺得气反应的不同，将中医体质分为4种类型，即重阳型、重阳有阴型、阴多阳少型和阴阳和调型。但是对不同中医体质类型的人的行为和形态表现描述较少，只对重阳之人的部分形态、功能和行为特点加以描述，如"重阳之人，熇熇高高，言语善疾，举足善高，心肺之藏气有余，阳气滑盛而扬，故神动而气先行"。

（2）五分法：主要见于《灵枢·通天》。根据阴阳含量的多少，并结合个体的行为表现、心理性格及生理功能等将中医体质分为5类，即多阴而无阳的太阴之人、多阴少阳的少阴之人、多阳而无阴的太阳之人、多阳而少阴的少阳之人以及阴阳之气和的阴阳和平之人。

太阴型中医体质之人：贪婪而不仁义，貌似谦恭，内心却深藏阴险，好得恶失，面色阴沉黑暗，喜怒不形于色，不识时务，行动上惯用后发制人的手段，卑躬屈膝。

少阴型中医体质之人：贪小利而暗藏贼心，幸灾乐祸，损人不利己，嫉妒心强，对人没有恩情，貌似清高，但行为鬼祟，偷偷摸摸，站立时躁动不安，走路时好似伏身向前。

太阳型中医体质之人：强烈的表现欲望，趾高气扬，昂腰挺胸，言过其实，好高骛远，作风草率而不顾是非好歹，常常意气用事，自负。

少阳型中医体质之人：做事精细，自尊心强，但高傲自得，站立时惯于把头仰得很高，行走时喜欢摇动身体，常常背着双手，喜欢出头露面，善于外交，追逐名利。

阴阳和平型中医体质之人：生活安静自处，性格和顺，从容稳重，举止大方，淡于名利，无所畏惧，无过分之喜，顺从事物发展的自然规律，态度严肃，但待人和蔼，目光慈祥，位高却很谦虚，善于适应形势的变化，以理服人，办事条理分明，具有极好的治理才能。

5种类型中医体质之人在形态、功能、心理以及对外界适应能力、方式等方面的差异性，在一定程度上揭示了人体某些生命现象的本质特征。这种分类方法，强调个体内阴阳盛衰的不同可以导致个体间形态、功能、心理以及对外界适应能力等方面的差异。

（二）体型分类法

人体的形态结构（包括色泽）、生理功能和心理变化是构成中医体质的要素。以不同的形态特征，把握人体生理功能的差异性，从而对人群作出分类。《灵枢·逆顺肥瘦》着眼于体型之肥瘦、年之壮幼，把中医体质划分为肥人、瘦人、常人3种类型，并根据常人不同中医体质特征，将其进一步分为端正、壮士和婴儿等不同中医体质类型。《灵枢·卫气失常》把肥胖的人按皮肤纹理及皮下结缔组织的特性进一步分为膏、脂和肉3种类型，并且指出这3种人的体态结构、气血多少、寒温的特征各不相同。

（三）心理特征分类法

个体的心理特征是由人的生物社会属性决定的，也是决定个体中医体质特性的一个重要的特征。因此，根据群体中医体质的心理差异对中医体质作出分类，这种分类方法包括勇怯分类法和形志苦乐分类法。

1．勇怯分类法 《灵枢·论勇》根据人格心理特征在勇怯方面的典型差异，将中医体质分为勇和怯两种类型。如"勇士者，目深以固，长衡直扬，三焦理横，其心端直，其肝大以坚，其胆满以傍，怒则气盛而胸张，肝举而胆横，眦裂而目扬，毛起而面苍，此勇士之由然者也。""怯士者，目而不减，阴阳相失，其焦理纵，……肝系缓，大其胆不满而纵，肠胃挺，胁下空，虽方大怒，气不能满其胸，肝肺虽举，气衰复下，故不能久怒，此怯士之所由然者也。"

2．形志苦乐分类法 《素问·血气形志》根据心理特征的差异，将中医体质分为5种形志特征，即中医体质的"五形志"特征：形乐志乐、形苦志乐、形苦志苦、形乐志苦、行数惊恐5种中医体质类型。

二、现代中医体质分类方法

在古代中医体质分类方法的基础上，现代医家结合临床实践，应用文献学研究方法、流行病学调查方法及模糊聚类等方法，对中医体质类型进行划分。由于观察角度不同，出现了四分法、五分法、六分法、七分法、九分法和十二分法等多种分类方法。而基于王琦对中医体质九分法的深入研究和取得的成果，目前学术界多以王琦提出的中医 9 种基本中医体质类型为公认的分类标准。

王琦继承了古代及现代中医体质分型方法的临床应用性原则，以及现代学者以阴阳、气血津液的盛衰、虚实变化为主要的分类方法，在原来中医体质七分法的基础上，通过文献学研究方法，客观地对中医体质分类及特征进行表述，共检索了《内经》至民国期间重要古代文献 108 种及现代文献 60 余种。其中古代文献按照命名、中医体质特征、发病倾向、形成因素 4 个方面对有关中医体质的内容进行全面检索，现代文献按照其记录的中医体质分类及特征表述的统计分析，对王琦等 11 位现代中医体质研究者有关中医体质分类及特征的表述进行了出现频率的统计。其中，古代文献共 109 个中医体质特征描述，现代文献共 408 个特征描述，并此作为中医体质分类及特征表述的参考。结合临床实践，保留了出现频率较多的中医体质类型，进一步提出了中医体质九分法，即平和质、气虚质、阳虚质、阴虚质、痰湿质、湿热质、血瘀质、气郁质和特禀质等 9 种基本类型，并进行临床流行病学调查加以分析与验证。

9 种中医体质类型特征表述的原则：①体征特征的表述必须符合中医体质的定义，即从形体特征、生理特征、心理特征、病理反应状态、发病倾向等方面反映中医体质特征；②以中医体质医学的临床应用性、实践性为原则，从指导临床和疾病的诊断、辨证、治疗的目的出发，为个体化诊疗和临床医学的发展，提供理论、方法和途径。

9 种基本中医体质类型特征表述的方法：①表述内容：按照定义、中医体质特征、成因进行中医体质类型表述，其特征表述以形体特征、常见表现、心理特征、发病倾向、对外界环境适应能力 5 个方面进行。其中常见表现主要从面色、眼目、口鼻、精神状态、饮食、二便、舌脉等方面的特征进行表述。为了体现不同特征对中医体质诊断的贡献度，中医体质研究课题组利用统计学方法将其分为主项和副项。②表述的文献依据：根据古代文献检索和现代文献中医体质分类及特征表述的数据统计进行表述。③表述的流调依据：近代医家分别进行了 10000 例以上样本的流行病学调查，流调总数达 12471 例。

三、中医体质分类研究的意义

因为不同的中医体质是产生疾病差异的内在基础，因而中医体质分类研究也是深层次认识疾病的前提。①中医体质分类研究是个体化诊疗的前提：中医体质是个体相对稳定的生理特性，这种特性在很多情况下决定个体对某些致病因子的易感性和病理过程的倾向性，从而成为疾病预防和治疗的重要依据。有人形象地把病证和中医体质的关系比喻为同一画面上的"花样"和"底色"，病证是画面上的特异性图像，中医体质则是其基调和背景。各种特异性病变所具有的"时空花样"前景，是在个体中医体质差异这一背景基调上发生的。前景相同而背景不同或背景相同而前景不同的画面，给人的印象是不同的。因此，研究中医体质分类，探讨中医体质类型与疾病的关系，是全面认识疾病，整体把握疾病的前提。只有认识个体差异，才能实现个体诊疗。②中医体质分类研究是对生命现象的现代诠释：中医体质分类研究从形态结构、生理功能、心理特征、反应状态等几个方面入手，对人类生命现象进行研究。运用分子生物学、遗传学、流行病学等手段，对生命现象进行现代诠释。其中，由于中医体质是按时相展开的生命过程，在对个体生物差异方面的研究包括年龄、性别、形态结构、个体生理信息反应、代谢水平、酶、蛋白质等，分别通过文献学、临床流行病学、生理生化方法进行研究；由于中医体质的形成受先天禀赋和遗传影响，在对个体遗传差异方面的研究包括基因表达、白细胞抗原、单核苷酸多态性等，通过免疫遗传学、分子生物学等手段研究；由于中医体质是特定躯体素质与一定心理素质的综合体，在对个体心理差异方面的研究主要通过临床流行病学调查，分析不同中医体质心理特征（外向、内向、积极、消极、抑郁等）；由于环境、社会对中医体质的形成与发展起着制约作用，在自然社会适应差异方面的研究包括对季节、气候、寒温等自然环境的适应差异和对地理分布、生活因素等社会环境的适应差异，也是以临床流行病学调查为主要手段；③中医体质分类研究是东西方医学交流的对接点：对不同中医体质类型的探索，不仅是中医学的重要课题，也是西方医学探讨的热点。因而中医体质分类研究在中医体质人类学、遗传学、分子生物学等多学科中都能找到自己的对应点。中医体质是东西方在学术语言上可以进行沟通的话题。如对过敏中医体质的研究，由于东西方文化的差异，中医研究"过敏人"，即什么样的人是过敏中医体质；西医研究"过敏原"即什么物质引起的过敏反应。事实上，过敏中医体质才是发生过敏反应的根本原因，"过敏原"则是外界因素。对"过敏人"的阐释让西方科学家看到了中医的真实内涵。

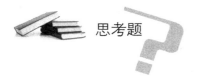

思考题

1．如何理解中医体质的概念？
2．中医体质古代分类方法有哪些？
3．中医体质分类研究的意义是什么？

（张亚军）

第五章

病因、发病、病机

学习目标

1. 掌握六淫各自的性质、致病特点和疠气的致病特点。
2. 掌握七情致病的规律和特点。
3. 熟悉饮食内伤、劳逸过度致病的规律和特点。
4. 熟悉痰饮、瘀血的基本概念、形成原因和致病特点。
5. 掌握正气、邪气的概念和发病的基本原理。
6. 了解影响发病的主要因素和发病的类型。
7. 掌握基本病机的含义和内容。
8. 熟悉理解邪正盛衰、阴阳失调、精气血失常、津液代谢失常、内生"五邪"、疾病传变的概念、病机，并了解它们在疾病发生、发展过程中的意义。

病因，也称致病因素，是导致人体发生疾病的原因，主要包括外感病因（六淫、疠气）、内伤病因（七情内伤、饮食失宜、劳逸过度）、病理产物性病因（痰饮、瘀血、结石）等。病因学说以研究各种病邪的性质、致病特点和临床表现为其主要目的。掌握中医病因学说，对临床审证求因、辨证论治有重要意义。

每种疾病有不同的发生、发展规律和机制，有相对的特异性；但作为疾病，存在着某些共同的发病规律和基本的发病机制。而发病原理就旨在阐明疾病发生的一般规律和基本机制。病因学说阐释了疾病"为何发生"的问题，发病学说则阐释了疾病"怎样发生发展"的问题。

病机，又称病理机制，指疾病发生、发展、变化及结局的机制。它揭示了疾病发生、发展、变化以及转归的本质特点和基本规律，因此分析病机是认识疾病证候的临床表现并进行诊断辨证、预防治疗的内在根据和理论指导。

第一节 病 因

病因，即破坏人体阴阳相对平衡状态而导致人体发生疾病的原因。病因的种类繁多，包括六淫、疠气、七情内伤、饮食失宜、劳逸过度、外伤、寄生虫、药邪、医过及胎传等。在疾病发展过程中，原因和结果往往相互作用，某一阶段的病理产物如痰饮、瘀血、结石停留体内，在另一阶段中可成为新的致病因素导致人体发病，称为继发性病因。

中医认识病因，除了解发病中作为致病因素的客观条件外，主要是以病证的临床表现为依据，即通过分析疾病的症状、体征，运用中医病因学的各邪性质和致病特点，推求病因，为治疗用药提供依据，这种方法称为"辨证求因""审因论治"。因此，中医病因学说对临床辨证和治疗有着重要的意义。

一、外感病因

外感病因指源于自然界，多从肌表、口鼻侵入人体的病邪，包括六淫、疠气。

（一）六淫

1．六淫的概念及致病条件　六淫，即风、寒、暑、湿、燥、火六种外感病邪的统称。风、寒、暑、湿、燥、火，本是自然界的六种正常气候变化，称为"六气"。六气的正常变化，是万物生长的自然条件，人类亦与之相适应，所以六气对人体是无害的，不易使人致病。

六气的变化是有一定规律和限度的，当气候变化异常，如六气发生太过或不及，或非其时而有其气（如春季应温而反寒），或气候变化过于急骤（如忽冷忽热），在人体正气不足，抵抗力下降时，六气便成为致病因素，侵犯人体导致发病。这种使人致病的六气，即称为"六淫""六邪"。

2．六淫致病的共同特点

（1）外感性：六淫邪气多从肌表或口鼻侵犯人体，也可两者同时受邪。故六淫又称"外感六淫"，其所致疾病称为外感病。外感病多由表入里、由浅入深。

（2）季节性：六淫致病常有明显的季节性。如春季多风病，夏季多暑病，长夏多湿病，秋季多燥病，冬季多寒病。

（3）地区性：六淫致病常与生活和工作环境密切相关。如东南沿海地区多湿病、热病；西北高原地区多寒病、燥病；高温环境作业者易患暑病、热燥病；久居潮湿环境或水中作业者易患湿病。

（4）相兼性：六淫邪气既可单独侵袭人体而致病，如伤风、伤寒、伤暑，又可合邪侵犯人体而致病，如风寒感冒、寒湿泄泻、风寒湿痹证等。

（5）转化性：六淫致病后，在一定的条件下，其证候性质可以发生转化。如感受风寒邪气后，可从初期的表寒证转化为里热证。

六淫致病，除了气候因素外，还包括了现代科学的生物（病毒、细菌等）、物理、生化等多种致病因素作用于人体所引起的病理反应。

知识链接

外感六淫与内生五邪

外感六淫是自然界六种外感病邪的统称，属病因学范畴；内生五邪指内风、内寒、内湿、内燥、内火五种病理表现，属病机学范畴。内生五邪有类似外感风、寒、湿、燥、火所致的临床表现和致病特点，但其皆源于人体内部脏腑阴阳、气血津液的功能失常，故统称"内生五邪"，与外感六淫相区别。内生五邪与外感六淫在发病过程中，常常相互联系、相互影响，故临床上应注意鉴别。

3．六淫的性质和致病特点

（1）风邪：指自然界中致病具有风的轻扬开泄、善动不居等特性的外邪。风是春季的主气，但四季皆有，故风邪引起的疾病以春季为多，但又不限于春季，其他季节亦可发病。外风病证为外感风邪而发病，内风病证的产生多由肝的功能失调所致。中医学认为风邪是外感病中极为广泛的重要致病因素。

风邪的性质和致病特点如下：①风为阳邪，易袭阳位，其性开泄：风为自然界气的流动，故风邪具有善动、质轻、升发、向上、向外的特性，属于阳邪，常易侵袭人体的头面、肌表、肩背、阳经经络等属阳的部位。其性开泄，指风邪侵犯人体易使腠理疏泄、汗孔张开，汗液外泄。故风邪致病，临床常见头痛、鼻塞、流涕、喉痒、肩背疼痛、汗出、恶风等症状。②风性善行而数变："善行"，指风性善动不居、走窜无定之性，表现在风邪致病具有病位游移、行无定处的特点。如痹证中的"行痹"，表现为四肢关节游走性疼痛，为风邪偏盛所致。"数变"，指风邪致病有发病迅速、变幻无常的特性。如风疹（荨麻疹）发病急、传变快，数分钟皮疹可遍布全身、皮肤瘙痒无定、疹块此起彼伏等。③风性主动：风邪具有使物体动摇的特性，如风吹则草动，故风邪致病有类似动摇不定的特征。临床上的风证多见眩晕、肌肉震颤、四肢抽搐等症状。④风为百病之长：长，首也。风为百病之长，一是指风邪为六淫病邪的首要致病因素，其余五邪多依附于风邪侵犯人体致病，如外感风寒、风热、风湿等；二指风邪四季皆有，袭人致病范围广、种类多。故风邪是外邪致病的先导，有"百病之长""六淫之首"之称。

（2）寒邪：指自然界中致病具有寒冷、凝结、收引特性的外邪。寒是冬季的主气，不注意防寒保暖，或其他季节气温骤降，淋雨受寒，汗出当风，或进食寒凉生冷之品，都可致寒邪为病。外寒证有伤寒、中寒之别。伤寒，指寒邪外袭肌表，卫阳被遏；中寒，指寒邪直中于里，损伤脏腑阳气。内寒证的产生多因机体阳气不足，温煦作用减退所致。外寒、内寒互相联系、互相影响。

寒邪的性质和致病特点如下：①寒为阴邪，易伤阳气：感受寒邪，最易损伤人体阳气。阳气受损，失其正常的温煦、气化作用，则全身或局部可出现阳气功能衰退的寒证。如恶寒、脘腹冷痛、呕吐、腹泻、畏寒肢冷，小便清长，下利清谷，精神萎靡，脉微细沉迟等症。②寒性凝滞、主痛：凝滞即凝结、阻滞不通。人体气血津液能运行不息、通畅无阻，全赖一身阳气的温煦和推动。寒邪侵犯人体，阳气受损，使气血凝结，经络阻滞不通，不通则痛，从而引起各种痛症，如寒痹（痛痹）、头项强痛、肌肉疼痛、胸腹痛、冻疮痒痛等。寒邪侵袭人体部位不同，症状各异，但其性质多为冷痛，特点是遇寒则剧，得温则减。③寒性收引：收引，即收缩牵引。寒邪侵袭人体，可使皮肤、肌肉、筋脉、关节收缩牵急，加剧气血凝滞不通。如寒邪侵袭肌表，可见恶寒发热、无汗、脉紧；若寒邪客于经络关节，可使肢体关节屈伸不利、拘挛疼痛。

（3）湿邪：指自然界中具有水湿的重浊、黏滞、趋下特性的外邪。湿为长夏主气。长夏乃夏秋之交，阳热盛，雨水多，湿热熏蒸，为一年中湿气最盛的季节，故长夏多湿病。此外，淋雨涉水、久居潮湿环境或从事水中作业等，均可招致湿邪而致病。内湿的产生，多由脾失健运、水湿内停所致。

湿邪的性质和致病特点如下：①湿为阴邪，易伤阳气，阻遏气机：湿性类水，属阴邪，易伤阳气。因脾喜燥恶湿，主运化水液，故湿邪伤人易先伤脾阳，脾阳不振，运化失职，则见便溏、尿少、水肿等症。湿邪为六淫中的有形邪气，且其性重浊，故其侵犯人体，易留滞于脏腑经络，阻遏气机，使气机升降失常，经络阻滞不畅，则见头晕重、胸闷、脘痞腹胀、呕吐、泄泻、里急后重、小便不畅等症。②湿性重浊："重"，即沉重、重着；湿邪致病，临床症状以沉重感为特点，如头重身困或四肢酸楚沉重等。"浊"，即秽浊；湿邪致病，常有分泌物、排泄物秽浊不清特点，如面垢眵多，大便溏泄，下痢黏液脓血，小便混浊，妇女白带过多，湿疹脓水秽浊等症。③湿性黏滞："黏"，即黏腻；"滞"，即停滞。湿邪致病有黏腻停滞的特点，这一特点表现在两个方面：一是症状的黏滞性，如大便溏烂黏腻不爽，小便涩滞不畅，妇女白带黏滞，口黏，舌苔黏腻等；二是病程的缠绵性，如湿痹、湿疹、湿温等病，均有病程较长，反复发作，或时起时伏，缠绵难愈的特点。④湿性趋下，易袭阴位：湿性属水，水性下行，故湿邪有趋下特性。因人体下部属阴，湿邪重浊、趋下，故致病易伤及人体下部。如水肿、湿疹以下肢多见，淋浊、带下、泄泻、痢疾等病，多由湿邪下注所致。

（4）火（热）邪：指具有火的炎热特性的外邪。火热之邪一般旺于夏季，但不如暑邪有明显的季节性。

火（热）邪的性质和致病特点如下：①火（热）为阳邪，其性炎上：火性燔灼，属阳邪。火（热）邪伤人，多见高热、烦渴、汗出、脉洪数等实热症状。火性炎上，有向上升腾的特性，故其侵犯人体后症状多表现于上部，尤其是头面部，如面红目赤、口舌生疮、咽喉红肿疼痛等症。②火（热）易伤津耗气：火热之邪，即可煎熬津液，又易迫津外泄，使人体阴津耗伤，故火邪致病，除有热象外，常伴口渴喜饮、咽干舌燥、小便短赤、大便秘结等津液耗伤的症状。津能载气，汗多可致气随汗泄，出现乏力、气短等气虚证。③火（热）易生风动血：指其侵犯人体，易引起肝风内动和血热妄行的病证。热邪侵袭人体，燔灼肝经，耗伤阴液，使筋脉失其滋养濡润，而致肝风内动，又称"热极生风"。临床表现为高热神昏、四肢抽搐、两目上视、颈项强直、角弓反张等症。此外，火邪侵犯人体，可加速血行，其则灼伤脉络，迫血妄行，导致各种出血病证，如吐血、咳血、衄血、尿血、便血、皮肤发斑疹或妇女月经过多、崩漏等。④火（热）邪易致疮疡：火热之邪入于血分，郁聚局部，"热胜则肉腐，肉腐则成脓"而发为痈肿疮疡。故临床辨证，凡疮疡表现为局部红肿热痛者，属阳热证。

知识链接

温邪、热邪、火邪的异同

相同点：同属一气，皆是阳热邪气。

不同点：①程度不同：温为热之渐，火为热之极，程度依次为温＜热＜火；②表现不同：温热无形，火有形，故临床上外感温热邪气致病表现为全身性弥漫性的阳热征象，如发热、口渴、汗出、脉洪大等；火邪致病多为局部症状，表现为某个脏腑的功能亢进，如心火旺者口舌生疮、肝火旺者目赤肿痛、胃火旺者牙龈红肿热痛；③形成不同：温热病邪多外感，火邪多内生，中医有六淫"五气化火"、情志"五志化火"之说。

（5）暑邪：夏至后、立秋前，具有炎热、升散特性的外邪称为暑邪。暑是夏季的主气，为火热之气所化，故暑邪致病有明显的季节性。暑邪为病，只有外感，没有内生；据其轻重程度不同，分为伤暑和中暑。

暑邪的性质和致病特点如下：①暑为阳邪，其性炎热：暑为夏季炎热之气所化，属阳邪，故暑邪侵犯人体迅即出现壮热、面赤、心烦、汗出、口渴、脉象洪大等一派阳热亢盛之症。②暑性升散，耗气伤津：升散，即上升、发散。暑邪为阳热邪气，其上升之性易扰心神，上侵头目，症见心烦、胸闷、头晕、目眩；其发散之性，常使腠理开泄而出汗，汗多则易伤津液，津液亏损，则见口渴喜饮、小便短赤。汗多亦使气随津泄而致气虚，故见气短乏力。若津气耗伤太过，可使人卒然昏倒，不省人事，是为中暑。③暑多挟湿：夏季炎热多雨，暑湿之气弥漫，故暑邪多挟湿邪致病。其临床表现除见暑热症状外，常伴有四肢困重、胸闷呕恶、大便溏泻不爽、舌苔厚腻等湿阻脾胃之症。

(6) 燥邪：指具有干燥、收敛等特性的外邪。燥是秋季主气，秋季干燥少雨故多燥病。外燥为燥邪从口鼻而入，侵犯肺卫，有温燥、凉燥之别。初秋尚热，有夏热之余气，多为温燥；深秋已凉，有初冬之寒气，多为凉燥。内燥的产生，多因体内阴津亏损所致。

燥邪的性质和致病特点如下：①燥性干涩，易伤津液：燥性干燥，最易伤损人体津液，使机体失于津液滋润濡养，而出现一派干燥涩滞之症，常见咽干口燥、皮肤干涩皲裂、毛发干枯、尿少便干等症，故"燥胜则干"；②燥易伤肺：肺为娇脏，喜清润而恶燥。肺外合皮毛，开窍于鼻，司呼吸而与外界大气相通。燥邪伤人，多从口鼻肌表而入，故最易伤肺，耗伤肺津，使宣肃失司，出现干咳少痰、痰黏难咯，或痰中带血的症状。肺与大肠相表里，故燥邪易影响大肠，导致肠燥便秘。

(二) 疠气

1. **疠气的基本概念** 疠气是六淫之外的一类具有强烈传染性的外感病邪，又称"疫气""疫毒""戾气""异气""毒气""乖戾之气"等，可见其烈、毒、厉之特性。疠气所致疾病，称为"瘟疫""疫疠"，如鼠疫、天花、霍乱、烂喉痧、白喉、疫痢、大头瘟等，实际上包括了现代许多传染病和烈性传染病。

2. **影响疫病发生与流行的因素**

(1) 气候因素：自然界气候的反常，如久旱、酷热、洪涝、阴雨湿雾、瘴气等，均易滋生疠气。

(2) 环境和饮食因素：环境卫生恶劣，空气、水源、食物污染等。

(3) 预防隔离因素：疠气有强烈的传染性，一旦感邪，立刻发病。故对易感人群，应做好各种积极的预防措施，提高机体正气。对疫疠患者，应立即隔离并治疗，防止瘟疫病蔓延。

(4) 社会因素：社会安定，经济繁荣，注重卫生预防保健，疫病发病率则明显下降；反之，社会动荡，战乱、灾荒频发，卫生条件恶劣，疫病则易流行。

3. **疠气的致病特点**

(1) 传染性强，易于流行：此为疠气最主要的致病特点。疠气可通过空气、水源、食物及其他途径传播。祖国医学对其传染性及危害性早有认识，《诸病源候论》说："人感乖戾之气而生病，则病气转相染易，乃至灭门"。若防治措施得力，可控制为散发性，不会导致大规模流行。

(2) 发病急骤，病情重笃：疫疠致病与火（热）邪致病有相似之处，但其潜伏期更短，病情更加急、猛、凶险，易出现生风、动血、扰神等危急证候，病死率高。

(3) 一气一病，症状相似：指疠气虽种类繁多，但每一种疠气致病，其临床症状基本相似，都有其共同的临床特点和发病规律。《素问·遗篇·刺法论》说："五疫之至，皆相染易，无问大小，病状相似"。

二、内伤病因

内伤病因指直接损伤脏腑，导致脏腑气血阴阳失调而发病的病因。主要包括七情内伤、饮食失宜、劳逸失度等。由内伤病因引起的疾病称内伤病。

（一）七情内伤

1．七情的概念　七情指人的喜、怒、忧、思、悲、恐、惊七种正常的情志活动，是人体对客观事物和现象所作出的情志反应。在正常情况下，一般不会使人发病。只有突然、强烈或长期持久的情志刺激，超过了人体自身生理的调节范围与耐受能力，使人体气机紊乱、脏腑阴阳气血失调，才会导致疾病的发生。由于它是直接影响有关内脏的阴阳气血而发病，是造成内伤病的主要致病因素，故称为"内伤七情"。

2．七情与五脏气血的关系　气血是脏腑进行生理活动的物质基础，而人的精神情志活动是脏腑生理功能活动的表现，故七情为五脏气血化生的产物。由于五脏所藏精气各有所别，所以五脏所主之情志活动也各不相同。《素问·阴阳应象大论》说："肝在志为怒，心在志为喜，脾在志为思，肺在志为忧，肾在志为恐。""怒喜思忧恐"，简称五志；悲与惊分属于肺和肾。不同的情志变化对各脏气血有不同的影响，而五脏气血的失调，也可引起情志的改变。

3．七情的致病特点

（1）直接伤及五脏：不同的情志刺激可直接伤及不同脏腑，并产生不同的病理影响，如《素问·阴阳应象大论》说："怒伤肝""喜伤心""思伤脾""忧伤肺""恐伤肾"。但临床上并非绝对如此，因人是一个有机的整体，而心则是人体生命活动的主宰，各种情志刺激都与心有关，心神受损可涉及其他脏腑。故情志所伤的病症，以心、肝、脾三脏的气血失调多见，而心在七情致病中起着主导作用。

（2）影响脏腑气机：七情对脏腑的直接损伤，主要是通过影响脏腑气机，导致气血运行紊乱而致。《素问·举痛论》说："怒则气上，喜则气缓，悲则气消，恐则气下，惊则气乱，思则气结。"暴怒不已，可使肝气的疏泄功能太过，肝气上逆，甚至血随气逆，症见面红目赤、头胀头痛，甚至呕血、昏厥，此谓怒则气上；暴喜狂笑，可致心气涣散，神不守舍，症见精神不能集中，甚至失神狂乱，此谓喜则气缓；过度的悲忧，可致肺气耗伤，抑郁消沉，症见胸闷乏力、气短懒言，此谓悲则气消；恐惧太过，可致肾气不固，气泄于下，症见二便失禁、阳痿遗精，此谓恐则气下；突受惊吓，可致心无所依，神无所附，症见慌乱失措、心悸、失眠，甚至神志错乱，此谓惊则气乱；思虑过度，神伤脾损，可致气机郁结，脾胃运化无力，症见纳呆、腹胀、便溏，此谓思则气结。

（3）影响病情改变：情志活动与病情变化密切相关，若患者情绪乐观，则利于病情稳定、好转；若患者情绪消沉，或有激烈异常的情志波动，常易诱发疾病或使病情加重、恶化。如高血压患者，若遇恼怒，血压可迅速升高，甚至引发脑卒中。

（二）饮食失宜

饮食是人体摄取营养，维持机体生命活动的必要条件，但饮食失宜则是导致疾病发生的重要内伤病因之一。脾主运化水谷精微，胃主受纳、腐熟水谷，故饮食所伤，脾胃首当其冲，然后累及其他脏腑而发病。饮食失宜主要包括饮食不节、饮食不洁、饮食偏嗜三个方面。

1．饮食不节　饮食以适量、规律为宜。过饥则摄食不足，易损伤胃气而致胃痛、反酸，久之气血生化乏源，脏腑功能衰退，正气虚弱而变生他病。反之，暴饮暴食，长期饮食摄入

知识链接

从历史典故说喜怒

《说岳全传》结局篇中有这样一段：宋朝大将牛皋在长期的抗金斗争中，都不是金国名将金兀术的对手。然而，在最后的一次激烈战斗中，经过一场你死我活的较量，他竟然奇迹般地擒获了金兀术并骑在他背上。被擒的金兀术回想起当年的英明，心想到今日竟败给了自己昔日看不起的牛皋，故十分恼怒，当场气绝身亡。牛皋看到往日不可一世的金兀术成为自己的手下败将并气绝而亡，他在感慨报仇成功的同时，也因兴奋过度，大笑而死。这就是著名的"笑死牛皋，气死兀术"的故事。牛皋、金兀术的丧生，说明狂喜、盛怒等情绪，对健康极为有害，甚至会导致突然的死亡。

《三国演义》中周瑜是吴国有勇有谋的将领，但他心胸狭隘，十分嫉妒蜀国军师诸葛亮的智谋才能，故发出了"既生瑜，何生亮！"的感慨。诸葛亮正是抓住他这一弱点，设计"三气周瑜"，使周瑜在暴怒之下，箭伤崩裂，吐血而亡。

现代医学对精神因素与健康的关系也做了广泛研究，发现精神紧张、情绪不稳犹如一枚"定时炸弹"，随时会酿成大祸。人在大笑、盛怒、悲伤等情绪时，体内去甲肾上腺素突然增加，可引起全身血管收缩、心跳加快、血压升高等。特别是在年事已高的人群中，不少人患有高血压、脑动脉硬化、冠心病等心脑血管疾病，突然情绪极度激动，对他们疲惫的心脏、脆硬的血管，可构成极大的威胁，很容易诱发心肌梗死、脑出血等病，成为猝死的重要原因。

过量，超过脾胃的运化能力，可导致饮食停滞；脾胃损伤，出现脘腹胀满、嗳腐反酸、厌食吐泻等症，故"饮食自倍，肠胃乃伤"。过饱、伤食更多见于小儿；若食积日久，可致疳积。

2. 饮食不洁　进食不洁净或变质有毒的食物，可引起多种胃肠道疾病、寄生虫病或食物中毒。肠道疾病常出现腹痛、吐泻、下痢等症；肠道寄生虫病多见蛔虫、蛲虫、绦虫等病，常出现脐周腹痛、嗜食异物、久之面黄肌瘦等症；若进食腐败变质有毒食物，常出现剧烈腹痛、吐泻等中毒症状，重者可出现昏迷或死亡。

3. 饮食偏嗜　饮食要适当调节，保持平衡，才能全面满足人体对营养的需求。若任其偏嗜，如厌食蔬果，过寒过热，或过食肥甘，过食辛热燥烈，过酸过咸等，均可引起某种营养物质的缺乏，或导致机体阴阳偏盛偏衰，从而发生疾病。

（三）劳逸失度

劳逸失度，指长时间过度劳累或过度安逸两方面。正常的劳动和体育锻炼运动，有助于气血流通，增强体质。必要的休息，可以消除疲劳，恢复体力和脑力。只有过劳、过逸，劳逸不能结合，劳逸才能成为致病因素而使人发病。

1. 过劳　是指过度劳累，包括劳力过度、劳神过度和房劳过度。

（1）劳力过度：指重体力劳动或超时间劳作不得休息，而积劳成疾。劳力过度，一则耗气，使脏腑功能减退，症见神疲乏力、气少懒言、气喘汗出等症；二则劳伤筋骨，损伤形体组织，如久立或久行可致腰酸膝软等虚劳症状。

（2）劳神过度：指长期脑力劳动过度。思虑劳神，暗耗心血，心神失养，可出现心悸、失眠、多梦、健忘等症；思虑伤脾，脾不健运，则见纳呆、腹胀、便溏等症。久则导致心脾两虚。

（3）房劳过度：指房事不节（性生活或手淫频繁）。房劳过度，易耗伤肾精，可出现腰膝酸软、眩晕耳鸣、精神萎靡、性功能减退，或男子阳痿、早泄，女子月经不调，或不孕不育等病症。

2. 过逸　是指过度安逸，长期少运动或少动脑。不参加劳动及体育运动，可使气血运行不畅，脾胃功能减弱，机体抵抗力降低，出现食少乏力、心悸气喘、汗出，或肥胖臃肿等气虚症状，或继发它病。长期用脑过少，易致思维迟钝，加速大脑老化。

三、病理产物性病因

致病因素除上述的外感病因、内伤病因外，在疾病过程中形成的病理产物也能成为引起其他疾病的病因，引起新的病变，如痰饮、瘀血等。因其兼具病理产物和致病因素的特点，故称病理产物性病因。

（一）痰饮

1. 痰饮的概念　痰饮是水液代谢障碍所形成的病理产物。一般较稠浊者称为痰，较清稀者称为饮。

2. 痰饮的形成　痰饮多由外感病因或内伤病因等，使肺、脾、肾、三焦等脏腑气化功能失调，水液代谢障碍，致使水津停滞而成；一般认为津停为湿，湿聚为水，积水成饮，饮凝成痰。

3. 痰饮的分类

（1）痰一般分为有形、无形两种。视之可见，听之有声或触之可及者为有形之痰，多见于呼吸道咳出的痰液；痰停滞在脏腑经络等组织中，视之不见，听之无声，触之不及，却表现出痰病的临床征象，按治痰法处理有较好疗效者，为无形之痰。

（2）饮的流动性大，易停于人体脏腑或组织的间隙或疏松部位。在《金匮要略》中，按饮停留的不同部位，分为"痰饮""悬饮""溢饮""支饮"四类。

4. 痰饮的致病特点

（1）阻滞气机，阻碍气血：痰饮为有形之邪，易停聚于脏腑、经络、组织等不同部位，引起脏腑气机升降失常，经络气血流通不畅。如痰饮停肺，胸闷咳喘；痰阻心脉，胸闷心痛；痰迷心窍，神昏痴呆；痰阻于胃，恶心呕吐、胃脘痞满；痰在经络筋骨，可致肢麻不遂，或成瘰疬痰核，阴疽流注等；痰浊上犯于头，眩晕头重；痰气凝结于咽喉，形成如有物梗阻的"梅核气"。

（2）致病广泛，变化多端：痰饮既可停滞为害，亦可随气升降，流窜到全身多处为害，导致多种临床表现各异的病证发生，故有"百病多由痰作祟"之说。

（3）病势缠绵，病程较长：痰饮为水湿停聚而成，具有湿邪重浊、黏滞的特性，故痰饮致病多为病势缠绵，反复发作，病程较长，治疗棘手，如痰饮所致的胸痹、中风、痫病等。

（4）易扰神明：痰浊随气上逆，易蒙蔽心窍，扰乱神明出现神志异常的疾病，如痴呆、癫证、痫证、狂证等。

（5）舌苔滑腻，脉象多滑脉。

知识链接

中医广义痰病诊断标准

在临床实践观察基础上，古今不少医家提出了有关痰饮证的宏观辨证标准。其中最具代表性的是湖北中医药大学朱曾柏教授经多年临床研究提出的"中医广义痰病诊断标准"，该标准的提出，为中医诊断和防治痰病的宏观辨证起到积极作用，并被国内外学者、期刊、专著多次引用、转载。其中包括体征特点和症状特点两方面：

1. 体征特点

（1）久病不衰，病证自发自愈，年龄多在中年以上。

（2）眼神滞涩不流利，面色晦暗，或眼眶周围晦暗，其形如肿。

（3）皮肤油垢明显，手心、足心以及前阴、腋下等处，常泌液渗津，或面色光亮如涂油。

（4）形体日趋肥胖，或肌肉松软，掌厚指短，手足作胀。

（5）厌油腻厚味，喜素食、热食、淡食，或焦香干燥食物，也有时觉焦香异气扑鼻。

（6）单食腥荤肥腻食物后，即感额凉冷、便稀、或有恶寒、胃中泛恶之感。

（7）时时惊悸，神志恍惚；或时而抑郁不快，言苦恼事殊多，言出泪下；或时而亢奋多动，言多而显"雀跃"。

（8）舌体较正常人略显弛纵、胖大。

（9）舌苔白腻或黄腻，或黄白相兼，牢覆于舌根部，常年不化，或时消时显。

（10）舌面津津滑润，时时唾吐痰涎、水液，而难以自控（排除蛔虫症），特别是在安静环境（没有其他事情分散注意力）和心情抑郁不乐时尤其难以控制。

（11）嗜睡和困盹。

（12）出汗。

（13）口渴饮水多，并有越喝越想喝之感。

（14）气候、季节变化，可引起体征明显或加重。

2. 症状特点

（1）头眩、头痛、头重。

（2）呕恶或呕吐痰涎，或胃肠中有水声漉漉，或口黏，口腻，口干不欲饮水。

（3）咽喉中似有物梗塞，吞吐不利，时消时现。

（4）噎膈，呕吐痰涎。

（5）平时胸部痞塞憋气，或心前区有压榨样闷痛，遇阴雨、寒冷季节上症加重。

（6）易惊悸，失眠难寐，或昏厥、抽搐，或精神失常，但精神神经科检查无异常，亦无阴虚阳亢诸症可凭。

（7）低热身困，或自觉身热不扬，体温并不明显升高。

（8）肢体某一局部发热，或发凉（或背部凉冷如掌大），或麻木不知痛痒，或肢体某些局部粗细、感觉不一样，但神经科、骨外科、皮肤科等检查均没有发现病变和阳性体征。

知识链接

（9）溃疡、糜烂、滋水渗津或渗流黏稠脓液，久不收口，也有局部皮肤增厚起屑而不流水渗津。

（10）胸闷憋气，背部作胀，喜叹气、捶打，阴雨闷天或天气寒暖交替时，症状尤为明显。

（11）肿块、结节，或结于皮下，或凝聚于腹内，也可发生在其他组织器官之中，皮肤表面无变化，或微有冷凉感，或肤色晦暗。

（12）口中碎痛，时好时发。

（13）胁下痞满肿大、闷痛。

（14）脉象可见滑、弦、沉、迟。热痰内盛，多见弦、滑；顽痰痼疾凝结于里，则见沉、迟之候。

朱曾柏教授认为，上述体征、症状方面的特点，是痰病、痰证以及某些"夹痰"之证经常出现的一种主要病态。由于患者所处地区不同，工作性质以及年龄、性别、禀赋、嗜好等不同，上述症状各有不同。因此，务必把体征和症状方面的特点以及患者的具体情况和个体差异等情况结合起来辨证。

（二）瘀血

1．瘀血的概念　泛指体内有血液停滞，包括离经之血积存体内，或血行不畅，阻滞于血脉、经络及脏腑内的血液，均称为瘀血。

2．瘀血的形成　主要有两个方面，一是因气虚、气滞、血寒、血热等原因，使血行不畅而停滞。气为血之帅，气行则血行，气虚则行血无力，气滞则行血迟滞；寒则血凝，热则血涸，故血寒、血热皆可致血液凝（黏）滞成瘀。二是因外伤、气虚失摄或血热妄行等原因造成血离经脉，积存于体内未能及时排出或消散吸收，形成瘀血。

3．瘀血的致病特点　瘀血所致的病证极为广泛，常因瘀血阻滞的部位和形成原因不同而表现各异，但其临床表现有如下共同特点：

（1）疼痛：以刺痛为主，痛处固定不移，拒按，夜间痛甚。

（2）肿块：固定不移；在体表，可见局部青紫肿胀；在体内，则多为癥块或积块，按之痞硬。

（3）出血：血色多呈紫暗色，或夹有血块。

（4）紫绀：面色黧黑或紫暗，唇甲青紫或发绀。

（5）瘀血舌象：舌质紫暗，或有瘀点、瘀斑，舌下脉络青紫、曲张。

（6）瘀血脉象：多见细涩、沉弦或结或代。

知识链接

血瘀证诊断参考标准

（1988 年 10 月在北京血瘀证研究国际会议制定）

1．主要标准：

（1）舌质紫暗或有瘀斑、瘀点；

（2）典型涩脉或无脉；

（3）痛有定处；

（4）瘀血腹证；

（5）癥积；

（6）离经之血；

（7）皮肤黏膜瘀血斑、脉络异常；

（8）痛经伴色黑有血块，或闭经；

（9）肌肤甲错；

（10）偏瘫麻木；

（11）瘀血躁狂；

（12）理化检查具有血液循环瘀滞表现。

2．参考标准说明：

（1）具有以上任何一项可诊断为血瘀证；

（2）各科血瘀证标准诊断另行制定；

（3）有关兼证应注意整体辨治。

本标准较为简捷实用，突出中医瘀血证的宏观指征，不足之处是缺乏分层定量诊断的标准，微观辨证指标少，未纳入与血栓形成和血行瘀滞相关的诸多病理生理学和病理形态学指标，如血管活性介质、炎性介质、血小板膜颗粒蛋白等。现代 CT、血管造影技术、病理形态学观察的病理变化也和血脉运行有关，可作为客观依据纳入血瘀证的辨证指标。单纯根据一项症状（候）就确诊血瘀证，未免失于宽泛，不够严谨。

由于血瘀证临床表现的多样性、复杂性，致使制定一个完善、普适、可行的诊断标准是非常困难的，近年来血瘀证的研究取得了很大进展，上述诊断标准已不能满足目前临床研究的需要，国内不少中医及中西医结合学者不断呼吁制定新的血瘀证诊断标准，期待具有宏观和微观辨证结合、指标特异性强、能够量化、易操作的血瘀证诊断标准的出台。

第二节 发 病

疾病的发生，是机体在某种致病因素（如六淫、疠气、七情、饮食、劳逸等）作用下，"阴平阳秘"的动态生理平衡被破坏，引起脏腑气血阴阳失调、脏腑经络生理功能紊乱所致。

发病学说，是研究人体疾病发生、发展的一般规律和基本机制的理论，包括发病的基本原理、影响发病的因素和发病类型等内容。

一、发病的基本原理

中医学认为，疾病的发生、发展与正气和邪气有关，是机体被邪气侵害与正气反侵害的矛盾斗争过程。故邪正相争是疾病发生的基本原理。

"正"即"正气"，是人体正常生理功能的高度概括（包括脏腑、经络、精、气血、津液等的功能），主要指其对外界环境变化的适应调节能力、对致病因素的防御抗病能力、对机体损伤的康复自愈能力。"邪"即"邪气"，泛指一切致病因素，包括存在于外界环境中和在人体内部产生的各种具有致病或损伤正气作用的因素。正气、邪气之间的力量对比和消长变化，贯穿并直接影响疾病的全过程，是疾病发生、发展和转归的根本原因。

（一）正气不足是发病的内在根据

中医发病学极为重视正气，认为人体正气旺盛或病邪毒力较弱，则邪气难以入侵人体，或虽有入侵，正气亦能及时清除病邪，而不致发病，此为"正能御邪"。即《素问·刺法论》所说的："正气存内，邪不可干"。若人体正气虚弱，抗邪能力低下，或病邪的毒力太强，则邪气可乘虚而入，导致脏腑经络气血阴阳失调而发病，此为"正不胜邪"。即《素问·平热论》概括的："邪之所凑，其气必虚"。所以，人体正气的强弱是疾病发生与否的内在依据。

（二）邪气是发病的重要条件

中医强调正气在发病中的主导地位，也重视邪气在发病中的重要作用。邪气作为发病的重要条件，在一定条件下，可能起到主导作用。例如疫疠之气、高温烧烫伤、刀枪损伤、虫兽咬伤等，即使是正气强盛，机体也难以抵御。故应尽可能地避其邪气侵入，正如《素问·上古天真论》所说："虚邪贼风，避之有时"。

（三）正邪相争胜负决定是否发病

在发病过程中，正气和邪气始终相互斗争；正邪相争的胜负，是决定是否发病的关键。一般情况下，正胜邪负则不发病，邪胜正负则发病。故在临床中，我们应从增强机体的正气、提高机体抗病能力入手，注意加强体育锻炼，改变不良的生活方式习惯；同时，积极改善我们生活的外环境，消除致病条件，以达到预防疾病的目的。

二、影响发病的因素

正气和邪气的斗争是受到机体内外环境因素影响的，机体的外环境因素包括自然与社会环境，主要与邪气有关；机体的内环境因素主要包括精神因素、体质因素等，主要与正气有关。

（一）外环境因素与发病

人生活在自然与社会中，与自然环境、社会环境密切相关，自然界的气候变化、不同地区的水土和饮食习惯的差异、工业污染、不良的工作生活环境等，在一定条件下，都有可能成为直接影响疾病发生的因素。

1. 季节气候因素　四季气候的异常变化，是六淫、疠气产生的重要条件。不同的季节变化，可产生不同的易感邪气，并引发不同的易患病证。如春季温暖多风，易生风温病；夏季炎热，易生暑病；秋季干燥，易生燥病；冬季寒冷，易生寒病等。气候反常变化，还能促成疫疠邪气的滋生和传播，导致瘟疫流行。

2. 地域因素　不同地区，有不同的气候、水土特点，饮食习惯、生活习俗也大相径庭。

这些因素对某些疾病的产生有重要影响，尤其是在地区性的常见病和多发病中影响尤甚。如东南地区，地势地平，气候温暖潮湿，多见湿热病；西北地区，地势高陡，气候寒冷干燥，多见寒病、燥病；远离海洋居住山区者，易患瘿瘤病。

3．工作、生活环境因素　不良的工作、生活环境，可成为疾病发生的诱发因素。如夏季常在野外工作者，易患暑病；冬季户外作业者，易患寒病；从事水上工作或久居潮湿之地者，易患湿病；工作或居住在工业三废污染严重的环境中，易引起急性或慢性中毒等。

（二）内环境因素与发病

在正常情况下，机体通过对内环境的自我调节来适应外环境的变化，从而使内外环境保持阴阳的动态平衡。当机体的内环境发生异常变化而不能适应外环境时，将导致阴阳失衡而发病。影响机体的内环境因素有体质因素和精神因素等。

1．体质因素　体质的强弱，直接影响到正气的强弱，并决定发病倾向。体质的强弱与先天禀赋相关，也与后天的营养、锻炼密切相关。一般而言，先天禀赋充足，后天调养得当者，体质强壮，正气强盛，则不易发病；先天禀赋不足，后天调养失当者，体质虚弱，正气不足，则易患病。此外，个体的体质特征，还决定了其对某些病邪的易感性和对某些疾病的易患倾向。如肥人多偏阳虚，多湿多痰，感邪后易从寒化，表现为寒证，易患胸痹、中风；瘦人多偏阴虚，多虚火，感邪后易从热化，表现为热证，易患劳嗽。

2．精神因素　人的精神状态受情志活动的影响，不良的情志刺激可直接损伤脏腑，引起脏腑气机紊乱、气血运行失调，引起内伤杂病的产生。例如长期精神抑郁消沉，情志不畅，可使人的脏腑功能失调，气血运行受阻，从而导致正气低下，邪气易于入侵；反之，心情愉悦，精神乐观开朗，则脏腑功能正常，气血运行流畅，正气强盛，邪气也难以入侵。故调摄精神，树立患者的信心，以积极乐观的态度面对疾病，对战胜疾病有积极的意义。

三、发病的类型

因为邪气的种类、致病特点和发病途径不同，个体的体质和正气强弱不一，故临床的发病形式亦各异。发病类型主要有卒发、徐发、继发、伏发、合病和并病、复发等。

（一）卒发

卒发，又称"顿发"，指机体感邪后立即发病；多因邪气亢盛、正不胜邪所致。多见于：

1．新感外邪较盛　机体感受外来六淫邪气为病，若邪气亢盛，多感邪后即发病。

2．疠气致病　疫疠邪气伤人，致病力强，来势凶猛，病情危笃，易暴发流行。

3．情志剧变　剧烈的情志变化，如暴怒、大悲、大喜均可直接损伤脏腑，导致气机紊乱、气血失调而发病，甚至出现中风或胸痹心痛等危急重病。

4．毒物所伤　被毒蛇毒虫咬伤，或误服有毒之品，或吸入毒秽之气，皆可使人中毒而急骤发病。

5．急性外伤　如跌打伤、烧烫伤、触电伤、金刃伤、枪弹伤等，均可直接损伤机体脏腑和组织而迅速致病。

（二）徐发

徐发，又称"缓发"，指机体感邪后缓慢发病。临床多见于外感湿邪或内伤邪气致病，如忧思过度，饮食不节（饥饱无常、嗜酒、嗜食肥甘厚味），房事不节，过于安逸等，可引起机体渐进性的病理改变，而渐发典型的临床症状和体征。

（三）继发

继发，指在原发疾病未愈的基础上，继而发生新的病证。如肝病失治或久治未愈，日久可发为"癥积"或"臌胀"；小儿虫积或食积，久则可致"疳积"。

（四）伏发

伏发，指感受邪气后，病邪在体内潜伏一段时间，或在诱因作用下，经过一段时间而发病。多见于破伤风、狂犬病或外感性疾病，发病时病情多较重。

（五）合病与并病

凡两经（部位）或两经（部位）以上同时受邪出现的证候，称为合病，多见于邪盛正虚，故邪气可同时侵犯多条经脉或部位，如太阳与少阳合病、三阳合病等。凡一经（部位）病证未罢，而又出现另一经（部位）证候，称为并病，多见于疾病传变中。合病与并病之区别，在于发病时间上的差异，"合则一时并见，并则以次相乘"。

（六）复发

1．**概念** 又称复病，指疾病初愈或缓解阶段，在某些诱因作用下，引起疾病再度发作或反复发作的发病形式。

2．**基本条件** 余邪未尽，正气未复，同时有诱因作用，如复感新邪、饮食失宜（食复）、过度劳累（劳复）、用药不慎（药复）、情志刺激（情志致复）、气候或地域因素等。

知识链接

瘀血与血瘀的异同

相同点：都具有血行不畅，运行迟缓，经脉不畅之意。

不同点：①涵义不同：瘀血指体内有血液停滞而形成的病理产物，属于导致新的病变的病理性因素，为病因学概念；血瘀指运行不畅或瘀滞不通的病理状态，属于病机学概念；②二者互为因果：血液运行不畅或瘀滞可形成瘀血；瘀血阻滞于血脉或脏腑、经络中，可致血瘀。故瘀血是血瘀的病理产物。

3．**基本特点** 其一是临床表现类似于初病，但病理过程比初病更复杂；其二是复病的病情加重。疾病复发，建立在前一次病理性损害的基础之上，每一次复发，机体遭受到重复性的病理损害，因而，复发的次数愈多，静止期的恢复就愈不完全，预后也愈差，并常可留下后遗症，体质也日趋孱弱。

4．**主要类型**

（1）疾病"少愈"即复发：多见于外感的恢复期。"少愈"指疾病初愈阶段，实际上与疾病的痊愈尚有一段距离。此阶段正气已虚，余邪未尽，适逢诱因，易致复发。因而，应注意扶助正气，继续清除病邪，避免诱发因素。

（2）急性发作期与慢性缓解期交替：指临床症状的轻重交替。急性发作期症状较重，慢性缓解期症状较轻，如胆石症。此类情况，除急性期应进行积极有效的治疗外，尤应重视缓解期的防治。一方面要尽量避免各种诱发因素，另一方面要把扶正固本作为治疗的重点，尚有余邪留恋者，需兼理余邪，对于疾病的防复及根治具有重要的意义。

（3）休止与复发交替：指初次患病时，经治疗后症状和体征已消除，但有宿根留于体内，一旦正气不足，或感新邪引动旧邪，则可导致复发。如哮喘、癫痫、疟疾等。此类情况，在临床发作期，应针对病邪施用有效药物；在休止期内，由于体内伏匿之邪未尽祛，故休止期的根治以祛除病邪为主，同时应做好预防工作，避免复感外邪而致复发。

第三节　病　机

病机，是指疾病发生、发展、变化和结局的机制。病邪侵犯机体后，正气奋起抗邪，正邪相争使人体阴阳失去动态平衡，脏腑、经络、气血的功能失常，从而产生各种病理变化。尽管不同的疾病有不同的临床表现和病机变化，但从总体来讲，离不开邪正盛衰、阴阳失调、气血和津液失常等基本病机。

一、邪正盛衰

邪正盛衰，指在疾病的全过程中，机体正气与致病邪气间相互抗争而产生的盛衰变化。邪正相争的盛衰变化，不仅直接关系着疾病的发生、发展与转归，还决定着疾病的虚实病机变化。一般而言，正能胜邪则不发病，正不胜邪则发病。

（一）邪正盛衰与疾病的虚实变化

《素问·通评虚实论》指出："邪气盛则实，精气夺则虚"，意指邪正双方力量对比的盛衰，决定着患病机体表现为实或虚两种不同的病证变化。

1．实　即邪实，指邪气亢盛而正气未衰，是以邪气盛为矛盾主要方面的一种病理反应。由于致病邪气和机体正气的抗病能力都比较强盛，或邪气虽盛而机体的正气未衰，尚能积极与邪气抗争，故而正邪相搏，斗争剧烈，导致临床上出现一系列病理反应比较剧烈、有余的证候。邪气亢盛所致的证候称为实证。实证常见于外感病的初期和中期，或由于痰湿、水饮、食积、虫积、瘀血等滞留于体内而引起的多种病证。实证的临床表现有壮热、烦躁、声高气粗、腹痛拒按、二便不通、脉实有力等。

2．虚　即正虚，指正气不足，是以正气虚损为矛盾主要方面的一种病理反应。由于机体的精、气、血、津液亏少和脏腑、经络的生理功能减退，抗病能力低下，致使虚损的机体正气对致病邪气的斗争，难以出现较剧烈的病理反应，从而导致临床上出现一系列虚弱、衰退和不足的证候。正气虚衰所致的证候称为虚证。虚证常见于外感病的后期，或内伤杂病的后期，亦可见于体质素虚或多种慢性病证的患者。虚证的临床表现有身体瘦弱、自汗、神疲乏力、声低懒言、心悸头晕、疼痛喜按、二便失禁、脉虚无力、烦热盗汗、畏寒肢冷等。

在邪正相争过程中，邪正的消长盛衰变化，不仅可表现为较典型的虚证和实证，而且，在某些长期、复杂的疾病过程中，还可表现出虚实错杂、虚实转化及虚实真假等复杂的病理变化。

（二）邪正盛衰与疾病的转归

疾病过程中，邪正消长盛衰的变化，不仅能左右疾病的发展趋势与虚实变化，而且对疾病的转归也起着决定性的作用。

1．正胜邪退则病势向愈　正胜邪退，指在正气积极抗邪或战胜邪气，邪气日渐衰减或被祛除，疾病逐渐好转和痊愈；这也是众多疾病中最常见的一种转归结局。由于患者的正气旺盛，抗御邪气的能力较强，或及时得到正确的治疗，邪气难以进一步发展，进而促使病邪对机体的损害作用消失或终止，机体的受损部位得以修复，气血和津液逐渐恢复，阴阳重获新的平衡，疾病好转或痊愈。

2. 邪胜正衰则病势恶　邪胜正衰，指邪气亢盛，正气渐衰，疾病向恶化甚至死亡方面转归的一种结局。由于机体正气虚弱，或因邪气过于亢盛，机体抗御病邪的能力下降，不能制止邪气的致病作用，机体受到的病理损害日趋严重，病情因而趋向恶化、加剧。若正气衰竭，邪气独盛，出现阴阳离决，则机体的生命活动亦终止而死亡。

总之，疾病的预后，取决于邪正斗争的消长盛衰变化。若邪正双方的力量势均力敌，出现邪正相持，或正虚邪恋，或邪去而正气未复等情况，则常常是许多疾病由急性病转为慢性迁延性病，或慢性病缠绵不愈的主要机制。

二、阴阳失调

阴阳失调，是阴阳之间消长失去平衡协调的统称，是指机体在疾病过程中，由于某些病因的作用，导致机体阴阳之间"阴平阳秘"的平衡被打破，从而形成阴阳偏盛、偏衰、互损、转化、格拒或亡失的病理状态。由于各种致病因素作用于人体，必须通过机体内部的阴阳失调才能形成疾病，故阴阳失调是疾病发生、发展与变化的内在根据，是对机体各种病理状态的高度概括，是最基本的病机。

（一）阴阳偏盛

1. 阳偏盛　即阳盛，是指机体在疾病过程中出现的一种阳邪偏盛，脏腑、组织功能亢奋，代谢活动亢进，机体反应性增强，阳热过盛的病理变化。其病机特点表现为阳盛而阴未虚或虚亏不明显的实热证。

导致阳偏盛的主要原因，多由于感受外界的温热阳邪，或感受阴寒之邪后从阳化热，或情志内伤，五志过极化火，或因气滞、瘀血、食积、痰饮等郁而化热所致。

由于阳性以热、动、燥为特点，故阳偏盛多见壮热、汗出、烦渴、面赤、尿少、便干、舌红苔黄、脉数等实热证表现，即"阳胜则热"。若阳热偏盛日久，必在不同程度上耗伤人体阴液，临床上常见口渴、尿赤、便干等症，此即"阳胜则阴病"。

2. 阴偏盛　即阴盛，指机体在疾病过程中出现的一种阴气偏盛，功能障碍或减退，产热不足及病理性代谢产物积聚的病理变化。其病机特点表现为阴盛而阳未虚或虚损不甚的实寒证。

导致阴偏盛的主要原因，多由于感受寒湿阴邪，或过食生冷，寒湿邪气遏抑阳气发挥温煦作用，导致阳不制阴、阴寒内盛。

由于阴性以寒、静、湿为特点，故阴偏盛多见形寒肢冷、脘腹冷痛、下利、脉迟等实寒证表现，即"阴胜则寒"。阴寒偏盛日久，势必在不同程度上损伤人体阳气，临床上常见畏寒、喜暖等症，此即"阴胜则阳病。"

（二）阴阳偏衰

1. 阳偏衰　即阳虚，指机体在疾病过程中出现阳气虚损，功能减退或衰弱，代谢活动减退，阳热不足的病理变化。其病机特点表现为阳气不足，阳不制阴，阴相对亢盛的虚寒证。

导致阳偏衰的主要原因，多由于先天禀赋不足，或后天饮食失养，或劳倦内伤，或久病损伤阳气所致。阳气不足，一般以脾肾阳虚为主。

阳气虚衰，温煦功能减弱，阳不制阴，阴相对偏盛，可致"阳虚则寒"的虚寒证，症见面色㿠白、畏寒肢冷、喜静蜷卧、小便清长、下利清谷、舌淡脉迟等。

阳虚则寒与阴胜则寒的病机不同，临床表现上也有差异。前者是虚而有寒，以虚为主；

后者是以寒为主，虚象不明显。

2. 阴偏衰 即阴虚，指机体在疾病过程中所出现的精、血、津液等阴液亏耗，导致阴不制阳，阳相对偏亢的病理变化。其病机特点表现为阴液不足，阳气相对偏亢的虚热证。

导致阴偏衰的主要原因，多由于阳邪伤阴，或因五志过极，化火伤阴，或因久病耗伤阴液所致。阴液不足，五脏皆有，但一般以肝肾阴虚为主。

阴液不足，宁静、滋养的功能减弱，阴不制阳，阳相对偏盛，导致"阴虚则热"的虚热证，症见五心烦热、潮热盗汗、心烦失眠、舌红少苔、脉细数等。

阴虚则热与阳胜则热的病机不同，其临床表现也有别。前者是虚而有热，以虚为主；后者是以热为主，虚象并不明显。

（三）阴阳互损

阴阳互损，指在阴或阳任何一方虚损的前提下，病变发展影响到相对的一方，从而形成阴阳两虚的病理变化。在阳虚的基础上导致阴虚，称为阳损及阴；在阴虚的基础上导致阳虚，称为阴损及阳。因为阴阳互根互用，所以阴阳虚损到一定程度必伤其根本，从而影响到对方，此即"无阴则阳无以生，无阳则阴无以化"。肾藏精气，内寓真阴真阳，为人体一身阴阳的根本，因此，无论阴虚或阳虚，多在损伤肾中精气、肾本身阴阳失调的情况下，才易产生阴损及阳或阳损及阴的病机变化。

（四）阴阳格拒

阴阳格拒是阴阳失调中比较特殊的一类病机，是由于某些原因引起阴或阳的一方极盛，因而壅盛于内，将另一方排斥格拒于外，迫使阴阳之间不相维系，从而形成阴盛格阳或阳盛格阴的病理变化。

1. 阴盛格阳 指阴寒邪气独盛于内，逼迫虚弱的阳气浮越于外，使阴阳不相顺接，相互格拒、排斥的病理变化。其本质虽然是阴寒内盛，但格阳于外，故在面色苍白、四肢厥冷、下利清谷、脉微欲绝的真寒证基础上，兼见面颊泛红、身热但欲盖衣被的假热象，此为"真寒假热"证。

2. 阳盛格阴 指邪热内盛，深伏于里，阳气郁闭于内不能外达于四肢，格阴于外的病理变化。其本质是热盛于里，但格阴于外，故在壮热、面红、烦躁、脉数大有力的真热证基础上，兼见四肢厥冷、脉沉伏等假寒象，此为"真热假寒"证。

（五）阴阳亡失

阴阳亡失包括亡阴和亡阳两类，是指机体的阴液或阳气突然大量亡失，导致生命垂危的一种病理状态。

1. 亡阳 即机体阳气突然大量丢失，导致全身功能严重衰竭的一种病理变化。多因邪气太盛，正不敌邪，或素体阳虚发展而成；或汗吐下太过，气随津液外脱而成亡阳。亡阳时，以阳的功能衰竭，尤以温煦、推动、固摄功能衰竭为主要表现，故见面色苍白、精神萎靡、冷汗淋漓不止、手足逆冷、脉微欲绝等症。

2. 亡阴 即机体的阴液突然大量消耗或丢失，导致全身功能严重衰竭的一种病理变化。多因邪热炽盛，或邪热久留，煎灼阴液；或因慢性消耗性疾病，耗散阴液；或亡血失精，汗下太过伤阴所致。亡阴时，以阴的功能衰竭，尤以宁静、内守、制约阳热的功能衰竭为主要表现，故见面颧潮红、汗出不止、汗热而黏、喘渴烦躁、脉疾数无力等症。

综上所述，阴阳失调的病机，是以阴阳的属性和阴阳间的对立制约、互根互用、相互消长、相互转化的关系来阐释、分析机体一切病理现象的机制，它随着邪正盛衰的病情变化而不断改变。因此，在临床上，我们应该注意观察疾病的阴阳失调病机变化，以掌握疾病的不同本质。

三、精、气、血失常

在疾病的发生、发展过程中，因为邪正斗争的盛衰、脏腑阴阳的失调，导致脏腑的精、气、血受损或运行失常的病理变化，称为精气血失常。

（一）精的失常

精，又称精气，是构成和维持人体生命活动的基本物质。广义的精指人体中的一切精微物质；狭义的精指藏于肾中的生殖之精。精的失常主要包括精亏和精淤两个方面。

1. 精亏　指肾精亏虚，脏腑功能衰退，抗病能力下降的病理变化。肾精不足原因是多方面的，多由先天禀赋不足，或后天脾胃虚弱，不能充养先天，或房劳过度、损伤肾精所致。精亏的主要临床表现有：小儿出现生长发育异常，如五迟；成人出现腰酸耳鸣，齿松发白、记忆力减退、骨质疏松等早衰现象，或男子不育，女子不孕等。

2. 精瘀　指男子精滞精道，排精障碍的病理表现。其形成多由房事不节，或手淫导致肾气虚损鼓动无力；或长久不交、忍精不泄，或肝气郁结不疏泄，或外伤瘀血、败精阻滞，导致精泄不畅而瘀滞精道。精瘀的主要临床表现有：排精不畅，可伴有精道疼痛，小腹、睾丸坠胀疼痛等，日久变生他病。

（二）气的失常

指气的不足或气机的运动失调而产生的病理变化，主要包括气虚、气机失调两个病理变化。

1. 气虚　指气的虚损不足，导致机体脏腑、组织的功能减退，抗病能力低下的病理变化。气虚的形成原因多与先天禀赋不足、后天脾胃失养，化生不足有关；也与劳倦内伤、久病不愈等过度耗损有关。气虚常见神疲乏力、气短懒言、自汗、舌淡、脉虚无力等症。因气与血、津液的关系极密切，故气虚病变进一步发展，可引起血、津液的生成、运行、输布等方面的多种病变。

2. 气机失调　指气的升降出入运行障碍而导致的病理变化。

升、降、出、入是人体气的四种基本运动形式。脏腑、经络的功能活动有赖于气的升降出入。例如肺主呼吸，宣发肃降；脾胃消化，升清降浊；心肾之间阴阳交通，水火上下既济等，无不都是气机运动的具体体现。故气机的升降出入异常会影响到脏腑、经络等方面的功能，使机体产生多种病变。不论新病久病、内伤外感，都存在着气机升降出入失调的病机。

（1）气滞：指气的运行、流通不畅所致的病理变化。主要与情志抑郁，寒邪入侵，痰饮、瘀血、食积等阻滞，引起全身或局部的气机不畅，脏腑功能失调有关。临床气滞证以肺、肝、脾胃多见，其症状特点为闷、胀、疼痛。气滞日久可致血、津液的运行异常，出现瘀血、痰饮等新的病理性产物，引发新的病证。如长期郁闷不乐，可致肝气郁结，出现肝经所过之处的乳房、胁肋、少腹部位胀痛，久之气滞则血瘀、气滞则水停，还可见乳房包块、梅核气等新病变。

（2）气逆：指气的上升运动太过或下降运动不及所致的病理变化。多由情志内伤、饮食不当、痰浊壅阻等所致。气逆多见于肺、胃、肝等脏腑。如肺气上逆，则咳嗽气喘；胃气上逆，则恶心、呕吐、呃逆、嗳气；肝气上逆，则面红目赤、头晕头痛、易怒，血随之上逆，甚则可见吐血、晕厥。

（3）气陷：指气的上升运动不及或下降运动太过所致的病理变化。气陷多由气虚发展而来，与中焦脾气关系最密切。素体虚弱，或久病耗损，均可耗伤脾气，引起清阳不升、中气下陷，从而在气虚短气乏力的基础上，出现头晕目眩、脏器下垂（如胃下垂、子宫脱垂、脱肛）的气陷症状。

（4）气闭：指脏腑、经络气机闭塞不通所致的病理变化。多由情志过极，外邪、痰浊闭阻气机，使气不得外出而闭塞所致。气闭发病较急，临床表现为突然昏厥、不省人事、四肢欠温、二便不通等。

（5）气脱：指正气衰弱，以致气不内守而外脱散失的病理变化。多由久病、重病，或剧烈的汗、吐、下、大出血，致使气随津泄或血脱，引起机体功能突然衰竭。临床表现为面色苍白、汗出不止、全身软瘫、二便失禁等危象，若不及时救治，则导致阴阳离绝而死亡。

（三）血的失常

指血的不足或血的运行失常而产生的病理变化，主要包括血虚、血瘀、血热、出血病理变化。

1．血虚　指血液不足，濡养功能减退的一种病理变化。血虚原因主要有两大方面：一是生化不足，如营养不良，脾胃虚弱，或肾精亏虚，以致血液化源不足；二是丢失过多，如失血过多，或久病不愈，慢性耗损，或思虑过度，暗耗阴血。血虚不能营养脏腑组织，脏腑功能逐渐减退，故临床可见面色无华，唇舌、爪甲淡白，心悸头晕，健忘多梦，肢麻筋挛，月经量少等心肝血虚的表现。

2．血瘀　指血液运行不畅或瘀滞不通的病理状态。常见于气滞而血行受阻，或气虚而行血无力，或痰浊阻于脉络，或血寒而凝结为瘀，或血热灼津而成瘀，或跌仆外伤等，均可形成血瘀病变。血液瘀滞于脏腑或经络某个部位时，可出现疼痛，疼痛特点为刺痛、痛处固定，久之可形成癥积肿块，伴有面色黧黑、肌肤甲错、唇舌紫暗、脉涩或结代等血瘀征象。

3．血热　指血分有热，血液运行加速，甚至血液妄行的病理状态。多由外感温热邪气，或情志郁结，五志化火所致。血得温则行，若血分有热，则血行加速，甚至灼伤血络，迫血妄行，出现以热象为主，兼有耗血伤阴、动血出血为特征的临床征象。症见如身热以夜间为主，面赤舌红，口干不欲饮，心烦躁扰，或兼有出血、神志昏迷等。

4．出血　指血液不循常道、逸出脉外的病理状态。多由火热邪气迫血妄行，或气虚摄血无力，或外伤损伤脉络，引起血液外溢所致。其临床特征以各种出血为主，如咯血、呕血、衄血、便血、尿血、月经量多或崩漏、皮下出血等。

（四）精气血关系失常

精与气血关系密切，如精可化气，气能生精，精血同源，故精气血关系异常，可见精气亏虚或精血两虚。

气与血关系更为密切，气为阳，血为阴。气与血在生理上有阴阳的相互依存、相互为用关系：气为血之帅，对血有推动、温煦、化生、统摄的作用；血为气之母，对气有濡养、承载等作用。在病理上，气血相互影响，导致气血同病。气血关系失常，主要有气滞血瘀、气虚血瘀、气不摄血、气血两虚、气随血脱、血随气逆等类型。

四、津液代谢失常

津液代谢是个复杂的生理过程，由多个脏腑的共同协调以维持正常，其中与肺、脾、肾三脏关系最为密切。而津液的生成、输布、排泄，与气的作用密切相关。任何一脏或气的功能异常，均能导致津液代谢失常，从而出现津液不足或津液输布、排泄障碍的病证。

1. 津液不足　指津液亏少，使脏腑、皮肤、孔窍失其滋润、濡养的一系列干燥失润的病理状态。导致津液不足的原因主要有两个方面：一是生成不足，如水分摄入严重不足，或久病体虚，脏腑气化功能减退，生津减少；二是丢失过多，如热盛伤津，或大汗、吐泻、多尿、大面积烧伤、大出血等，导致大量津液耗损。

津液不足可视津液亏虚的程度和病理变化不同，分为伤津和脱液两种。津较清稀，流动性大，以滋润脏腑、皮肤、孔窍为主要作用，易耗损，也易补充，故伤津主要是丢失水分，临床症见口渴、皮肤干涩、鼻咽干燥、尿少、便秘等伤津表现。液较稠厚，流动性小，以濡养脏腑、骨髓、脑髓、脊髓，滑利关节为主要作用，不易亏损，也不易迅速补充；故脱液不但丢失水分，还损失精微物质，临床症见目陷、精神萎靡、转筋，甚至皮肤、毛发枯槁，形瘦肉脱，手足震颤等阴液枯涸、阴虚生风等脱液表现。一般来说，轻者为伤津，重者为脱液；伤津未必脱液伤阴，但脱液必有伤津；两者皆有内燥表现。

2. 津液的输布与排泄障碍　津液的输布障碍，指津液得不到正常的转输和布散，以致津液在体内环流迟缓，或在体内某一局部滞留，而内生水湿痰饮的病理状态。多由肺失宣降，脾失健运，肝失疏泄，三焦水道不通等引起，最主要的是脾失健运。

津液的排泄障碍，指津液气化不利，转化为汗液和尿液的功能减退，以致水液潴留，外溢肌肤而为水肿的病理状态。肺的宣发功能，使津液化为汗液；肺的肃降与肾的气化（主要）功能，使津液化为尿液。故肺肾功能失调，均可致水液潴留发为水肿病。

津液的输布与排泄障碍，常相互影响，产生湿浊困阻、痰饮凝聚、水液潴留等病理改变。

(1) 湿浊困阻：多因脾虚，运化水液功能减退，使津液不能转输布散，聚积而成湿浊。临床症见头身困重、胸闷呕恶、脘腹痞满、便溏、面黄、苔腻等。

(2) 痰饮凝聚：多因脾失健运、肺失肃降，以致津液代谢障碍，水液不化，聚而成湿，停而为痰，留而为饮，痰饮滞留在机体不同部位，从而表现出各种有不同病理变化和临床症状的痰证和饮证。

(3) 水液潴留：多因肺、脾、肾等脏腑功能失调，以致津液代谢障碍，水液潴留肌肤或体内，导致水肿或腹水。

五、内生五邪

内生"五邪"，是指在疾病的发展过程中，由于脏腑、气血、津液等生理功能异常而产生类似于风、寒、湿、燥、火外邪致病的病理状态。因病起于内，非外邪引起，故称为"内风""内寒""内湿""内燥""内火"，统称内生"五邪"，属于病机学范围。

1. 风气内动　即内风，因机体阳气亢逆变动而形成，以眩晕、肢麻、震颤、抽搐等风动特征为主要临床表现的病理变化；因其与肝关系密切，故又称"肝风内动"。故《素问·至真要大论》说："诸风掉眩，皆属于肝"。风气内动根据不同病因，划分为以下类型，主要有热极生风、肝阳化风、阴虚风动、血虚生风、血燥生风等，其主要区别见表1-1-5所示：

表 1-5-1　内风的主要类型及区别

类型	病因病机	临床表现
热极生风	热邪伤津耗液，筋脉失养	高热神昏，伴见手足抽搐有力，颈项强直
肝阳化风	肝肾阴虚，肝阳亢逆失制	眩晕欲仆，肢麻震颤，或卒然昏倒，口眼㖞斜，半身不遂，舌强不语
阴虚风动	阴液亏虚，筋脉失养	筋挛肉瞤，手足蠕动
血虚生风	肝血亏虚，筋脉失养	手足麻木、拘挛、屈伸不利
血燥生风	精亏、血少、津枯，肌肤失于濡养	皮肤干燥、瘙痒或脱屑

2．寒从中生　即内寒，指因机体阳气虚衰，温煦气化功能不足，导致脏腑功能减退，虚寒内生，或阴寒邪气弥漫的病理状态。内寒的产生多与脾肾阳气不足有关，尤以肾阳虚为关键。阳虚则阴盛，阴盛则内寒，故内寒证是以阳虚征象（面色苍白、畏寒喜暖）和阴寒病理性产物积聚征象（尿频清长、涕、痰、唾、涎稀薄清冷，或便溏）为主要临床特点。临床上，外感寒邪易伤人体阳气，导致阳虚；而阳虚之体，又易感寒邪而发病。

3．湿浊内生　即内湿，指脾主运化、肾主水液的功能失调，导致津液输布、排泄障碍，水液代谢失调从而产生水湿痰浊停聚的病理变化。脾主运化水湿，水湿内生主要责之于脾，故内湿多因脾虚，又称为"脾虚生湿"。湿性重浊，易阻气机，内湿证常随湿阻部位的不同有不同的临床表现：湿滞经脉，可见头重如裹、肢体重着、关节肿胀屈伸不利，甚至颈项僵硬、运转障碍；湿阻上焦，可见胸闷咳嗽；湿阻中焦，可见纳少、脘腹胀满、口腻、苔厚腻；湿滞下焦，可见便溏、小便不利；水液泛滥肌肤，可见水肿。《素问·至真要大论》说："诸湿肿满，皆属于脾"，故内湿证仍是以脾虚湿困中焦为常证。临床上，外感湿邪易伤脾，而脾虚运化失职，亦易外感湿邪而发病。

4．津伤化燥　即内燥，指机体津液不足，人体各组织器官和孔窍失其滋润濡养，从而出现干燥枯涩为特征的病理变化。多因久病、久热伤阴，或大汗、吐、下，或失血伤精，导致阴津亏少；或湿邪化燥等所致。内燥病变可见于各脏腑，但以肺、胃、大肠为多见。《素问·阴阳应象大论》说："燥盛则干"，故内燥的临床表现多见津液枯涸失润和阴虚内热征象，如形体消瘦、肌肤干燥脱屑或皲裂、口燥咽干、鼻干目涩、尿赤便结、干咳无痰，或痰中带血等。

5．火热内生　即内火（热），指因阳盛有余，或阴虚阳亢，或气血郁滞，或病邪郁结，而产生火热内扰、功能亢奋的病理变化。

火热内生的主要病机有：

（1）阳气过剩而化火：指机体阳盛有余，功能亢奋，热极化火的病变。生理情况下，阳气有温煦、推动脏腑功能之功，此称为"少火"。病理情况下，因阳气过盛，可致脏腑的代谢亢进，消耗大量的气、血、津液等，此种病理性的阳气过亢称为"壮火"，即"气有余便是火"。

（2）邪郁化火：一是外感六淫风、寒、燥、湿等病邪，皆能郁滞并从阳而化热化火，如寒湿郁而化热；二是体内的病理性代谢产物，如痰饮、瘀血和食积等，均能郁而化火。故上述因素皆能导致机体阳气郁滞，气郁则生热化火。

（3）五志过极化火：即"五志之火"，多指因情志刺激，影响了脏腑阴阳、气血的生理平衡，造成气机郁结，气郁久而化热，导致火热内生。如长期心情抑郁，可致肝气郁结，气郁化火，则发为"肝火"。

（4）阴虚火旺：属虚火，多由精亏血少、阴液耗伤、阴虚阳亢，导致虚热（火）内生。一般阴虚内热多见全身性的虚热征象，而阴虚火旺征象则多集中在某一部位，如牙痛、口干咽痛等。实火与虚火的鉴别见表1-5-2。

表 1-5-2　实火与虚火的鉴别

	实火	虚火
病势、病程	发病急，病程短	发病缓，病程长
临床表现	高热、大汗出	低热、骨蒸潮热、盗汗
	烦躁、神昏谵语，甚至发狂	五心烦热、失眠多梦
	面红目赤	午后两颧潮红
	口渴喜冷	口燥咽干，但饮不多
	舌红，苔黄厚	舌红，少苔或无苔
	脉洪数，有力	脉细数，无力
病因病机	阳盛有余、邪郁化火、五志之火	精亏血少、阴液耗伤
治法	清热泻火	滋阴降火

外火多由感受温热之邪或风寒暑湿燥五气化火所致，临床上有比较明显的外感病演变过程。内火则为脏腑阴阳气血失调或五志化火而致，其病变通过各脏腑的病理变化反映出来，无明显外感病史。但外火和内火又相互影响，内生之火可招致外火。如平素阴虚火旺或阳热亢盛者，感受六淫之后，内外交迫，常致五气从火而化。而外火亦可引动内火，如外火灼伤津血、引动肝阳、化火生风等。

知识链接

内寒、内热病变共同特点的概括

内寒病变的共同特点是：冷（畏寒、肢冷）、白（面、舌色白）、稀（分泌物和排泄物质地清稀，如痰液稀白、大便稀薄）、润（舌润、口不渴）、静（精神状态安静、喜卧）为其临床特点。

火热病变的共同特点是：热（发热、恶热喜冷）、赤（面红目赤、舌红）、稠（分泌物和排泄物，如痰、涕、带黏稠色黄）、燥（咽干口渴、便干）、动（神志烦躁、脉数）。

六、疾病传变

邪正交争的盛衰变化决定着疾病的发生、发展和转归，故疾病的过程是一个动态变化过程。中医学在长期发展过程中，逐步形成了系统的、完整的对疾病发展规律的认识，即疾病的传变理论。

（一）疾病传变的概念

中医学认为，人体以五脏为中心，通过经络系统将机体的表里上下、五官九窍等连成一个有机整体，当某一脏腑或经络病变时，可以沿一定次序向其他脏腑或经络发生传变，引起疾病的发展变化。故疾病传变是指脏腑经络组织病变的转移和变化。研究疾病传变的理论，即研究疾病的传变规律和过程，对于疾病的辨证治疗、控制发展和推测预后等，都有重要的指导意义。

（二）疾病传变的形式

疾病传变包括病位传变和病性转化。病位传变的形式多种多样，但不外经络传变和脏腑传变两种。如就外感和内伤而言，一般来说，外感疾病的传变有六经传变、卫气营血传变和三焦传变；内伤杂病的传变则为经络之间传变、经络脏腑之间传变，以及脏腑之间生克制化传变等。当然，这不是绝对的，无论哪种传变，都是以脏腑经络功能失常为其基本病理变化。病性的转化，则有寒热转化和虚实转化两种。

1．病位传变　指疾病发展过程中，其病变部位发生相对传移的病理过程，即某一部位的病变，向其他部位波及扩展。常见的病位传变包括表里之间与脏腑之间传变两种。

一般而言，外感病发于表，发展变化过程是自表入里、由浅而深的传变，故外感病的基本传变形式是表里之间的传变。内伤病起于脏腑，发展变化过程是由患病脏腑波及影响其他脏腑，故内伤病的基本传变形式是脏腑之间的传变。

掌握病位的传变规律，对临床有着重要的指导意义。中医临证时运用动态的观点对待疾病，在病已发而未深，微而未甚之时，便能见微知著，掌握病势发展趋向，从而抓紧时机进行治疗，可以防止疾病的发展与传变，将疾病治愈在初期阶段。

（1）表里出入：又称表里传变、内外传变，它代表病变部位的浅深，标志着病理变化的趋势。表与里具有相对性。以整体而言，肌肤为表，内在的脏腑组织器官为里；以经络而言，三阳为表，三阴为里，在三阳之中，太阳为表，阳明为里，少阳为半表半里；以脏腑相对而言，腑为表，脏为里；以经络与脏腑相对而言，经络为表，脏腑为里。但作为辨证纲领的表证和里证，一般是指肌肤和脏腑而言的。病在表，多见邪在经络肌腠的症状，病多轻浅易治；病在里，多见脏腑的症状，病多深重难治。

表里传变取决于邪正双方势力的对立；可分为表邪入里（或由表入里）和里病出表（或由里出表）两种形式。

1）表邪入里：指外感邪气，在一定条件下，由肌肤内传入里，引起脏腑功能失调的病理传变过程。多因正虚或邪盛，正不胜邪或失治、误治所致；反映病势恶化，为逆证。

2）里病出表：指病在里，因正盛邪负，病邪由里外透于肌表的病理传变过程。多因治疗、护理得当，机体正气增强，正胜邪退所致；反映病势有好转或痊愈机会，为顺证。

此外，在伤寒病机传变中，其病邪之出入，尚须经过半表半里阶段，即少阳阶段，故半表半里之病变亦称少阳病变。其病机为邪入少阳，正邪分争，少阳枢机不利，胆火内郁，进而影响及胃。故临床常以往来寒热、胸胁苦满、口苦咽干、目眩、默默不欲饮食、心烦喜呕等症为特点。

（2）外感疾病的传变：

1）六经传变：汉·张仲景在《伤寒论》中系统地论述了外感疾病的发生发展规律，创立了完整的六经传变理论。六经传变的一般规律：外邪循六经传变，由表入里，由三阳入三阴依次相传，即太阳→阳明→少阳→太阴→少阴→厥阴，其反映了病情由轻到重的发展趋势。

六经传变的特殊规律：六经传变不完全按照六经次序循经相传，还有一些特殊的传变形式。如：

越经传：即不按六经次序而传变，如由太阳而传至太阴。

表里传：即表里两经相传，如由少阴而传至太阳。

直中：指病邪不经三阳经传入，而直接出现三阴经证候。如素体脾胃阳虚者感邪，发病即现太阴症状，称为"直中太阴"。

合病：指两经或三经同时发病，因而两经或三经证候同时出现，无先后次第之分者，称为合病。如太阳少阳合病、三阳合病等。

并病：指一经证候未罢又出现另一经证候者。与合病不同之处在于前一经证候还在，而后一经证候又具备的条件下，两经交并为病，而有先后次第之分。

2）卫气营血传变：有顺、逆传之分。

顺传：指病邪由卫传气、由气传营、由营传血，多为渐进性传变。此规律反映了温热病由表入里、由外而内、由浅入深、由轻入重的疾病演变过程，揭示了病变的不同程度和阶段。一般来说，病在卫分为病势较轻浅，病位在皮毛和肺，以发热恶寒为其临床特点；病在气分为邪已传里，病势较重，病位在肺、胸膈、脾、胃肠、胆，以但热不恶寒为其临床特点；病在营分为邪已深入，病势更重，病位在心和心包，以舌质红绛、心烦不寐为其临床特点；病在血分为邪更深入一层，最为严重，病位在心、肝、肾，以舌质红绛及耗血、动血、阴伤、动风为其临床特点。由于病邪性质、感邪轻重和体质不同，温病在传变过程中，亦有不出现卫气营血全程传变者。

逆传：指邪在肺卫不解，不传气分，而由肺径自内陷心包，多为暴发性传变；其病剧变，病势多凶险。

3）三焦传变：指病变次序遵循从上焦肺→中焦脾胃→下焦肝肾，此为顺传，提示病情渐加重，病势恶化；若病由下焦或中焦向上焦传变，则提示好转向愈。此为一般规律，但疾病传变不是固定不变的，亦有上焦证未罢而又见中焦证的，或有中焦证未除又出现下焦证等。

（3）内伤杂病的传变：

1）经络之间的传变：指一经有病必然传至他经，或影响相关联的其他各经。如足厥阴肝经，布胁肋，注肺中，故肝气郁结化火，肝火循经上犯，可灼伤手太阴肺经，即所谓"木火刑金"，而出现胸胁灼痛、咳嗽痰血、咳引胸痛等肝肺两经之证；或直接影响表里相合之经，如足少阴肾经与足太阳膀胱经互为表里，肾阳亏虚，可致膀胱气化不利，出现尿少、水肿等症。

2）经络脏腑之间的传变：一为由经脉传至脏腑。如风热之邪客于手太阴肺经，必内舍于肺而致肺失宣肃，发生咳嗽、喘促等。二为由脏腑传至经脉。如心肺有病会通过其所属经络的循行部位反映出来，出现胸痛、臂痛等。

3）脏腑之间传变：①脏与脏传变是指病位传变发生于五脏之间，与五行生克制化规律有密切联系；分为顺传、逆传两种，母病及子和相乘传变谓之顺传，子盗母气和反侮传变谓之逆传。②脏与腑传变是指病位传变发生于脏与腑之间。脏与腑互为表里，二者之间的传变，若由脏及腑，则其病较轻，腑病易医；若由腑及脏，则其病较重，脏病难治。③腑与腑传变是指病位传变发生于腑与腑之间。六腑共同参与饮食物的传化和排泄，若某一腑发生病变，必然影响其他腑出现病变。如大肠燥屎内结，腑气不通，可导致胃降浊失司，胃气上逆发为恶心、呕吐等症。

临床上患者体质有强弱，受邪有轻重，病情有万变，治疗有正误，所以疾病的传变也有不以上述次序相传者。因此不能把这种传变规律当作刻板的公式，按图索骥，必须全面观察、灵活运用。

2．病性转化 主要包括寒热转化和虚实转化。

（1）寒热转化：致病因素侵犯人体，导致机体阴阳失衡，产生阴阳偏盛或偏衰，总而言之，阳盛阴虚则为热证，阴盛阳虚则为寒证。但在疾病的发展过程中，阴阳的消长盛衰是不断变化的，在一定条件下，疾病的寒热病性可以改变原来的性质而向相反的方向进行转化，出现由寒化热，或由热转寒。一般情况下，由寒化热，是阳长阴消，提示正气来复，为顺证；由热转寒，是阴长阳消，提示正不胜邪，为逆证。故临床上通过寒热转化，观察人体阴阳之气消长变化，预见病证的病势，具有一定的指导意义。

（2）虚实转化：疾病的发展过程中，邪正双方力量常发生变化，当其消长变化达到主要与次要矛盾方面互易其位时，虚实的病机亦发生改变，出现由实转虚，或由虚致实。一般情况下，邪胜正负，或失治误治，使病程迁延，邪气已去而正气大伤，可出现由实转虚；正虚抗邪无力或复感外邪，产生气滞、血瘀、痰饮、食滞等病理变化，可出现由虚致实或虚实夹杂的病理变化。

 思考题

1．何为六淫？其特点有哪些？

2．内伤病因包括哪些？

3．发病的类型有哪些？各自是如何定义的？

4．阴阳失调的病机包括什么？

5．疾病的传变形式有哪两个方面？其中六经传变又有哪些形式？

（陈 桦）

第六章

疾病防治

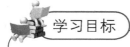学习目标

1．掌握未病先防、既病防变的概念，熟悉其具体内容。
2．掌握疾病的治疗原则和治疗方法。

第一节 预 防

预防，是指采取一定的措施，防止疾病的发生与发展。中医学对疾病的预防非常重视，《素问·四气调神大论》所说："圣人不治已病治未病，不治已乱治未乱"，生动地反映出防重于治的光辉思想。所谓治未病，包括未病先防和既病防变两方面的内容。

一、未病先防

未病先防，指在疾病未发生之前，采取各种措施来防止疾病的发生。

（一）养生

养生，又称摄生，即通过各种方法来增强正气，延年益寿。

1．调养情志　人的思想活动与疾病的发生有密切的关系，人的精神情志活动可影响机体气机的正常升降出入。突然强烈的精神刺激或长期反复的精神刺激，可使人体气机逆乱，气血失和，脏腑功能紊乱，阴阳失调。在疾病过程中，情绪波动也能使疾病恶化。故减少不良的精神刺激和过度的情志波动，可以提高机体的抗病能力而不致发病。

2．加强锻炼　经常锻炼身体，能增强中医体质，减少或防止疾病的发生。远在春秋战国时代，已应用"导引术"和"吐纳术"来防治疾病。汉代华佗又以"流水不腐，户枢不蠹"的恒动观，模仿虎、鹿、熊、猿、鸟五种动物运动状态的"五禽戏"，作为防病强身的健身运动。这些方法均能养精、益气、安神、活血，协调精、气、血、神的相互关系，从而调畅气机，平衡阴阳，运行气血，疏通经络，做到"正气存内，邪不可干"。

3．顺应四时　人类生活在自然界中，与自然界息息相关。自然界的四时气候变化，必然会影响人体，使之发生相应的生理和病理反应。《素问·四气调神大论》说："阴阳四时者，万物之终始也，死生之本也。逆之则灾害生，从之则苛疾不起。"体现了"人与天地相应"的整体观，是预防疾病的重要措施和养生所必须遵循的重要原则。

4．注意饮食起居　人的饮食要有规律和节制，生活起居必须遵循自然规律，适应自然的变化。《素问·上古天真论》明确指出："其知道者，法于阴阳，和于术数，食饮有节，起

居有常，不妄作劳，故能形与神俱，而尽终其天年，度百岁乃去。"假若饮食起居没有规律，"以酒为浆，以妄为常，醉以入房，以欲竭其精，以耗散其真，不知持满，不时御神，务快其心，逆于生乐，起居无节，故半百而衰也。"说明饮食起居对人体的正气强弱有很大的关系。

5. 药物预防及人工免疫　《素问·遗篇·刺法论》有"小金丹……服十粒，无疫干也"的记载，表明我国很早就开始了药物预防工作。早在16世纪中叶我国就发明了人痘接种法预防天花，成为世界医学"人工免疫法"的先驱。此外，还有用苍术、雄黄等烟熏来预防疾病。近年来运用中药预防疾病的方法很多，如用贯众消毒饮水；板蓝根、大青叶等预防感冒；大蒜预防肠道疾病；茵陈、山栀预防肝炎等。

（二）防止病邪的侵害

病邪是导致疾病发生的重要原因。防止病邪侵害是指平时要讲究卫生，保护环境，防止空气、水源和食物不受污染；注意气候的变化，提倡"虚邪贼风，避之有时"；注意患者的消毒隔离，以避其传染。

二、既病防变

既病防变，即是对已经发病的患者，进行早期诊断，早期治疗，防止疾病的发展与传变。

（一）早期诊治

疾病初期，病情较轻，正气未衰，所以较易治愈。如不及时治疗，病邪就会由表入里，疾病由轻而重。《素问·阴阳应象大论》指出："故善治者治皮毛，其次治肌肤，其次治筋脉，其次治六腑，其次治五脏。治五脏者，半死半生也。"说明既病之后，就应及早诊治，防止疾病由轻变重，由局部发展到整体，做到防微杜渐。

（二）控制疾病的传变

传变，是指脏腑组织病变的转移变化，又称传化。对于不同的疾病有不同的传变途径与发展规律。如外感热病多以六经传变，卫气营血传变或三焦传变；而内伤杂病则多以五行生克制化规律传变，以及经络传变等。掌握了疾病的传变规律，在治疗时就应辨明哪是首先被侵害的部位，采取适当的措施，将疾病控制在早期阶段，以防传变。如《金匮要略》说："见肝之病，知肝传脾，当先实脾。"

第二节　治　则

治则，即治疗疾病的法则。它是在中医学的整体观念和辨证论治理论指导下制定的，它对临床治疗立法、处方、用药具有普遍指导意义。治则与治法不同，治则是用以指导治疗方法的总则，治疗方法是治则的具体化。因此，任何具体的治疗方法，都是在治则的指导下产生的，并从属于一定的治疗法则的。

临床遵循的治疗法则有治病求本、扶正祛邪、调整阴阳、三因制宜四个方面。

一、治病求本

《素问·阴阳应象大论》说："治病必求于本"，是说临床治疗疾病时，必须抓住疾病的本质进行治疗。任何疾病的发生与发展，总是通过若干症状和体征表现出来。然显露于外的征象，并不等于疾病的本质。医生必须仔细地观察，综合分析，透过疾病的现象，抓住疾病的本质，亦即找出疾病发生的根本原因，然后针对其本质进行治疗。

临床运用治病求本这一法则时，必须正确掌握"治标与治本""正治与反治"及"病治异同"，才能分清主次，正确处理原则性和灵活性的关系。

（一）治标与治本

标本是一个相对的概念，用以说明治疗疾病时的先后主次关系。标，指现象；本，指本质。但标本的含义是多方面的，以正邪而言，正气为本，邪气为标；就病因和症状而言，病因为本，症状为标；从病变部位来分，内脏为本，体表为标；以病程来说，旧病为本，新病为标。在复杂多变的病证中，标本和矛盾双方的主次关系，往往在不停地运动变化，故临床运用此法则可分为："急则治其标""缓则治其本"及"标本同治"。

1．急则治其标　是在标病危急，若不先治其标病，就会危及患者生命或影响对本病的治疗时，所采取的一种暂时急救措施。例如大出血的患者，突然大量出血，气随血脱，阳气因而亡失，表现为大汗淋漓、四肢厥冷、精神淡漠、脉微欲绝，在这种情况下，应当首先止血以治其标，而后针对病因以治其本。急则治标的目的，是为治本创造条件。

2．缓则治其本　与急则治其标相对而言，是在病情不急的情况下，针对疾病本质进行治疗的一个原则，对慢性病或急性病恢复期的治疗更有指导意义。临床上在治本的同时，标病也随之消失。例如：脾虚泄泻，脾虚为本，泄泻为标，采用健脾益气治本的方法，脾气健运，泄泻自止。

3．标本同治　指标病与本病无明显轻重缓急差异，采用标本兼治的一种方法。如临床表现为身热、腹硬满痛、大便燥结、口干渴、舌燥苔焦黄，此属实热内结为本，阴液受伤为标，用增液承气汤标本兼顾治之，泻其实热可以存阴，滋阴润燥有利于通下，达到标本同治的目的。

（二）正治与反治

一般地说，在疾病发生发展的过程中现象和本质是一致的，但有时也出现一些假象，即现象与本质完全相反的表现如真热假寒，真寒假热等。因此针对疾病的现象（包括假象）而言，就有正治与反治的区别。

1．正治　正治，又称"逆治"。是指在疾病症状的性质与疾病本质相一致的情况下，逆疾病征象进行治疗的一种方法。所谓"逆"，即是指采用的方药的性质与疾病证候性质相反的治法。如寒证用热药，热证用寒药，虚证用补药，实证用泻药，即"寒者热之""热者寒之""虚者补之""实者泻之"的治法，都属正治法。

（1）寒者热之：是指寒证出现寒象，用温热药治疗的一种治法，如表寒证用辛温解表法，里寒证用辛热温里法等。

（2）热者寒之：是指热证出现热象，用寒凉药治疗的一种治法，如表热证用辛凉解表法，里热证用苦寒清里法等。

（3）虚者补之：是指虚证出现虚象，用补益法治疗的一种治法，如阳气虚证用温阳益气法，阴血虚证用滋阴养血法等。

（4）实者泻之：是指实证出现实象，用攻逐法治疗的一种治法，如食滞证用消导法，水饮停聚证用逐水法，血瘀证用活血化瘀法等。

2．反治　反治，又称"从治"。反治是指在疾病症状的性质与疾病本质相反的情况下，顺从其症状性质而治的一种方法。所谓"从"，即是指采用的药物的性质与疾病症状性质相顺从的治法。又称"从治法"。从治法的具体应用，有"热因热用""寒因寒用""塞因塞用""通因通用"。

（1）寒因寒用：用寒性药物治疗假寒症状的病证，称"寒因寒用"，适用于"真热假寒"证的治疗。如外感热病，里热极盛，格阴于外，热深厥深，出现四肢厥冷的假象时，依其在外的假象而用寒性药治疗。这种以寒治寒的方法，从病因病机来讲，仍属于以寒药治热证。

（2）热因热用：用热性药物治疗假热症状的病证，称"热因热用"，适用于"真寒假热"证的治疗。如由于内脏虚寒，阴邪太盛，以致阳气上浮，反见面红等假热证候，顺从这种假热，用热性药治疗。从表面来看是以热治热，但从病因病机来讲，仍属于以热药治寒证。

（3）塞因塞用：用补益的药物治疗闭塞不通的病证，叫做"塞因塞用"。如脾虚失运所致的腹胀满闷等症状，需用补脾益气的方法治疗，脾气健运，胀满自除；气血亏虚所致的经闭，用补气养血的方法治疗，气充血足，经血自来。

（4）通因通用：用通利的药物治疗有通泄症状之实证，称"通因通用"。如食积腹泻，治以消导泻下；瘀血崩漏，治以活血祛瘀，破除瘀血；湿热痢疾，用清热解毒，通利大便之法，均为通因通用法治疗疾病的常例。

（三）病治异同

病治异同，包括"同病异治"与"异病同治"两个方面。

1. 同病异治 同是一种疾病，由于发病时间、地区、患者的中医体质或疾病所处的阶段不同，临床所表现的证候各异，因此治法也不一样。如感冒，由于感受邪气的性质有风寒、风热之别，所以，临床表现的证候也不同，治法也就有辛温解表，辛凉解表的不同治法。

2. 异病同治 不同的疾病，在发生发展变化的过程中，出现了相同的证候，则可以用同样的方法进行治疗。如脱肛、子宫脱垂、胃下垂等病，因其病机相同，皆为气虚下陷所致，都有中气不足之证候表现，治疗皆可以采用补中益气汤以升提中气。

二、扶正祛邪

任何疾病的发生发展过程，都是正气与邪气矛盾双方相互斗争的过程。邪正之间的胜负，决定着疾病的进退；邪正之间的盛衰，决定着疾病的虚实变化。邪胜则病进，正胜则病退。"邪气盛则实，精气夺则虚"。扶正祛邪是指导临床治疗的一个重要法则。

扶正，即扶助正气，增强中医体质，提高机体抗病能力。扶正适用于正虚为主的病证，临床上可根据患者的具体情况，分别运用益气养血，滋阴壮阳，填精增液等治法。

祛邪，即祛除邪气，使邪去正安。祛邪就是使用攻泻、驱邪的药物或其他疗法以祛除病邪。祛邪适用于邪实为主的病证，临床上可根据患者的具体情况，分别运用发汗、攻下、清热、散寒、消导等治法。

运用扶正祛邪原则，要认真仔细地观察和分析正邪双方消长盛衰的情况，根据正邪在疾病发生、发展及其变化和转归中所处的地位，区别主次、先后、灵活应用。或以扶正为主，或以祛邪为主；或先扶正后祛邪，或先祛邪后扶正，或攻补兼施，二者并重。但总的原则是"扶正而不留邪，祛邪而不伤正"。

三、调整阴阳

疾病的发生，从根本上说，是机体阴阳的相对平衡遭到破坏，出现偏盛偏衰的结果。因此，调整阴阳，使之恢复相对平衡，是临床治疗的重要法则之一。正如《素问·至真要大论》所说；"谨察阴阳所在而调之，以平为期。"

（一）损其有余

即阴或阳的一方过盛、有余的病证，临证时可采用"损其有余"的方法治疗。阴或阳的一方偏盛，多因邪实所引起，故损其有余属于泻法。如阳热亢盛的实热证，可用"热者寒之"的方法，以清泻其阳热；阴寒内盛的实寒证，可用"寒者热之"的方法，以温散其阴寒。

然一方的偏盛，亦可导致另一方的不足。如阳热亢盛易于耗伤阴液，阴寒内盛亦易于损伤阳气，故在调整阴或阳的偏盛时，应注意有没有相应的阳或阴偏衰情况的同时存在。如果已经引起了相对一方明显偏衰，出现了阴液亏损或阳气不足时，应用"损其有余"这一治法时，应兼顾其不足，配合益阴或扶阳之法。

（二）补其不足

即阴或阳的一方偏衰不足的病证，临证时可采用"补其不足"的方法治疗。如阴虚、阳虚、阴阳两虚的病证，可以用滋阴、补阳、阴阳双补的治法。

但一方的不足，亦可导致另一方的相对亢盛。如阴虚不能敛阳，出现了阴虚阳亢的虚热证，应采用滋阴以制阳的方法治疗，即所谓"壮水之主，以制阳光"；若阳虚不能制阴，发生阳虚阴盛的虚寒证，应采用补阳以制阴的方法治疗，即所谓"益火之源，以消阴翳"。在具体运用时，还应根据阴阳互根互用的理论，注意"阳中求阴"或"阴中求阳"的方法，即在补阴时适当配合补阳药，补阳时适当配合补阴药，故《景岳全书·新方八略》中说："善补阳者必于阴中求阳，则阳得阴助而生化无穷；善补阴者必于阳中求阴，则阴得阳升而泉源不竭。"

由于阴阳是辨证的总纲，各种疾病的病理变化，从根本上来说，均可用阴阳失调加以概括。凡表里出入、上下升降、寒热进退、邪正虚实、气血不和等，均为阴阳失调的具体表现。因此，从广义来讲，解表攻里、升清降浊、寒热温清、补虚泻实、调理气血等治法，均属于调整阴阳的范畴。

四、三因制宜

疾病的发生发展，受时令气候、地理环境和患者情况等因素的影响。因此，治疗疾病时，要根据当时的季节、环境、人的中医体质、性别、年龄等实际情况，制订出适当的治疗方法。

（一）因时制宜

根据不同的季节气候特点，来指导治疗用药的原则。因气候寒温变化，对人体的生理和病理均有重要影响。如夏季人体腠理疏松，冬季致密，同为风寒外感，夏天就不宜过用辛温，以防发汗太过，损伤阴液，而冬天则可重用辛温解表，以使邪从汗解；又如暑季多雨，气候潮湿，病多挟湿，治疗也应适当加入化湿、渗湿的药物；秋季气候干燥，故治病慎用香燥之剂。

（二）因地制宜

根据不同的地理环境，来指导治疗用药的原则。不同地区，其环境、气候、生活习俗、生活条件等各不相同，因而人的生理活动和病理变化的特点也不尽相同。如西北地高气寒少雨，病多燥、寒，治宜辛润，寒凉之剂多应慎用；东南地低气温多雨，病多温热或湿热，治宜清热化湿。

（三）因人制宜

根据患者年龄、性别、中医体质、生活习惯等来指导治疗用药的原则。患者年龄不同，用药剂量要相应增减。男女性别不同，各有生理特点，妇女有经、带、胎、产等情况，治疗用药应加以考虑。患者中医体质有强弱与寒热之偏的不同，治疗用药也应有所变通，如阴虚之体，慎用温燥药物，阳虚之体，慎用苦寒之品等。此外，患者素有某些慢性病或职业病以及情志因素，生活习惯等，在诊治时也应注意。

总之，因时、因地、因人制宜，是要求在诊治疾病时，不能孤立地看待病证，必须看到人的整体和不同特点以及自然环境对人体的影响。因时、因地、因人制宜的治疗法则，充分体现了中医治病的整体观念和辨证论治在实际应用上的原则性和灵活性。

第三节 治 法

治法，即治疗疾病的方法。它与治疗法则不同，治则指导治法，治法是治则的体现。

治法包括治疗大法和具体治法两个内容。大法又称基本治法，概括了多种具体治法的共性，临床上具有普遍的指导意义，如汗、吐、下、和、温、清、消、补八法。而具体治法是针对病证进行治疗的方法，属于治疗大法的具体体现，如辛温解表法、辛凉解表法，都是属于八法中的"汗法"。

知识链接

中医治疗八法是清代程钟龄在《医学心悟》中，总结前人的经验，依据疾病的阴、阳、表、里、寒、热、虚、实的不同性质，把常用的多种治疗方法归纳为汗、吐、下、和、温、清、消、补八法。但是，随着医学科学的发展和医疗实践的需要，"八法"除吐法少用外，临床实际已超出"八法"的范围，如熄风法、镇潜法、活血化瘀法等，使中医治法的内容更为丰富。

一、汗法

汗法，又称解表法，是运用解表发汗的方药开泄腠理、驱邪外出、解除表证的治疗大法。

【应用范围】适用于一切外感表证，某些水肿和疮疡病初起以及麻疹透发不畅而兼表证者。具体应用有辛温解表、辛凉解表、扶正解表等不同。

【注意事项】汗法以汗出邪去为度，不可发汗太过，以防伤津耗气，对于表邪已尽，或自汗、盗汗、失血、吐泻、热病后期津亏者，汗法均不宜用。

二、吐法

吐法，又称催吐法，是运用涌吐方药以引邪或毒物从口吐出的治疗大法。

【应用范围】主要适用于误食毒物尚在胃中，宿食停留胃脘不化或痰涎壅盛，阻塞气道者。

【注意事项】吐法是一种急救措施，用之得当，收效迅速，但易伤正气。凡中医体质素弱，年老体衰或孕妇、产妇及出血患者，均不宜用吐法。

三、下法

下法，又称泻下法，是运用泻下作用的方药，通过泻下通便，以攻逐实邪，排除积滞而治疗里实证的治疗大法。

【应用范围】主要适用于胃肠积滞、实热内结、胸腹积水、瘀血内停、大便不通者。根据病情的缓急，病邪性质的不同，具体应用有寒下、温下、润下、逐水、攻瘀等不同。

【注意事项】下法易伤正气，应以邪去为度，不可过量。对于老年体虚、产后血亏、月经期、妊娠期及脾胃虚弱者应慎用或禁用。

四、和法

和法，又称和解法，是运用和解疏泄作用的方药，以祛除病邪，调理脏腑、气血等，使表里、上下、脏腑、气血和调的治疗大法。

【应用范围】本法应用范围颇广，如半表半里之少阳证以及肝脾不和、肠胃不和等证。临床根据病邪的位置和性质，以及脏腑功能失调的不同情况，和法的具体应用又分为：和解少阳、调和肝脾、调和胃肠等方法。

【注意事项】凡邪在肌表而未入少阳，或邪已入里而阳明热盛者，均不宜使用和法。

五、温法

温法，又称温里法（祛寒法），是运用温热性质的方药，以达到补益阳气，驱除寒邪以治疗里寒证的一种治疗大法。

【应用范围】主要用于中焦虚寒、阳衰阴盛、亡阳欲脱、寒凝经脉等证。临床根据寒邪所在部位的不同，以及人体阳气盛衰的程度差异，温法有温中散寒、回阳救逆、温化痰饮、温经散寒等法。

【注意事项】温法所用的药物，性多燥热，易耗阴血。故凡阴亏、血热等证，不宜用温法。孕妇亦当慎用。

六、清法

清法，又称清热法，是运用寒凉的方药，通过清热、泻火、凉血、解毒等作用，以清除热邪的一种治疗大法。

【应用范围】本法主要适用于各种里热证。根据热邪所犯脏腑和病情发展的不同阶段，运用清热法时又分为清热泻火、清热解毒、清热凉血、清热养阴以及清脏腑诸热的具体治法。

【注意事项】清热药所用方药多属寒凉之品，常有损伤脾胃阳气之弊，故不宜久用。

七、消法

消法，又称消散法，是运用消导、消散、软坚、化积等作用的方药，消除体内积滞、癥瘕、痞块等病证的治疗大法。

【应用范围】主要适用于癥瘕、积聚、痞块。消法的运用，常根据其不同作用，分为消食导滞、软坚散结、消痈排脓等法。

【注意事项】消法，属于攻邪的范围，治疗实证。中医体质较虚，使用消法时，应兼用补益药，以防损伤正气。

八、补法

补法，又称补益法，是运用补益作用的方药，以扶助正气、消除虚弱证候的治疗大法。

【应用范围】主要适用于一切虚损之证。补法据其不同作用，分为补气、补血、补阴、补阳四大类。又因为气血同源、阴阳互根，有时又需气血双补、阴阳双补。

【注意事项】补气助阳之品，性多温燥，肝阳上亢，阴虚内热者慎用；滋阴养血之品性多滋腻，凡脾胃虚弱者，应佐以健脾益胃药同用。补能扶正疗虚，但用之不当亦能助邪，故无虚不用补法，以免有"闭门留寇"之患。

以上八法，根据临床病证之具体情况，可单用，亦可两法或多法互相配合应用。

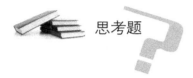

思考题

1. 什么是未病先防、既病防变？
2. 疾病的治则是什么？
3. 中医的治法有哪些？其中补法的应用范围有哪些？什么样的疾病适合消法？

（张亚军）

第二篇 中医诊断学

第一章

概　述

中医诊断学是在中医学理论指导下，研究诊察病情、辨别疾病证候，进而为防治疾病提供依据的一门学科。它是中医基础理论与临床学科之间的桥梁，是学习中医临床的基础。

一、中医诊断学的基本原理

中医学认为人体是一个有机的统一整体，在疾病的诊断中，必须用普遍联系的、整体动态的观点来指导临床，才能获得对疾病本质的认识。中医认识疾病的基本原理是：

（一）司外揣内

《丹溪心法》言："有诸内者必形诸外。"人体内脏的生理活动、病理变化必然以一定的形式在人体外部表现出来，故通过对人体外部现象的观察，测知人体内脏的生理、病理状况，称为司外揣内。

（二）见微知著

见微知著指观察局部微小的变化，可以测知全身整体的病变。人体是一个不可分割的有机整体，因而局部微小的变化可反映整体的生理病理状况。

（三）以常达变

以常达变是指以正常的状况为标准，发现太过或不及的异常变化。即以健康人体的表现或状态为衡量标准，可发现人体的异常之处及病变所在，从而为做出正确的诊断提供线索和依据。

二、中医诊断的基本原则

临床疾病的表现错综复杂、千变万化，中医特别强调用以下基本原则来指导，以便正确诊断疾病。

（一）整体审察

整体审察是指中医学在诊断疾病时不仅重视患者整体的病理联系，还要将患者与其所处环境结合起来综合判断病情。

（二）四诊合参

四诊合参是指中医学在临证时必须将望、闻、问、切四诊收集的病情资料，进行综合判断、参照互证，以全面准确地对疾病做出诊断。

（三）病证结合

　　中医诊断包括辨病和辨证。病与证是诊断疾病的两个不同的侧重点，中医学提倡在病的框架内辨证，把辨证与辨病结合，进行全面分析，才能探求疾病的本质。

　　中医诊断学的主要内容，包括四诊、辨证等。

 思考题

　　1．中医诊断学的基本原理有哪些？
　　2．中医诊断的基本原则是什么？

（洪敏俐　郭宝云）

诊 法

学习目标

1. 说出望、闻、问、切四种诊法的概念、临床意义和注意事项。
2. 归纳舌诊与脉诊的基本操作方法。
3. 知道望小儿指纹的基本操作方法及应用。
4. 能将望、闻、问、切知识初步应用于临床。

诊法，包括望、闻、问、切四个方面，简称"四诊"，是中医诊察疾病的主要手段和搜集临床资料的主要方法。

人体是一个有机的整体，局部的病变可以影响到全身，内脏的病变也可从体表、五官、四肢等反映出来，因此通过望、闻、问、切等"以外测内"的诊察方法，可认识疾病的病位、病因、病性及其内在的联系，从而为辨证论治提供依据。

第一节 望 诊

望诊，是医生运用视觉对患者的全身和局部进行观察，以获得与疾病辨证有关资料的一种诊察方法。望诊的内容包括望全身情况、望局部情况、望排出物、望舌和望小儿指纹等。

望诊应在充足的自然光下进行；患者体位要自然放松，保证望诊准确无误；充分暴露受检部位，并结合病情，有步骤、有重点地仔细观察。

一、全身望诊

全身望诊，又称整体望诊，是指通过观察患者的神、色、形、态变化来诊察疾病。

（一）望神

神有广义和狭义之分。广义的神是指人体生命活动的外在表现，是对生命活动的高度概括；狭义的神是指人的精神、意识、思维活动。

神是以精气作为物质基础，通过脏腑组织的功能活动表现出来的。只有精气充盈，才能神旺体健。通过诊察神，可推测患者精气的盛衰、病情的轻重、病势的转归和预后。望神应重点观察患者目光、面色、表情、体态、言语、意识等，尤应重视眼神的变化。根据神的旺衰和病情的轻重可表现为得神、少神、失神、假神、神乱等五种。

1. 有神 又称"得神"。

【临床特征】双目灵活，明亮有神，面色荣润，表情自然，神志清楚，反应灵敏，活动自如。

【临床意义】表示精气充足，正气未伤，脏腑功能正常，为健康人的表现。或虽病但病程较短，病情轻浅，易治易愈，预后良好。

2．少神　又称"神气不足"。

【临床特征】精神不振，双目少神，表情淡漠，面色无华，倦怠嗜睡，动作迟缓，气短懒言等。

【临床意义】表示精气已虚，脏腑功能减弱，常见于素体正虚或病后恢复期。

3．失神　又称"无神"。

【临床特征】目光呆滞，精神萎靡，面色晦暗，反应迟钝，甚至神识朦胧或昏迷，二便失禁等。

【临床意义】表示精气大伤，脏腑功能衰减，病情深重，难治难愈，预后多不良。

4．假神　指久病、重病患者突然出现精神暂时好转的假象。是临终前的预兆，又称"残灯复明"或"回光返照"。

【临床特征】久病、重病患者原本神志模糊，目无光彩，不欲语言，突然清醒，目光明亮，精神好转，语言增多，欲见亲人；或原本不思饮食，突然食欲大增；或原本面色晦暗、突然两颧泛红如妆等。

【临床意义】为精气衰竭已极，阴不敛阳，虚阳外越，呈现一时"好转"的假象。属于病情恶化，精气将竭、阴阳即将离决之危侯。

5．神乱　是指患者精神错乱或神志失常，常见于癫、狂、痫等病证。

【临床特征】癫证表现为表情冷漠，寡言少语，闷闷不乐，甚则精神痴呆，哭笑无常等；狂证表现为精神狂躁，吵闹不宁，登高而歌，弃衣而走，呼号怒骂，打人毁物，不避亲疏等；痫证表现猝然跌倒，昏不知人，四肢抽搐，口吐涎沫，醒后如常人。

【临床意义】癫证多因气郁痰阻，蒙蔽心神所致；狂证则多由因气郁生痰化火，扰乱心神而成；痫症多因肝风夹痰，蒙蔽心神所致。

（二）望色

望色，又称"望气色"，是指观察患者皮肤颜色和光泽的一种诊察疾病的方法。因面部的气血充盛，皮肤薄嫩，为脏腑气血所荣，色泽变化易显露于外，故望色主要观察面部的色泽变化，包括常色和病色两个方面。

1．常色　健康人面部的色泽称为常色，我国正常人面色是红黄隐隐，明润含蓄，此为气血和平，精气内含，荣光外发的征象。由于体质禀赋不同或生理活动的变化，有时可能偏红、偏青、偏白等，但总以明亮润泽，隐然含蓄为特征。常色又分为主色和客色。主色是生来就有、基本不变的色泽；客色是指受季节、环境、饮食、运动等因素影响而致面部色泽的正常变化，属于生理范围。

2．病色　指人体在疾病状态时面部的色泽表现，主要有青、赤、黄、白、黑五种，也称"五色主病"。

（1）青色：主寒证、痛证、瘀血证、惊风证。多因寒凝气滞、经脉瘀阻、气血不通所致。面色淡青或青黑，多属因寒盛、痛剧；面色青、喜热饮、小便清长，多属阴寒内盛；面色青灰，口唇青紫，伴心胸刺痛，多属心阳不振，血行不畅，见于真心痛；小儿眉间、鼻梁及口唇青紫，见于惊风或惊风先兆。

知识链接

善色与恶色

　　人体在疾病状态时面部的色泽表现特点是晦暗、暴露。其中又有善色与恶色之分。善色指患者虽病，但面色鲜明、润泽，提示病情轻浅、气血未衰、其病易治、预后较好；恶色指病后面色枯槁、晦暗，提示病情深重、精气已衰、其病难治、预后较差。临床应仔细分辨。

　　(2) 赤色：主热证，也见于戴阳证。多因热盛鼓动血行，脉道扩张而致。满面通红，多属实热证；两颧嫩红，多属虚热证。若久病、重病患者，面色苍白，却时而泛红如妆，游移不定，为精气衰竭，阴阳格拒之戴阳证。

　　(3) 黄色：主虚证、湿证。多因脾虚失养、湿邪内盛所致。面色淡黄，枯槁无华者，称"萎黄"，多属脾胃气虚，营血不能上荣；面色黄而虚浮，称为"黄胖"，多属脾虚湿盛；面、目、一身俱黄，称为"黄疸"，若黄色鲜明如橘子色，为阳黄，多属湿热；黄而晦暗如烟熏，为阴黄，多属寒湿。

　　(4) 白色：主寒证、虚证、失血证。多因气虚血少，或阳虚寒凝，气血不能上荣所致。面色㿠白而虚浮，多属阳气不足；淡白而消瘦，多属营血亏损；面色苍白，伴冷汗淋漓，四肢厥冷，多属阳气暴脱；面色淡白而消瘦，多属血虚。

　　(5) 黑色：主肾虚证、寒证、瘀血证、水饮证。多因肾阳不足，水湿不化，阴寒内盛，瘀血阻滞所致。面色黧黑而暗淡，多属肾阳虚衰、阴寒凝滞的虚寒证；面色黧黑而肌肤甲错，多属瘀血；目眶周围色黑，多见于肾虚水泛之证；女性眼眶灰黑，多属寒湿下注的带下证；面色青黑，伴有疼痛者，多属寒凝血瘀。

(三) 望形体

　　望形体，主要观察患者体形的壮、弱、肥、瘦等情况，以诊察内在病情变化。人的形体有壮弱肥瘦之分，其内合于五脏，故望形体可以测知内脏精气的盛衰。

　　1. 形体强弱　强指身体强壮、皮肤润泽、胸廓宽厚、肌肉丰满、筋强力壮、骨骼坚实等，是脏腑精气充足，气血旺盛的征象，虽病多易治，预后较好；弱指身体衰弱，胸廓狭窄、骨骼细小、肌肉瘦削、筋弱无力、皮肤枯槁等，是脏腑精气不足，气血虚衰的征象，易患病，若病则预后较差。

　　2. 形体胖瘦　胖而能食、肌肉坚实、神旺有力，多为形气有余之象，为精气充足，身体健康；肥而食少、肉松皮软，是形盛气虚之象，多为脾虚有痰，易患中风等。形瘦食多，潮热颧红，多为阴血不足之象，多内有虚火，易患痨嗽等。故朱丹溪有"肥人湿多，瘦人火多"之说。如大骨枯槁，大肉陷下者，是精气衰竭的危重表现。

(四) 望姿态

　　望姿态：主要是观察患者的动静姿态及与疾病有关的体位变化，以测知脏腑内在病变。"阳主动，阴主静"，患者喜动、多言者，属阳证；喜静、少言者，属阴证。若卧时仰面伸足、掀去衣被、面常向外、躁动不安，多为阳证、热证、实证；蜷卧成团、喜加衣被、面常朝里、好静懒动，多属阴证、寒证、虚证。

某些病变可以表现出异常动作，如口眼歪斜、半身不遂，多属于风痰阻络；手足软弱无力、不能持物行走，多为痿证；颈项强直、四肢抽搐、角弓反张，为肝风内动之征；关节肿胀、屈伸不利、行动不便，为痹证。

二、局部望诊

（一）望头面

1．望头　头为诸阳之会，又为精明之府，中藏脑髓。望头部主要观察头形、囟门等情况。小儿头形过大或过小、伴智力低下者，多为先天禀赋不足，肾精亏虚；小儿囟门迟闭、骨缝不合，古称"解颅"，属肾气不足，发育不良；囟门凹陷，称"囟陷"，多属虚证；囟门高突，称"囟填"，多属实证；头摇不能自主，为肝风内动之兆，或气血虚衰，脑神失养。

2．望发　发为血之余，为精血所荣。发黄干枯、稀疏易落，多属精血不足；突然出现片状脱发，称为斑秃，多属血虚受风；青少年白发，伴失眠健忘、腰膝酸软者，多属劳神伤血或肾虚。

（二）望五官

1．望目　目为肝之窍，五脏六腑之精气皆上注于目。中医把目分属于五脏，即胞睑属脾，称为肉轮；两眦血络属心，称为血轮；白睛属肺，称为气轮；黑睛属肝，称为风轮；瞳仁属肾，称为水轮（图2-2-1）。

望目主要观察目的神、色、形、态的变化。双目明亮光彩、转动灵活，是目有神，虽病但易治；若目暗无光、黑睛色滞、浮光暴露，是目无神，病属难治；全目赤肿多眵，多属肝经风热；白睛黄染，多为黄疸；目眦淡白，为气血不足；目窠浮肿、状如卧蚕，多为水肿；目睛转动不灵活、上视或斜视，多为肝风内动；眼球突出而颈肿，为瘿病；瞳仁散大，多属肾精耗竭，为濒死危象。

2．望耳　耳为肾之窍，又为宗脉之所聚。望耳主要观察耳的色泽、形态及耳内情况。耳轮干枯焦黑，多为肾精亏损，精不上荣；耳轮肉薄干枯，为先天肾阴不足；耳轮皮肤甲错，见于久病血瘀；耳轮红肿或耳内流脓，多为肝胆湿热；小儿耳背有红络，耳根发凉，为麻疹先兆。

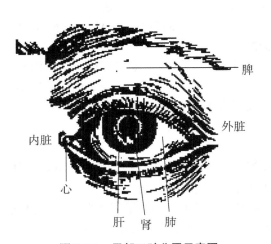

图2-2-1　目部五脏分属示意图

3．望鼻　鼻为肺之窍。望鼻主要观察鼻的色泽、外形和鼻内分泌物情况。鼻头色白，多为气血亏虚；鼻头色赤，多为肺脾蕴热；鼻头色青，多属阴寒腹痛；鼻柱崩塌、眉毛脱落，见于麻风病；鼻翼煽动、呼吸喘促者，多是邪热壅肺；鼻流清涕，多为外感风寒；鼻流浊涕，属外感风热；久流浊涕而有腥臭脓涕，为"鼻渊"，属湿热熏蒸。

4．望口唇　唇为脾之外荣。望唇主要观察口唇颜色、润燥和形态的变化。唇色红润为正常；唇色淡白，多属气血两虚；唇色青紫，多是寒凝血瘀；唇深红而干，多属实热；口唇糜烂，属脾胃湿热或阴虚火旺；口歪斜，多为中风；撮口或抽掣不停，为肝风内动或脾虚生风；口开不闭，多见于脱证；小儿口腔、舌上布满白斑，为"鹅口疮"。

5. 望齿龈 齿为骨之余，骨为肾所主，胃之经脉络于龈中。望齿龈主要观察其色泽及形态的变化。正常牙齿洁白润泽；齿黄而干，多是热盛伤津；牙齿光燥如石，为阳明热盛；牙齿燥如枯骨，多为肾精枯竭；牙龈腐烂、牙齿脱落，为牙疳；齿龈红肿疼痛或兼出血，为胃火上炎；齿龈不痛不红而微肿者，为气虚或虚火伤络；牙齿松动稀疏、齿根外露，多属肾虚或虚火上炎；睡中磨牙，多为胃热或虫积。

6. 望咽喉 咽喉为肺胃之门户，为诸经脉所络。望咽喉主要观察咽喉色泽、形态、有无脓点和假膜等。咽喉红肿疼痛，为肺胃有热；鲜红娇嫩、肿痛不甚，是虚火上炎；红肿化脓、溃烂如豆腐渣，为脾胃热毒盛极；见灰白色腐点成片、不易剥脱、或重剥出血、随即复生，多为白喉，系肺胃热毒伤阴所致。

（三）望皮肤

皮肤居一身之表，内合于肺脏，卫气循行其间，为人体之藩篱。望皮肤主要指观察其色泽、形态、润燥及临床常见皮肤病证。

1. 色泽 皮肤面目皆黄，多为"黄疸"，可分为阳黄和阴黄两类。皮肤黄中显黑、黑而晦暗，称"黑疸"，属瘀血或肾虚。皮肤色红，如染脂涂丹，为"丹毒"，多由风热、湿热、肝火所致。

2. 形态 全身皮肤浮肿、按之凹陷不起，为水肿；只有腹部鼓起而膨胀、腹大如鼓，是"鼓胀"。

3. 润燥 皮肤干枯无华，多属津液已伤或营血亏虚；皮肤粗糙如鱼鳞、摸之涩手，为肌肤甲错，多属久病瘀血；皮肤憔悴枯槁，为津液耗伤或精血亏损。

4. 皮肤病证 皮肤起红点，点大成片，平铺于皮肤，抚之不碍手，压之不褪色者为"斑"；点小如粟，高出皮肤，抚之碍手，压之褪色者为"疹"；皮肤出现粉红色斑丘疹，继而成椭圆形的小水疱、皮薄透明，多见于小儿，有传染性，为"水痘"；局部红肿热痛，根盘紧束，为"痈"；漫肿无头、皮色不变，无热少痛为"疽"；初起如粟如米，根脚坚硬，或麻或痒，顶白而痛，为"疔"；起于浅表，形圆而红肿热痛，化脓变软，出脓即愈，为"疖"。

三、望排出物

望排出物主要观察患者的分泌物和排泄物的色、质、量的变化，以了解内脏病变。一般来说，排出物色白质稀者，多属虚证、寒证；色黄质稠厚者，多属实证、热证。

（一）望痰涎

1. 痰 痰清而稀白，多属寒痰；黄稠而黏，多属热痰；痰少而黏、难以咯出，多属燥痰；痰量多白滑、易咳，多属湿痰；痰中带血、色鲜红者，为肺阴亏虚或肝火犯肺之咯血；咳脓血腥臭浊痰，多属肺痈。

2. 涎 口流清涎、量多者，多属脾胃虚寒；口流黏涎，多属脾蕴湿热；睡中流涎者，多属胃中有热或宿食内停。

（二）望呕吐物

呕吐物清稀无酸臭味，为脾胃阳虚，寒邪犯胃；呕吐物秽浊酸臭，属肝胃蕴热；呕吐清稀痰涎，为痰饮中阻；呕吐物色黄味苦，为肝胆湿热；呕吐酸腐、挟有不消化食物，多为食积；呕吐鲜血或暗红血块，多是肝火犯胃，灼伤胃络，或瘀血内停。

（三）望二便

1. 大便 大便清稀似水，多属寒湿泄泻；便次增多、黄黏如糜，多属湿热泄泻；大便清稀、完谷不化、或如鸭溏，多属脾虚泄泻或肾虚泄泻；大便如黏冻、夹有脓血、里急后重，为痢疾；血随大便而下是便血，如先便后血、血色黑者，为远血，多见于肠胃病；先血后便、血色鲜红者，为近血，多见于痔疮病；大便燥结、排出困难、数日一行，多属实热便秘。

2. 望小便　小便清长色白，多属寒证；小便短少而黄赤，多属热证；尿中带血，为尿血，多属下焦热盛，热伤血络；尿血、伴小便淋漓涩痛，是血淋；尿有砂石，为石淋，多因湿热内蕴，煎熬尿中杂质所致；小便浑浊如米泔、排尿不畅而痛，为膏淋。

四、望舌

（一）望舌概述

望舌，又称舌诊，是指观察患者舌质和舌苔的变化以诊察疾病的方法。脏腑精气通过经络充养于舌，以维护其功能，因此脏腑的病变亦可以从舌象变化中反映出来。

望舌包括舌质和舌苔两方面的变化。舌质，又称舌体，是指舌的肌肉脉络组织；舌苔，由胃气所生，是指舌面上附着的一层苔状物。综合舌质和舌苔的变化，统称为舌象，其中舌质的改变，主要反映脏腑的虚实和气血盛衰变化；舌苔的异常，则表示疾病的性质、病邪的深浅和胃气的存亡。

（二）舌与脏腑的关系

舌与脏腑的关系密切，以脏腑分属的诊舌部位是：舌尖候心肺病变，舌中候脾胃病变，舌两侧候肝胆病变，舌根候肾的病变（图 2-2-2）。

（三）正常舌象

正常舌象也称常舌，表现为舌体柔软，活动自如，颜色淡红润泽，舌面上附有一层薄薄的、颗粒均匀、润燥适中的白苔，即所谓"淡红舌、薄白苔"。提示脏腑功能正常，气血津液充盛，胃气旺盛。

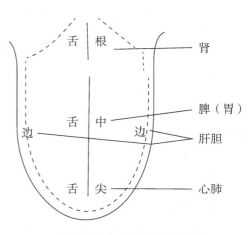

图 2-2-2　舌面脏腑分属图

（四）舌诊的方法和注意事项

望舌应在充足自然光线下进行；嘱患者自然地将舌平伸出口外，充分暴露舌体；望舌时，迅速依次从舌尖、舌中、舌根和舌边，观察舌质与舌苔；某些食物或药物，可使舌苔染上颜色，称之为"染苔"，如橄榄、乌梅等可使舌苔染黑，黄连、核黄素、橘子等药食可将舌苔染黄，饮用牛乳可见白苔等，应注意辨别；此外，进食、运动、年龄、体质等因素，对舌象均有一定的影响，望舌时应予以注意。

（五）望舌质

望舌质主要观察舌神、舌色、舌形、舌态、舌下络脉的异常变化。

1. 舌神　舌神指舌质的神气荣华，是衡量机体正气盛衰的标志之一，也是评估疾病的轻重和预后的依据。

（1）荣舌：舌质滋润、红活鲜明、舌体活动自如者，为荣舌，也称有神之舌，表示脏腑未衰，气血充盈，津液未伤，虽病亦轻浅，预后较好。

（2）枯舌：舌质干枯、色泽晦暗、活动不灵者，为枯舌，也称无神之舌，表示脏腑已衰，气血亏虚，津液已伤，病情危重，预后较差。

2．舌色　望舌色主要观察舌质颜色的变化。常见的舌色有淡白色、红色、绛色、紫色等。

（1）淡白舌：舌色比正常舌色浅淡，主虚寒证。舌淡白而润、兼舌体胖嫩，属阳虚；舌淡白，兼舌体瘦薄者，属气血两虚。

（2）红舌：舌色深于正常舌，主热证。舌尖红，为心火亢盛；舌边红，为肝胆火旺。

（3）绛舌：较红舌更深或略带暗红色，主内热深重。绛舌而有苔者，多由外感热病，邪热炽盛或内伤杂病，脏腑阳热偏盛，属实热证；舌色红绛而少苔或无苔者，为胃阴大伤；舌绛干枯，为肾阴已涸。

（4）青紫舌：全舌呈均匀青色或紫色，或在舌色中泛现青紫色，主瘀血证、寒证或热证。色紫暗或见瘀斑，多为气滞血瘀；色淡紫或青紫润滑，多为里寒证或寒凝血瘀；舌色紫而干，多为热盛伤津，气血壅滞。

3．舌形　望舌形主要观察舌体的大小与形质的异常改变。舌形主要有老嫩、胖瘦、裂纹、芒刺、齿痕等方面的特征。

（1）老嫩：舌质坚敛苍老，纹理粗糙或皱缩，舌色较暗者为老舌，多见于实证、热证；舌质浮胖娇嫩，纹理细腻，舌色浅淡者为嫩舌，多见于虚证。

（2）胖大舌：舌体比正常胖大，伸舌满口，多为水湿痰饮阻滞。舌胖大而淡白，为阳气虚；舌胖而红绛，为心脾热盛或外感湿热；舌肿胖，色青紫而暗，多见于中毒。

（3）瘦薄舌：舌体比正常舌瘦小而薄，称为瘦薄舌，为气血津液亏虚。舌体瘦薄，舌色淡白者，多见于久病气血两虚；舌体瘦薄，舌色红绛，舌干少苔或无苔，多见于阴虚火旺。

（4）裂纹：舌面上出现各种形状的裂纹、裂沟，主阴血不足。舌色浅淡而裂者，是血虚之候；舌色红绛而裂，则由热盛伤津，阴津耗损所致。若正常人见有裂纹舌者无诊断意义。

（5）芒刺：舌乳头增生、肥大、高起如刺，触之棘手，主邪热内盛。舌尖芒刺为心火亢盛；舌中芒刺为胃肠热盛；舌边芒刺为肝胆火盛。

（6）齿痕：舌体的边缘见牙齿的痕迹，多因舌体胖大而受齿缘压迫所致，故齿痕舌常与胖大舌同见，多为脾虚湿盛。

4．舌态　主要观察舌体的动静姿态。舌体活动灵便，伸缩自如，为正常舌态。常见的病理舌态有痿软舌、强硬舌、歪斜舌、颤动舌、吐弄舌和短缩舌等。

（1）痿软舌：舌体软弱无力，不能随意伸缩回旋，多为伤阴或气血俱虚。舌痿软而红绛少苔，为外感热病后期，邪热伤阴或内伤久病，阴虚火旺；舌痿软而舌色枯白无华，为久病气血虚衰。

（2）强硬舌：舌体板硬强直，卷伸不利，或不能转动，多见热入心包或中风。舌强硬而舌色红绛少津，为热盛伤津；突然舌强语塞，口眼歪斜，为中风先兆或中风；舌体强硬而舌苔厚腻，为风痰阻络。

（3）歪斜舌：伸舌时舌体偏向一侧，多是中风或中风之先兆。

（4）颤动舌：舌体不自主地颤动，动摇不宁，是动风的表现之一。舌淡白而颤动，为血虚生风；舌红绛而颤动，为热极生风。

（5）吐弄舌：舌伸于口外，久不回缩，为吐舌；伸舌即回缩，或反复舐口唇四周，为弄舌。两者都属心脾有热。吐舌可见于疫毒攻心，或正气已绝；弄舌多为热甚动风的先兆，或小儿智能发育不良。

（6）短缩舌：舌体卷短紧缩，不能伸长，严重者舌不抵齿。多为病情危重的征象。舌短缩并色淡或青紫而湿润，为寒凝筋脉，或气血虚衰；舌短缩并色红绛而干，为热病伤津；舌短而胖大，为风痰阻络。

5. 望舌下络脉　舌下络脉是位于舌系带两侧纵行的大络脉，长度不超过舌下肉阜至舌尖的五分之三，颜色为淡紫色。望舌下络脉主要观察其长度、形态、颜色、粗细、是否有怒张等变化。

观察舌下脉络时患者张口，将舌体向上腭方向翘起，舌尖轻抵上腭，不可用力太过，使舌体保持自然松弛，充分显露舌下络脉。舌下络脉细而短，色淡红，周围小络脉不明显，舌色和舌下黏膜色偏淡，多为气血不足；舌下络脉粗胀，或舌下络脉呈青紫、紫红、绛紫、紫黑色，或舌下细小络脉呈暗红色或呈紫色网状，或舌下络脉曲张如大小不一的紫色珠子等改变，都是血瘀的征象。

（六）望舌苔

望舌苔主要观察苔质和苔色两方面的异常变化。

1. 望苔质　苔质即舌苔的质地、形态。主要观察舌苔的厚薄、润燥、腐腻、剥脱等方面的异常改变。

（1）薄厚苔：透过舌苔能隐隐见到舌体为薄苔，又称见底苔，常见于正常人或表证；透过舌苔见不到舌体为厚苔，又称不见底苔，见于里证。舌苔由薄变厚，提示邪气渐盛，为病进；舌苔由厚渐化，舌上复生薄白新苔，提示正气胜邪，为病退；病中舌苔突然消失，为胃气已伤。

（2）润燥苔：舌苔干湿适中，不滑不燥为润苔，多为病邪尚未伤津；舌面水分过多，伸舌欲滴，扪之滑利而湿为滑苔，多是水湿内停之征；舌苔干燥，扪之无津，甚则舌苔干裂为燥苔，提示体内津液已伤；苔质粗糙为糙苔，提示体内津液大伤。舌苔由润变燥，表示津液渐伤，热势加重，或邪从热化；舌苔由燥转润，是热邪渐退或津液渐复。

（3）腻腐苔：苔质颗粒细腻致密，融合成片，紧贴舌面，揩之不去，舌面上如罩一层油腻状黏液，为腻苔，主湿浊、痰饮、食积；苔质颗粒较粗大而根底松浮，浮涂舌面，揩之可去，如豆腐渣堆铺舌面，为腐苔，主食积、痰浊。

（4）剥脱苔：指舌苔部分或全部剥脱，剥落处舌面光滑无苔，为正气亏虚，阴液耗损；舌苔剥落不全，剥脱处光滑无苔，界限明显为花剥苔，为胃之气阴不足；舌苔全部剥脱，不再复生，以致舌面光洁如镜，为光剥舌或镜面舌，属胃气大伤，胃阴枯竭；舌苔大片剥落，边缘突起，界限清楚，形似地图为地图舌，在小儿多属饮食积滞。

2. 望苔色　望苔色主要观察舌苔颜色变化，包括白苔、黄苔和灰黑苔等，以推断疾病性质。

（1）白苔：白苔主表证、寒证、湿证。苔薄白而湿润，多属风寒表证；薄白而干，舌尖微红，多为风热表证或外感燥邪；苔白而厚，多属里寒证；苔白而湿润，多属里寒证或寒湿证；苔白厚滑腻，多属痰湿内停或食积。

（2）黄苔：黄苔主热证、里证，有淡黄、深黄和焦黄苔之别，淡黄苔为热轻，深黄苔为热重，焦黄苔为热极。薄黄苔为邪热未甚，多见于风热表证；黄腻苔多见于湿热蕴结、痰饮化热等；黄滑苔多为阳虚寒湿或痰饮聚久化热。舌苔由白转黄，为邪已化热入里；由黄转白，为热邪减退。

（3）灰黑苔：灰苔与黑苔同类，灰苔即浅黑苔，主热极或寒盛，多见于疾病的严重阶段，其中苔质润燥是鉴别灰黑苔寒热属性的重要指征。苔灰而润，多为寒湿内阻或痰饮内停；苔灰干燥，甚则生芒刺，多属热极津枯。

（七）舌诊的临床意义

舌质与舌苔的变化，都是内在的复杂病变在舌上的反映，故舌象的变化，在临床诊断中具有重要的参考依据。

1. 判断正气的盛衰　舌质为脏腑气血所荣，舌苔乃胃气所生，如舌质红润，为气血旺盛；舌质淡白，为气血虚损；苔薄白而润，为胃气旺盛；舌光无苔，为胃之气阴大伤。

2. 分辨病位的浅深　在外感病中，苔薄白，是疾病初起，病位在表；舌苔厚，主病邪入里，病位较深；舌质红，是气分有热；舌质绛，为热入营血，病情危重。

3. 区别病邪的性质　白苔多主寒证；黄苔多主热证；白腻苔多寒湿为患；黄腻苔多湿热为病；腐腻苔多痰浊、食积；舌有瘀斑，多主瘀血等。

4. 推断病势的进退　舌质由淡变红、变绛、变青紫，舌苔由白转黄、变灰黑，提示病变由表入里，由轻变重，病势进展；舌苔由润转燥，多是热盛而津液渐伤；舌苔由燥转润，由厚变薄，为津液复生，病邪渐退。

5. 估计病情的预后　舌荣有神，胖瘦适中，舌面薄苔，为正气内存，胃气旺盛，预后较好；舌质枯晦，舌苔骤剥，舌态异常，为正气亏损，胃气衰败，预后多凶。

五、望小儿指纹

望小儿指纹，是指观察 3 岁以下小儿食指掌侧前隐隐可见的脉络，应注意观察其色泽与形态的变化。指纹分风、气、命三关，即食指第一节为风关，第二节为气关，第三节为命关（图 2-2-3）。

（一）望指纹的方法

诊察指纹时，在自然光线下，家长抱小儿面向光亮，医师用手指用力适度地从命关向气关、风关直推数次，使其显露，便于观察。

（二）望指纹的临床意义

正常指纹色泽浅红或红紫相兼，隐现于风关之内。一旦小儿患病，指纹的色泽、部位、浮沉、形态等都将发生变化。望指纹的临床意义可概括为"浮沉分表里，红紫辨寒热，淡滞定虚实，长短测轻重。"

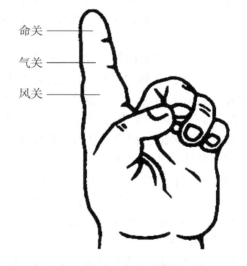

命关
气关
风关

图 2-2-3　小儿食指三关

1. 浮沉　络脉浮露，多属表证；络脉沉隐，多属里证。

2. 红紫　鲜红为外感风寒；紫色主热；青色主惊风、痛证；淡白主虚证；紫黑主血络郁闭。

3. 淡滞　指纹色淡，纹理极细者，多属正虚；纹色深浓，脉纹粗大者，多属邪盛病重。

4. 长短　指纹现于风关，病多轻浅易治；现于气关，病情较重；现于命关，则病情更重。若指纹一直延伸到指甲端，即所谓"透关射甲"，其病情危重，多预后不良。

第二节　闻　诊

闻诊是通过听声音和嗅气味来诊断疾病的方法。闻诊时应注意保持诊室的环境安静，注意收集患者发出的各种声音；避免在诊室中点燃或放置有碍嗅气味的香料，以保持诊室的空气清新；在问诊中完成对闻诊资料的收集。

一、听声音

听声音，指凭听觉以察患者语言、呼吸等声音的变化，以进一步推断脏腑和整体的变化。

（一）语声

1．**声音异常**　声音多与肺肝肾病变有关。异常声音包括发声、喑哑与失音、鼻鼾、惊呼、太息等。

（1）发声：声高而粗重，多属实证；声低而微弱，多属虚证。语声重浊，多为外感风寒，或痰湿阻滞。

（2）喑哑与失音：声音嘶哑或失声，见于新病者，多是实证，由外邪或痰浊阻肺所致；久病者，多是虚证，由肺肾阴虚或气阴不足，津不上承所致。

（3）鼻鼾：打鼾若无其他明显不适，常见于体胖和老年人。打鼾不醒、手撒遗尿，多见于中风危候。

（4）惊呼：惊叫声锐、表情惊恐者，多为剧痛或惊恐所致。小儿阵发惊呼，多为受惊。

（5）太息：又称"叹息"，指情志抑郁，胸闷不畅而发出的长吁或短叹声，太息后自觉舒适者，属情志不遂，肝气郁结。

2．**语言异常**　多为心的病变。沉默寡言，多属虚证、阴证；烦躁多言，多属实证、阳证。常见的有谵语、郑声、狂言、独语等。

（1）谵语：指患者神识不清，语无伦次，声高有力。多属邪热扰心之实证。

（2）郑声：指患者神识不清，语言重复，声音微弱，时断时续。多属心气大伤之虚证。

（3）狂言：指患者精神错乱，狂妄叫骂，语无伦次。多见于痰火扰心的狂证。

（4）独语：指患者喃喃自语，遇人便止，首尾不续。多为心气不足，心神失养，或气郁痰阻，蒙蔽心神。

（5）错语：指患者神识清楚，而语无伦次，对答错乱，言后自知。虚者多为心气虚弱，神气不足；实者多为瘀血、气滞、痰湿阻滞，心神不宁。

3．**呼吸异常**　呼吸多与肺肾病变有关。正常人呼吸调匀，深浅适中。异常呼吸有喘、哮、少气、短气等。

（1）喘与哮：呼吸困难，短促急迫，甚则鼻翼煽动，张口抬肩，不能平卧为喘。喘有虚实之分，实者为病邪蕴塞肺气，肺气失宣，表现为喘息气粗，声高息涌，呼出为快。虚者属肺肾虚损，气失摄纳，表现为喘声低微息短，呼多吸少，气不得续。喘时喉中有哮鸣声者，称为哮，多因内有宿痰，复感外邪诱发。哮必兼喘，而喘未必兼哮。

（2）少气与短气：呼吸微弱，短而声低，气息低微，少气不足以息，为少气，多属虚证、寒证；呼吸短促，息快而不相接续，似喘而不抬肩，为短气，多由痰、食等实邪内阻，气机升降失常，或因元气大虚，气不足以息之故。

4．**咳嗽**　咳嗽为肺失肃降，肺气上逆所致。咳声重浊，多属实证；咳声无力，声低气怯，多属虚证。干咳无痰或痰少而黏，多属燥邪犯肺，或阴虚肺燥之燥咳；咳痰色白量多易咳出，是湿痰咳嗽；小儿咳嗽阵发，咳时气急，连声不断，终止作鹭鸶叫声，为顿咳，又名百日咳；咳声如犬吠，伴语声嘶哑、吸气困难，见于白喉。

5. 呕吐　呕吐为胃失和降，胃气上逆所致。前人以有声有物为呕，无声有物为吐，有声无物为干呕。吐势徐缓，声音低弱无力，吐物为清水痰涎，多属虚寒；吐势较猛，声响有力，吐物黏黄或酸苦，多为实热。朝食暮吐或暮食朝吐，为反胃，多属胃寒脾弱。

6. 呃逆　呃逆，古称"哕"，俗称"打嗝"，气逆上冲咽喉，发出一种不能自主的冲击声，为胃气上逆动膈所致。呃声频作，声高有力，多属实热；呃声低沉，气弱无力，多属虚寒；久病而呃逆不止，声低无力，为胃气衰败之兆。

7. 嗳气　古称"噫气"，俗称"打饱嗝"，是气体自胃向上，出于喉间所发出的声响，也是胃气上逆所致。嗳气酸腐，多为食滞胃脘；嗳气频作，声音响亮，得嗳则舒，多是肝气犯胃；嗳气低沉，纳呆乏力，多是脾胃虚弱。

二、嗅气味

嗅气味，指凭嗅觉辨患者体内、排泄物及病室的气味变化，以进一步推断脏腑和整体的变化。一般而言，气味酸腐臭秽者，多属实证、热证；无臭或微有腥味者，多属虚证、寒证。常见有口气、汗气、痰涕之气、经带之气、二便之气等。

口气秽臭，多是胃热、龋齿、口腔不洁；口出酸臭气，伴食欲不振、脘腹胀满，是胃有宿食；口气腐臭，或兼咳吐脓血，是牙疳或内痈。

汗有腥膻气，是风湿热邪久蕴，津液熏蒸肌肤；腋下随汗散发阵阵臊臭气味，可见于狐臭病；汗出有尿味，为阴水晚期。

吐痰涎清稀味咸，无特异气味者，属寒证；咳吐浊痰脓血，多是肺痈；鼻流浊涕，腥臭鼻出臭气，腥臭异常，为鼻渊；鼻流清涕无气味者，为外感风寒。

小便黄赤浑浊，有臊臭味者，多属膀胱湿热；尿甜并有烂苹果样气味，多为消渴病；有尿臊味，为水肿晚期。大便臭秽为肠中积热；大便溏泻而腥者，多属脾胃虚寒；大便泄泻臭如败卵，矢气酸臭，多属宿食内停，消化不良。

第三节　问　诊

问诊是医生对患者或陪诊者进行有目的的询问，以了解与疾病有关的情况的一种诊察方法。问诊的方法是围绕主诉有目的、有步骤地询问，既有重点，又要全面，同时结合望诊、闻诊、切诊，边辨边问，辨问合参。问诊时医生要态度严肃认真，耐心细致，问诊用语要通俗易懂，忌用医学术语，必要时可提示启发，但绝不能按主观意愿套问、暗示和诱导患者，对危重患者，应扼要询问，迅速进行必要的检查，及时抢救。问诊的内容主要包括一般情况、主诉、现病史、既往史、家族史、个人史等。

一、问一般情况

问一般情况，包括患者姓名、性别、年龄、婚姻、职业、住址、生活习惯等。姓名和现住址的记载，便于病历的查找和总结。性别、年龄、职业、生活习惯的不同，疾病的特征也不尽相同，如小儿多见水痘、顿咳、麻疹等病；青壮年体质强壮，气血充盛，患病多实证；

老年人气血不足，患病多虚证；女性多有月经、带下、妊娠等方面的疾病；男子则有阳痿、遗精、早泄等病证；矽肺、铅中毒、汞中毒等则多与职业有关。故了解一般情况，可取得与疾病有关的资料，为诊断和治疗提供依据。

二、主诉

主诉是患者就诊时最感痛苦的症状、体征及持续时间。主诉一般是疾病的主要矛盾，通过主诉可以初步估计疾病的范畴和类别、病势的轻重等，是分析、判断疾病的重要线索。

三、现病史

现病史是指患者从起病到此次就诊时疾病的发生、发展和变化，以及诊断治疗的经过。现病史主要询问发病情况、病变过程和诊治经过等。

1．发病情况　包括起病的时间，突然发病或缓慢起病，发病原因或诱因，最初的症状及其性质、部位，当时是否做过处理、服过何种药物等。发病情况对辨别疾病的病因病性等有重要的作用。

2．病变过程　按疾病发生的时间顺序医生可了解患者的病变过程。如最初出现了哪些症状，性质、程度如何；什么时间、什么体位减轻或加重；有无规律，何时有何新的病情出现等。病变过程对于了解邪正斗争的情况、病情的发展趋势有重要的作用。

3．诊治经过　诊治经过是询问病程中曾做过的诊断和治疗情况，如做过哪些检查，结果如何；做过何种诊断；经过何种治疗，效果如何等。既往的诊治情况，可作为当前诊断和治疗的参考。

四、既往史

既往史又称过去病史，主要了解患者既往的患病或健康情况，包括传染病史和预防接种史等，如素体强健，现患疾病多属实证；素体虚弱，现患疾病多虚证或虚实夹杂证；素患肝阳偏亢之人，可以引起中风等。此外，还应了解患者既往对某些药物是否有过敏史等。

五、家族史

家族史是指询问患者的父母、兄弟、姐妹、爱人、子女等家庭成员的健康和患病情况。询问家族史，可了解一些传染病和遗传性疾病的情况。

六、个人史

个人史主要包括婚姻生育、生活经历、饮食起居、精神情志等。婚姻生育应收集是否结婚，已婚的生育情况，妇女的月经情况等；生活经历主要询问患者的出生地、居住地及经历地；饮食起居包括患者饮食嗜好、生活起居等；精神情志主要了解患者平时性情或精神状态，以利于对疾病的诊断和调理。

七、问现在症

问现在症，是询问患者就诊时的全部痛苦，以及与病情相关的全身情况，是问诊的主要组成部分，主要包括问寒热、问汗出、问疼痛、问睡眠、问饮食、问二便、问经带胎产等方面。

清代陈修园在总结前人问诊经验的基础上写成《十问歌》："一问寒热二问汗，三问头身四问便，五问饮食六胸腹，七聋八渴俱当辨，九问旧病十问因，再兼服药参机变，妇女尤必问经期，迟速闭崩皆可见，再添片语告儿科，天花麻疹全占验。"目前临床仍有指导意义。

（一）问寒热

问寒热是指询问患者有无发热或怕冷的感觉。怕冷又有恶寒与畏寒之分。患者怕冷，多加衣被，近火取暖，仍感寒冷者，称"恶寒"；若患者怕冷，多加衣被，近火取暖，寒冷能缓解者，称"畏寒"。发热，是指患者体温升高，或体温正常但全身或局部有自觉发热的感觉。询问寒热，可辨别疾病的性质、病变部位和人体阴阳盛衰等。临床常见有恶寒发热，但寒不热，但热不寒，寒热往来等。

1. **恶寒发热**　指患者恶寒发热并见，多见于外感表证。恶寒重，发热轻，为表寒证；发热重，恶寒轻，为表热证。发热恶风汗出，为表虚证；恶寒发热无汗，为表实证。

2. **但寒不热**　指患者只感怕冷而不发热。新病恶寒，伴脘腹或局部冷痛，脉沉迟有力，为实寒证；久病畏寒，兼脉沉迟无力，为虚寒证。

3. **但热不寒**　指患者只有发热，没有怕冷或反而恶热，是里热证的特点。

（1）壮热：指患者持续高热，体温在39℃以上，不恶寒而反恶热。多见于里实热证，是阳胜则热的表现。

（2）潮热：指患者发热像潮水一样定时而作，或按时热势增高。若见午后或夜间低热，或自觉热自骨内向外透发，伴五心烦热、盗汗、咽干、舌红少苔、脉细数等症，为"阴虚潮热"；若每至日晡之时（下午3～5时），热势增高，伴腹满硬痛拒按、大便燥结、口渴、舌红苔黄、脉洪大滑数等症，为"阳明潮热"；若见午后热甚，身热不扬（肌肤初扪不觉热，扪之稍久即感灼手），伴头身困重、舌苔厚腻等症，为"湿温潮热"。

（3）微热：指患者长期发热，但热势不高（体温不超过38℃），或体温正常而患者自觉发热。多为阴虚、气虚或气郁等所致。小儿疰夏病是指夏季气候炎热时，小儿长期低热伴有多尿、无汗、倦怠、消瘦等，每至秋凉，不治自愈，多属于气阴两虚发热。

4. **寒热往来**　指患者恶寒发热交替发作，为半表半里证的主要表现，可见于少阳病或疟疾。患者寒热往来，发无定时，伴口苦、咽干、胸胁满闷、脉弦等，常见于少阳病；寒热往来，发有定时，伴头痛剧烈、口渴、汗出等症，常见于疟疾。

（二）问汗

汗为心之液，是阳气蒸化津液从汗孔排出体外的一种代谢产物，其形成与阳气盛衰、津液盈亏有关。问汗出有助于判断病邪性质以及机体阴阳的盛衰情况。问汗时要注意问汗出的有无、多少、性状、时间、部位及兼症。

1. **有汗无汗**　汗之有无，可了解外邪的性质和正气的盛衰情况。表证无汗，伴恶寒重、发热轻、头身疼痛、脉浮紧，为风寒表证；表证有汗，伴发热重、恶寒轻、口干、咽痛、脉浮数，为风热表证；表证有汗，伴恶风、脉浮缓，为伤风表证。里证无汗，多由于津血亏虚，汗源匮乏而致；里证有汗，伴高热、口渴、烦躁、脉洪数等，多为里热证。

2. **特殊汗出**　临床上一些病理性出汗具有某种特殊形式，特殊汗出包括自汗、盗汗、绝汗、战汗等。

（1）自汗：指时时汗出，活动尤甚，伴神疲、乏力、气短、畏寒等，多为气虚卫阳不固所致。

（2）盗汗：指入睡汗出，醒后汗止，伴五心烦热、失眠、颧红、口咽干燥等，多属阴虚内热，虚热蒸津外泄所致。

（3）绝汗：是指病情危重时，患者全身大量汗出，又称脱汗。属于亡阴、亡阳的表现。

（4）战汗：指患者出现恶寒战栗而后汗出的症状。是邪正相争，病变发展的转折点，若汗出热退，脉静身凉，提示邪去正安，疾病向愈；若汗出而身热未退，反而出现烦躁不安，脉来疾急，提示邪盛正衰，预后较差。

3. 局部辨汗　指身体的某个部位汗出的症状。但头汗出伴肢冷、脉微者，为虚阳上越；伴烦渴、苔黄、脉数者，为上焦热盛，迫津外泄；伴脘闷纳呆、头身困重、舌苔黄腻者，为中焦湿热。半身汗指患者仅一侧身体出汗的症状，见于风痰阻络。手足汗指仅有手心、足心出汗的症状，多为脾胃湿热。

（三）问疼痛

疼痛是临床上最常见的症状之一。其形成机制不外虚实两个方面。实者多由邪气壅盛，阻滞气血、经络而致，即"不通则痛"；虚者多由阴阳气血不足，脏腑经络失于濡养而致，即"不荣则痛"。问诊时要注意询问疼痛的部位、性质、时间、加剧或缓解的因素及兼症等。

1. 问疼痛部位

（1）头痛："头为诸阳之会""脑为髓之海"，头痛有外感头痛和内伤头痛两大类。一般来说，凡发病急、病程短、头痛剧烈、痛无休止、恶寒发热者，多为外感头痛，多属实证；凡病程较长、头痛较缓、时痛时止、头晕目眩者，多为内伤头痛，多属虚证。此外，根据头痛部位可辨病在何经。如头痛在后脑连项者，属太阳经；两侧头痛，属少阳经；前额连眉棱骨痛，属阳明经；巅顶痛者，属厥阴经。

（2）胸痛：胸痛多为心肺的病变。胸痛喘促，发热咳嗽，鼻翼煽动，多属肺热；伴胸闷咳喘、痰白量多，多属寒湿犯肺；伴胀痛走窜、太息善怒，多属肝气郁结；胸部刺痛，痛如针刺，固定不移，入夜更甚，多属瘀血停滞；胸痛咳吐脓血腥臭，身热，脉数，多属肺痈；胸痛憋闷，痛引肩背，为胸阳不振，痰浊内阻或气虚血瘀之胸痹；胸背彻痛，如针刺刀绞，面色青紫，脉微欲绝，为真心痛。

（3）胁痛：指胁肋部的一侧或两侧疼痛，与肝胆病变有关。胁肋胀痛，伴太息、易怒，多属肝郁气滞；伴身目发黄，多属肝胆湿热；两胁刺痛，固定不移，多属肝脉瘀滞；两胁灼痛，兼面红目赤、急躁易怒，多属肝火炽盛。

（4）腹痛：腹部包括大腹、小腹、少腹。脐上至心下部位疼痛，为大腹痛，多属脾胃、肝、胆病变；脐下至耻骨毛际部位疼痛，为小腹痛，多属肾、膀胱、大小肠、胞宫病变；小腹两侧疼痛，为少腹痛，多属肝胆病变。腹痛拒按，痛剧喜冷，多为实证、热证；腹痛隐隐，痛而喜按，多为虚证、寒证；脘腹胀痛，嗳腐吞酸，多为食滞；绕脐而痛，时痛时止，或有包块，时聚时散，多为虫积。

（5）腰痛："腰为肾之府"，腰痛多属肾病。腰部疼痛，酸软无力，多属肾虚腰痛；腰部冷痛沉重，身重，脉象沉缓，多为寒湿腰痛；腰痛如针刺，痛处不移，难以转侧，夜间加剧，多属血瘀腰痛。

（6）四肢痛：指四肢、肌肉、筋骨等部疼痛，多属痹证。疼痛游走不定，以感风邪为主，称"行痹"；疼痛剧烈，固定不移，得温则减，遇寒加剧，以感寒邪为主，称"痛痹"；疼痛沉重，麻木不仁，以感湿邪为主，称"着痹"。

2. 问疼痛性质　问疼痛性质，可辨疼痛的病因与病机。疼痛且有胀感为胀痛，多属气滞；疼痛并有沉重感，为重痛，多是湿邪困阻气机所致；疼痛有灼热感而喜冷，为灼痛，多是火热内蕴或阴虚火旺所致；疼痛有冷感而喜暖，为冷痛，多因寒邪阻络或阳虚脏腑经络失于温煦所致；疼痛如针刺锥穿，为刺痛，多是瘀血所致；痛不剧烈，可以忍耐，但连绵不止，为隐痛，多因精血不足、筋脉失养所致。

一般而言，新病疼痛，痛势较剧，持续不解，痛而拒按者，多属实证；久病疼痛，痛势较轻，时痛时止，痛而喜按者，多属虚证。

（四）问睡眠

睡眠与人体卫气的循行、气血的盛衰及脏腑功能活动有着密切的关系。问睡眠应注意询问睡眠的多少，睡眠的情况及伴随症状。

1．失眠　又称不寐，是以经常入睡困难，或睡而易醒、醒后不能再睡，或睡而不酣易惊醒，甚至彻夜不眠为特征的证候。失眠伴面色不华、纳呆、神疲乏力、心悸、健忘、舌淡、脉细弱，多属心脾两虚；伴潮热盗汗、舌红少津、脉细数，多属阴虚内热；伴心烦、头晕耳鸣、腰酸、男子梦遗、心悸、健忘，多属心肾不交；伴痰多、胸闷、口苦、心烦、二便不畅、舌腻、脉滑，多属痰火内扰；伴厌食、脘腹胀满、便秘、苔厚者，多属饮食积滞，即所谓"胃不和则卧不安"。

2．嗜睡　指不论昼夜，睡意频频，经常不自主地入睡，且呼之即醒，醒后复睡。伴有头目昏沉、胸闷脘痞、肢体困重，多属痰湿困脾，清阳不升；饭后嗜睡，伴神疲倦怠、食少纳呆，多属中气不足，脾失健运。

（五）问饮食与口味

问饮食口味，可了解脾胃的功能，判断病势的进退及疾病的寒热性质。问饮食与口味应注意询问口渴与饮水、食欲与食量、口中气味等变化情况。

1．问口渴与饮水　口不渴是津液未伤。口渴喜冷饮，饮水量多，为热盛伤津；口渴喜热饮，饮水量少，为痰饮内停，或阳气虚弱；口干，但欲漱口不欲咽，多为瘀血内停；大渴引饮，食多，小便量多，为消渴病。

2．问食欲与食量　食欲减退，伴面黄无华、形体消瘦、倦怠乏力、腹胀便溏，多属脾胃气虚；伴头身困重、胸闷、腹胀、便溏、苔厚腻，多属湿盛困脾；伴脘腹胀满、嗳腐吞酸，多属食滞胃脘；虽有饥饿感，但不欲食或进食不多，为饥不欲食，多属胃阴不足，虚火内扰；厌恶食物，或恶闻食臭，为厌食，多见于伤食、孕妇厌食、食入即吐见于妊娠恶阻。

食欲旺盛，食量增加，食后容易饥饿，为多食易饥，又称消谷善饥，属胃火亢盛或中消证；偏嗜异物，如小儿嗜食生米、泥土等，多为虫积。

3．问口味　指患者口中异常的味觉或气味。口淡无味，多是脾胃气虚；口苦见于肝胆火旺、心火上炎等热证；口甜而腻，多属脾胃湿热；口中酸馊，多为食积内停；口咸，为肾虚有寒。

（六）问二便

询问二便的排泄情况可了解脾胃运化功能、水液代谢、病变脏腑及病性的寒热虚实。应注意询问二便的次数、便量、色质变化、排便时的感觉以及伴随的症状等。

1．大便

（1）便次异常：有便秘或泄泻两种表现。大便燥结，排出困难，便次减少，为便秘。大便秘结，伴腹痛、发热、口苦，多属实证、热证；久病、老人、产后便秘，多属津亏血少，或气阴两虚。大便稀软不成形，甚则是水样，便次增多，为泄泻。泻下清稀，腹部冷痛，舌苔白腻，为寒湿泻；泻下黄褐，秽臭，口渴，肛门灼热，舌苔黄腻，为湿热泻；泄泻伴脘闷嗳腐，腹胀腹痛，泻后痛减，为伤食泻；黎明前腹痛腹泻，伴完谷不化、腰膝酸软、泻后则安，为肾虚泻，也称五更泻；伴肠鸣腹痛，泻后痛减，与情绪有关为肝泻。

（2）便质异常：大便中含有较多未消化的食物，为完谷不化，多属脾阳虚、脾肾阳虚、食积；大便时干时稀，为溏结不调，多属肝郁乘脾；大便中挟有脓血黏液，多属痢疾；大便带血为便血，大便呈柏油样，先便后血是远血，多见于胃肠病变；大便血色鲜红，先血后便是近血，多见于痔疮等。

（3）便感异常：排便时肛门灼热，多属大肠湿热；腹痛且排便不畅，为肠道气机传导阻滞；腹泻腹痛，急迫欲便，肛门重坠，便出不爽，为里急后重，多见于痢疾；久泻不愈，大便不能控制，滑出不禁，为滑泻，多属脾肾阳虚，肛门失约；肛门有下坠感，甚至脱肛，为肛门气坠，多属中气下陷。

2．问小便

（1）尿次异常：小便短赤，频数急迫涩痛，为淋证；尿频质清，夜尿增多，属肾阳虚或肾气不固；小便不畅，点滴而出，为癃；小便不通，点滴不出，为闭，合称癃闭。实证癃闭多由湿热蕴结，瘀血阻络，结石阻塞所致；虚证癃闭多因肾阳不足，膀胱气化不利所致。

（2）尿量异常：尿量增多，畏寒喜暖，属虚寒证；多尿、多饮、多食、消瘦，属消渴证；小便短赤量少，为热盛伤津或津液损伤所致；尿少浮肿，为气化不利，水湿内停的水肿病。

（3）尿感异常：排尿不畅，淋漓涩痛，见于淋证；排尿余沥不尽，多因肾气不固，膀胱失约所致；患者神清，但小便不能随意控制而自遗，为尿失禁；入睡时不自主排尿，为遗尿，二者均因肾气不固，膀胱失约所致。

（七）问经带

因为女性有特定的生理特征，在问诊时应详细询问月经、带下等情况。

1．问月经　在正常情况下，月经周期一般为28天左右，持续3～7天，量适中，色正红。问月经应注意月经周期、持续时间、经量、色质等改变。

（1）经期异常：①月经先期指月经周期提前7天以上者。伴月经量多、色红、质稠，多属血热证；伴月经量少、色淡、质清稀，多属气血不足。②月经后期指月经周期错后7天以上者。伴月经量少、色淡、质稀、小腹隐痛，多属血虚证；伴月经量少、小腹胀痛、乳房胀痛，为气滞证；伴月经量少、色暗有血块、小腹刺痛，多属血瘀证；伴月经量少、色淡质稀、腹痛绵绵，多属虚寒证。③月经先后无定期指月经周期时或提前、时或延后7天以上者。伴月经量少、经色紫暗、挟有血块、胸胁乳房胀痛，多属肝郁证；伴月经量少、色淡质稀、腰膝酸软、小腹空痛，多属脾肾两虚证。

（2）经量异常：①月经过多指月经量明显增多而周期基本正常者。伴色淡质稀、神疲乏力、气短懒言等，多属气虚证；伴经色鲜红、身热、口渴喜冷饮，多属血热证；伴经色紫暗、夹有血块、腹痛如刺，多属血瘀证。②月经过少指月经周期基本正常，而经量过少，甚或点滴即净。伴经色淡，多属血虚证；伴经色鲜红、潮热、盗汗、五心烦热，多属阴虚证；伴经色紫暗、夹有血块、腹痛如刺，多属血瘀证。③闭经指女子年逾18周岁月经尚未初潮，或已行经又不因妊娠、哺乳期而中断达3个月以上者，多因肝肾不足，气血虚弱，阴虚血燥或气滞血瘀，痰湿阻滞所致。④崩漏指经血非时暴下不止或淋漓不尽者。多因肾虚、脾虚、血热、血瘀，使冲任受损，不能约束经血所致。

（3）经质异常：行经时经色正红，质地不稀不稠，不夹杂血块为正常。经色淡红质稀，多属气血虚；经色深红质稠，多属血热；经色紫暗有块，多属血瘀。

（4）痛经：指女性在经期或行经前后，周期性出现腰腹作痛，甚至痛剧不能忍受。经前或经期小腹胀痛，多属气滞血瘀；小腹冷痛，遇暖则缓者，多属寒凝或阳虚；小腹隐痛、喜按喜揉，兼腰酸痛，多属气血不足或肾虚之证。

2．问带下　女性阴道内有少量乳白色、无臭的分泌物，有濡润阴道的作用，属生理性带下。问带下，应注意询问其带下量的多少、色、质和气味等。①白带指带下量多，稀白少臭，多属脾肾虚寒，寒湿下注。②黄带指带下量多，黄稠秽臭，多属湿热下注。③赤白带指带下色红黏稠，或赤白相间，微有臭味，多属肝经郁热。

第四节　切　诊

切诊，是医生对患者身体的一定部位进行触、摸、按、压等操作，借以了解病情的方法。包括脉诊和按诊两部分。

一、脉诊

脉诊，又称切脉，是医生以指腹按触患者的脉搏来探查脉象，以了解病情，辨别病证的诊察方法。

（一）脉诊的部位

临床常用"寸口诊法"。寸口又称气口、脉口，即两侧腕部桡动脉搏动明显的部位，分为寸、关、尺三部。其中，掌后高骨，即桡骨茎突前的凹陷处为关部，关前为寸部，关后为尺部（图2-2-4）。

两手各有寸、关、尺，分候相应脏腑：左寸侯心，右寸侯肺；左关侯肝，右关侯脾；左尺侯肾，右尺侯命门。

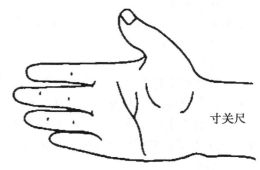

寸关尺

图 2-2-4　脉诊寸关尺部位图

（二）脉诊的方法

1．时间　以清晨（平旦）未起床、未进食时最佳，但不必拘泥，切脉时应保持环境安静，医生要调匀呼吸，细心体察指下的感觉，每次诊脉时间不应少于1分钟。

2．体位　患者取坐位或仰卧位，手臂平放，掌心向上，手腕放在脉枕上，手臂与心脏同水平。

3．指法

（1）定位：对成人切脉，用三指定位，首先用中指定关，然后食指在前定寸，无名指在后定尺，三指弯曲呈弓形，指端平齐，以指腹接触脉体。

（2）布指：三指的疏密应视患者的高矮适当调整。三指平布同时切脉为总按法；单用一指切脉为单按法；小儿寸口部位狭小，可单用拇指切脉，称"一指定关法"。

（3）指力：切脉常用三种指力来探测脉象。轻手浮取，名为"举"，也称浮取；用力不轻不重，名为"寻"，也称中取；重手沉取，名为"按"，也称重取。每部均有浮、中、沉三侯，故称为"三部九侯"。

4．调息　一呼一吸称为一息。诊脉时医生应思想集中，专注指下，以辨识脉象。

（三）脉象要素

切脉应着重从脉位、脉力、节律、速率、脉形等方面体察脉象，以鉴别其位、数、形、势。位即脉之部位，是脉搏跳动显现部位的深浅；数即至数，是脉动的速率；形即形态，是脉体的粗细及其特有形象；势即脉动的气势或力量。

（四）正常脉象

正常脉象又称平脉、常脉。正常脉象的基本形态是三部有脉，一息四到五至（相当于72 ~ 80次 / 分），不浮不沉，不大不小，来去从容，和缓有力，节律一致，尺部沉取应指有力。中医学认为平脉主要有三个特点，即有胃、有神、有根。有胃是指脉象和缓、从容、流利，提示脾胃功能健旺；有神是脉象柔和有力、节律整齐，提示血气充盈，心神健旺；有根是指尺脉有力、沉取不绝，提示肾气充足。

正常脉象可随性别、年龄、体格、情绪、气候等因素而产生相应的生理变化。临证诊脉时必须综合考虑各种因素对脉象的影响，以获得正确认识。

（五）病脉与主病

1．浮脉

【脉象特点】轻取即得，重按稍减而不空，如木浮水。

【主病】表证、虚证。

【临床意义】外邪袭表，正气抗邪于外，故见脉浮。若内伤久病体虚，阴虚阳浮，脉也见浮，但浮而无力。

2．沉脉

【脉象特点】轻取不应，重按始得，如石沉水底。

【主病】里证。有力为实，无力为虚。

【临床意义】邪郁在里，气血困滞，不能鼓动脉气外现，故脉沉而有力，即里实；气血亏虚，无力升举，故脉沉而无力，即里虚。

3．迟脉

【脉象特点】脉来迟缓，一息不足四至，相当于每分钟脉搏不足 60 次。

【主病】寒证。有力为实，无力为虚。

【临床意义】寒则气收，凝滞脉道，血行缓慢，故见脉迟。

4．数脉

【脉象特点】一息脉来五至以上，相当于每分钟脉搏超过 90 次。

【主病】热证。有力为实，无力为虚。

【临床意义】邪热鼓动，血行加速，故见脉数。实热内盛，正气未衰，邪正相争，则数而有力。久病阴虚，虚热内生，则数而无力。

5．虚脉

【脉象特点】三部举按皆无力，按之空虚。

【主病】虚证。

【临床意义】气虚血行无力，故脉来无力，血不足以充于脉，则按之空虚。

6．实脉

【脉象特点】三部举按皆有力。

【主病】实证。

【临床意义】邪气亢盛，正气不虚，邪正相搏，故脉应指有力。

7．洪脉

【脉象特点】脉来洪大有力，如波涛汹涌，来盛去衰。

【主病】热盛。

【临床意义】邪热亢盛于内，脉气鼓动有力，气盛血涌，故见洪脉。

8．细脉

【脉象特点】脉细如线，应指明显。

【主病】气血两虚，诸虚劳损，湿证。

【临床意义】血虚不能充盈脉管，气虚无力推动血行，或湿邪阻滞脉道，故见细脉。

9．滑脉

【脉象特点】往来流利，应指圆滑，如盘走珠。

【主病】痰饮、食滞、实热证。

【临床意义】痰湿内聚，食积饮停，实热之邪内盛，鼓动脉气，故脉来应指圆滑。女性妊娠亦常见滑数，是气血充盛而调和的表现。

10．涩脉

【脉象特点】脉来艰涩，如轻刀刮竹。

【主病】气滞血瘀，精血不足。

【临床意义】气滞血瘀，阻滞脉道，血脉被遏，或精血不足，不能濡润经脉，故见涩脉。

11．弦脉

【脉象特点】端直以长，如按琴弦。

【主病】肝胆病、痛证、痰饮。

【临床意义】肝失疏泄，疼痛痰饮，均使气机不利，经脉拘急，肝气不柔，而致脉来强劲挺直有力，故成弦脉。

12．紧脉

【脉象特点】脉来绷急，应指紧张有力，状如牵绳转索。

【主病】寒证、痛证、宿食。

【临床意义】寒性收引，痛为不通，或宿食停积，阻滞脉路，使经脉拘紧，故见紧脉。

13．结脉

【脉象特点】脉来缓而时一止，止无定数。

【主病】阴盛气结、寒痰瘀血、癥瘕积聚。

【临床意义】阴寒偏盛，寒痰瘀血，阻滞阳气，使脉气不继，故见结脉。

14．代脉

【脉象特点】脉来一止，止有定数，良久方来。

【主病】脏气衰微、风证、痛证。

【临床意义】脏气亏损，元气不足，脏气衰微，气血运行无力，脉不接续，故见代脉。风证、痛证因邪气侵犯经脉，致脉气阻滞，不相衔接而见代脉。

15．促脉

【脉象特点】脉来急数，时有一止，止无定数。

【主病】阳热亢盛，气血痰食瘀滞。

【临床意义】阳热亢盛，气血痰食瘀滞，邪正相搏，阻滞脉气，故见促脉。

二、按诊

按诊，是医生用手触按患者体表一定部位，来测知局部冷热、软硬、润燥、压痛、肿块等，以判断疾病部位、性质以及病情轻重的一种诊断方法。

（一）按诊的方法

按诊的手法大致可分为触、摸、按、叩等四类。触是以手指或手掌轻轻接触患者局部皮肤，以了解皮肤凉热、润燥等情况；摸是以手抚摸病变局部，以了解局部有无疼痛、肿胀部位的范围及程度等；按是以手按压或推寻局部，以了解有无压痛、肿块的形态、大小、质地等；叩是医生用手或拳叩击患者局部，使之产生震动感、波动感、叩击音，以确定病变性质和程度的一种检查方法。叩击法有直接叩击法和间接叩击法两种：直接叩击法是医生用手指直接叩击或拍打患者体表；间接叩击法是医生用左手掌平贴在患者体表，右手握空拳，叩击左手背，边叩边询问患者叩击部位的感觉，以推测病变部位和程度。

（二）按诊的内容

临床上常用的按诊有按肌肤、按胸胁、按脘腹、按手足、按腧穴等。

1. 按肌肤　主要审查全身肌肤的寒热、润燥、肿胀、疼痛等。肌肤灼热，多为阳证、热证；肌肤清凉，多为阴证、寒证。肌肤湿润者，为津液未伤；肌肤干燥者，为津液已伤；按之凹陷不起者为水肿；按之凹陷，随手而起者是气胀。

2. 按手足　主要诊察手足的温凉，以测知机体阳气的盛衰。手足俱冷，为阳虚寒盛；手足俱热、口渴，属阳热炽盛；手足心热、潮热盗汗，多为阴虚发热。

3. 按脘腹　主要检查脘腹疼痛与否、软硬、有无痞块积聚，以辨别脏腑虚实、病邪性质及其积聚的程度。脘腹疼痛、痛而喜按、局部柔软者，为虚证；疼痛拒按、局部坚硬者、为实证；腹中包块、固定不移、痛有定处、按之有形者，称为癥积，多为血瘀所致；腹内肿块、痛无定处、聚散无常者，称为瘕聚，多为气滞所致；腹胀叩之如鼓、小便自利者，为气胀；按之如囊裹水、小便不利者，为水臌。

望、闻、问、切四诊在搜集病情资料方面各有其独特的作用，不能相互取代，但又相互联系、相互补充，即所谓"四诊合参"，才能全面而系统地了解病情，做出正确的判断。

练 习 题

案例

　　患者男，63岁，反复胃脘疼痛6年求治。四诊收集资料如下：神清，倦怠乏力，面色萎黄，形体消瘦，每于进食油腻后胃脘疼痛加剧，痛时喜温喜按，小便如常，大便溏薄，脉弱，请推断该患者可能出现的舌象。

【选择题】

1. 久病、重病患者突然出现精神暂时"好转"假象，称之为

    A. 有神　　　　　　　　　B. 失神　　　　　　　　　C. 假神

    D. 神乱　　　　　　　　　E. 神志异常

2. 五色主病中，形成面色黄的主要原因是
    A．肝火上炎　　　　　　　B．脾虚湿盛　　　　　　C．心肾阳虚
    D．肾阴亏损　　　　　　　E．肾阳不足

3. 舌与五脏关系中，舌中候
    A．心肺　　　　　　　　　B．肝胆　　　　　　　　C．脾胃
    D．肾　　　　　　　　　　E．三焦

4. 判断体内病邪深浅主要观察苔质的
    A．厚薄　　　　　　　　　B．润燥　　　　　　　　C．腐腻
    D．颜色　　　　　　　　　E．剥脱

5. 下列除哪项外，均为"疹"的临床表现
    A．红色　　　　　　　　　B．高出皮肤　　　　　　C．按压后褪色
    D．点小如粟　　　　　　　E．平铺于皮肤之上

6. 小儿食指络脉呈鲜红色者多属
    A．表证　　　　　　　　　B．里证　　　　　　　　C．热证
    D．寒证　　　　　　　　　E．惊风

7. 患者神识不清，语无论次，声高有力，称为
    A．错语　　　　　　　　　B．郑声　　　　　　　　C．独语
    C．谵语　　　　　　　　　E．狂言

8. 气滞疼痛的特点是
    A．刺痛　　　　　　　　　B．冷痛　　　　　　　　C．灼痛
    D．胀痛　　　　　　　　　E．隐痛

9. 恶寒发热并见，多见于
    A．温热病　　　　　　　　B．里热证　　　　　　　C．里寒证
    D．外感表证　　　　　　　E．少阳证

10. 燥邪犯肺的咳嗽特点是
    A．咳痰质稀量多　　　　　B．咳痰黄稠量少　　　　C．痰多不易咳出
    D．干咳少痰或无痰　　　　E．痰稀易咳出

11. 小儿大便酸臭如败卵，多属
    A．脾胃气虚　　　　　　　B．饮食积滞　　　　　　C．脾胃湿热
    D．热盛伤津　　　　　　　E．肝胃不和

12. 患者带下色黄，黏稠臭秽，多为
    A．肝经郁热　　　　　　　B．脾虚湿注　　　　　　C．肾虚不固
    D．湿热下注　　　　　　　E．胃肠积热

13. 患者睡中汗出，醒时汗止，伴五心烦热、形体消瘦，属
    A．自汗　　　　　　　　　B．战汗　　　　　　　　C．盗汗
    D．绝汗　　　　　　　　　E．头汗

14. 患者时时汗出，活动后汗甚，伴神倦乏力，属
    A．自汗　　　　　　　　　B．战汗　　　　　　　　C．盗汗
    D．绝汗　　　　　　　　　E．头汗

15．诊断疾病最重要的是
　　A．望诊　　　　　　　　B．闻诊　　　　　　　　C．问诊
　　C．切诊　　　　　　　　E．四诊合参

16．青色可见于除……外的病证
　　A．寒证　　　　　　　　B．虚证　　　　　　　　C．痛证
　　D．瘀血　　　　　　　　E．惊风

17．咳声不扬，痰稠色黄不易咯出属于
　　A．燥咳　　　　　　　　B．热咳　　　　　　　　C．湿咳
　　D．顿咳　　　　　　　　E．寒咳

18．瘀血疼痛的特点是
　　A．刺痛　　　　　　　　B．冷痛　　　　　　　　C．灼痛
　　D．胀痛　　　　　　　　E．隐痛

19．关于相反的两种脉象，哪一项是错误的
　　A．迟脉与数脉　　　　　B．浮脉与沉脉　　　　　C．洪脉与弦脉
　　D．滑脉与涩脉　　　　　E．实脉与虚脉

20．头痛如裹，肢体困重属
　　A．风寒头痛　　　　　　B．风热头痛　　　　　　C．风湿头痛
　　D．气虚头痛　　　　　　E．瘀血头痛

21．脉象细软，浮取可得，重按不显者为
　　A．细脉　　　　　　　　B．濡脉　　　　　　　　C．微脉
　　D．虚脉　　　　　　　　E．弱脉

22．五色主病，颧部潮红者，多为
　　A．阳明实热　　　　　　B．脾胃蕴热　　　　　　C．心火亢盛
　　D．阴虚内热　　　　　　E．戴阳证

23．五色主病，黑色主证错误的是
　　A．痛证　　　　　　　　B．肾虚证　　　　　　　C．寒证
　　D．水饮证　　　　　　　E．瘀血证

24．皮肤面色俱黄，黄色鲜明如橘皮色，多是
　　A．气血不荣　　　　　　B．气血瘀滞　　　　　　C．湿热熏蒸
　　D．寒湿阻滞　　　　　　E．气阴两虚

25．小儿食指络脉直达指端，即"透关射甲"，常常提示
　　A．外感风寒　　　　　　B．慢惊风　　　　　　　C．疳积
　　D．病情危重，预后不良　E．气血不足

26．诊断月经后期的依据是
　　A．月经量的变化　　　　B．月经色的变化　　　　C．月经期长短的变化
　　D．月经周期的变化　　　E．月经质的变化

27．舌面脏腑分属，一般认为舌尖属于
　　A．心肺　　　　　　　　B．肝胆　　　　　　　　C．脾胃
　　D．肾　　　　　　　　　E．三焦

28．舌淡白而润且舌体胖嫩，多为

A．气血两虚　　　　　　B．阳虚水泛　　　　　　C．阴虚火旺

D．湿热内蕴　　　　　　E．气滞血瘀

29．舌红苔黄燥，多主

A．寒湿内蕴　　　　　　B．湿热偏盛　　　　　　C．外感风热

D．阴虚火旺　　　　　　E．实热亢盛

30．谵语多见于

A．热扰心神之实证　　　　B．心气大伤，精神散乱的虚证

C．痰火扰心之狂证　　　　D．痰迷心窍之癫证

E．心脾两伤的语言错乱

31．燥邪犯肺，咳嗽的特点是

A．咳痰稀白　　　　　　B．咳痰黄稠　　　　　　C．痰多，但不易咳出

D．干咳少痰或无痰　　　　E．痰稀易咳出

32．壮热多见于

A．里实热证　　　　　　B．阴虚内热证　　　　　C．湿温潮热证

D．外感风热证　　　　　E．疟疾

33．阴虚内热，常表现为

A．自汗　　　　　　　　B．战汗　　　　　　　　C．盗汗

D．头汗　　　　　　　　E．大汗

34．前额连眉棱骨痛，病属

A．太阳经　　　　　　　B．阳明经　　　　　　　C．少阳经

D．厥阴经　　　　　　　E．少阴经

（洪敏俐　郭宝云）

辨　证

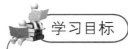

1．掌握八纲辨证的基本证候；掌握各脏腑辨证的证候、辨证要点。
2．熟悉八纲、八纲辨证概念，熟悉其证候分析及相关鉴别；熟悉各脏腑辨证的概念、证候分析；熟悉六经辨证、卫气营血辨证、三焦辨证的概念。
3．了解六经辨证、卫气营血辨证、三焦辨证各自的主要内容。

　　辨证，就是将四诊收集的资料、症状和体征进行综合分析，辨明疾病的原因、性质、部位及邪正盛衰等情况，从而概括、判断出其证候名称，做出正确诊断，为治疗疾病提供依据。

　　临床上常用的辨证方法有八纲辨证、脏腑辨证、气血津液辨证、病因辨证、卫气营血辨证、三焦辨证、六经辨证等。其中八纲辨证是分析疾病共性的辨证方法，是各种辨证的总纲；脏腑辨证主要应用于杂病，是其他各种辨证的基础；气血津液辨证与脏腑辨证密切相关，两者结合起来，更具有实际意义；病因辨证着重从病因角度去辨别证候；六经辨证是外感病中伤寒病的辨证方法，卫气营血辨证和三焦辨证主要应用于外感温热病；本章主要介绍八纲辨证、脏腑辨证、六经辨证、卫气营血辨证和三焦辨证。

第一节　八纲辨证

　　八纲，即阴、阳、表、里、寒、热、虚、实八个辨证的纲领。它是通过四诊收集资料，根据病位的深浅、病邪的性质以及邪正的关系等情况，加以综合分析，归纳为八类证候，就是八纲辨证。

　　疾病的表现尽管复杂多变，但基本上都可以用八纲加以归纳。如疾病的类别，可分为阴证与阳证；病位的浅深可分为表证与里证；疾病的性质，可分为寒证与热证；邪正的盛衰，邪盛为实证，正虚者为虚证。其中，阴阳又可以概括其他六纲，即表、热、实证为阳，里、寒、虚证属阴，故阴阳又是八纲中的总纲。八纲辨证可执简驭繁，提纲挈领，从总体上把握疾病的本质，是各种辨证的纲领。

一、表里

　　表里是辨别病变部位内外和病势深浅的两个纲领。它是一个相对的概念，一般地说，身体的皮毛、肌腠、经络为外，这些部位受邪，属于表证，病较浅轻；脏腑、气血、骨髓为内，这些部位发病，统属里证，病较深重。从病势上看，表邪入里为病进，里邪出表为病退。

（一）表证

表证是指六淫疫疠邪气经皮毛、口鼻侵入时所产生的证候。多为外感病的初起阶段，具有发病急、病程短、病势轻浅的特点。

证候：发热恶寒（或恶风），头身疼痛，舌苔薄白，脉浮。常兼见鼻塞流涕，咽喉痒痛，咳嗽等症。

证候分析：六淫邪气客于肌表，阻遏卫气的宣发、温煦功能，故见恶寒发热；邪气束表，郁滞经络，致头身疼痛；邪气从皮毛、口鼻而入肺，肺系受邪，肺气失宣，故鼻塞、流涕、咳嗽、咽喉痒痛；邪气在表，未伤及里，故舌苔仍以薄白为主；正气奋起抗邪，脉气鼓动于外，故脉浮。

（二）里证

里证是疾病深入于里（脏腑、气血、骨髓）的一类证候。多见于外感病的中、后期或内伤病。

证候：其病因复杂、病位广泛而症状繁多，应结合寒热虚实、脏腑辨证加以鉴别。其基本特征是无新起恶寒发热并见，以脏腑症状为主要表现。具体内容将在脏腑辨证中介绍。

里证的形成大致有三：一是表邪不解，内传于里；二是外邪直接侵犯脏腑而发病；三是情志内伤、饮食劳倦等因素直接影响脏腑而出现的病症。

（三）半表半里证

外邪由表内传，尚未入于里；或里邪外透，尚未出于表，邪正相搏于表里之间所表现的证候，称为半表半里证。

证候：往来寒热，胸胁苦满，心烦喜呕，默默不欲饮食，口苦咽干，目眩，脉弦等。

证候分析：详见六经辨证中的少阳证。

（四）表证和里证的鉴别要点

辨别表证和里证，主要是审察病证寒热，舌象，脉象等变化。一般来说，外感病中发热、恶寒同时并见的属表证；但发热不恶寒或但寒不热的属里证；表证舌苔少变化，里证舌苔多变化，脉浮主表证，脉沉主里证。

二、寒热

寒热是辨别疾病性质的两个纲领。寒证与热证反映机体阴阳的偏盛与偏衰。阴盛或阳虚表现为寒证；阳盛或阴虚表现为热证。

（一）寒证

寒证是感受寒邪或体内阳虚阴盛所表现出的证候。包括表寒、里寒、虚寒、实寒。

证候：各类寒证证候表现不尽一致，常见的证候有恶寒或畏寒，口淡不渴，面色苍白，手足不温，小便清长，大便溏泻，舌淡苔白而润，脉迟等。

证候分析：阳气不足或阴寒独盛，不能温煦形体，故见诸寒象；阳虚气不化水，所以有"诸寒水液，澄澈清冷"之症；阳气虚弱，鼓动血脉运行之力不足，故脉迟。

（二）热证

热证是感受热邪或机体阳盛阴衰所表现出的证候。包括表热、里热、实热和虚热。

证候：各类热证的证候表现也不尽一致，常见的有：发热喜凉，口渴喜冷饮，面红目赤，小便短赤，大便燥结，舌红苔黄而干燥，脉数等。

证候分析：多因外感阳热邪气或阴寒之邪入里化热；或五志过极化火；或食积、痰饮、瘀血等郁久化火以及阴虚阳亢所致。由于阳热偏盛，或阴虚阳亢，故见发热喜凉，面红目赤，舌红苔黄，脉数等。热灼津液，则口渴喜饮，痰涕黄稠，大便秘结，小便短赤，舌干少津等。

（三）寒热证的鉴别要点

辨别寒证与热证，必须根据具体病情进行全面分析，不能孤立地根据某一症状作判断。主要根据：恶寒与恶热、口渴与不渴、面色的红与白、四肢的冷与热，以及二便、舌苔、脉象做综合判断，才能得出正确的结论。

三、虚实

虚实是辨别邪正盛衰的两个纲领。虚指正气不足；实指邪气盛实。

（一）虚证

虚证是对人体正气虚弱所致的各种临床表现的病理概括。

证候：由于有阴阳气血脏腑虚衰的不同，其证候多种多样，一般常见：精神萎靡，面色无华，身倦乏力，自汗，心悸气短，形寒肢冷，大便溏泻，小便失禁；或五心烦热，形体消瘦，盗汗潮热；舌质淡白或舌红少苔，脉虚无力等。

证候分析：多因先天禀赋不足，后天失养，或久病耗伤所致。虚证病机主要表现在伤阴或伤阳两个方面。伤于阳者以阳气虚的表现为主，由于阳失温运与固摄的功能，故见阳虚诸症；伤于阴者以阴血虚的表现为主，由于阴不制阳，及失去其濡养滋润的作用，故见阴虚诸证。

（二）实证

实证是对人体感受外邪，或体内病理产物蓄积而产生的各种临床表现的病理概括。

证候：由于感受邪气的性质和病变部位不同，故其症状亦不能尽述。一般常见的症状有发热，胸闷烦躁，呼吸气粗，痰涎壅盛，脘腹胀满，疼痛拒按，大便秘结，或热痢下重，小便滞涩，舌质苍老，苔厚腻，脉实有力等。

证候分析：邪盛与正气抗争而发热，实邪扰心，故烦躁；邪阻于肺，肺失宣降而胸闷，呼吸气粗，痰涎壅盛；实邪积于肠胃，则大便秘结，腹胀满痛拒按；邪正相争，搏击于血脉，故脉实有力，湿浊蒸腾，故舌苔多见厚腻。

（三）虚实证的鉴别要点

要鉴别虚实，必须四诊合参多方面进行综合分析。一般来说，虚证必身体虚弱，实证多身体粗壮；虚证者声息低微，实证者声高息粗；久病多虚，暴病多实；舌质淡嫩、脉象无力为虚，舌质苍老、脉象有力为实。

四、阴阳

阴阳是辨别疾病类别的两个纲领，是八纲的总纲。在诊断上，可根据临床上证候表现、病理性质，将一切疾病分为阴阳两个主要方面。

（一）阴证

凡符合"阴"的一般属性的证候，称为阴证。如里证、寒证、虚证概属阴证范围。

证候：阴性证候不尽相同，一般常见面色晦滞无华，精神萎靡，形寒肢冷，身重蜷卧，倦怠乏力，少气懒言，口淡不渴，纳呆食少，大便溏泻，小便清长，舌淡胖嫩，苔润滑，脉沉迟无力等。

证候分析：阴证的形成，多由于年老体虚，或久病内伤，或邪气内传脏腑以致阳衰阴盛、功能减退。精神萎靡，乏力是虚证的表现；形寒肢冷，口淡不渴，大便溏，小便清长是里寒的表现；舌淡胖嫩，脉沉迟为虚寒之象。

（二）阳证

凡符合"阳"的一般属性的证，称为阳证。如表证、热证、实证概属于阳证范围。

证候：阳性证候也不尽相同，一般常见身热心烦，面红目赤，口渴喜饮，声高气粗，喘促痰鸣，小便短赤，大便秘结，舌红苔黄，脉滑数有力等。

证候分析：阳证的形成，多由于邪气盛而正气未衰，正邪相争剧烈所致。身热心烦，面红目赤，口渴喜饮等为热证之表现；语声粗浊，喘促痰鸣，大便秘结，舌红绛苔黑起刺，脉滑实等是实证的表现。

（三）阴证和阳证的鉴别

阴证和阳证的鉴别，按四诊对照如下：

1. 阴证 （1）望诊：面色苍白或暗淡，身重蜷卧，倦怠无力，萎靡不振，舌质淡而胖嫩，舌苔润滑。（2）闻诊：语声低微，静而少言，呼吸怯弱，气短。（3）问诊：大便气腥臭，饮食减少，口中无味，不烦不渴，或喜热饮，小便清长短少。（4）切诊：腹痛喜按，身寒足冷，脉象沉微细涩，弱迟无力。

2. 阳证 （1）望诊：面色潮红或通红，喜凉，狂躁不安，口唇燥裂，舌质红绛，苔色黄或老黄，甚则燥裂，或黑而生芒刺。（2）闻诊：语声壮厉，烦而多言，呼吸气粗，喘促痰鸣，狂言叫骂。（3）问诊：大便或硬或秘，或有奇臭，恶食，口干，烦渴引饮，小便短赤。（4）切诊：腹痛拒按，身热足暖，脉象浮洪数大滑实而有力。

（四）亡阴与亡阳

亡阴亡阳是疾病的危险证候。一般在高热大汗，或发汗太过，或剧烈吐泻，失血过多等情况下出现阴液或阳气迅速亡失。

1. 亡阴 症见汗热味咸而黏、如珠似油，虚烦躁扰，身灼肢温，口渴欲饮，皮肤皱瘪，小便短少，面色赤，唇干舌燥，脉细数等。

2. 亡阳 症见冷汗淋漓、汗质清稀，神情淡漠，肌肤不温，四肢厥冷、呼吸微弱，面色苍白，舌淡白润，脉微欲绝等。

第二节 脏腑辨证

脏腑辨证，是以脏腑的生理功能、病理表现为基础，将"四诊"所得资料进行分析综合，以判断疾病所在脏腑部位以及病性、病因和邪正盛衰关系的一种辨证方法。脏腑辨证，是临床辨识病证的基本方法，是临床各科辨证的基础。

一、脏病辨证

（一）心病辨证

1. 心气虚、心阳虚与心阳暴脱证 是论述心脏阳气虚衰，鼓动无力，虚寒内生以及阳气暴脱的证候。

证候：心悸怔忡，胸闷气短，汗出，神倦乏力，动辄尤甚，面色无华，舌淡，脉虚等，为心气虚。若兼见形寒肢冷，心痛，唇黯，舌淡或紫暗，脉细弱或结代等，为心阳虚。若突然大汗淋漓，四肢厥冷，面色苍白，口唇青紫，神志昏昧，脉微欲绝，为心阳暴脱。

证候分析：多因禀赋不足，年老体衰，久病耗损，或汗下太过等所致。心气虚，推动无力，故见心悸怔忡，胸闷气短，乏力；气虚肌表失固则自汗出；气虚不能养神，则神倦；劳则气耗，故动后诸证更甚；气虚则血行无力，不能上荣于舌面，故见舌淡，面色无华；血行无力，脉道空虚，故脉虚。气虚及阳，阳气虚衰，不得温煦肌肤，故形寒肢冷；心阳虚，胸中阳气不运，阳虚寒凝，血脉痹阻，故心痛；阳虚血运失畅，故唇黯舌淡或紫暗，脉细弱或结代。心阳暴脱，宗气大泄，阳气外越无以固表，故大汗淋漓，四肢厥冷；神随气散，则神志昏昧；阳气脱亡，无力推动血行致络脉瘀滞，血液不能外荣肌肤，故面色苍白，唇青紫，脉微欲绝。

三证中心气虚是基础；心气虚证，以心脏及全身功能活动衰弱为特点，心阳虚证在心气虚证的基础上出现虚寒症状，心阳暴脱证在心阳虚的基础上出现虚脱亡阳症状，以上为三证的辨证要点。

2．心血虚证与心阴虚证　心血虚证与心阴虚证，是指心血不足与心阴不足，不能濡养心脏所表现的证候。

证候：心悸怔忡，失眠多梦，为心血虚与心阴虚的共有症状。若兼见眩晕，健忘，面色淡白或萎黄，唇舌色淡，脉象细弱等症，为心血虚。若见五心烦热，潮热盗汗，颧红咽干，舌红少苔，脉细数，为心阴虚。

证候分析：二者多因思虑劳心，暗耗阴血，或脾胃虚弱，化源不足，或久病耗伤，或失血太过所致。心阴心血不足，则心失所养，致心动不安，出现心悸怔忡；神失濡养，致心神不宁，出现失眠多梦。血虚则不能濡养脑髓，而见眩晕健忘；血虚不能上荣于头面，故见面色苍白或萎黄，唇舌色淡；血虚脉道不充，故脉细弱。阴虚则阳亢，虚热内生，故见潮热盗汗，五心烦热，颧红咽干，舌红少苔，脉细数。

心血虚证以心悸、失眠、多梦与血虚证共见为辨证要点；心阴虚证以心悸、失眠、多梦与阴虚证共见为辨证要点。

3．心火亢盛证　心火亢盛证是指心火炽盛所表现的实热证候。

证候：面赤，心中烦热，口渴，失眠，口舌生疮或糜烂肿痛，小便短赤，舌红苔黄，脉数；或发生吐血，衄血；或见肌肤疮疡，红肿热痛；甚或狂躁谵语。

证候分析：本证多因情志郁结化火，或六淫内郁化火，或过食辛辣、温补之品所致。心火亢盛上炎，故见面赤，口舌生疮或糜烂肿疼；心火内炽则心中烦热，热扰心神则失眠；火盛伤津，故口渴、小便短赤；心火盛则血热妄行，故见吐衄出血；舌红，苔黄，脉数，皆为火盛之象。

本证以心及舌、脉等出现实火内炽的症状为辨证要点。

4．心脉痹阻证　心脉痹阻证是指由于各种致病因素阻痹心脉，出现心悸怔忡，胸闷心痛为主症的一类证候。

证候：心悸怔忡，心胸憋闷疼痛，引及肩背手臂，时发时止；若见舌质紫暗或有瘀斑，脉细涩或结代，为瘀阻心脉；若见心胸闷痛，体胖痰多，身重困倦，舌苔白腻，脉沉滑，为痰阻心脉；若遇寒痛剧，得温痛缓，形寒肢冷，舌淡苔白，脉沉迟或沉紧，为寒凝之象；若疼痛而胀，且发作时与情志有关，舌淡红，苔薄白，脉弦，为气滞之证。

证候分析：本证多因心气虚衰或心阳不足，推动无力，以致瘀阻、痰凝、寒滞、气郁，血脉痹阻，心脉不通而成。血脉痹阻，心血瘀滞，不通则痛，故见以心痛为主症；手少阴心经循肩臂而行，故痛势可引及肩背手臂。

本证以心悸怔忡，胸部憋闷疼痛，痛引肩背内臂，时发时止为辨证要点。

5. 痰迷心窍证 痰迷心窍证是指痰浊蒙闭心窍，表现以神志异常为主症的证候。

证候：面色晦滞，胸闷呕恶，喉间痰鸣，神志不清，甚则昏不知人，舌苔白腻，脉滑，或精神抑郁，喃喃自语，举止失常；或突然昏倒，喉中痰鸣，口中流涎，四肢抽搐等。

证候分析：本证多因情志不畅，郁而生痰，或湿浊内留，久而化痰，痰浊上蒙心窍所致。痰浊郁遏中焦，清阳不升，故见面色晦滞；胃气上逆则脘闷呕恶；痰随气升则喉中痰鸣；痰浊蒙蔽心窍，心神不能自主，故见神志不清，喃喃自语，举止失常；若肝风挟痰浊上蒙心窍，可见突然昏倒，喉中痰鸣，口中流涎，四肢抽搐等；舌苔白腻、脉滑，皆为痰浊内盛之象。

本证以神志不清，喉有痰声，舌苔白腻为辨证要点。

6. 痰火扰心证 痰火扰心证是指痰火扰乱心神所出现的证候。

证候：发热气粗，面红目赤，喉中痰鸣，痰黄稠，烦躁谵语，舌红苔黄腻，脉滑数。或见失眠多梦，语言错乱，哭笑无常，狂躁妄动，打人毁物等。

证候分析：多因五志化火，灼液成痰，痰火内盛，或外感邪热，挟痰内陷心包所致。火热蒸腾，故见发热气粗，面红目赤；邪热炼津为痰，故喉中痰鸣，痰黄；痰与火结，痰火扰心，心神昏乱，故烦躁谵语，甚或发狂妄动，哭笑无常，打人毁物等。

本证外感热病以高热，痰盛，神志不清为辨证要点；内伤杂病中，轻者以失眠心烦，重者以神志狂乱为辨证要点。

（二）肺病辨证

1. 肺气虚证 肺气虚证是指肺气不足和卫表不固所表现的证候。

证候：咳喘无力，呼吸气短，少气懒言，语声低微，痰多清稀，神疲乏力；或有自汗，恶风，易患感冒，舌淡苔白，脉虚弱。

证候分析：本证多因久病咳喘，损耗肺气，或脾虚精气生化乏源，肺失充养所致。肺气亏耗，宗气不足，可见呼吸气短，少气懒言，咳喘无力，语声低微，神疲乏力；肺气虚损导致卫外不固，可见自汗，恶风，易患感冒；舌淡苔白，脉虚弱，皆肺气不足之象。

本证一般以咳喘无力，全身气虚不足为辨证要点。

2. 肺阴虚证 肺阴虚证是指肺阴不足，虚热内生所表现的证候。

证候：干咳无痰或痰少而黏，甚则痰中带血，声音嘶哑，骨蒸潮热，五心烦热，盗汗，颧红咽干，舌红少苔，脉细数。

证候分析：本证多由劳损，久咳及热病后期发展而成。肺阴不足，肺燥失润，气机升降失司，或阴虚内热，虚火灼伤肺络，故见干咳无痰或痰少而黏，或痰中带血，声音嘶哑；阴虚内热，故见骨蒸潮热，盗汗，五心烦热，颧红咽干，舌红少苔，脉细数等虚热之证。

本证以肺病常见症状和阴虚内热证共见为辨证要点。

3. 风寒犯肺证 风寒犯肺证是指风寒外袭，肺卫失宣所表现的证候。

证候：咳嗽或气喘，痰稀色白，鼻塞流涕，恶寒发热，头身疼痛，苔薄白，脉浮紧。

证候分析：风寒束肺，肺气失宣，故见咳喘，咳痰稀白；鼻为肺窍，风寒袭肺，故鼻塞流涕；风寒外袭，卫阳被郁，故恶寒发热，头身疼痛；苔薄白，脉浮紧皆风寒外束之象。

本证以咳嗽兼见风寒表证为辨证要点。

4．风热犯肺证　风热犯肺证是指风热侵犯肺系，肺卫受病所表现的证候。

证候：咳嗽气粗，咳痰黄稠，发热，微恶风寒，口干咽痛，鼻塞流黄浊涕，舌尖红，苔薄黄，脉浮数。

证候分析：本证因风热犯肺，或风寒郁而化热，肺气不得宣降所致。风热犯肺，肺气失宣，故咳嗽气粗；热灼津液，故痰稠色黄；肺卫受邪，正邪相争，故见发热，微恶风寒；风热上扰则口干咽痛；舌尖红，苔薄黄，脉浮数，皆为风热外感之象。

本证以咳嗽，痰黄稠与风热表证共见为辨证要点。

5．燥邪犯肺证　燥邪犯肺证是指秋令燥邪犯肺耗伤津液，侵犯肺卫所表现的证候。

证候：干咳无痰，或痰少而黏，不易咳出；唇、舌、咽、鼻干燥，或身热恶寒，或胸痛咯血；舌红苔白或黄，脉数。

证候分析：燥邪犯肺，津液被伤，肺不得滋润而失清肃，故干咳无痰，或痰少而黏，不易咳出；若化热灼伤肺络，可见胸痛咯血；燥盛则干，濡润不足，故诸症干涩；肺为燥邪所袭，肺卫失宣，则见身热恶寒。燥邪伤津则舌红，邪偏肺卫，苔多白，燥邪袭肺，苔多黄；脉数为燥热之象。

本证以肺系症状及干燥少津为辨证要点。

6．痰湿阻肺证　痰湿阻肺证是指痰湿阻滞肺系所表现的证候。

证候：咳嗽痰多，色白易出，胸闷气喘，甚则咳喘倚息不得平卧，舌淡苔白，脉滑。

证候分析：多由脾气亏虚，或久咳伤肺，或感受寒湿等病邪引起。痰浊阻滞于肺，肺气宣降失司，故胸闷咳喘，痰多色白，甚则喘咳倚息不得平卧；舌淡苔白，脉滑，皆为痰湿内阻之象。

本证以咳嗽、痰多质黏色白易咳为要点。

（三）脾病辨证

1．脾气虚证　脾气虚证是指脾气不足，运化失健所表现的证候。

证候：纳呆食少，食后腹胀，大便溏泻，神倦乏力，少气懒言，或肢体浮肿，或形体消瘦，舌淡苔白，脉缓弱。

证候分析：本证多因饮食所伤，或禀赋素虚，或久病、劳倦过度损伤脾气所致。脾气虚损，脾运失健，故纳呆食少，食后腹胀；脾虚水湿不化，溢于肌肤则水肿，注于肠间则溏泻；脾失健运，气血生化不足，故见神疲乏力，少气懒言，形体消瘦；舌淡苔白，脉弱皆属气虚之象。

本证以食少、腹胀、便溏和气虚证共见为辨证要点。

2．脾气下陷证　脾气下陷证是指脾气亏虚，升举无力而反下陷所表现的证候。

证候：脘腹坠胀，食后尤甚，或便溏久泄，肛门重坠，甚则脱肛，或内脏下垂；常伴有气短乏力，肢体倦怠，眩晕；舌淡苔白，脉弱。

证候分析：本证多由脾气虚发展而来。气虚下陷，升举固涩无权，故脘腹坠胀，便溏久泄、脱肛、内脏下垂；脾气虚弱，清气不升，故见眩晕、神疲乏力；舌淡苔白，脉弱皆为脾气虚弱之象。

本证以脾气虚证和内脏下垂为辨证要点。

3．脾不统血证　脾不统血证是指脾气亏虚，不能统摄血液所表现的证候。

证候：吐血、衄血、便血、尿血、月经过多或崩漏、肌衄。兼见眩晕，乏力，食少便溏，面色无华，舌淡，脉细。

证候分析：本证多由劳倦伤脾，或体弱久病，致脾气虚损，统摄无权而成。脾不统血，血液离经而妄行。血溢于上则见吐血、衄血；血脱于下则见便血、尿血；血溢肌肤，则为肌衄；脾虚冲任不固，则月经量多或崩漏下血；眩晕、乏力、食少便溏，面色无华，舌淡脉细，皆脾气虚弱，气虚血亏之象。

本证以脾气虚证和出血共见为辨证要点。

4. 脾阳虚证　脾阳虚证是指脾阳虚衰，失于温运，阴寒内盛所表现的证候。

证候：形寒肢冷，口淡不渴或口泛清水，纳呆腹胀，脘腹冷痛而喜温喜按，便溏，身倦乏力，或面浮肢肿，舌淡胖，苔白滑，脉沉迟无力。

证候分析：本证多因贪食生冷或误用寒凉克伐之品，损伤脾阳；或年高肾阳不足，或久病损伤脾气，导致脾阳不足而成。脾阳不足，阳虚中寒，故形寒肢冷，脘腹冷痛而喜温喜按；阳虚不运，饮食不化，故纳呆腹胀，便溏；阳虚水湿不运，泛于上则口泛清水，溢于外则面浮肢肿；身倦，舌淡胖，苔白滑，脉沉迟无力，皆为阳气不足，寒湿内生之象。

本证以脾运失健和寒象表现为辨证要点。

5. 寒湿困脾证　寒湿困脾证是指寒湿内盛，中阳受困而表现的证候。

证候：脘腹胀满，头身困重，纳食减少，口淡不渴，泛恶，欲吐，大便溏泻，小便不利，面浮肢肿，或面目肌肤发黄，色晦滞如烟熏，或妇女白带量多，舌淡胖，苔白腻，脉濡。

证候分析：本证多因嗜食生冷，或感受寒湿，内困脾阳所致。寒湿困脾，中阳不运，脾胃升降失常，故纳食减少，脘腹胀满，大便溏泻，泛恶欲吐；脾为湿困则头身困重；脾阳被困，水湿不化，故小便不利，面浮肢肿；寒湿困脾，阳气不宣，胆道不利，胆汁外溢，则发黄疸色晦滞；白带量多，舌淡胖，苔白腻，脉濡，皆为寒湿内盛之象。

本证以脾的运化功能发生障碍和寒湿中遏的表现为辨证要点。

6. 湿热蕴脾证　湿热蕴脾证是指湿热内蕴中焦，脾胃纳运失职所表现的证候。

证候：脘腹痞闷，纳呆呕恶，便溏尿黄，肢体困重，或面目肌肤发黄，色泽鲜明如橘子，皮肤发痒，或身热起伏，汗出热不解。舌红苔黄腻，脉濡数。

证候分析：常因受湿热外邪，或过食肥甘酒酪酿湿生热所致。湿热蕴结脾胃，受纳运化失职，升降失常，故脘腹痞闷，纳呆呕恶；脾为湿困，则肢体困重；湿热蕴脾，交阻下迫，大便溏泄，小便短赤；湿热内蕴，熏蒸肝胆，致胆汁不循常道，外溢肌肤，故皮肤发痒，面目肌肤发黄；湿遏热伏，湿热郁蒸，故身热起伏，汗出不解，舌红苔黄腻，脉濡数，均为湿热内盛之象。

本证以脾的运化功能障碍和湿热内阻的症状为辨证要点。

（四）肝病辨证

1. 肝气郁结证　肝气郁结证是指肝失疏泄，气机郁滞而表现的证候。

证候：情志抑郁，易怒，胁肋两乳、少腹胀痛，胸闷不舒，善太息，饮食呆滞，或月经不调、痛经等，苔薄白，脉弦。

证候分析：本证多因情志抑郁，精神刺激，或病邪侵扰，或他脏病变影响而发病。肝失疏泄，情志失调，故情志抑郁或急躁易怒；肝郁气滞，经气不利，故胁肋、两乳、少腹胀痛，胸闷善太息；肝气郁结，木不疏土，故见饮食呆滞；肝气失调，冲任失和，故见月经不调、痛经等证；苔薄白，脉弦为肝郁之象。

本证一般以情志抑郁，肝经所过部位发生胀闷疼痛，以及妇女月经不调等作为辨证要点。

2．肝火炽盛证 肝火炽盛证是指火热炽盛，内扰于肝，气火上逆所表现的证候。

证候：头痛头胀，眩晕，耳鸣耳聋，面红目赤，烦躁易怒，失眠多梦，口苦咽干，小便短赤，或吐衄咯血，舌红苔黄，脉弦数。

证候分析：本证多因肝郁化火，或邪热内犯引动肝火所致。肝火上炎，气火上冲，故见头胀痛、眩晕、耳鸣耳聋、面红目赤等证；热扰神魂，情志亢奋，故烦躁易怒，失眠多梦；肝火迫血妄行，则血随气逆而吐衄咯血等上窍出血之症；尿赤，舌红苔黄，脉弦数，皆为肝火内盛之象。

本证一般以肝脉循行部位的头、目、耳、胁表现的实火炽盛症状为辨证要点。

3．肝血虚证 肝血虚证是指肝血液亏虚，失于濡养所表现的征候。

证候：眩晕耳鸣，面白无华，爪甲不荣，视力减退或夜盲；或见肢体麻木，关节拘急不利，手足震颤，肌肉瞤动；妇女常见月经量少、色淡，甚则经闭；舌淡苔白，脉弦细。

证候分析：本证多因脾胃虚弱，生化乏源，或久病耗血，失血太过等所致。血不能濡养头目清窍，故眩晕，眼花或夜盲；血虚，机体失其濡养，故见面色不华，爪甲不荣；血虚，脉筋肌肉失养，故见手足震颤，肌肉瞤动；肝血不足，冲任失充，血海空虚，则经期延后，月经量少，甚或经闭不行；血虚脉道失充，故脉细。

本证一般以筋脉、爪甲、两目、肌肤等失血濡养以及全身血虚的病理现象为辨证要点。

4．肝阴虚证 肝阴虚证是指肝阴液亏虚，阴不制阳，虚热内扰所表现的证候。

证候：眩晕耳鸣，双目干涩，咽干，颧赤，五心烦热，潮热盗汗，胁肋灼痛；或见手足蠕动；舌红少苔，脉弦细数。

证候分析：本证多因情志不遂，气郁化火；或久病、热病耗伤肝阴所致。肝阴不足，不能上滋头目清窍，故见眩晕耳鸣、双目干涩；阴虚火旺，虚热内扰，灼及肝络，故胁肋灼痛；虚火上升则颧赤咽干；肝阴不足，筋脉失养，则手足蠕动；潮热盗汗，舌红少苔，脉弦细数，皆为阴虚内热之象。

本证一般以肝病症状和阴虚证共见为辨证要点。

5．肝阳上亢证 肝阳上亢证是指肝肾阴虚，不能制阳，肝阳偏亢所表现的证候。

证候：头目胀痛，眩晕耳鸣，头重脚轻，面赤，心烦易怒，失眠多梦，腰膝酸软，舌红少苔，脉弦。

证候分析：阴虚阳亢，气血上冲，故见头胀头痛，眩晕耳鸣，面赤；肝阳化火，扰动神明，故见心烦易怒，失眠多梦；肝肾阴虚，筋骨失养，故腰膝酸软；肝阳亢于上，肾阴亏于下，上实下虚，故见头重脚轻；舌红少苔，脉弦，为阴虚阳亢之象。

本证一般以肝阳亢于上，肾阴亏于下的上盛下虚证候表现作为辨证要点。

6．肝风内动证 肝风内动证是指患者出现眩晕欲仆、震颤、抽搐等动摇不定的症状。在临床上常见的有肝阳化风、热极生风、血虚生风、阴虚风动四种。

（1）肝阳化风证：肝阳化风证是指肝阳亢逆无制而表现动风的证候。

证候：眩晕欲仆，头痛项强，肢麻震颤，舌体抖动，言语謇涩，甚则猝然昏倒，舌强不语，口眼歪斜，半身不遂，舌红脉弦。

证候分析：本证多因肝肾阴虚，不能涵敛肝阳，肝阳上亢，亢极化风所致。肝阳化风，风阳上扰清窍，故眩晕欲仆；气血上壅，阻滞血络，故头痛；筋失其养则项强肢颤；风性善动，则舌体抖动，言语謇涩；肝阳亢盛，炼液成痰，肝风挟痰上蒙心窍，则猝然昏倒；风痰阻络，气血不利，故口眼口歪斜，半身不遂；舌红为阴虚阳亢，脉弦主肝病。

本证一般根据患者素有肝阳上亢的现象，又突然出现动风的症状为辨证要点。

（2）热极生风证：热极生风证是指热邪亢盛，热极动风所表现的证候。

证候：高热，神昏，烦躁，四肢抽搐，颈项强直，甚则角弓反张，牙关紧闭，双目上视，舌红苔黄，脉弦数。

证候分析：本证多因邪热亢盛，燔灼肝经，热传心包所致。热邪蒸腾，充斥三焦，故高热；热入心包，心神昏聩，则神昏烦躁；邪热燔灼肝经，引动肝风，故见四肢抽搐，项强，角弓反张，筋脉拘急之症；舌红苔黄，脉弦数，皆为肝经热盛之象。

本证以高热与肝风共见为辨证要点。

（3）血虚生风证：血虚生风证是指血虚筋脉失养所表现的动风证候。

证候：头目眩晕，视物昏花，面色萎黄，肢体麻木，筋肉跳动，手足拘挛，舌淡脉细。

证候分析：见肝血虚证。

本证以眩晕、四肢抽搐、手足拘挛等与血虚证共见为辨证要点。

（4）阴虚风动证：阴虚动风证是指阴液亏虚，筋脉失养引动肝风表现的证候。

证候：目涩咽干，潮热盗汗，五心烦热，眩晕，手足蠕动，筋挛肉瞤，舌红少苔，脉弦细数。

证候分析：见肝阴虚证。

本证以眩晕、手足蠕动、震颤与阴虚内热症状共见为辨证要点。

7．寒滞肝脉证 寒凝肝脉证是指寒邪侵袭，凝滞肝经，表现以肝经循行部位冷痛为主的证候。

证候：少腹牵引睾丸坠胀冷痛，或阴囊内缩引痛，遇寒痛剧，得温痛减，脉沉弦，苔白滑。

证候分析：本证多因感受寒邪，凝滞于肝经所致。足厥阴肝脉，过阴器，抵少腹，寒客肝经，阳气被遏，气血凝滞，故少腹牵引睾丸坠胀冷痛；寒性凝滞收引，使筋脉拘急，故阴囊内缩引痛；苔白滑，脉沉弦，皆为阴寒内盛，肝经寒凝之象。

本证以少腹牵引阴部坠胀冷痛为辨证要点。

（五）肾病辨证

1．肾阴虚证 肾阴虚证是指肾阴亏虚，失于滋养，虚热内生所表现的证候。

证候：腰膝酸痛，眩晕耳鸣，失眠健忘，形体消瘦，颧红咽干，骨蒸潮热，盗汗，遗精早泄，舌红少苔，脉细数。

证候分析：本证多因先天不足或房劳过度，久病耗伤肾阴所致。肾阴虚损，濡养不足，故见形体消瘦，腰膝酸痛；肾阴虚，阴不制阳，虚热内生，故见颧红咽干，骨蒸潮热，盗汗遗精；阴虚则阳亢，虚阳上扰，故眩晕耳鸣，失眠健忘；舌红少苔，脉细数皆阴虚火旺之象。

本证以腰膝酸痛，遗精，经少，头晕耳鸣等和阴虚内热证共见为辨证要点。

2．肾精亏虚证 肾精不足证是指肾精亏损，以生长发育迟缓，生殖功能低下，早衰为主要表现的证候。

证候：小儿生长发育迟缓，囟门迟闭，骨骼痿软，智力低下；男子精少不育，女子经闭或不孕；成人早衰，眩晕健忘，智力减退，发脱齿落，神倦乏力，舌淡苔白，脉细弱。

证候分析：本证因禀赋不足，后天失养，久病耗伤，房室过度等所致。肾精亏虚，则影响人的生长发育，故小儿生长发育迟缓，囟门迟闭，筋骨痿软；肾精主生殖，肾精不足，故男子精少，女子经闭而不能孕育；肾精不充于脑，故见眩晕健忘，智力减退；肾主骨，其华在发，精亏则发脱齿落；肾精亏虚则气血衰少，故见神疲乏力；舌淡苔白，脉细弱，皆为精气不足之象。

本证以生长发育迟缓，生殖功能减退，以及成人早衰表现为辨证要点。

3．肾阳虚证　肾阳虚证是指肾阳虚衰，温煦失职，气化失权所表现的虚寒证候。

证候：畏寒肢冷，腰膝冷痛，神疲乏力，舌淡苔白，脉沉无力；或阳痿不举，或食少便溏，五更泄泻，小便清长，或尿少浮肿等。

证候分析：本证多因先天禀赋不足，年老阳衰，久病、房劳损伤肾阳所致。肾阳不足，温煦推动力弱，故见畏寒肢冷，神疲乏力；肾阳虚无以温养腰府及骨，故腰膝冷痛；肾阳不足，命门火衰，故见阳痿不举；阳虚火衰，不能温土，脾胃失健，水谷不化，故食少便溏，甚或五更泄泻；肾阳虚，膀胱气化不利，故尿少浮肿；舌淡苔白，脉沉无力，皆属阳虚之象。

本证一般以性与生殖功能减退，腰膝酸冷，夜尿多与虚寒症状共见为辨证要点。

4．肾气不固证　肾气不固证是指肾气亏虚，封藏固摄无权所表现的证候。

证候：腰膝酸软，神倦乏力，小便频数，尿后余沥不尽，夜尿频多，甚则遗尿失禁，大便滑脱，男子遗精早泄，女子带多清稀，胎动易滑，舌淡苔白，脉沉弱。

证候分析：本证多因年老肾气衰弱，年幼肾气未充，或房劳过度，久病耗伤所致。肾气虚衰，腰府失养，则见腰膝酸软，推动力弱则见神倦乏力；肾虚则二便失于固摄，故见尿频、遗尿失禁，大便滑脱之症；肾气不足，精关不固，故见遗精早泄；肾虚冲任失调，带脉不固，故见带下量多清稀，滑胎等。舌淡苔白，脉沉弱，皆肾气不足之象。

本证一般以肾与膀胱不能固摄所表现的症状为辨证要点。

5．肾不纳气证　肾不纳气证是指肾气虚衰，气不归元所表现的证候。

证候：气短喘促，呼多吸少，动则尤甚，音低气怯，神疲乏力，汗出，畏寒肢冷，腰膝酸软，舌淡苔白，脉沉弱。

证候分析：本证多因久病伤肾，或咳喘日久，肺虚及肾，或年老肾虚，摄纳无权所致。肺主呼吸，肾主纳气，肾虚摄纳无权，则气不归元而气浮于上，故见气短喘促，呼多吸少；动则气耗，肾气更虚，故喘促动则尤甚；肾气不足，温煦、推动无力，卫外不固，故见神疲乏力，音低声怯，畏寒肢冷，汗出；肾虚骨失所养，故腰膝酸软；舌淡苔白，脉沉弱，皆肾虚之象。

本证一般以久病咳喘，呼多吸少，气短，动则益甚和肺肾气虚表现为辨证要点。

二、腑病辨证

（一）小肠实热证

小肠实热证是指小肠里热炽盛所表现的实热证候。

证候：心烦口渴，口舌生疮，小便涩赤，尿道灼痛，尿血，舌红苔黄，脉数。

证候分析：本证多由心热下移于小肠所致。心热下移于小肠则使小肠泌别清浊功能失常，故见小便涩赤，尿道灼痛；热甚灼伤脉络可见尿血；心火内炽，热扰心神则心烦；热伤津液则口渴；心火上炎则口舌生疮；舌红、苔黄、脉数，皆为里热之象。

本证以心火热炽及小便赤涩灼痛为辨证要点。

（二）大肠湿热证

大肠湿热证是指湿热侵袭大肠，传导失司，表现以泄泻下痢为主的证候。

证候：发热，腹痛，下痢赤白脓血黏液，里急后重，或暴注下泻，色黄而臭，肛门灼热，小便短赤，舌苔黄腻，脉滑数。

证候分析：本证多因外感湿热之邪，或饮食不节，使湿热侵袭大肠所致。温热下注，内侵大肠，灼伤血络，肉腐成脓，故下痢赤白脓血黏液；湿热阻滞脏腑，气血不通，故见腹痛，里急后重；湿热之气下迫，故见暴注下泻；发热，肛门灼热，小便短赤，苔黄腻，脉滑数，皆为湿热之象。

本证以腹痛，下痢泄泻及湿热征象为辨证要点。

（三）肠燥津亏证

肠燥津亏证是指津液不足，不能濡润大肠所表现的证候。

证候：大便秘结干燥，难于排出，数日一行，口干咽燥，头晕，口臭，腹胀，舌苔黄燥，脉细涩。

证候分析：本证多因年高素体阴虚，或热病、久病后伤损津液，或产后阴血内亏所致。大肠液亏，肠失滋润，传导不利，故便秘，腹胀；腑气不降，浊气上逆则口臭，头晕；口干咽燥，苔黄燥，脉细涩，皆津亏之象。

本证以大便干燥难于排出与津亏症状共见为辨证要点。

（四）胃火炽盛证

胃火炽盛证指胃中火热炽盛，胃失和降所表现的实热证候。

证候：胃脘灼热而疼痛，嘈杂泛酸，消谷善饥，渴喜冷饮，齿龈肿痛，口臭，便秘，溲黄，舌红，苔黄燥，脉滑数。

证候分析：本证多因素体阳盛或邪热犯胃；或嗜食辛热厚味，化生火热；或五志化火所致。胃火内炽，故胃中灼痛，嘈杂泛酸；热盛伤津，燥热内结，故渴喜冷饮，便秘，溲赤；胃热亢盛，则腐熟功能亢进，故消谷善饥；胃火上炎，浊气上逆，故齿龈肿痛，口臭；舌红苔黄燥，脉滑数，皆为热盛之象。

本证以胃病常见症状和热象共见为辨证要点。

（五）胃阴虚证

胃阴虚证是指胃阴不足，胃失濡润、和降所表现的证候。

证候：胃脘灼热隐痛，口燥咽干，饥不欲食，干呕呃逆，或胃脘嘈杂，或脘疼不舒，大便干燥，舌红少苔或无苔，脉细数。

证候分析：本证多因热病后期，胃阴耗伤，或吐泻太过，伤液耗阴，或过食辛辣，胃阴耗伤所致。胃阴不足，虚热内生，胃气失和，故饥不欲食，胃脘灼热隐痛，痞满不舒；胃气上逆则干呕呃逆；阴津不足，故口燥咽干，大便干燥；舌红少苔或无苔，脉细数，皆为虚火之象。

本证以胃脘嘈杂、灼痛，饥不欲食与虚热症状共见为辨证要点。

（六）食滞胃脘证

食滞胃脘证指饮食停积胃肠，以胃脘胀闷疼痛，嗳腐吐酸为主症的证候。

证候：胃脘胀痛，嗳腐吞酸，厌食呕吐，矢气酸臭，大便溏泻或秘结，苔厚，脉滑。

证候分析：本证多因饮食不节，暴饮暴食；或脾胃虚弱，食滞不化所致。食滞胃脘，气机郁滞，故胃脘胀痛；胃失和降，浊气上逆则厌食呕吐，嗳腐吞酸；浊气下走大肠，故矢气酸臭；食滞于胃，脾运失常，故大便或秘或泻；食浊内阻，故苔厚，脉滑。

本证以胃脘胀闷疼痛，嗳腐吐酸为辨证要点。

（七）寒滞胃肠证

指寒袭胃肠，阻滞气机，以脘腹冷痛为主要表现的实寒证候。

证候：脘腹冷痛，痛势暴急，遇寒加剧，得温则减，恶心呕吐，吐后痛缓，口淡不渴，或口泛清水，腹泻清稀，或腹胀便秘，面白或青，恶寒肢冷，舌苔白润，脉弦紧或沉紧。

证候分析：本证多因过食生冷，或脘腹受冷，寒凝胃肠所致。寒邪侵犯胃肠，凝滞气机，故脘腹冷痛，痛势急剧；胃气上逆，则恶心呕吐；寒伤胃阳，水饮不化，随胃气上逆，则口中泛吐清水；吐后气滞暂得舒畅，则吐后痛减；寒不伤津，故口淡不渴；寒邪阻遏，阳气不能外达，血行不畅，则恶寒肢冷，面白或青；舌苔白润，脉弦紧或沉紧，为阴寒内盛，凝阻气机之象。

本证以胃脘冷痛和实寒证共见为辨证要点。

（八）肠热腑实证

邪热入里，与肠中糟粕相搏，燥屎内结所表现的里实热证候。在六经辨证中称为阳明腑实证，在卫气营血辨证中属气分证，在三焦辨证中属中焦病证。

证候：高热，或日晡潮热，汗出口渴，脐腹部硬满疼痛，拒按，大便秘结，或热结旁流，气味恶臭，小便短黄，甚则神昏谵语、狂乱，舌质红，苔黄厚而燥，或焦黑起刺，脉沉数有力，或沉实有力。

证候分析：本证多因邪热炽盛，汗出过多，或误用发汗，津液耗损，肠中干燥，里热炽盛，燥屎内结而成。里热炽盛，伤津耗液，肠道失润，邪热与燥屎内结，腑气不通，故脐腹部胀满硬痛而拒按，大便秘结；大肠属阳明，经气旺于日晡，故日晡发热更甚；若燥屎内积，邪热迫津下泄，则泻下青黑恶臭粪水，称为"热结旁流"；肠热壅滞，腑气不通，邪热与秽浊上熏，侵扰心神，可见神昏谵语，精神狂乱；里热熏蒸，则高热，汗出口渴，小便短黄，舌质红，苔黄厚而干燥，脉沉数有力；阻碍脉气运行，则脉来沉迟而有力。

本证以腹满硬痛，便秘与里热炽盛症状并见为辨证要点。

（九）胆郁痰扰证

胆郁痰扰证是指胆失疏泄，痰热互结，内扰心神所表现的证候。

证候：头晕目眩耳鸣，惊悸不宁，烦躁不寐，口苦呕恶，胸闷太息，舌苔黄腻，脉弦滑。

证候分析：本证多因情志不遂，气郁化火，灼津为痰，痰热互结，内扰心神，胆气不宁，心神不安所致。胆脉络头目入耳，痰浊上扰故头晕目眩、耳鸣；痰热内扰胆腑，则胆气不宁，故见惊悸不宁，烦躁不寐；胆气郁滞，则见胸闷善太息；热蒸胆气上溢口苦，胆热犯胃，胃失和降，则泛恶呕吐。舌苔黄腻，脉象弦滑，为痰热内蕴之征。

本证一般以眩晕耳鸣或惊悸失眠，舌苔黄腻为辨证要点。

（十）膀胱湿热证

膀胱湿热证是指湿热蕴结膀胱，气化不利，以小便异常为主要表现的证候。

证候：尿频，尿急，尿道灼热、涩痛，尿色黄赤或尿血，尿有砂石，或腰部、小腹胀痛，舌红，苔黄腻，脉数。

证候分析：本证因外感湿热之邪，蕴于膀胱；或饮食不节，湿热内生，下注膀胱而成。湿热蕴结膀胱，膀胱气化不利则排尿障碍，故见尿频、尿急，淋漓不畅；湿热阻滞，故尿道灼痛；湿热灼伤血络，故见尿血；湿热煎熬尿液日久可使尿中杂质成砂石；膀胱湿热波及小腹、腰部，经气失调，则腰部、小腹胀痛；舌红，苔黄腻，脉数，皆湿热内蕴之象。

本证以尿频尿急，尿道灼涩疼痛与湿热症状共见为辨证要点。

三、脏腑兼病辨证

人体是一个统一的有机整体，各脏腑之间在生理上相互联系，在疾病的发生、发展过程中亦相互影响。因而当某脏腑有病时，也可影响其他脏腑发生病变。凡是两个或两个以上的脏腑相继或同时发病，叫做脏腑兼病。

脏病兼病的情况复杂，这里就临床上最常见的两脏兼病介绍如下。

（一）心肺气虚证

心肺气虚证指心肺两脏气虚，以咳喘、心悸、胸闷等为主要表现的虚弱证候。

证候：胸闷心悸，咳嗽气短，动则尤甚，吐痰清稀，乏力懒言，自汗，面色淡白，舌淡苔白，或唇舌淡紫，脉弱或结或代。

证候分析：本证多因久病咳喘，耗伤肺气，累及于心；或因年老体虚，劳倦太过等，使心肺之气虚损所致。心气虚弱，鼓动无力，则见心悸怔忡；肺气虚弱，呼吸功能减弱，失于宣降，则为咳嗽气短；宗气亏虚，气滞胸中，则胸闷；肺气虚卫外不固，则自汗；动则耗气，故活动后诸症加剧；肺气虚，不能输布津液，水液停聚为痰，则痰液清稀；气虚脏腑功能活动减弱，血行无力，则见乏力懒言，面色淡白，舌淡，脉弱或结或代。

本证以咳喘，心悸，胸闷与气虚症状共见为辨证要点。

（二）心脾两虚证

心脾两虚证是指心血不足，脾气虚弱所表现的心神失养，脾失健运、统血的虚弱证候。

证候：心悸怔忡，失眠多梦，眩晕健忘，食少腹胀，便溏，面色萎黄，倦怠乏力，或有肌衄，或月经量少色淡，淋漓不止，舌淡，脉细弱。

证候分析：本证多因思虑过度，饮食不节，久病耗伤和慢性失血，使脾气虚弱，心血不足所致。心血不足，神失所养，故见心悸怔忡，失眠多梦；气血两虚，髓海失养，故眩晕健忘；脾气虚弱，运化失健，故食少、腹胀、便溏；气血不能荣养肌肤，故面色萎黄，倦怠乏力；脾虚统血无权，血溢肌肤则为肌衄，冲任失固则淋漓不止；若气血不足，冲任失充，则月经量少；舌淡，脉细弱，皆为气血不足之象。

本证以心悸失眠，面色萎黄，神疲食少，腹胀便溏和慢性出血为辨证要点。

（三）心肾不交证

心肾不交证是指心肾水火既济失调所表现心肾阴虚阳亢的证候。

证候：心悸，心烦，失眠多梦，眩晕健忘，潮热盗汗，腰膝酸软，颧红咽干，遗精，舌红，脉细数。

证候分析：本证多因思虑太过，五志化火，或久病、房劳损伤肾阴，心火亢盛所致。肾阴不足，无制心阳，而使心火亢盛，内扰神明，故见心悸心烦，失眠多梦；肾阴不足，不能养骨则腰膝酸软，清窍失养则眩晕健忘；阴虚阳亢，虚热内生，故见潮热盗汗，颧红咽干；虚火扰动精室则遗精；舌红，脉细数，皆为阴虚火旺之象。

本证以心烦失眠，腰酸耳鸣与虚热症状共见为辨证要点。

（四）心肾阳虚证

心肾阳虚证指心肾阳气虚衰，温运无力，致血行不畅，水湿内停所表现的虚寒证候。

证候：畏寒肢冷，心悸怔忡，肢体浮肿，小便不利，腰膝酸冷，唇甲青紫，舌淡紫，苔白滑，脉弱。

证候分析：本证多因心阳虚衰，病久及肾；或因肾阳亏虚，气化无权，水气凌心所致。

肾阳虚衰，蒸腾气化无权，水液内停，泛溢肌肤，则浮肿，小便不利；肾阳虚，不能温煦腰膝，则腰膝酸冷；肾阳虚不能温煦心阳，水气上犯凌心，心阳不振，心气鼓动乏力，则心悸怔忡，胸闷气喘；温运无力，血行不畅而瘀滞，则唇甲青紫，舌质淡紫；心肾阳虚，不能温煦肌肤，则畏寒肢冷；苔白滑，脉弱，为心肾阳虚，水湿内停之象。

本证以心悸、水肿与虚寒症状共见为辨证要点。

（五）脾肺气虚证

脾肺气虚证是指脾肺两脏气虚，所表现的脾失健运，肺失宣降的虚弱证候。

证候：久咳不愈，痰多稀白，声低懒言，短气乏力，纳食减少，腹胀便溏，甚则面浮肢肿，舌淡苔白，脉细弱。

证候分析：本证多因久病咳喘，肺虚及脾；或饮食劳倦伤脾，脾虚及肺所致。脾虚则痰湿内生，肺虚则失其宣降，故见咳嗽痰多；脾肺虚弱，宗气不足，故声低懒言，短气乏力；脾失健运则纳食减少，腹胀便溏；脾肺两虚，水湿内停，溢于肌肤则面浮肢肿；舌淡苔白，脉细弱，皆为气虚不足之象。

本证主要以咳喘，纳少，腹胀便溏与气虚证共见为辨证要点。

（六）肺肾阴虚证

肺肾阴虚证是指肺肾两脏阴液不足，虚火内扰，肺失清肃所表现的虚热证候。

证候：咳嗽痰少，或痰中带血，甚或咳血，口燥咽干，形体消瘦，颧红盗汗，骨蒸潮热，腰膝酸软，男子遗精，女子经血不调，舌红少苔，脉细数。

证候分析：本证因久咳伤肺，肺虚及肾；或劳伤过度，肾阴亏损，肾虚及肺所致。阴虚肺燥，肺失清肃，故干咳少痰；虚火灼伤肺络则痰中带血或见咳血；肾阴不足，腰府失养，故腰膝酸软；肺肾阴亏，阴虚火旺，故见口燥咽干，颧红盗汗，骨蒸潮热之症；热扰精室则遗精；肾水不足，冲任失调，故月经紊乱；舌红少苔，脉细数，皆阴虚内热之象。

本证一般以久咳痰血，腰膝酸软，遗精等症与阴虚证共见为辨证要点。

（七）脾肾阳虚证

脾肾阳虚证是指脾肾两脏阳气亏虚，温化失权所表现的证候。

证候：面色㿠白，畏寒肢冷，气短懒言，身体倦怠，疲乏无力，精神萎靡，腰腹冷痛，大便溏泻，下利清谷，或五更泄泻，或面浮肢肿，甚则腹满如鼓，舌淡，苔白滑，脉沉弱。

证候分析：本证因久病耗气伤阳，脾虚及肾；或肾阳虚衰，不温脾阳，而致脾肾阳虚。脾肾阳虚，无以温煦机体，故畏寒肢冷，面色㿠白，腰腹冷痛；阳虚气衰，推动无力故见神疲乏力，气短懒言；脾肾阳虚，水谷不得腐熟运化，故见大便溏泻下利清谷或五更泄泻；阳虚无以运化水湿，溢于肌肤则面浮肢肿，停于腹中则腹满膨胀；苔白滑，脉沉弱，为阳虚阴寒内盛之象。

本证以久泻久痢，水肿，腰腹冷痛等与虚寒症状共见为辨证要点。

（八）肝脾不调证

肝脾不调证是指肝失疏泄，脾失健运所表现的证候。

证候：胸胁胀痛，善太息，腹部胀满，肠鸣，便溏，矢气，纳呆，精神抑郁或急躁易怒，脉弦。

证候分析：本证多因郁怒伤肝，病及脾脏；或饮食劳倦伤脾，病及肝脏所致。肝郁气滞，故见胸胁胀痛，善太息，精神抑郁或急躁易怒；脾失健运，气机阻滞，故纳呆，腹胀，便溏，矢气；肝失疏泄，脉气不和故见弦脉。

本证以胸胁胀满窜痛，易怒，纳呆腹胀便溏为辨证要点。

（九）肝肾阴虚证

肝肾阴虚证是指肝肾两脏阴液亏虚，虚热内扰所表现的证候。

证候：眩晕耳鸣，胁痛，腰膝酸软，咽干颧红，盗汗，五心烦热，男子遗精，女子月经不调；舌红少苔，脉细数。

证候分析：本证多因久病耗伤，房劳过度，或七情内伤所致。肝肾阴虚，阴虚火旺，虚热内生，故盗汗、颧红、五心烦热；虚火上扰则眩晕耳鸣；肝阴不足，肝脉失养故胁肋作痛；肾阴不足，腰府失养，则腰膝酸痛；虚火扰动精室则遗精；肝肾阴虚，冲任失充则月经不调；舌红少苔，脉细数，皆阴虚内热之象。

本证一般以胁痛，腰膝酸软，耳鸣遗精与阴虚内热证共见为辨证要点。

（十）肝火犯肺证

肝火犯肺证是指肝经气火上逆犯肺，肺失清肃所表现的证候。

证候：胸胁灼痛，急躁易怒，头胀头晕，面红目赤，口苦口干，咳嗽阵作，痰黄稠黏，甚则咳血，舌红，苔薄黄，脉弦数。

证候分析：多由郁怒伤肝，或肝经热邪上逆犯肺所致。肝火炽盛，上逆犯肺，木火刑金，肺失清肃，肺气上逆，则咳嗽阵作；火热灼津，炼液成痰，则痰黄稠黏；火灼肺络，迫血妄行，则为咳血；肝火内郁，经气不畅，则胸胁灼痛，急躁易怒；肝火上扰，气血上逆，则头晕头胀，面红目赤；热蒸胆气上逆，则口苦，口干；舌红，苔薄黄，脉弦数，为肝经实火内炽之征。

本证以胸胁灼痛，急躁，咳嗽痰黄或咳血等与实热症状共见为辨证要点。

（十一）肝胆湿热证

肝胆湿热证指湿热内蕴肝胆，疏泄失常所表现的证候。

证候：胁肋胀痛，呕恶腹胀，口苦纳呆，大便溏泻，小便短赤。舌红苔黄腻，脉弦数。或往来寒热，或身目俱黄，或睾丸肿胀疼痛，或带浊阴痒。

证候分析：本证多因湿热之邪侵袭肝胆；或中焦湿热，熏蒸肝胆所致。湿热蕴结于肝胆，使肝失疏泄，少阳枢机不利，故见往来寒热，胁肋胀痛，口苦等证；肝胆湿热，郁阻脾胃，使脾胃升降运化失常，则纳呆腹胀，恶心呕吐，大便不调；湿热熏蒸，胆汁外溢则发为黄疸；湿热下注，故见小便短赤，睾丸肿痛，带浊阴痒等；苔黄腻，脉弦数，皆为肝胆湿热之象。

本证以胁肋胀痛、身目发黄，或阴部瘙痒、带下黄臭等与湿热症状共见为辨证要点。

第三节 六经辨证

六经辨证是以六经为纲，将外感病演变过程中所表现的各种证候，总结归纳为三阳病（太阳病、阳明病、少阳病）、三阴病（太阴病、少阴病、厥阴病）六类，分别从邪正盛衰、病变部位，病势进退及其相互传变等方面阐述外感病各阶段的病变特点。凡是抗病能力强、病势亢盛的，为三阳病证；抗病力衰减，病势虚弱的，为三阴病证。

一、太阳病证

太阳为人身藩篱，主一身之表，外邪侵袭人体，大多从太阳而入，卫气奋起抗邪，故而首先所表现出来就是太阳病证。其主脉主症是脉浮、头项强痛而恶寒。分为太阳中风和太阳伤寒两种证候。

（一）太阳中风证

太阳中风证为风邪袭表，卫气不固，营卫失调所致的证候。

证候：发热，汗出，恶风，头痛，苔薄白，脉浮缓。

证候分析：风邪袭表，卫外之阳气与邪气相搏故发热；风邪袭表，经气不利则头痛；风性疏泄，风邪外袭，使腠理疏松，营阴不能内守，故自汗恶风；浮脉主表，因汗出营阴受损，故脉浮缓。

（二）太阳伤寒证

太阳伤寒证为寒邪袭表，卫阳被郁，营阴郁滞所致的证候。

证候：恶寒发热，头项强痛，身痛，无汗而喘，苔薄白，脉浮紧。

证候分析：风寒外束，卫阳被郁，肌肤失去温煦，故恶寒；正邪相争，阳气被郁则发热；寒邪凝滞营卫，经气不利，气血不得宣通，故身痛，头项强痛；肺合皮毛，腠理闭塞，肺气不宣，故无汗而喘；苔薄白，脉浮紧，为寒邪束表之象。

二、阳明病证

阳明病证为表邪不解，入里化热化燥的里热证。其为外感热病邪热炽盛的极期阶段。阳明病有经证和腑证之分。

（一）阳明经证

阳明经证为阳明邪热弥漫全身，而肠道尚未结成燥屎的证候。

证候：身大热，大汗出，大渴引饮，脉洪大；或心烦躁扰，喘促气粗，舌质红，苔黄燥。

证候分析：邪入阳明，燥热亢盛，充斥阳明经脉，故见大热；邪热迫津外泄故大汗，大渴引饮；热甚阳亢，气血沸腾，故脉现洪大；热扰心神，神志不宁，故出现心烦躁扰；舌质红、苔黄燥皆阳明热邪偏盛所致。

（二）阳明腑证

阳明腑证为邪热传入阳明之腑，与肠中糟粕相搏，形成燥屎内结，影响腑气通降的证候。

证候及证候分析：见腑病辨证中肠热腑实证。

三、少阳病证

少阳病证是指人体受外邪侵袭，邪正相争半表半里之间，少阳胆腑枢机不利所表现的证候。又称半表半里证。

证候：口苦，咽干，目眩，往来寒热，胸胁苦满，默默不欲饮食，心烦喜呕，脉弦。

证候分析：邪犯少阳，胆火上炎，热伤津液，则口苦、咽干；邪热上扰空窍，故目眩；邪在半表半里，正邪相争，病势出入未定，故见寒热往来；热郁少阳，经气不利，故胸胁苦满；胆热犯胃，故默默不欲饮食，喜呕；热郁扰心则心烦；脉弦为少阳病主脉。

四、太阴病证

太阴病证为脾阳虚、寒湿内盛的虚寒证。多由三阳病失治、误治，以致里虚，邪传太阴；或素体脾胃虚弱，由寒邪直中引起。

证候：腹满呕吐，食不下，自利，腹痛时作，喜温喜按，舌淡苔白滑，脉迟缓。

证候分析：脾阳不足，脾失健运，寒湿内停，故腹满、食欲不振；阳虚阴寒凝滞，故腹痛，喜温喜按；脾胃为寒湿所伤，升降失职，胃气上逆则呕吐；脾气不升故腹泻；苔白滑，脉迟缓，为脾有寒湿之象。

五、少阴病证

少阴病证是指少阴心肾阳虚，虚寒内盛所表现出的证候。少阴病证为六经病变发展过程中的后期严重阶段。病至少阴，心肾功能衰减，抗病能力减弱，或从阴化寒或从阳化热。

（一）少阴寒化证

少阴寒化证为病邪从阴化寒，而出现阴盛阳衰的虚寒证。

证候：无热恶寒，脉微细，但欲寐，四肢厥冷，下利清谷，呕不能食，或食入即吐；或脉微欲绝，反不恶寒，甚至面赤。

证候分析：阳虚失于温煦，故恶寒倦卧，四肢厥冷；阳气衰微，神气失养，故神情衰倦呈现"但欲寐"的状态；阳衰无力鼓动血液运行，故见脉微细；肾阳虚，无力温运脾阳以助运化，故下利清谷，呕不能食，或食入即吐；若阴寒极盛，将残阳格拒于上，则表现为阳浮于上的面赤"戴阳"假象。

（二）少阴热化证

少阴热化证为病邪从阳化热伤阴，而出现阴虚阳亢的证候。

证候：心烦不眠，口燥咽干，舌红少津，脉细数。

证候分析：邪入少阴从阳化热，灼伤肾阴，水亏不能上济于心，心火独亢，故心烦不眠；阴虚内热伤津，故口燥咽干；舌红少津，脉细数，为阴虚内热之象。

六、厥阴病证

厥阴病为六经病证发展的最后阶段。病至厥阴，体内阴阳调节发生紊乱，因此病情变化极为复杂，主要表现为寒热错杂、厥热胜复的证候。

证候：消渴，气上冲心，心中疼热，饥不欲食，食则吐蛔。

证候分析：本证为上热下寒，上热则口渴不止，气上冲心，心中疼热，下寒故不欲食；蛔虫喜温而恶寒，胃热肠寒则蛔虫上窜，故吐蛔。

第四节　卫气营血辨证

卫气营血辨证，是将外感温热病在其发展过程中所表现的证候概括为卫、气、营、血四个不同阶段的证候类型，说明病位深浅，病情轻重和疾病的传变规律，为治疗提供依据。

温热病多起于卫分，渐次传入气分、营分、血分，病情逐渐加重。但此传变规律并非一成不变，亦有起病即从营分或气分开始者；亦有病虽入气分，而卫分之邪仍未消除；亦有气分有热，而血分同时受到热灼，酿成气血两燔。

一、卫分证

卫分证是温热病的初期阶段。为温热病邪侵袭肌表，卫气功能失常所表现的证候。

证候：发热，微恶风寒，舌尖边红，苔薄白或微黄，脉浮数；常伴有头痛，咳嗽，口微渴，咽喉肿痛等症。

证候分析：温热之邪外袭肌表，卫气被郁，发热恶寒；温为阳邪故发热重恶寒轻；温热上扰清窍则头痛；温热袭表，肺失宣降故咳嗽；咽喉为肺之门户，温热袭肺则咽喉肿痛；热邪伤津不甚则口微渴；舌尖边红，苔薄白或微黄，脉浮数，为热邪在卫分之象。

二、气分证

气分证是指温热病邪内入脏腑，正盛邪实，正邪剧争，阳热炽盛的里热证。多由卫分证不解，邪传入里所致，亦有初感温热邪气即直入气分者。

证候：发热不恶寒反恶热，心烦，口渴，尿赤，舌红苔黄，脉数；或兼咳喘，胸痛，咯吐黄稠痰者；或兼心烦懊恼，坐卧不安；或兼日晡潮热，脐腹胀满疼痛，或时有谵语狂乱，大便秘结或下秽臭稀水；苔黄燥，甚至焦黑起刺，脉沉实。

证候分析：里热炽盛，正邪剧争，故发热而不恶寒，舌红，苔黄，脉数；热甚津伤故口渴，尿赤；热扰心神故心烦；热壅于肺，肺失宣肃，气机不利，故咳喘，胸痛，咯痰黄稠；热扰胸膈，郁而不达，故烦闷懊恼，坐卧不宁；热结肠道，腑气不通，则脐腹胀满疼痛，或时有谵语狂乱，大便秘结或下秽臭稀水。

三、营分证

营分证是温热病邪内陷，营阴受损，心神被扰所表现的证候。营分证是温热病发展过程中较为深重的阶段。

证候：身热夜甚，口干不欲饮，心烦不寐，或见神昏谵语，斑疹隐隐，舌红绛，脉细数。

证候分析：邪热入营，灼伤营阴，故身热夜甚；热入营分，蒸腾营阴，营气上升则口干不欲饮；营气通于心，邪热入营，内扰心神，则见心烦不寐或神昏谵语；热伤血络，血溢脉外，故斑疹隐隐；脉细数，舌红绛是热伤营阴之征。

四、血分证

血分证是卫气营血传变的最后阶段，也是温热病发展过程中最为危重的阶段。血分证多由营分证不解传入血分；或由气分直入血分。病变主要累及心、肝、肾三脏，有较为严重的营分证候，温热耗血、动血、伤阴、动风的表现。

证候：身热夜甚，躁扰不安，甚或神昏谵语，斑疹显露，色紫红，吐衄，便血，尿血，舌质深绛，脉细数；或兼抽搐，颈项强直，角弓反张，两目窜视，牙关紧急，脉弦数；或手足蠕动，瘛疭等；或低热不退，夜热早凉，五心烦热，口咽干燥，神倦耳聋，舌红少苔，脉细数。

证候分析：邪热入血，灼伤阴血，故身热夜甚；血热内扰心神，故躁扰不安，神昏谵语；血热迫血妄行，故见发斑、吐衄、尿血、便血等；舌深绛脉细数，是热邪深入血分的特征。

血热燔灼肝经，筋脉拘急，则见动风诸症。热伤营血，肝阴不足，筋脉失养，手足蠕动、瘛疭等。

邪热久留，肝肾真阴亏损，虚热内生，故低热不退，夜热早凉，五心烦热；阴虚阳亢，虚火上炎则口咽干燥；阴精亏损，正气虚衰故神倦；肾精耗伤则耳聋；舌红少苔，脉细数为阴虚内热之象。

第五节 三焦辨证

三焦辨证是清代吴鞠通在《温病条辨》中对外感温热病进行辨证的一种方法。它是以三焦为温病的辨证纲领,结合六经辨证与卫气营血辨证,着重阐述三焦所属脏腑在温热病过程中产生的病理变化,证候特点及其传变规律。

上焦病证主要包括手太阴肺和手厥阴心包经的病变,多为温热病的初期阶段。中焦病证主要包括手、足阳明和足太阴脾经的病变。阳明主燥,太阴主湿,邪入阳明而从燥化,则多呈里热燥实证;邪入太阴从湿化,多为湿温病证。下焦病证主要包括足少阴肾和足厥阴肝经的病变,多为肝肾阴虚之候,属温病的末期阶段。

(一)上焦病证

温热病邪,侵袭人体从口鼻而入,自上而下,一开始就出现的肺卫受邪的证候。温邪犯肺以后,它的传变有两种趋势:一是顺传,指病邪由上焦传入中焦而出现足阳明胃经的证候;另一种为逆传,即从肺经而传入手厥阴心包经,出现"逆传心包"的证候。

证候:微恶风寒,身热自汗,口渴或不渴而咳,午后热甚;脉浮数或两寸独大。邪入心包,则舌蹇肢厥,神昏谵语。

证候分析:参见太阳病证与卫分证、营分证等内容。

(二)中焦病证

中焦病证,是指温病自上焦开始,顺传至于中焦,表现出的脾胃证候。

证候:阳明燥热则身热面赤,腹满便秘,口干咽燥,唇裂舌焦,苔黄或焦燥,脉象沉涩。太阴湿热则面色淡黄,头身重痛,身热不扬,小便不利,大便不爽或溏泄,苔黄滑腻,脉细而濡数。

证候分析:参见阳明病证与湿热蕴脾证等内容。

(三)下焦病证

下焦病证是指温邪久留不退,劫灼下焦阴精,肝肾受损而出现的肝肾阴虚证候。

证候:身热面赤,手足心热甚于手足背,口干,舌燥,神倦耳聋,脉象虚大;或手足蠕动,心中憺憺大动,神倦脉虚,舌绛少苔,甚或时时欲脱。

证候分析:参见肝阴虚证、肾阴虚证与血分证等内容。

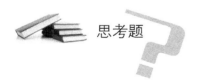 思考题

1. 什么是八纲?八纲中的总纲是什么?其包括哪些基本证候?
2. 中医临床上常用的辨证方法有哪些?
3. 脏腑辨证中,肠热腑实证的证候是什么?如何理解?
4. 六经辨证中,外感病的传变是怎样的?
5. 对外感温热病,如何理解其卫气营血辨证和三焦辨证的区别?

（师建平）

第三篇 中药学

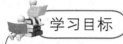

中药学概述

学习目标

1. 掌握中药的性能、中药的配伍及禁忌。
2. 能够运用中药学知识指导患者煎服中药。
3. 熟悉常用中药的采收和炮制。

中药是在中医理论指导下解释其作用机理，并指导临床应用的药物，是我国传统药物的总称。中药包括植物药、动物药、矿物药、部分化学制品、生物制品及外来药，其中以植物类药材居多，应用最广泛，故古来相沿把中药称为"本草"。几千年来的实践证明，中药对保障我国人民健康和民族繁衍发挥了巨大的作用。

第一节 中药的采收、炮制

中药的采收是以药用部位的成熟程度为依据，即有效成分含量最多时采集。全草类药如益母草、荆芥等，多在植物树叶茂盛或开花时采集；叶类药如大青叶、枇杷叶等，通常在花蕾将放或盛开时采收；花类如菊花、辛夷等，多在花正开放时采集；果实和种子类药如瓜蒌、马兜铃等，一般在成熟时采集；树皮或根皮类药如杜仲、黄柏等，通常在春、夏植物生长旺盛，体内浆液丰富时采集；根和茎类药如葛根、桔梗等，宜在早春和深秋时植物有效成分含量较高时采收。中药采收要注意保护药源，有计划采集，以保证中药材的可持续利用。

炮制是指药物在应用或制成各种剂型前进行加工处理的总称。炮制的作用是多方面的，主要有除去杂质和非药物部分，以纯净药物，便于制剂和贮存及保障用量准确，如黄柏刮净粗皮、防风去芦头等；消除或降低药物的毒性、烈性或副作用，保证用药安全，如巴豆去油、姜矾水制半夏等；增强药物作用，提高临床疗效，如蜜炙百部、酒炒川芎等；改变药物的性能或功效，使其更适合病情需要，如地黄生用凉血、酒制地黄滋阴补血等。

炮制方法一般有修治、水制、火制、水火共制及其他制法五大类。修治包括纯净、粉碎、切制；水制是用水或其他液体辅料处理药材的方法，常用如洗、淋、泡、浸、润、水飞等；火制是用火加热处理药物的方法，包括炒、灸、煅、煨等；水火共制指用水与火共同处理药物的方法，包括煮、蒸、淬等；其他制法包括制霜、发酵、发芽等。

第二节　中药的性能

中药的性能又称药性，是指药物与疗效有关的性质和功能，是中药作用的基本性质和特征的高度概括。药性理论是中药理论的核心，主要包括气味、升降浮沉、归经、毒性等。

一、气味

气味即指药物的四气、五味，是中药药性理论的重要内容。

（一）四气

又称四性，是指药物寒、热、温、凉四种不同的性质。寒、凉属阴，温、热属阳。其中凉次于寒，温次于热。四性是人们在长期的治疗实践中总结概括出来的。寒凉性药物具有清热泻火、凉血解毒、泻热通便、清热利尿、清心开窍、平肝熄风等作用，主治实热烦渴、温毒发斑、火毒疮疡、热结便秘、痰热咳喘、高热神昏等阳热病症；温热性药物具有温里散寒、补火助阳、温阳利水、温经通络、回阳救逆等作用，主治中寒腹痛、阴寒水肿、风寒痹证、亡阳虚脱等阴寒病症。正如《神农本草经》所言："疗寒以热药，疗热以寒药。"

此外，还有平性药，即药性和平，寒热之性不太明显，但仍有偏温、偏凉之不同，故仍言四性，如党参、山药等。

（二）五味

五味是指药物辛、甘、酸、苦、咸五种药味。五味之外，尚有淡味、涩味等，通常淡附于甘、涩附于酸，故仍称五味。五味之中，辛、甘、淡属阳，酸、苦、咸属阴。不同的药味有不同的作用。

1．辛　能散、能行，有发散、行气、活血、开窍、化湿等功效，常用于表证、气滞血瘀、神昏窍闭、湿阻等证。如麻黄、木香、桃仁等均有辛味。

2．甘　能补益、和中、缓急，有滋补强壮、缓急止痛、调和药性的功效，常用于虚证、脾胃不和、拘急疼痛证。如枸杞、甘草、饴糖等均有甘味。

3．酸　能敛、能涩，有收敛固涩的功效，常用于虚汗、泄利、遗精、带下、遗尿等证。如五味子、乌梅、金樱子等均有酸味。

4．苦　能泄、能燥、能坚阴，有清热泻火、降气通便、燥湿存阴等功效，常用于热证、湿证、气逆咳喘、热结便秘、阴虚火旺等证。如大黄、杏仁、黄连、苍术等均有苦味。

5．咸　能软坚、散结、泻下，有润下通便、软坚散结等功效，常用于痰核、瘰疬、痞块、热结便秘等证。如芒硝、瓦楞子、牡蛎等均有咸味。

此外，淡味能渗、能利，有渗湿、利尿等作用，常用于泄泻、水肿、小便不利等证，如泽泻、茯苓等。涩味与酸味作用相似，常用于治疗虚汗、泄泻、遗尿等滑脱不禁证，如芡实、五味子等。

性与味各体现出药物性能的不同方面，必须气味合参才能全面准确地把握和使用药物，如麻黄与杏仁同为温性药，但麻黄辛温发汗解表，杏仁苦温降气止咳平喘；石膏与黄芪同为甘味药，但石膏甘寒清热泻火，白术甘温补脾益气。

二、升降浮沉

升降浮沉是指药物在体内作用的不同趋向性。升浮药主上行而向外，有升阳解表、散寒祛风、宣毒透疹、催吐开窍等作用；沉降药主下行而向内，有利水渗湿、潜阳降逆、清热泻下、止咳平喘、重镇安神等作用。凡辛、甘、淡味，温热性的药物多为升浮之品；酸、苦、咸味，寒凉性的药物多为沉降之品。但有些药物的升降浮沉之性不明显或存在双向性。如麻黄既发汗，又平喘利水；川芎既能"上行头目"，又能"下行血海"。此外，药物的升降浮沉受加工炮制的影响，在复方中还可能受到其他药物的制约。

三、归经

归经是指药物对人体脏腑经络的选择性作用，即药物的作用范围。归经是以脏腑经络理论为基础，以所治具体病证为依据总结出来的用药理论。肺经病症多见咳嗽、气喘等，桔梗、杏仁能止咳平喘，归入肺经；心经病症多见心悸、健忘等，朱砂、茯苓能宁心安神，归入心经。对具体药物而言，气味是定性，升降浮沉是定向，归经是定位。只有三者结合才能完整解释药物的作用。如黄芩、干姜、百合、葶苈子都归肺经，但黄芩善清肺热，干姜偏温肺寒，百合补肺虚，葶苈子泻肺实。

知 识 链 接

中药归经与受体学说

中药归经即药物治疗疾病的作用范围，归经理论把药物的治疗作用与病变所在的脏腑经络有机地联系在一起，具有明确的定位概念。现代医学研究确认，药物的有效成分以及细胞膜上相关的受体是归经的物质基础。

四、毒性

毒性是指药物对机体的损害性，也称药物的毒副作用。药物毒性有大小强弱之分，多分为大毒、有毒、小毒、无毒等，为了确保用药安全，对中药的毒性必须有充分的认识。大毒药物偏性强、毒副作用大，易造成严重的中毒反应，用药时严格掌握炮制、用法和用量等；有毒药物的治疗剂量与中毒剂量接近或相当，用药时安全性小，易致中毒反应；小毒药物毒副作用相对较小，用药也相对安全，但用药不可过量。无毒药物偏性小，用药安全性大，但并非绝对不会导致中毒反应，剂量过大，用时过长也会产生中毒。

此外，毒性与药物的贮存、加工炮制、配伍、剂型、给药途径、用量、使用时间以及患者年龄、体质、病情等有密切关系，用药时应综合考虑，严格控制，保证用药安全。

第三节　中药的用法

中药用法包括配伍、用药禁忌、剂量和煎服法等内容。掌握中药的用法，对于充分发挥药效、确保用药安全具有十分重要的意义。

一、配伍

配伍是指根据病情、治法和药性有选择地将两种以上的药物配合使用。前人把药物配伍关系总结为用药“七情”。

（一）单行

是指以单味药治疗疾病，不需他药配伍。如独参汤治疗气虚欲脱证。

（二）相须

是指两种以上功效相似的药物合用，以增强原有的疗效。如石膏与知母配合能增强清热泻火的作用；大黄与芒硝配合能增强攻下热结的作用等。

（三）相使

是指性能功效有某种共性的两药同用，一药为主，一药为辅，辅药以提高主药功效的配伍方法。如黄芩与大黄同用，大黄能增强黄芩的清热泻火的作用；黄芪与茯苓同用，茯苓能提高黄芪补气利水的作用等。

（四）相畏

是指一种药物的毒性或副作用能被另一种药物减轻或消除。如生半夏、生南星之毒能被生姜减轻或消除，即称生半夏、生南星畏生姜。

（五）相杀

是指一种药物能减轻或消除另一种药物的毒性或副作用。如生姜能减轻或消除生半夏的毒性，绿豆能减轻或消除巴豆的毒性，即生姜杀生半夏、绿豆杀巴豆。

（六）相恶

是指两药合用后，一药可使另一药的某些功效降低或丧失。如莱菔子与人参同用，莱菔子可降低人参的补气作用，即人参恶莱菔子。

（七）相反

是指两种药合用后能增强或产生毒性反应或副作用。如“十八反”“十九畏”中所列的药物。

总之，相须、相使表明有些药物合用，可产生协同作用而增强疗效，是临床常用的配伍方法；相畏、相杀是应用毒性较强药物的配伍方法；相恶是临床基本不用的方法；相反属配伍禁忌，原则上应禁止使用。

二、禁忌

为了保证用药安全和提高疗效，必须注意用药禁忌。用药禁忌主要包括配伍禁忌、妊娠用药禁忌及服药禁忌三个方面。

（一）配伍禁忌

上述配伍中的“相恶”“相反”原则上应当禁忌。金元时期把配伍禁忌概括为“十八反”“十九畏”，且编成下述歌诀。

十八反歌诀：“本草明言十八反，半蒌贝蔹及攻乌，藻戟遂芫俱战草，诸参辛芍叛藜芦。”

十九畏歌诀：“硫黄原是火中精，朴硝一见便相争；水银莫与砒霜见，狼毒最怕密陀僧；巴豆性烈最为上，偏与牵牛不顺情；丁香莫与郁金见，牙硝难合京三棱；川乌草乌不顺犀，人参最怕五灵脂；官桂善能调冷气，若逢石脂便相欺；大凡修合看顺逆，炮爁炙煿莫相依。”

（二）妊娠禁忌

凡能损害胎元而致堕胎的药物，都应作为妊娠用药的禁忌。根据药物对胎元损害的程度将其分为禁用和慎用两类。禁用药物大多数是毒性较强、药性猛烈的药物，如巴豆、牵牛子、大戟、斑蝥、商陆、麝香、三棱、莪术、水蛭、虻虫等；慎用药包括活血祛瘀、行气破滞及辛热滑利等药物，如桃仁、红花、大黄、枳实、附子、干姜、肉桂等。凡属禁用药物绝对不能使用；慎用药物可根据病情，酌情使用。

（三）服药禁忌

是指服药期间对某些食物的禁忌，也称忌口。一般而言，服药期间忌食生冷、油腻、腥臭等不易消化及有特殊刺激性的食物。此外，文献还记载有常山忌葱；地黄、首乌忌葱、蒜、萝卜；薄荷忌鳖肉；茯苓忌醋；鳖甲忌苋菜；蜜忌生葱等。

三、中药的剂量

剂量是指一剂药中每味药物的成人一日用量，或指在一方剂中药与药之间的比较份量，即相对剂量。一般药物内服常用有效剂量为 5 ~ 10 克，部分用量在 15 ~ 30 克，均指干燥后的生药。

确定剂量大小必须根据患者年龄、体质、病程、病势、药物性质和作用强度等方面进行全面考虑。如老年人适当低于成人量。5 岁以下的儿童，用成人量的 1/4；6 ~ 10 岁可用成人量的 1/2；体质壮实者用量宜重，体弱者用量不宜过大；病情轻者用量宜轻，病情危急或顽疾患者用量宜重；质地轻药物的用量小，质地重药物的用量大等。

四、中药的煎服法

（一）煎药法

煎药器具以砂罐、搪瓷为宜，忌用铁器等。煎煮前应以质地纯净的冷水浸药 30 ~ 60 分钟，水量以高出药面 2 ~ 3cm 为度。煎药火候应先"武"（急火）后"文"（慢火），即急火煮沸后，以小火慢煎。一般每剂煎煮二次，第二煎加水量和煎煮时间均应适当减少。

为了尽量使药物有效成分煎出，以发挥其治疗作用，不同的药物煎法各异。如解表药宜急火煎沸后，慢火再煎 10 ~ 15 分钟即可；补益药宜文火久煎 40 ~ 60 分钟为佳；芳香类挥发药当后下；矿石、甲介类药宜先煎；质地坚硬的矿石、贝壳类宜打碎先下久煎；某些贵重药品为避免它药干扰或吸收其有效成分应另煎；胶质类药，如阿胶、鹿角胶、龟板胶等需单独加温溶化或隔水炖，使之烊化后冲服等。

（二）服药法

一般汤剂宜温服。发散风寒药宜热服；治疗呕吐或药食中毒宜小量频服；寒凉药治热性病宜冷服；温热药治寒性病宜热服；补益药宜饭前服；驱虫及泻下药宜空腹服；健胃药及对胃肠有刺激性的药宜饭后服；安神药宜睡前服。一般情况，每天 1 剂药可分 2 ~ 3 次服，病重可每隔 4 小时服 1 次，昼夜不停，以使病力持久、顿挫病势。

（黄庶亮）

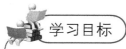

第二章

常用中药

学习目标

1. 掌握常用中药的性味归经、功效主治及用法用量。
2. 熟悉其他中药的应用。

第一节 解 表 药

凡以发散表邪，解除表证为主要功效的药物称解表药。解表药分为辛温解表和辛凉解表两类。使用本类药物时中病即止，不宜过量久服；注意随证配伍，如温病初起者配清热解毒药、正气偏虚者配伍益气养阴等扶正之品；解表药为辛散之品，多含挥发油，故不宜久煎等。

一、辛温解表药

辛温解表药性味辛温，发汗力强，适用于外感风寒表实证，出现恶寒、发热、无汗、头身疼痛、苔薄白、脉浮紧等。

麻黄

为麻黄科植物草麻黄、木贼麻黄或中麻黄的干燥草质茎。立秋采收，阴干切段，生用或蜜炙用或捣绒用。

【性味归经】辛、微苦，温。归肺、膀胱经。

【功效主治】发汗解表，宣肺平喘，利水消肿。

1. 发汗解表　治外感风寒表实证之恶寒发热、无汗头痛、脉浮紧等，常配桂枝以增强发汗解表之功，如麻黄汤。

2. 宣肺平喘　治风寒外束、肺气壅遏的咳喘，常与杏仁同用，若寒喘配干姜等，如小青龙汤；热喘配石膏等，如麻杏石甘汤。

3. 利水消肿　治水肿兼表证，常与白术、生姜等配伍应用，如越婢汤。

【用量用法】3～10g，水煎服。发汗解表利水宜生用，止咳平喘多蜜炙用。

【使用注意】发汗力强，体虚多汗，肺虚咳喘、失眠、高血压者慎用。

桂枝

为樟科植物肉桂的嫩枝。春夏两季割取嫩枝，切片或段用。

【性味归经】辛、甘，温。归心、肺、膀胱经。

【功效主治】发汗解表，温经通阳。

1. 发汗解表　①治外感风寒表证。表实无汗配麻黄；表虚有汗配白芍，如桂枝汤。

②风寒湿痹、肢节酸痛者常配附子、生姜等，如桂枝附子汤。

2．温经通阳 ①胸痹心悸，常配瓜蒌、薤白等，如瓜蒌薤白桂枝汤。②阳虚水肿及痰饮，常配茯苓、白术等，如苓桂术甘汤。③膀胱气化失常，小便不利的蓄水证，常配茯苓、泽泻等，如五苓散。④经闭、痛经，常配当归、川芎等，如温经汤。

【用量用法】3～10g，水煎服。

【使用注意】阴虚火旺、血热妄行忌用。孕妇及月经量多者慎用。

防风

为伞形科多年生草本植物防风的根。春秋采挖，切片生用。

【性味归经】辛、甘，温；归膀胱、肝、脾经。

【功效主治】散风解表，祛湿止痛，解痉。

1．散风解表 ①治风热感冒之咽痛目赤者，常配薄荷、连翘等。②风寒湿痹见肢节疼痛，身体重着，筋脉挛急者，常配羌活、桂枝、当归等，如羌活胜湿汤。③风疹瘙痒，常配苦参、荆芥等。

2．祛湿止痛 治外感风湿头痛如裹，常配羌活、藁本等。

3．解痉 治破伤风角弓反张、牙关紧闭、抽搐痉挛，常配天南星、白附子等，如玉真散。

【用量用法】3～10g，水煎服。

【使用注意】血虚头痛忌用。

其他常用辛温解表药见表3-2-1。

表3-2-1 其他常用辛温解表药简表

药名	性味归经	功效主治		用量（g）	使用注意
荆芥	辛，微温；归肺、肝经	（1）祛风解表：治外感风寒或风热证		3～10	
		（2）透风止痒：治麻疹透发不畅，风疹瘙痒			
		（3）散瘀止血：治疮疡初起兼表证及治吐、衄、尿、便血，崩漏			
紫苏	辛，温；归肺、脾经	（1）发表散寒：治外感风寒证		3～10	不宜久煎
		（2）行气宽中、安胎：治脾胃气滞，胸闷呕吐及胎动不安证			
		（3）解鱼蟹毒：治鱼蟹中毒之腹痛、吐泻			
羌活	辛、苦，温；归膀胱、肾经	（1）散寒祛风：治外感风寒或挟湿之头痛、身痛		3～10	血虚痹痛忌服
		（2）除湿止痛：治风寒湿痹证			
白芷	辛，温；归肺、胃经	（1）祛风除湿、通窍止痛：治外感风邪、头痛、眉棱骨痛、牙痛、鼻渊、风湿痹痛、皮肤瘙痒		3～10	
		（2）燥湿止带，消肿排脓：治妇科带下、疮疡肿毒			
细辛	辛，温；有小毒；归肺、肾、心经	（1）祛风散寒：治阳虚外感风寒		1～3	反藜芦
		（2）通窍止痛：治头身疼痛、牙痛			
		（3）温肺化饮：治肺寒咳嗽痰多			

续表

药名	性味归经	功效主治	用量（g）	使用注意
生姜	辛，微温；归肺、脾经	（1）发汗解表：治外感风寒表证 （2）温中止呕：治胃寒呕吐证 （3）温肺止咳：治风寒咳嗽痰多证 （4）解毒：解鱼蟹及半夏、南星之毒	3～10	表虚自汗、阴虚内热或内热炽盛证均忌用
香薷	辛，微温；归肺、脾、胃经	（1）发汗解表，化湿和中：治阴暑证 （2）利水消肿：治水肿脚气	3～10	

二、辛凉解表药

辛凉解表药味辛性凉，能宣散风热。适用于外感风热表证及温病初起，出现发热、微恶风寒、口渴喜饮、咽痛、头痛、目赤肿痛、苔薄黄、脉浮数等。

桑叶

为桑科植物桑的叶。霜后采收，生用或蜜炙用。

【性味归经】苦、甘，寒。归肺、肝经。

【功效主治】疏散风热，清肺润燥，清肝明目。

1．疏散风热　治风热表证，常配菊花、薄荷等，如桑菊饮。

2．清肺润燥　燥热伤肺咳嗽咽干者，配杏仁、贝母等，如桑杏汤。

3．清肝明目　①治肝经实热或风热所致的目赤肿痛，常配菊花、车前子、决明子等。②肝肾不足之视物昏花，常配黑芝麻等，如桑麻丸。

【用量用法】6～12g，水煎服。单味外用洗眼50～120g。肺热燥咳宜蜜炙用。

> **案例**
>
> 　　患者，男，26岁。因与朋友聚餐喝酒后着凉，出现恶寒发热、头痛、全身酸楚、无汗、咽痒不适、口淡不渴、二便如常、舌淡苔薄白、脉浮紧，请分析，应服用哪类中药以治之。

菊花

为菊科植物菊的头状花序。药用分白菊花、黄菊花，花期采收，阴干，生用。

【性味归经】甘、苦，微寒。归肺、肝经。

【功效主治】疏风清热，平肝明目。

1．疏风清热　治风热表证，常配薄荷、桑叶、连翘等，如桑菊饮。

2．平肝明目　①治肝经风热或肝火上攻所致目赤肿痛，配生地、决明子、龙胆草、夏枯草同用。②肝阳上亢所致头晕头痛，常配白芍、钩藤、石决明等，如天麻钩藤饮。③肝肾不足之目暗昏花，配枸杞、熟地黄等，如杞菊地黄丸。

【用量用法】10～15g，水煎服。疏散风热用黄菊花，养肝明目用白菊花。

柴胡

为伞形科植物柴胡（北柴胡）和狭叶柴胡（南柴胡）的根。春秋采挖，切片，生用，酒炒或醋炒。

【性味归经】苦、微辛，微寒。归肝、胆、脾、胃、三焦经。

【功效主治】和解退热，疏肝解郁，升阳举陷。

1. 和解退热 ①治表证发热，常配葛根。②少阳证寒热往来，配黄芩等，如小柴胡汤。③疟疾之寒热往来，配青蒿、黄芩等。

2. 疏肝解郁 治肝气郁结所致胸胁胀痛、月经不调等，常配白芍、当归、香附等，如逍遥散。

3. 升阳举陷 治气虚下陷之脱肛、胃下垂、子宫脱垂等，常配黄芪、升麻等，如补中益气汤。

【用量用法】3～10g，退热可用18g，醋炒可增强止痛作用。

其他常用辛凉解表药见表3-2-2。

表3-2-2 其他常用辛凉解表药简表

药名	性味归经	功效主治		用量(g)	使用注意
薄荷	辛，凉；归肺、肝经	(1) 疏散风热：治外感风热，温病初起		3～10	
		(2) 利咽透疹：治咽喉肿痛，麻疹不透，风疹瘙痒			
		(3) 疏肝解郁：治肝郁气滞之胸闷，胁痛			
牛蒡子	辛、苦，寒；归肺、胃经	(1) 疏风清热：治外感风热，咽喉肿痛，发热咳嗽		3～10	气虚便溏者忌用
		(2) 解毒透疹：治麻疹初起，疹出不畅，风热瘙痒			
		(3) 利咽散肿：治热毒疮肿，咽痛，痄腮			
葛根	甘、辛、凉；归脾、胃经	(1) 发表解肌：治外感表证，发热头痛，项强		10～20	止泻煨用
		(2) 透发麻疹：治麻疹不透			
		(3) 解热生津：治热病津伤，内热消渴			
		(4) 升阳止泻：治湿热泻痢，脾虚泄泻			
蝉蜕	甘，寒；归肺、肝经	(1) 疏散风热：治外感风热及温病初期		3～10	孕妇慎用
		(2) 透疹止痒：治麻疹不畅，风疹瘙痒			
		(3) 明目退翳：风热目赤或目翳			
		(4) 熄风止痉：治肝经风热、小儿夜啼，破伤风			
升麻	辛、甘、微寒；归肺、脾、胃、大肠经	(1) 发表透疹：治外感风热头痛，麻疹透发不畅		3～10	阴虚阳浮，喘满气逆及麻疹已透均忌用
		(2) 清热解毒：治热病所致的咽喉肿痛，齿痛口疮			
		(3) 升阳举陷：治气虚下陷，久泻脱肛			
淡豆豉	辛、甘、微苦，寒；归肺、脾经	(1) 解表：治外感风寒证或风热证		10～15	
		(2) 除烦：治胸中烦闷			

第二节 清 热 药

凡以清泄里热为主要作用，治疗里热证的药物称清热药。清热药药性多寒凉，具有清热泻火、解毒、燥湿、凉血、清虚热等功效，适用于热病、温疫、痈肿疮毒、热毒血痢等各种里热证。清热药多为苦寒之品，过用易伤脾胃，对脾胃虚弱、食少泄泻、阴虚体弱者应慎用。根据其作用不同可分为清热泻火药、清热解毒药、清热燥湿药、清热凉血药、清虚热药五类。

一、清热泻火药

清热泻火药以清气分实热为主，适用于急性热病，热在气分的实热证和脏腑实火证，出现高热、口渴、汗出、烦躁，神昏谵语、脉洪数等。

石膏

为含水硫酸钙的矿石（$CaSO_4 \cdot H_2O$）。采挖后除去杂质，碾碎生用或煅用。

【性味归经】辛、甘，大寒。归肺、胃经。

【功效主治】清热泻火，除烦止渴，收敛生肌。

1．清热泻火，除烦止渴　①治气分实热证之壮热，烦渴，大汗，脉洪大，常配知母等，如白虎汤。②温邪渐入血分，肺胃热盛，气血两燔，神昏发斑，可配犀角、玄参等，如化斑汤。③肺热咳喘，配麻黄、杏仁等，如麻黄杏仁石膏甘草汤。④胃热口渴、牙龈肿痛、口舌生疮，配生地、牛膝、升麻等，如清胃散。

2．收敛生肌　煅石膏外用治疮疡湿疹、水火烫伤，可单用或配青黛、黄柏等。

【用量用法】15～60g，内服生用，打碎先煎；外用火煅，研末。

【使用注意】脾胃虚寒，阴虚发热者忌用。

知母

为百合科植物知母的根茎。夏秋采挖，除去须根晒干。切片生用或盐水炒用。

【性味归经】苦、甘，寒。归肺、胃、肾经。

【功效主治】清热泻火，滋阴润燥。

1．清热泻火　①治外感热病见高热烦渴，常配石膏相须为用，如白虎汤。②气血两燔，血热毒盛发斑疹，配水牛角、羚羊角等。③治肺热咳嗽，吐痰黄稠，配黄芩、瓜蒌等。

2．滋阴润燥　①治阴虚火旺、骨蒸潮热、盗汗，常配黄柏、熟地黄、山萸肉等，如知柏地黄丸。②阴虚消渴，配天花粉、五味子等。③治肠燥便秘，配当归、火麻仁。

【用量用法】6～15g，清热泻火宜生用；滋阴降火宜盐水炒。

【使用注意】脾虚便溏者慎用。

栀子

为茜草科植物栀子的成熟果实。秋季采收，生用或炒用。

【性味归经】苦，寒。归心、肺、胃、三焦经。

【功效主治】泻火除烦，清热利湿，凉血解毒。

1．泻火除烦　治热病发热、心烦不宁。轻症配淡豆豉，如栀子豉汤；重者配石膏、黄连、连翘等。

2．清热利湿　治湿热黄疸，配茵陈、大黄等，如茵陈蒿汤。

3．凉血解毒　①治血热吐衄、尿血，配蒲黄、生地、茅根等。②热毒疮疡，配菊花、连翘、黄连等。

【用量用法】3～10g，水煎服。生用泻火；炒黑止血；姜汁炒除烦止呕。

【使用注意】脾虚便溏者慎用。

其他常用清热泻火药见表3-2-3。

表 3-2-3　其他常用清热泻火药简表

药名	性味归经	功效主治	用量（g）	使用注意
芦根	甘，寒；归肺、胃经	（1）清热生津：治热病伤津，肺热咳嗽，肺痈吐脓 （2）止呕除烦：治热病心烦，胃热呕逆	15～30	脾胃虚寒者慎用
天花粉	甘，微苦，微寒；归肺、胃经	（1）清热生津：治热病口渴，消渴多饮，肺热燥咳，干咳少痰 （2）消肿排脓：治痈肿疮疡	10～15	脾胃虚寒者慎用
夏枯草	苦、淡，寒；归肝、胆经	（1）清肝火：治肝火上炎之目赤肿痛，头痛眩晕 （2）散郁结：治瘰疬，瘿瘤	10～15	虚证忌用
淡竹叶	甘，寒；归肺、肝经	（1）清热除烦：治热病烦渴，口舌生疮 （2）清利小便：治水肿尿少，黄疸	10～15	

二、清热解毒药

清热解毒药适用于各种火热毒盛所致的红、肿、热、痛等病症。如斑疹丹毒、痈肿疔疮、痄腮、肺痈、肠痈、毒蛇咬伤及癌肿等。

金银花

为忍冬科植物忍冬、红腺忍冬、山银花的花蕾。夏初采摘，阴干。生用或制成露剂使用。

【性味归经】甘，寒。归肺、心、胃经。

【功效主治】清热解毒，疏散风热。

1．清热解毒　①为治一切痈肿疔疮要药，常配蒲公英、紫花地丁、野菊花等，如五味消毒饮。②热入营血，高热烦渴或舌绛、斑疹隐隐，常配石膏、知母等，如清营汤。

2．疏散风热　①治外感风热或温病初起，配连翘、薄荷、牛蒡子等，如银翘散。②肺热咳嗽、肺痈、喉痹，配桔梗、鱼腥草、黄芩等。

【用量用法】10～30g，水煎服。

连翘

为木犀科植物连翘的果实。白露前采初熟带绿的果实，蒸熟晒干称"青翘"；寒露前采摘熟果实则为"黄翘"。生用。

【性味归经】苦，微寒。归肺、心、胆经。

【功效主治】清热解毒，消肿散结，疏散风热。

1．清热解毒，消肿散结　①素有"疮家圣药"之称。治痈肿疮毒，配金银花、蒲公英等。②治瘰疬，常配玄参、浙贝母等。③治喉痹，常配黄芩、板蓝根等。

2．疏散风热　①治外感风热、温病初起，常配银花、荆芥等。②热入营血，高热发斑，常配犀角、金银花等。

【用量用法】6～15g，水煎服。连翘心长于清心热。

【使用注意】虚寒阴疽者忌用。

板蓝根

为十字花科植物菘蓝的干燥根。秋季采挖，切片、生用。

【性味归经】苦，寒。归心、胃经。

【功效主治】清热解毒，凉血利咽。

1．清热解毒 ①治外感瘟疫时毒、大头瘟、丹毒、痈肿、黄疸等，常配连翘、薄荷、牛蒡子等。②热入营血、温毒发斑，常配玄参、生地、赤芍、丹皮等。

2．凉血利咽 治痄腮喉痹、烂喉丹痧，常配连翘、薄荷、黄芩、黄连、玄参等。

【用量用法】9～15g，水煎服。

其他常用清热解毒药见表3-2-4。

表 3-2-4 其他常用清热解毒药简表

药名	性味归经	功效主治	用量（g）	使用注意
大青叶	苦，寒；归心、胃经	(1) 清热解毒：治热毒泻痢，痄腮丹毒， (2) 凉血消斑：治热入营血之热毒发斑	10～15	
蒲公英	苦、甘，寒；归肝、胃经	(1) 清热解毒：治痈肿疮疡，乳痈，肠痈，喉痹，目赤肿痛 (2) 利湿通淋：治湿热黄疸，热淋	10～30	剂量过大可致腹泻
白头翁	苦，寒；归胃、大肠经	清热解毒、凉血止痢：治热毒血痢，疟疾，带下阴痒，痔疮	10～15	
鱼腥草	辛，微寒；归肺经	(1) 清热解毒：治热毒疮疡，痈肿疔毒 (2) 消痈排脓：治肺痈吐脓，肠痈腹痛 (3) 利尿通淋：治湿热淋证	10～30	
败酱草	辛，微寒；归胃、肝、大肠经	(1) 清热解毒，消痈排脓：治痈肿疮毒，肺热咳嗽，肺痈吐脓，肠痈腹痛 (2) 祛瘀止痛：治肠痈腹痛，产后瘀阻，经行腹痛	6～15	孕妇忌用
射干	苦，寒；归肺经	(1) 清热解毒：治咽喉肿痛 (2) 祛痰利咽：治痰盛咳喘	3～10	孕妇慎用
土茯苓	甘、淡，平；归肝、胃经	(1) 解毒除湿：治梅毒，淋浊，带下，湿疮，阴痒 (2) 通利关节：肢体拘挛	15～30	
紫花地丁	苦、辛，寒；归心、肝经	清热解毒：治疔疮，痈肿，丹毒，毒蛇咬伤，目赤肿痛	10～20	阴证疮疡慎用

三、清热燥湿药

清热燥湿药适用于湿热内蕴或湿邪化热之病证，如湿温、黄疸、湿疹、淋浊带下、疖痈疮疡和关节肿痛等。

黄芩

为唇形科植物黄芩的根。春秋采挖，蒸透或沸水烫，切片晒干。生用，酒炒或炒炭用。

【性味归经】苦，寒。归肺、胆、胃、大肠、小肠经。

【功效主治】清热燥湿，泻火解毒，凉血止血，清热安胎。

1．清热燥湿 ①治湿温或暑温所致胸脘痞闷、苔腻等，配滑石、白蔻仁。②湿热泻痢，配黄连、白芍等。③湿热黄疸，配茵陈、栀子等。

2．泻火解毒 ①本品为清肺热要药，治肺热咳嗽、肺痈喉痹，配贝母、桔梗、山豆根等。②外疡、内痈，配黄连、公英等。

3．凉血止血　治血热出血，单用或配凉血止血药同用。

4．清热安胎　治胎热不安配白芍、白术等同用。

【用量用法】3～10g，水煎服。清热解毒生用，安胎炒用，止血炭用，清肺热酒炒用。

【使用注意】脾胃虚寒者忌用。

黄连

为毛茛科植物黄连、三角叶黄连或云连的根茎。秋季采挖，生用，姜炒、酒炒或吴茱萸水炒用。

【性味归经】苦，寒。归心、肝、胃、大肠经。

【功效主治】清热燥湿，泻火解毒。

1．清热燥湿　①治肠胃湿热泻痢，配黄柏、秦皮、白头翁等。②胃热呕吐，配半夏、竹茹等。

2．泻火解毒　①心火炽盛的心烦不眠，配栀子、黄芩等，如黄连解毒汤。②胃火炽盛的牙痛，配升麻、生地等。③肝火胁痛，配石膏、生地、吴茱萸等。④热毒疮疡，配连翘、蒲公英等。

【用量用法】3～10g，水煎服。

【使用注意】寒证、阳虚、阴虚、脾胃虚寒均当慎用。

黄柏

为芸香科植物黄皮树或黄檗的树皮，前者称"川黄柏"，后者称"关黄柏"，清明前后剥取树皮，去粗皮，晒干压平，生用或盐水炒用。

【性味归经】苦，寒。归肾、膀胱、大肠经。

【功效主治】清热燥湿，泻火解毒，退热除蒸。

1．清热燥湿　①治湿热痢疾，配黄连、白头翁等。②带下、热淋，配苦参、车前子等。③脚气痿痹，配苍术、牛膝，如三妙丸。

2．泻火解毒　治疮疡肿毒、湿疹、阴肿阴痒，配黄连、白鲜皮、苦参等。

3．退热除蒸　治阴虚火旺的骨蒸劳热、遗精盗汗，配知母、熟地、龟甲等，如大补阴丸。

【用量用法】3～10g，水煎服。

【使用注意】脾胃虚寒者忌服。

其他常用清热燥湿药见表3-2-5。

表3-2-5　其他常用清热燥湿药简表

药名	性味归经	功效主治	用量（g）	使用注意
白鲜皮	苦，寒；归脾、胃经	清热燥湿，祛风解毒：治湿热疮毒，湿疹疥癣，湿热黄疸，湿热痹痛	10～15	脾胃虚寒者慎用
苦参	苦，寒；归心、肝、胃、大肠、膀胱经	（1）清热燥湿：治下焦湿热黄疸，泻痢，带下 （2）祛风杀虫止痒：治皮肤瘙痒，阴痒，脓疱疮，疥癣，麻风 （3）利尿：治热淋	3～10	脾胃虚寒忌服；反藜芦
龙胆草	苦，寒；归肝、胆、胃经	（1）清热燥湿：治肝胆湿热下注之黄疸、阴痒、带下、湿疹 （2）泻肝定惊：治肝热生风之高热惊厥，肝火胁痛	10～15	脾胃虚寒者忌服

四、清热凉血药

清热凉血药适用于热入营血证及其他疾病的出血证，出现身热发斑、心烦不眠、神昏谵语、吐血衄血、舌绛脉数等。

生地黄

为玄参科植物地黄块根。秋季采挖，鲜用（鲜地黄）或烘至八成干（生地黄），切片生用或炒炭用。

【性味归经】甘、苦，寒。归心、肝、肾经。

【功效主治】清热凉血，养阴生津。

1. 清热凉血　①治温热病热入营血，高热发斑、口干舌绛者，常配水牛角、玄参等，如清营汤。②血热妄行的吐血衄血、崩漏下血，配水牛角、丹皮、侧柏叶等。

2. 养阴生津　①治热病津伤口渴，配麦冬、玉竹等，如益胃汤。②治消渴证，常配人参、黄芪、山药、天冬等。

【用量用法】10～20g，水煎服。清热凉血生用，止血炒炭用。

【使用注意】脾虚有湿、腹满便溏者忌用。

玄参

为玄参科植物玄参的根。立冬前后采挖，切片，生用。

【性味归经】甘、苦、咸，微寒。归肺、胃、肾经。

【功效主治】清热凉血，养阴生津，解毒散结。

1. 清热凉血　治热入营血之高热神昏，口干舌绛，发斑，配水牛角、石膏、生地等，如清营汤。

2. 养阴生津　①治阴虚火旺，潮热咽燥，干咳咯血，配百合、麦冬、贝母等。②津伤便秘，配当归、生地等，如增液承气汤。

3. 解毒散结　①为治喉痹肿痛要药，对风热、虚火、火毒所致喉痹肿痛皆有良效。②治瘰疬痰核，配贝母、牡蛎等。

【用量用法】10～15g，水煎服。

【使用注意】脾胃虚寒、食少便溏者慎用，反藜芦。

牡丹皮

为毛茛科植物牡丹的根皮。秋季采挖根皮，生用或酒炒、炒炭用。

【性味归经】苦、辛，微寒。归心、肝、肾经。

【功效主治】清热凉血，活血化瘀。

1. 清热凉血　①温病热入营血，发斑吐衄，配水牛角、生地黄、赤芍等。②治胃火牙痛，配黄连、生地、升麻等。③阴虚骨蒸，配知母、黄柏、熟地等。

2. 活血化瘀　①血滞经闭、痛经，外伤瘀肿，配红花、桃仁、乳香、没药等。②血热瘀滞的痈肿疮毒、肠痈，配金银花、连翘、赤芍、大黄等。

【用量用法】6～12g，水煎服。生用清热凉血，酒炒散瘀，炭用止血。

【使用注意】血虚有寒，孕妇及月经过多者慎用。

其他常用清热凉血药见表3-2-6。

表 3-2-6　其他常用清热凉血药简表

药名	性味归经	功效主治	用量（g）	使用注意
紫草	甘，寒；归心、肝经	（1）凉血活血：治血热斑疹 （2）解毒透疹：麻疹不透	10～15	脾虚便溏者忌用
赤芍	苦，微寒；归肝经	（1）清热凉血：治血热发斑、吐衄，热淋、血淋 （2）祛瘀止痛：治血滞经闭，痛经，跌打损伤，痈肿疮毒	6～15	虚寒证忌用，反藜芦
水牛角	咸，寒；归心、肝、胃经	清热凉血、解毒：治热病壮热，神昏谵语，血热出血，斑疹	10～15，锉碎先煎	脾胃虚寒者慎服

五、清虚热药

清虚热药适用于肝肾阴虚证，出现低热烦渴，潮热骨蒸，手足心热，舌红少苔，脉细数等。亦用于热病后期余热未清所致夜热早凉证。

青蒿

为菊科植物黄花蒿的全草。秋季花盛开时采割，鲜用或阴干切段生用。

【性味归经】苦、辛，寒。归肝、胆、肾经。

【功效主治】清热除蒸，解暑，截疟。

1. 清热除蒸　治阴虚发热，骨蒸劳热，低热不退，常配银柴胡、地骨皮同用，如清骨散。

2. 解暑　①治暑热、暑湿、湿温诸证，有防暑之效，常配滑石、甘草等。②暑热外感发热有汗或无汗，头痛，脉洪数，多以鲜青蒿配荷叶同用。

3. 截疟　治疟疾大剂量单用即效；疟疾兼暑湿或痰湿者，配黄芩、半夏同用。

【用量用法】5～10g，截疟20～40g，水煎服。或鲜品捣汁服。

【使用注意】不宜久煎。

案例

患者，女，20岁。春节期间食用较多温燥之品，现见发热、头痛、咽喉肿痛、口渴喜饮、小便短赤、大便秘结、舌红苔黄厚，脉数有力，请分析应服用哪类清热药以治之。

地骨皮

为茄科植物枸杞或宁夏枸杞的根皮。春秋季采挖，剥取根皮，晒干。切段，生用。

【性味归经】甘，寒。归肺、肝、肾经。

【功效主治】清泄肺热，凉血除蒸。

1. 清泄肺热　治肺热咳嗽，配桑白皮、甘草等，如泻白散。

2. 凉血除蒸　①治阴虚潮热，骨蒸盗汗，常配银柴胡、鳖甲等。②血热妄行出血者，配侧柏叶、白茅根等。③消渴，配生地、天花粉等。

【用量用法】9～15g，水煎服。

【使用注意】脾胃虚寒者慎用。

其他常用清虚热药见表 3-2-7。

表 3-2-7　其他常用清虚热药简表

药名	性味归经	功效主治	用量（g）	使用注意
白薇	苦、咸，寒；归胃、肝经	（1）清热凉血：治邪入营血，久热不退，阴虚内热，阴虚外感发热等多种低热 （2）利尿通淋：治热淋、血淋 （3）解毒疗疮：治疮痈肿痛，咽喉肿痛	3～12	
银柴胡	甘、微寒；归肝、胃经	退虚热，清疳热：治阴虚发热、骨蒸盗汗、小儿疳热	3～10	外感风寒，血虚无热者忌用
胡黄连	苦，寒；归心、肝、胃、大肠经	（1）退虚热，清疳热：治阴虚发热，骨蒸潮热，小儿疳热 （2）清湿热：治湿热泄痢，痔疮	3～10	脾胃虚寒者慎用

第三节　泻　下　药

凡能引起腹泻或滑利大肠、促进排便的药物，称泻下药。以其作用及应用之不同，分为攻下药、润下药和峻下逐水药。泻下药适用于大便不通、肠胃积滞、实热内盛、水肿停饮的里实证。使用泻下药时应注意若里实兼外感，当先解表后攻里，以防表邪内陷；里实兼正虚，酌加补虚品，以攻补兼施，使攻下不伤正。

一、攻下药

攻下药多苦寒，泻下强烈。适用于实热壅盛、肠胃积滞及瘀血阻滞的里实证。使用攻下药注意久病、年迈体弱者当慎用；月经量多及孕妇忌服；中病即止，勿克伐太过。

大黄

为蓼科植物掌叶大黄、唐古特大黄或药用大黄的干燥根及根茎。春秋采挖，削去外皮，切片。生用，酒炒、炒炭或蒸熟用。

【性味归经】苦，寒。归脾、胃、大肠、肝经。

【功效主治】泻下攻积，泻火凉血，清热解毒，逐瘀通经，清热利湿。

1．泻下攻积　①治热结便秘，腹痛拒按，配芒硝、枳实等，如大承气汤；津伤者加生地、玄参等，如增液承气汤。②冷积便秘，配附子、干姜。③痢疾积滞未尽，配黄连、白芍等，如芍药汤。

2．泻火凉血　①治邪热内盛的目赤头痛、咽痛、牙痛、口舌生疮，配黄芩、黄连等。②血热妄行之吐、咯、衄血等，单用或配生地、玄参等。

3．清热解毒　①治热毒疮疡、烧伤，内服外用均可。②肠痈，配丹皮、桃仁等，如金匮大黄牡丹汤。

4．逐瘀通经　治癥瘕积聚、产后腹痛、跌打损伤，配桃仁、红花、蟅虫等，如抵当汤。

5．清热利湿　①水肿停饮，配茯苓、泽泻等。②湿热黄疸，配茵陈、栀子等。③淋证，配木通、车前子等。

【用量用法】3～12g，水煎服。攻下生用，不宜久煎，或泡服；熟（制）大黄活血用；大黄炭止血用；酒大黄治上部火热用。

【使用注意】虚证忌用，孕妇及经、产、哺乳期妇女忌用。

芒硝

芒硝为含结晶水的硫酸钠矿物经精制而成的结晶体（$Na_2SO_4 \cdot 10H_2O$）。

【性味归经】咸、苦，寒。归胃、大肠经。

【功效主治】泻下软坚，清热泻火。

1. 泻下软坚　治胃肠实热积滞，大便燥结，配大黄等，如调胃承气汤。
2. 清热泻火　治热毒痈肿，如肠痈、乳痈、喉痹口疮、目赤、丹毒等，内服外用皆有良效。

【用量用法】内服 10～15g。冲服或开水溶化后服。玄明粉多为眼、喉科散剂。

【使用注意】孕妇忌用。畏三棱。

二、润下药

润下药多为植物种仁，富含油脂，性味甘平。适用于年老体弱、久病、产后津血不足的肠燥便秘证。

火麻仁

为桑科植物大麻的成熟种仁。秋季果实成熟时采收，去壳，晒干微炒打碎。

【性味归经】甘，平。归脾、胃、大肠经。

【功效主治】润肠通便，润燥杀虫。

1. 润肠通便　治老人、体虚、产后津血不足的便秘，常配当归等同用，如麻子仁丸。
2. 润燥杀虫　治皮肤干裂、瘙痒及头疮单味捣烂外搽即可。

【用量用法】10～15g，打碎入煎剂。

【使用注意】若食入量大（60g 以上）可引起中毒。

三、峻下逐水药

本类药攻逐峻猛，能引起剧烈腹泻又能利尿，使体内积液从大小便排出，适用于水肿、胸腹积水、痰饮喘满等邪实而正气未衰证。本类药多具毒性，必须严格炮制，适当配伍，中病即止。

甘遂

为大戟科多年生草本植物甘遂的块根。秋末或春季采挖。撞去外皮，晒干，醋制用。

【性味归经】苦，寒，有毒。归肺、肾、大肠经。

【功效主治】泻水逐饮，消肿散结，逐痰。

1. 泻水逐饮　治水肿胀满，胸腹积水等症，配大戟、芫花同用，如十枣汤。
2. 消肿散结　治肿毒疔腮，生用配大黄研末，水调外敷。
3. 逐痰　治顽痰凝结之癫痫、癫狂证。

【用量用法】宜入丸散。每次 0.5～1g，醋制可减低毒性。

【使用注意】体弱及孕妇禁用。反甘草。

大戟

为大戟科多年生草本植物大戟的根。春初或秋末采挖入药。醋制用或生用。

【性味归经】辛、苦，寒，有毒。归肺、肾、大肠经。

【功效主治】泻下逐水，消肿散结。

1．泻下逐水　治水肿胀满，胸腹积水，痰饮积聚，配山慈菇等。

2．消肿散结　治痈肿疮毒，瘰疬痰核等，配山慈菇、雄黄等。

【用量用法】用量 1.5 ～ 3g。水煎服。内服醋制。

【使用注意】孕妇禁用，反甘草。

其他常用泻下药见表3-2-8。

表3-2-8　其他常用泻下药简表

药名	性味归经	功效主治		用量（g）	使用注意
芦荟	苦，寒；归肝、大肠经	（1）泻下：治热结便秘 （2）清肝火：肝经实火，烦躁失眠 （3）杀虫疗疳：治小儿疳积		1 ～ 2	脾虚便溏者及孕妇忌用
番泻叶	甘、苦，寒；归大肠经	（1）泻热通便：治热结便秘 （2）行水消胀：治腹满胀痛，腹水胀满，二便不利		2 ～ 6，泡服	孕妇、产妇、哺乳期、经期忌用或慎用
郁李仁	辛、苦、甘；归脾、大肠、小肠经	（1）润燥通便：治肠燥便秘 （2）下气利水：治水肿脚气		3 ～ 10	
牵牛子	苦，寒；有毒；归肺、肾、大肠经	（1）利水通便：治积滞便秘 （2）祛痰逐饮：治水肿胀满，痰饮喘咳 （3）杀虫消积：治虫积腹痛		3 ～ 10	孕妇、经期忌用
巴豆	辛，热，大毒；归胃、大肠经	（1）泻下冷积：治寒积便秘，宿食积滞 （2）逐水消肿：治腹水臌胀，二便不利 （3）祛痰利咽：治喉痹痰阻 （4）蚀腐疗疮：治疥癣恶疮		入丸散 0.1 ～ 0.3	脾虚便溏者及孕妇忌用
芫花	辛、苦，温，有毒；归肺、肾、大肠经	（1）泻下逐水：治水肿、腹水、胸胁停饮 （2）祛痰止咳：治咳嗽气喘 （3）杀虫、消痈：治头疮、顽癣、痈肿		入汤剂 1.5 ～ 3，入丸散 0.5 ～ 1	孕妇忌用，反甘草

第四节　祛 湿 药

　　凡具有化湿健脾、祛风除湿、通利水道、解除痹痛为主要作用的药物，称为祛湿药。以其作用及应用之不同，分为祛风湿药、利水渗湿药、芳香化湿药。祛湿药多为辛香温燥或甘淡渗湿之品，易耗伤阴津，对久病体弱、阴虚津亏及孕妇水肿者当慎用。

一、祛风湿药

　　凡能祛风除湿，以解除痹痛为主要作用的药物，称祛风湿药。主要适用于风湿痹痛、麻木拘急、腰膝酸痛、下肢痿弱、半身不遂等证。使用祛风湿药时应根据证情适当配伍。如风邪盛之行痹可配祛风解表药；湿盛之着痹配健脾渗湿之品；寒盛之痛痹佐以温阳通经药；久病血虚者，配益气养血药；肝肾不足者，配滋补肝肾之品。

独活

为伞形科植物重齿毛当归的根。春秋季采挖。切片生用。

【性味归经】辛、苦，微温。归肾、膀胱经。

【功效主治】祛风胜湿，散寒止痛。

1．祛风胜湿 ①治风湿痹痛。本品为治风寒湿痹的要药，尤以下肢为佳，常配杜仲、桑寄生等，如独活寄生汤。②皮肤湿痒，配防风、地肤子等。

2．散寒止痛 ①治表寒挟湿头痛如裹、身痛肢重，配羌活、防风等，如败毒散。②少阴头痛、牙痛，配细辛、川芎等同用。

【用量用法】3～10g，水煎服。

【使用注意】阴虚血燥者慎用。

秦艽

为龙胆科植物秦艽、麻花秦艽、粗茎秦艽或小秦艽的根。

【性味归经】辛、苦，微寒。归胃、肝、胆经。

【功效主治】祛风湿，通经络，清虚热，退黄疸。

1．祛风湿，通经络 ①治风湿痹痛，无论寒热新久皆可用之。风湿热痹，配黄柏、苍术；风寒湿痹，配独活、细辛等。②中风半身不遂，配天麻、川芎、当归等，如大秦艽汤。

2．清虚热 ①治阴虚骨蒸潮热，配鳖甲、青蒿、地骨皮等，如秦艽鳖甲散。②小儿疳热，配胡黄连、鸡内金等。

3．退黄疸 治湿热黄疸，常配茵陈、栀子等同用。

【用量用法】5～10g，水煎服。

木瓜

为蔷薇科植物贴梗海棠近成熟果实。以安徽宣城产的质佳，称"宣木瓜"。秋季采绿黄色果实，沸水烫后，晒干。切片生用。

【性味归经】酸，温。归肝、脾经。

【功效主治】舒筋活络，化湿和胃。

1．舒筋活络 治风湿痹痛，筋脉拘挛，常配牛膝、苍术等同用。

2．化湿和胃 ①治吐泻转筋，配藿香、半夏等。②脚气水肿，寒湿足膝肿痛，配吴茱萸、生姜、紫苏等，如鸡鸣散。

【用量用法】6～12g，煎水服。

桑寄生

为桑寄生科植物桑寄生或寄生的带叶茎枝。冬春季采细茎枝，切段。生用或酒炒用。

【性味归经】苦、甘，平。归肝、肾经。

【功效主治】补肝肾，强筋骨，祛风湿，安胎。

1．补肝肾，强筋骨，祛风湿 治风湿痹痛、腰膝酸软。尤以肝肾不足的风湿痹证为佳，配独活、牛膝、杜仲等，如独活寄生汤。

2．安胎 治冲任不固、妊娠漏血、胎动不安，配续断、菟丝子、阿胶等同用。

【用量用法】10～20g，水煎服。

其他常用祛风湿药见表3-2-9。

表3-2-9 其他常用祛风湿药简表

药名	性味归经	功效主治	用量（g）	使用注意
五加皮	辛、苦，温；归肝、肾经	（1）祛风湿，强筋骨：治风湿痹痛，腰膝酸软，小儿行迟或行走乏力 （2）利水消肿：治水肿脚气、小便不利	10～15	阴虚火旺者慎用
威灵仙	辛、咸、微苦，温；归膀胱、肝经	（1）祛风除湿、通络止痛：治风湿痹痛、筋脉拘挛 （2）治诸骨鲠咽	5～10，治骨鲠用30	体弱、气血虚者慎用
蕲蛇	甘、咸，温，有毒；归肝经	（1）祛风通络：治风湿顽痹，中风半身不遂，皮肤瘙痒 （2）定惊止痉：小儿惊风，破伤风	5～15	
白花蛇	甘、咸，温，有毒；归肝经	（1）祛风活络：治顽痹，半身不遂，皮肤瘙痒，顽癣 （2）定惊止痉：治破伤风，惊风抽搐	3～10，研末服1～1.5	阳虚血燥及血虚生风者慎用
川乌	辛、苦，温，有大毒；归心、脾、肝、肾经	（1）祛风除湿：治风寒湿痹 （2）散寒止痛：治跌打疼痛，麻醉止痛	3～9，制后用，先煎1小时左右	孕妇忌用。反半夏、瓜蒌、贝母、白芨、白蔹
防己	苦、辛，寒，归膀胱、肾、脾经	（1）祛风湿，止痛：治风湿痹痛 （2）利水：治水肿、腹水、脚气浮肿	6～10	胃弱、阴虚及无湿热者不宜用
桑枝	苦，平；归肝经	祛风通络：治风湿痹痛，四肢挛急，上肢尤宜	10～30	

二、利水渗湿药

凡具有通利水道、渗泄水湿的药物称利水渗湿药。适用于小便不利、水肿、痰饮、淋证、黄疸、湿疮、泄泻、湿温、着痹及妇女白带等证。使用时需根据不同病证临证配伍。如肾阳虚水肿应配补肾阳药；膀胱气化不利，配通阳化气药；湿热盛者应配清热泻火药等。利水渗湿药能耗伤阴液，凡阴虚津亏者当慎用。

茯苓

为多孔菌科真菌茯苓的菌核。寄生于赤松或马尾松的根部。7月采挖，切片或块阴干。生用。

【性味归经】甘、淡，平。归心、脾、肾经。

【功效主治】利水渗湿，健脾和胃，宁心安神。

1．利水渗湿 ①治水肿、小便不利、痰饮，配猪苓、泽泻等，如五苓散。②水湿内停所致的心悸、咳嗽等，配桂枝、白术等，如苓桂术甘汤。

2．健脾和胃 治脾虚倦怠，食少便溏，配人参、白术等，如四君子汤。

3．宁心安神 治心悸、失眠常配酸枣仁、远志、茯神等，如酸枣仁汤。

【用量用法】10～15g，水煎服。利水用茯苓皮，安神用茯神，健脾渗湿用白茯苓。

薏苡仁

为禾本科植物薏苡的成熟种仁。秋季果实成熟后采收，晒干除去种皮，生用或炒用。

【性味归经】甘、淡，凉。归脾、胃、肺经。

【功效主治】利湿健脾，舒筋除痹，清热排脓。

1．利湿健脾　①治水肿，脚气，小便不利，配茯苓、滑石、猪苓等。②脾虚泄泻，配白术、山药、党参等，如参苓白术散。

2．舒筋除痹　治风湿痹拘挛，屈伸不利，配羌活、独活、威灵仙等。

3．清热排脓　治肺痈常配苇茎、桃仁、冬瓜仁同用，如苇茎汤；肠痈常与丹皮、败酱草同用。

【用量用法】10～30g，健脾止泻炒用；排脓生用。

车前子

为车前科植物车前或平车前的成熟种子。夏秋两季采收，晒干。生用或盐水炒用。

【性味归经】甘，微寒。归肝、肾、肺、小肠经。

【功效主治】清热利尿，清肝明目，渗湿止泻，祛痰。

1．清热利尿　①治水肿，配白术、茯苓、泽泻等。②湿热淋病，配木通、滑石、栀子等，如八正散。

2．清肝明目　①治肝火目赤肿痛，配菊花、龙胆草、草决明。②肝肾不足目暗昏花，配熟地、菟丝子。

3．渗湿止泻　①治暑湿泄泻，配白扁豆、香薷等。②湿胜泄泻，配白术、茯苓等。

4．祛痰　治咳嗽痰多常配杏仁、桔梗、黄芩同用。

【用量用法】5～10g，布包煎服。

【使用注意】本品寒滑，肾虚滑精者忌用。

茵陈

为菊科植物茵陈蒿或滨蒿的地上部分。春季幼苗高6～10cm时采收习称"绵茵陈"。除去杂质及老根，晒干。生用。

【性味归经】苦、微寒。归脾、胃、肝、胆经。

【功效主治】清热利湿，利胆退黄。

1．清热利湿　治湿疮瘙痒，常配苦参、土茯苓等煎汤内服或外洗。

2．利胆退黄　①功专利胆退黄，治湿热黄疸。阳黄常配大黄、栀子，如茵陈蒿汤；治寒湿阴黄常配白术、附子、干姜，如茵陈术附汤。②胆道蛔虫症，配乌梅、川椒、槟榔等。

【用量用法】19～30g，水煎服。

其他常用利水渗湿药见表3-2-10。

表3-2-10　其他常用利水渗湿药简表

药名	性味归经	功效主治	用量（g）	使用注意
猪苓	甘、淡，平；归肾、膀胱经	利水渗湿：治水肿，小便不利，淋浊，泄泻	5～10	
泽泻	甘、淡，寒；归肾、膀胱经	（1）利水渗湿：治小便不利，水肿，淋病，湿盛泄泻，痰饮眩晕 （2）清降肾火：治相火妄动，遗精	5～10	
滑石	甘、淡，寒；归胃、膀胱经	（1）利水通淋：治湿热淋病 （2）清解暑热：治暑湿证、湿温病 （3）祛湿敛疮：外用治湿疹、湿疮、痱子	10～15，包煎	脾虚气弱，热病津伤者忌用

续表

药名	性味归经	功效主治		用量（g）	使用注意
木通	苦，寒，归心、小肠、膀胱经	（1）利尿通淋：治湿热淋病，口舌生疮，心烦尿赤		3～6	孕妇慎服，量大致肾衰
		（2）通经下乳：治经闭，乳汁不下			
萹蓄	苦，微寒；归膀胱经	（1）利尿通淋：治湿热淋证		10～30	
		（2）杀虫止痒：治虫积腹痛，湿疹阴痒			
金钱草	甘、咸，微寒；归肝、胆、肾、膀胱经	（1）清热利湿：治热淋，石淋		15～30	
		（2）清肝胆湿热：治黄疸，肝胆结石			
		（3）清热解毒：治热毒痈肿，毒蛇咬伤			

三、芳香化湿药

凡具有芳香开胃、化湿健脾作用的药物称芳香化湿药。适用于脾湿证、暑湿证、湿温证，出现脘腹胀满，吐泻泛酸，食少体倦，大便稀溏，舌苔白腻等。本类药物易耗气伤阴，故气虚或阴虚血燥者均慎用。又因气味芳香多含挥发油，不宜久煎。

藿香

为唇形科植物广藿香的干燥地上部分。切段，生用。

【性味归经】辛，微温。归脾、胃、肺经。

【功效主治】祛暑解表，化湿，和胃止呕。

1．祛暑解表，化湿　①湿阻中焦，配苍术、厚朴等，如不换金正气散。②暑湿外感所致恶寒发热、头痛胸闷、腹痛吐泻等，配白芷、紫苏，如藿香正气散。③湿温证，湿重于热配厚朴、半夏；湿热并重配茵陈、滑石等。

2．和胃止呕　随证配伍用于多种呕吐。

【用量用法】5～10g，鲜者15～30g，水煎服。

【使用注意】本品含挥发油，不宜久煎。

苍术

为菊科植物茅苍术（南苍术）或北苍术的根茎。春秋季采挖，生用或炒用。

【性味归经】辛，苦，温。归脾、胃、肝经。

【功效主治】燥湿健脾，祛风湿，明目。

1．燥湿健脾　①治湿阻中焦之脘闷呕恶等，配厚朴、陈皮等，如平胃散。②脾湿泄泻，有积滞配山楂；属湿热配滑石；属虚寒配干姜。

2．祛风湿　①治风寒湿痹配桂枝、防风、秦艽等；寒湿俱盛者配桂枝、川乌等。②湿热下注之足膝肿痛或白带、湿疮，常配黄柏，如二妙散。

3．明目　治雀盲及两目昏涩，与猪肝或羊肝同食。

【用量用法】5～10g，水煎服。

【使用注意】阴虚内热、表虚多汗者忌用。

厚朴

为木兰科植物厚朴或凹叶厚朴的树皮。夏季采取树皮，切丝生用或姜汁制用。

【性味归经】苦，辛，温。归脾、胃、肺、大肠经。

【功效主治】燥湿除满，行气消积，降逆平喘。

1. 燥湿除满　治湿阻中焦，胸腹胀满，食少便溏，常配苍术、陈皮、甘草等，如平胃散。
2. 行气消积　治食积气滞或腹痛胀满、便秘者，配大黄、枳实等同用，如厚朴三物汤。
3. 降逆平喘　治痰饮阻肺之胸闷咳喘痰多者，配麻黄、杏仁等。

【用量用法】3～10g，水煎服。

其他常用芳香化湿药见表3-2-11。

表 3-2-11　其他常用芳香化湿药简表

药名	性味归经	功效主治	用量（g）	使用注意
佩兰	辛，平；归脾、胃、肺经	（1）解暑发表：治外感暑湿，湿温初起 （2）化湿和中：治湿浊中阻，脾瘅证	3～10	
白豆蔻	辛，温；归肺、脾、胃经	（1）化湿行气：治脘腹胀满 （2）温中止呕：治胃寒呕吐	3～6，入汤剂后下	
砂仁	辛，温；归脾、胃经	（1）行气化湿健脾：治脾胃气滞，湿阻证 （2）温中止泻：治脾寒泄泻 （3）安胎：治妊娠恶阻，胎动不安	3～6，入汤剂后下	阴虚有热者忌用

第五节　温里药

凡能温阳散寒、治疗里寒证的药物称温里药。适用于寒邪内侵，阳气受困之脘腹冷痛、呕逆泻利；或阳气衰微，阴寒内盛之面色苍白，畏寒肢冷，小便清长，舌淡苔白，脉沉细等。本类药多辛温燥烈，凡阳热证、阴虚证、真热假寒证及孕妇，均当忌用。

附子

为毛茛科植物乌头的子根加工而成。夏至后采挖除去须根及泥沙者称泥附子。然后加工成盐附子、黑顺片等。

【性味归经】辛，大热，有毒。归心、肾、脾经。

【功效主治】回阳救逆，补火助阳，散寒除湿。

1. 回阳救逆　治亡阳证之冷汗淋漓、四肢厥冷，脉微欲绝，常配干姜、人参、炙甘草等同用，如四逆汤。
2. 补火助阳　用于各种阳虚证，如脾肾阳虚、脘腹冷痛、便溏，配人参、白术、干姜等，如理中丸；心阳衰微之心悸、胸痹疼痛，配桂枝、人参；肾阳不足之尿频，阳痿，配肉桂等，如右归丸。
3. 散寒除湿　①治风寒湿痹，周身骨节疼痛配桂枝、白术等。②阴疽漫肿，配黄芪、人参等。

【用量用法】3～15g。宜先煎30～60分钟。

【使用注意】孕妇及阴虚阳盛、真热假寒者均忌服。过量易致中毒。

肉桂

为樟科植物肉桂的干皮或粗枝。8～10月采收。采自粗枝或幼树干皮卷成筒状者称官桂；干皮去表皮者称肉桂心。切片，生用。

【性味归经】辛、甘，大热。归肾、脾、心、肝经。

【功效主治】补火助阳，引火归元，散寒止痛，温经通脉。

1．补火助阳　治肾阳不足之命门火衰，形寒肢冷，阳痿尿频，配附子、熟地、山茱萸等，如右归丸。

2．引火归元　①治脾肾阳虚之脘腹冷痛、纳呆、便溏，配附子、干姜。②治虚阳上浮，下元虚冷、面色浮红、下肢怕冷、尺脉弱，配山茱萸、五味子。

3．散寒止痛　治虚寒性痛经、寒疝腹痛，配当归、小茴香。

4．温经通脉　①治寒痹配羌活、秦艽等。②阴疽、痈疡脓成不溃或久溃不敛配黄芪、当归等，如阳和汤。

【用量用法】2～5g，入煎剂宜后下。研末冲服1～2g。

【使用注意】阴虚火旺、里有实热、血热妄行及孕妇忌用；畏赤石脂。

干姜

为姜科植物姜的干燥根茎。冬季采挖，切片晒干或烘干。生用或炒用。

【性味归经】辛，热。归脾、胃、心、肺经。

【功效主治】温中散寒，温肺化饮。

1．温中散寒　①治脾胃虚寒，脘腹冷痛、呕吐泄泻，配人参、白术等，如理中汤。②胃寒痛甚者与高良姜配伍。

2．温肺化饮　治寒饮伏肺咳喘、痰多清稀，多配麻黄、细辛、五味子同用，如苓甘五味姜辛汤。

【用量用法】3～10g，水煎服。

【使用注意】热证、阴虚证及孕妇忌用。

其他常用温里药见表3-2-12。

表3-2-12　其他常用温里药简表

药名	性味归经	功效主治		用量（g）	使用注意
吴茱萸	辛、苦，热；归肝、脾、胃、肾经	（1）散寒止痛：治脘腹冷痛，厥阴头痛，疝气冷痛		1.5～5，不宜久服、多服	阴虚有热者忌用
		（2）疏肝下气：治吞酸、呕吐			
		（3）温中止泻：治寒湿泄泻、痢疾			
		（4）行气燥湿：治脚气			
丁香	辛，温，归肺、胃、脾、肾经	（1）温中降逆，散寒止痛：治胃寒呕吐，脘腹冷痛		1～3	
		（2）温肾助阳：治肾虚阳痿			
小茴香	辛，温，归肝、肾、脾、胃经	（1）散寒止痛：治寒疝腹痛，痛经		3～6	
		（2）理气和中：治中焦虚寒气滞证，胃寒气滞证，脾胃虚寒证			

第六节　理　气　药

凡能疏理气机，治疗气滞与气逆证的药物称理气药。适用于脾胃气滞证之脘腹胀满、恶心呕吐、嗳腐吞酸等；或肝郁气滞证之胁肋胀痛、乳房胀痛、月经不调、痛经等；或肺气壅滞证之胸闷疼痛，咳嗽气喘等。本类药辛温燥散，有耗气伤阴之弊，故阴虚证、气虚证均当慎用。

橘皮

为芸香科植物橘及其栽培变种的干燥成熟果皮。生用。

【性味归经】苦、辛，温。归肺、脾经。

【功效主治】理气健脾，燥湿化痰。

1. 理气健脾 ①治脾虚气滞，脘腹胀满，纳差，配人参、白术等，如异功散。②呕吐、呃逆，配竹茹等。

2. 燥湿化痰 ①痰湿中阻之胸闷纳呆、便溏、苔腻，配苍术、厚朴等。②痰湿阻肺之咳痰量多色白，配半夏、茯苓等。

【用量用法】3～9g，水煎服。

【使用注意】本品辛温苦燥，内有实热者慎用。阴虚燥咳者不宜用。

枳实

为芸香科植物酸橙及其栽培变种或甜橙的干燥幼果。生用或麸炒用。

【性味归经】苦、辛，微寒。归脾、胃、大肠。

【功效主治】破气消积，化痰除痞。

1. 破气消积 ①治胃肠积滞，脘腹胀闷，饮食不消，大便秘结，配山楂、麦芽等。②湿热积滞痢疾，配黄连等，如枳实导滞丸。

2. 化痰除痞 治痰热结胸，胸脘痞痛，咳痰黄稠，常配半夏、瓜蒌、黄芩同用。

【用量用法】3～10g，水煎服。

【使用注意】脾胃虚弱及孕妇慎用。

木香

为菊科植物木香的干燥根。生用或煨用。

【性味归经】辛、苦，温。归脾、胃、大肠、胆经。

【功效主治】行气调中，止痛。

1. 行气调中 ①治胃肠气滞，脘腹胀满，食少，配党参、白术。②呕吐、呃逆，配竹茹。③治湿热泻痢，配黄连、枳实等，如香连丸。

2. 止痛 治胁痛，常配柴胡、郁金同用。

【用量用法】3～10g，水煎服。行气宜生用，止泻多炙用。

【使用注意】阴虚津亏火旺者慎用。

其他常用理气药见表3-2-13。

表 3-2-13 其他常用理气药简表

药名	性味归经	功效主治		用量（g）	使用注意
青皮	苦、辛，温；归肝、胆、胃经	（1）疏肝破气：治肝气郁结诸重证		3～10	
		（2）消积化滞：治食积气滞重证			
佛手	辛、苦，温，归肝、脾、胃、肺经	（1）舒肝理气：治肝郁气滞证，脾胃气滞证		3～10	
		（2）和中化痰：治咳嗽日久痰多			
香附	辛、微苦、微甘，平；归肝、三焦经	（1）疏肝理气：治肝郁气滞证，疝气疼痛		6～12，醋炒止痛效佳	气虚无滞、阴虚血热者忌服
		（2）调经止痛：治月经不调、痛经、乳房胀痛			

续表

药名	性味归经	功效主治	用量（g）	使用注意
川楝子	苦，寒，有小毒；归肝、胃、小肠、膀胱经	（1）行气止痛：治肝郁化火诸痛证 （2）杀虫疗癣：治虫积腹痛，头癣	3～10	不可过量和久服
薤白	辛、苦，温；归肺、胃、大肠经	（1）通阳散结：治胸痹证 （2）行气导滞：治泻痢里急后重，脘腹痞满胀痛	5～10	
乌药	辛，温，归肺、脾、肾、膀胱经	（1）行气止痛：治寒郁气滞之脘腹胁肋疼痛、痛经、疝气痛 （2）温肾散寒：治肾阳不足、膀胱虚冷、尿频遗尿	3～10	
沉香	辛、苦，温；归脾、胃、肾经	（1）行气止痛：治寒凝气滞之胸腹胀闷疼痛 （2）温中止呕：治胃寒呕吐、呃逆 （3）温肾纳气：治肾不纳气之虚喘	1～1.5，为末冲服，入煎后下	气虚下陷、阴虚火旺者慎用

第七节　化痰止咳平喘药

凡具有祛痰、消痰为主要功效的药物，称化痰药。以缓和或制止咳嗽、喘息为主要功效的药物，称止咳平喘药。

化痰药适用于寒痰、湿痰之咳喘痰多、热痰之咳喘痰稠以及癫痫惊厥、瘿瘤瘰疬、阴疽流注等证。止咳平喘药适用于咳嗽喘息病证。

半夏

天南星科多年生草本植物半夏的干燥块茎。生用或制用。

【性味归经】辛，温；有毒。归脾、胃、肺经。

【功效主治】燥湿化痰，降逆止呕，消痞散结。

1．燥湿化痰　①治湿痰咳嗽痰多气逆，配陈皮、茯苓，如二陈汤；偏寒者加干姜、细辛。②湿痰上扰之头痛眩晕，配天麻、白术、茯苓等，如半夏白术天麻汤。

2．降逆止呕　治各种原因的呕吐，为止呕要药。胃寒者配生姜，如小半夏汤；胃热者配黄连；阴虚者配石斛、麦冬；气虚者配人参、白蜜，如大半夏汤；妊娠呕吐多配苏梗、砂仁同用。

3．消痞散结　治心下痞，结胸，梅核气等。①治心下痞，配干姜、黄连等药。②痰热结胸，配瓜蒌、黄连等，如小陷胸汤。③梅核气，配紫苏叶、厚朴、茯苓等，如半夏厚朴汤。④治瘿瘤痰核，配昆布、海藻、浙贝。⑤痈疽肿毒及毒蛇咬伤，外用。

【用量用法】3～9g，水煎服。清半夏化湿痰，法半夏燥湿和胃，姜半夏止呕，半夏曲化湿健脾。

【使用注意】热痰、燥咳、血证及孕妇不宜用。反乌头。

桔梗

桔梗科多年生草本植物桔梗的干燥根。生用。

【性味归经】苦、辛，平。归肺经。

【功效主治】宣肺祛痰，利咽排脓。

1. 宣肺祛痰 治肺气不宣的咳嗽痰多，无论属寒属热皆可应用。风寒配苏叶、杏仁、陈皮；风热配桑叶、菊花、杏仁。

2. 利咽排脓 ①治咽喉肿痛，失音，配甘草、牛蒡子等。②肺痈咳吐脓痰，配鱼腥草等。

【用量用法】3～10g，水煎服。润肺祛痰炙用。

【使用注意】阴虚久咳、咳血者不宜用。

川贝母

川贝母为百合科多年生草本植物川贝母、暗紫贝母、甘肃贝母或棱砂贝母的干燥鳞茎。生用。

【性味归经】苦、甘，微寒。归肺、心经。

【功效主治】化痰止咳，清热散结。

1. 化痰止咳 治多种原因的咳嗽。肺热、肺燥咳嗽，配知母，如二母丸；阴虚咳嗽配沙参、麦冬等。

2. 清热散结 ①治瘰疬，常配玄参、牡蛎同用。②乳痈、肺痈及疮痈，多配蒲公英、鱼腥草等。

【用量用法】3～10g，水煎服；1～2g，研末服。

【使用注意】寒痰、湿痰不宜用。反乌头。

苦杏仁

蔷薇科落叶乔木植物山杏、辽杏（东北杏）、西伯利亚杏及杏的干燥成熟种子。生用或炒用。

【性味归经】苦，微温；有小毒。归肺、大肠经。

【功效主治】止咳平喘，润肠通便。

1. 止咳平喘 凡咳嗽气喘，无论新久、寒热、虚实，皆可用之。风寒者配麻黄、甘草，如三拗汤；风热者配桑叶、菊花，如桑菊饮；燥热咳嗽配桑叶、贝母、沙参等，如桑杏汤；肺热咳喘配石膏等，如麻杏石甘汤。

2. 润肠通便 治肠燥便秘，常配伍柏子仁、当归等，如润肠丸。

【用量用法】3～10g，水煎服。

【使用注意】过量可致中毒。便溏者及婴儿慎用。

其他常用化痰止咳平喘药见表3-2-14。

表3-2-14 其他常用化痰止咳平喘药简表

药名	性味归经	功效主治	用量（g）	使用注意
白芥子	辛，温；归肺、胃经	（1）温肺化痰，利气散结：寒痰咳喘，悬饮咳喘胸痛，阴疽流注 （2）通络止痛：治痰湿阻滞经络之肢体麻木，关节肿痛	3～6	久咳肺虚、阴虚火旺者忌用
天南星	苦、辛，温；有毒，归肺、肝、脾经	（1）燥湿化痰：治湿痰咳嗽或肺热咳嗽 （2）祛风止痉：治风痰眩晕，中风，癫痫，破伤风 （3）散结止痛：治痰核，跌损，关节肿痛	5～10	孕妇慎用

续表

药名	性味归经	功效主治	用量（g）	使用注意
旋覆花	辛、甘，平；归肺经	（1）消痰行水：治痰涎壅肺，痰饮蓄积证 （2）降气止呕：呕吐，噫气	3～10，包煎	
白前	辛、苦，微温；归肺经	降气祛痰，止咳：治风寒咳嗽、肺气壅实、痰多咳喘	3～10	
前胡	苦、辛，微寒；归肺经	（1）降气祛痰：治痰浊壅肺、痰黏喘咳，胸痞 （2）宣散风热：治外感风热	3～10	
瓜蒌	甘，寒；归肺、胃、大肠经	（1）清热化痰：治肺热咳嗽 （2）宽胸散结：治胸痹，结胸，乳痈，肠痈，痈肿 （3）润肠通便：治肠燥便秘	10～15	脾虚便溏忌服。反乌头
竹茹	甘，微寒；归肺、胃、胆经	（1）清热化痰：治肺热咳嗽，痰热上扰，胆胃不和证 （2）除烦止呕：治胃热呕吐，妊娠呕吐	6～10	
紫菀	苦、甘，微温；归肺经	润肺下气，化痰止咳：治外感咳嗽，内伤咳嗽，肺虚劳嗽	5～10	
款冬花	辛，温，归肺经	润肺止咳化痰：治多种咳嗽，为治咳要药。痰热咳喘	5～10，肺虚咳嗽，炙用效佳	咳血或肺痈咳吐脓血慎用
枇杷叶	苦，平；归肺、胃经	（1）化痰止咳：治肺热咳痰黄稠，燥热咳喘 （2）和胃降逆、清泄胃热：治胃热呕哕证	10～15，包煎	寒嗽、胃寒呕哕均不宜用
白果	甘、苦涩，平；有毒；归肺经	（1）敛肺定喘：治多种喘嗽证 （2）止带：治妇女带下，白浊 （3）缩尿：治遗尿、尿频	5～10，打碎，炒用	有毒，用量不宜过大，小儿适量
百部	甘、苦，平；归肺经	（1）润肺止咳：治寒热新久咳嗽，百日咳，痨嗽 （2）灭虱杀虫：治蛲虫病，头虱、体虱、体癣疥	5～10	虚便溏忌用
苏子	辛，温；归肺、大肠经	（1）止咳平喘：治痰涎壅盛之气逆喘咳 （2）润肠通便：治肠燥便秘	5～10	肠滑、气虚者慎用
桑白皮	甘，寒；归肺经	（1）泻肺平喘：治肺热咳喘证 （2）利尿消肿：治水肿，小便不利，面目浮肿	10～15	肺寒喘嗽忌用
葶苈子	苦、辛，大寒，归肺、膀胱经	（1）泻肺平喘：治痰涎壅盛之咳喘 （2）利水消肿：治胸腹积水实证	3～10	虚证不宜

第八节　止血药

凡以制止体内外出血为主要作用的药物，称为止血药。适用于咳血、吐血、衄血、尿血、便血、崩漏、外伤出血等各种出血证。止血药有凉血止血、收敛止血、化瘀止血、温经止血之不同，临床应用时，应根据证候及病因选用相应的止血药，并作适当的配伍。

小蓟

菊科多年生草本植物刺儿菜的干燥地上部分。生用或炒炭用。

【性味归经】甘、苦，凉。归心、肝经。

【功效主治】凉血止血，散瘀消痈。

1. 凉血止血　治血热妄行所致的出血证，如吐血、咯血、衄血、便血、崩漏等症；血淋尤宜，配大蓟、侧柏叶等。

2. 散瘀消痈　治热毒痈肿，鲜品捣烂外敷或配乳香、没药等同用。

【用量用法】10 ~ 15g，水煎服。鲜品可用至 30 ~ 60g，外用适量。

三七

五加科多年生草本植物三七的干燥根。生用。

【性味归经】甘、微苦，温。归肝、胃经。

【功效主治】化瘀止血，活血定痛。

1. 化瘀止血　治体内、外各种出血证，兼瘀滞者尤宜。内服外用，单味复方均有良效。

2. 活血定痛　治跌打损伤，气滞血瘀肿痛，如胸痹心痛、癥瘕积聚、血瘀痛经、产后腹痛等证。可单用、内服或外敷，配当归、土鳖虫等。

【用量用法】3 ~ 10g，水煎服；1 ~ 1.5g 研末吞服。入煎剂宜生用，不宜炒炭。

【使用注意】孕妇忌服或慎服。

白及

兰科多年生草本植物白及的块茎。生用。

【性味归经】苦、涩，微寒。归肺、肝、胃经。

【功效主治】收敛止血，消肿生肌。

1. 收敛止血　治体内外诸出血证，如肺胃咯吐血，外伤出血。肺胃咯吐血，常配乌贼骨等同用；用于外伤出血，可单用或配煅石膏研末外敷。

2. 消肿生肌　①治疮痈初起未溃破者，常配银花、天花粉、皂角刺等；治疮痈已溃，久不收口，常研末外用。②治手足皲裂，可研末外用麻油调敷。

【用量用法】3 ~ 10g，水煎服；散剂，每次 2 ~ 5g。

【使用注意】反乌头。

艾叶

【性味归经】苦、辛，温。归肝、脾、肾经。

【功效主治】温经止血，散寒止痛，除湿止痒。

1. 温经止血　治虚寒出血，尤宜妇科月经过多、崩漏等，配阿胶、地黄、当归等，如胶艾汤。

2. 散寒止痛　下焦虚寒之腹中冷痛、月经不调、痛经、带下清稀、不孕等证，配香附、川芎、当归、白芍等。

3. 除湿止痒　治皮肤湿疹瘙痒，配地肤子、白鲜皮等同用。

【用量用法】3 ~ 10g。炒炭止血、生用散寒止痛。

【使用注意】阴虚血热者慎用。

其他常用止血药见表 3-2-15。

表 3-2-15 其他常用止血药简表

药名	性味归经	功效主治	用量（g）	使用注意
大蓟	甘、苦，凉；归心、肝经	（1）凉血止血：治血热妄行之咯血、衄血、尿血、崩漏等出血证 （2）散瘀消痈：治痈肿疮毒 （3）利胆退黄：治湿热黄疸	10～15，大量可至30	
地榆	苦、酸涩，微寒；归肝、大肠经	（1）凉血止血：治各种出血证，善治血热便血、痔血、久痢脓血 （2）解毒敛疮：治烧烫伤，疮疡肿毒，湿疹	10～15	大面积烧伤不宜外涂
槐花	苦，微寒；归肝、大肠经	（1）凉血止血：治血热出血证，善治痔血、便血 （2）清肝火：治肝火目赤、头痛	10～15	泻火生用，止血炒炭用
白茅根	甘，寒；归肺、胃、膀胱经	（1）凉血止血：治血热妄行之咯血、衄血、尿血 （2）清热利尿：治热淋，水肿，小便不利，湿热黄疸 （3）清肺胃热：治热病烦渴，肺热咳嗽，胃热呕吐	15～30，鲜品加大剂量	脾胃虚寒者慎用
茜草	苦，寒；归肝经	（1）化瘀止血：治血热夹瘀出血证 （2）凉血，通经：治血瘀经闭，跌打损伤，风湿痹痛	10～15	
蒲黄	甘，平；归肝、心包经	（1）止血：治各种出血 （2）化瘀：治心腹疼痛、痛经、产后瘀阻、跌打损伤 （3）通淋：治血淋证	3～10	孕妇忌用
仙鹤草	苦涩，平；归心、肝经	（1）收敛止血：治多种出血证 （2）止痢：治泻痢，久泻久痢 （3）杀虫、治疟：治滴虫性阴道炎，疟疾	10～15	
炮姜	苦涩，温；归脾、肝经	（1）温经止血：用于虚寒性出血证 （2）温中止痛：用于虚寒腹痛、腹泻	3～6	止痛、止泻炒用，止血炒炭用
侧柏叶	苦涩，微寒；归肺、肝、大肠经	（1）凉血止血：治各种出血证 （2）祛痰止咳：治咳喘痰多	10～15	
紫珠	苦涩，凉；归肝、肺、胃经	（1）收敛止血：治体内外各种出血证。尤对肺胃出血效佳 （2）解毒疗疮：治烧伤，痈肿疮毒	10～15	
棕榈炭	苦涩，平；归肺、肝、大肠经	收敛止血：治各种出血无瘀者，尤以崩漏为宜	3～10	

第九节　活血化瘀药

凡以通利血脉、促进血行、消散瘀血为主要功用的药物，称为活血化瘀药。适用于瘀血阻滞证，如跌打损伤、腹中痞块、痹证、痈肿、经闭、痛经、胸痹等。使用本类药时多与行气药合用，可增强行血散瘀力。血虚无瘀、月经量多及孕妇应慎用或忌用。

川芎

伞形科多年生草本植物川芎的干燥根茎。生用、酒炒或麸炒用。

【性味归经】辛，温。归肝、胆、心包经。

【功效主治】活血行气，祛风止痛。

1. 活血行气　①治血瘀气滞所致的闭经、痛经、月经不调、产后瘀阻腹痛、胸痹心痛等，配红花、当归等，如桃红四物汤。②肝郁胁痛，配柴胡、白芍、香附等。③跌打损伤，配乳香、没药等。

2. 祛风止痛　①治头痛。风寒配白芷、防风、细辛等，如川芎茶调散；风热配菊花、石膏、僵蚕等，如芎芷石膏汤；风湿配羌活、藁本；血瘀配当归、桃仁、红花；血虚配当归、地黄、白芍。②风湿痹痛，常配牛膝、细辛、独活等同用。

【用量用法】3～10g，水煎服。

【使用注意】阴虚火旺，多汗、月经过多者慎用。孕妇忌用。

丹参

唇形科多年生草本植物丹参的干燥根和根茎。生用或酒炒用。

【性味归经】苦，微寒。归心、肝经。

【功效主治】活血祛瘀，凉血消痈，养血安神。

1. 活血祛瘀　①治妇科瘀滞诸证。月经不调，经闭，痛经，产后瘀滞腹痛，配川芎、红花等。②血瘀气滞之心腹刺痛、胃脘痛，配檀香、砂仁等，如丹参饮。③跌打肿痛，配川芎、当归等。④癥瘕积聚，配三棱、莪术、鳖甲等。

2. 凉血消痈　①治疮痈肿毒，配银花、连翘、穿山甲等。②壮热斑疹，配生地、玄参。

3. 养血安神　治温病热入营血、烦躁昏迷、心悸失眠，配生地、玄参、黄连等，如清营汤。

【用量用法】10～15g，水煎服。活血化瘀宜酒炙。

【使用注意】孕妇慎用。反黎芦。

红花

菊科一年生草本植物红花的干燥花。生用。

【性味归经】辛，温。归心、肝经。

【功效主治】活血通经，祛瘀止痛。

1. 活血通经　治妇科瘀滞诸证。如痛经、经闭、产后腹痛，配桃仁、当归、川芎、赤芍等，如桃红四物汤。

2. 祛瘀止痛　①治血瘀诸痛证。癥瘕积聚，配伍三棱、莪术；胸痹心痛，配丹参、川芎等；跌打损伤，配桃仁、乳香、没药，如七厘散。②热郁血滞之斑疹，配当归、紫草、大青叶等。

【用量用法】3～10g，水煎服。

【使用注意】孕妇忌用。有出血倾向者不宜应用。

牛膝

苋科多年生草本植物牛膝的干燥根。生用或酒、盐炙入药。

【性味归经】苦、甘、酸，平。归肝、肾经。

【功效主治】活血通经，补肝肾，强筋骨，利尿通淋，引血引火下行。

1. 活血通经　①治经闭、痛经、产后瘀滞腹痛，配当归、桃仁等。②治跌打损伤，配当归、续断等。

2. 补肝肾，强筋骨　①治肾虚腰痛，配龟甲、锁阳。②久痹腰膝酸痛乏力，常配桑寄生、独活等同用，如独活寄生汤。

3. 利尿通淋　治淋证，水肿，小便不利，配泽泻、车前子等。

4. 引血引火下行　治血热上攻吐衄血，实火虚火上炎之口疮，肝阳头痛、眩晕，随症加减。

【用量用法】6～15g，水煎服。补肝肾用怀牛膝，余者用川牛膝。

【使用注意】孕妇及月经过多者忌用。

其他常用活血化瘀药见表3-2-16。

表 3-2-16　其他常用活血化瘀药简表

药名	性味归经	功效主治	用量（g）	使用注意
延胡索	辛、苦，温；归肝、脾、心经	活血行气，止痛：治气滞血瘀诸痛。如脘腹胁痛，疝气痛，肢体疼痛，血瘀痛经	6～10，研末1～3	孕妇忌服
桃仁	苦、甘，平；有小毒；归心、肝、大肠经	（1）活血化瘀：治多种血瘀证、肺痈、肠痈 （2）润肠通便：肠燥便秘 （3）止咳平喘：治咳嗽气喘	6～10	血虚者、孕妇忌用
乳香	辛、苦，温；归心、肝、脾经	（1）活血止痛：治血瘀经闭、痛经、心腹痛，风湿痹痛 （2）消肿生机：治疮痈久溃不敛，肠痈	3～10	无瘀者及孕妇忌用
没药	苦，平；归心、肝、脾经	（1）活血止痛：治各种瘀血阻滞疼痛 （2）消肿生肌：治疮疡久溃不敛	3～10	无瘀者及孕妇忌用
郁金	辛、苦，寒；归肝、心、肺经	（1）活血止痛、行气解郁：治胁痛、月经不调、痛经 （2）清热凉血：治血热吐血、衄血、尿血 （3）清心开窍：治神志不清、癫痫、癫狂证 （4）利胆退黄：治湿热黄疸	6～12	畏丁香
鸡血藤	苦、甘，温；归肝、肾经	（1）行血补血，调经：治月经不调、痛经、闭经 （2）舒筋活络：治风湿痹痛，跌打损伤	3～15	
益母草	苦、辛，微寒；归肝、心、膀胱经	（1）活血化瘀：治月经不调、经闭，产后腹痛，跌打损伤 （2）利水消肿：治小便不利，水肿 （3）清热解毒：治疮痈肿毒，皮肤瘙痒	10～15，大剂量可用30	阴虚血少者忌用

续表

药名	性味归经	功效主治	用量（g）	使用注意
穿山甲	咸，微寒；归肝、胃经	（1）活血消癥，通经下乳：治闭经，癥瘕，乳汁不通 （2）消肿排脓：治痈疮肿毒 （3）搜风活血：治风湿痹痛	3～10，研末1～1.5	痈肿已溃有孕妇忌用
三棱	苦、辛，平；归肝、脾经	（1）破血祛瘀：治经闭腹痛、癥瘕积聚 （2）行气止痛：治食积不化，脘腹胀满疼痛	3～10，醋制可增强止痛力	月经量多及孕妇忌用
莪术	辛、苦，温；归肝、脾经	（1）破血祛瘀：治经闭腹痛、癥瘕积聚 （2）行气止痛：治食积不化，脘腹胀满疼痛	3～10，醋制可增强止痛力	月经量多及孕妇忌用

第十节　平肝熄风药

凡以平肝潜阳、熄风止痉为主要作用的药物，称为平肝熄风药。据其主要功效可分为平肝潜阳药和熄风止痉药两类。平肝潜阳药适用于肝阳上亢证所致的头晕目眩、头痛耳鸣、面红目赤等症；熄风止痉药适用于肝风内动证所致的惊风、癫痫、中风、破伤风等症。临证应适当选药及配伍，如热极生风，配清热泻火药；水不涵木，虚风内动，配滋阴养血药；兼痰饮内停者，配豁痰开窍药；兼心神不宁者，配安神药。

天麻

兰科多年生寄生草本植物天麻的干燥块茎。生用。

【性味归经】甘，平。归肝经。

【功效主治】熄风止痉，平肝潜阳，祛风通络。

1. 熄风止痉　治小儿急惊风，配伍钩藤；脾虚慢惊风，配人参、白术等；破伤风，配天南星、防风等。

2. 平肝潜阳　治肝阳上亢之头痛，眩晕，配钩藤；风痰上扰之头痛，眩晕，配半夏、白术等，如半夏白术天麻汤。

3. 祛风通络　治肢麻痉挛抽搐，风湿痹痛，配川芎、羌活等同用。

【用量用法】3～10g，水煎服；研末每次1～1.5g。

羚羊角

脊椎动物牛科赛加羚羊的角。生用。

【性味归经】咸，寒。归肝、心经。

【功效主治】平肝熄风，清肝明目，清热解毒。

1. 平肝熄风　①治肝风内动，惊痫抽搐，配钩藤、白芍、菊花、生地等，如羚羊钩藤汤。②肝阳上亢证，配石决明、牡蛎等。

2. 清肝明目　治肝火上炎证，配龙胆草、决明子等。

3. 清热解毒　①治温热病壮热神昏，热毒发斑，配犀角、石膏、朱砂、黄连等。②肺热咳喘，配黄芩等。

【用量用法】1～3g。服末0.3～0.5g。宜另煎冲服。

【使用注意】脾虚慢惊者忌用。

全蝎

【性味归经】辛，平；有毒。归肝经。

【功效主治】熄风止痉，解毒散结，通络止痛。

1．熄风止痉 ①治急惊风，配羚羊角、大青叶、钩藤；慢惊风，配党参、白术、天麻。②中风面瘫，配僵蚕、白附子等，如牵正散。③破伤风，配蜈蚣、钩藤、朱砂等。

2．解毒散结 ①治诸疮肿毒，配栀子、麻油共煎，以黄蜡为膏外敷。②瘰疬结核，配马钱子、半夏、五灵脂，研末服。

3．通络止痛 ①治风湿痹痛，配威灵仙、独活等。②偏正头痛，配川芎、僵蚕、蜈蚣等。

【用量用法】2～5g。服末0.6～1g。

【使用注意】用量不可过大，血虚生风者慎用，孕妇忌用。

石决明

【性味归经】咸，寒。归肝经。

【功效主治】平肝潜阳，清肝明目，制酸止痛（煅用）。

1．平肝潜阳 ①肝阳偏亢，肝风上扰与天麻、钩藤、杜仲、桑寄生等同用，如天麻钩藤饮。②治肝阳上亢证，虚实均宜。若肝肾阴虚者，配生地、白芍、牡蛎等；若肝阳上亢兼热者，配夏枯草、钩藤、菊花等。

2．清肝明目 治目赤肿痛、目生翳膜等证。属肝火者，配龙胆草、菊花、决明子等；属风热者，配菊花、密蒙花等；属肝血不足者，配熟地、山药、菟丝子等。

3．制酸止痛（煅用） 治胃脘疼痛，嗳腐吞酸，配乌贼骨等。

【用量用法】15～30g，打碎入煎。

【使用注意】脾虚便溏者忌服。

其他常用平肝熄风药见表3-2-17。

表3-2-17 其他常用平肝熄风药简表

药名	性味归经	功效主治	用量（g）	使用注意
牡蛎	咸、涩，微寒；归肝、肾经	（1）平肝潜阳：治肝阳上亢之头晕目眩 （2）软坚散结：治瘰疬，痰核，癥瘕积聚 （3）收敛固涩：治遗精、遗尿、尿频、崩漏、带下、自汗、盗汗等滑脱证 （4）制酸止痛：治胃痛泛酸	15～30，打碎先煎	
代赭石	苦，寒；归肝、心经	（1）平肝潜阳：治阴虚阳亢之眩晕头痛证 （2）降逆平喘：治胃虚痰阻气逆之呃逆、呕吐、噫气，肺肾两虚之气逆喘息 （3）凉血止血：治血热妄行之出血证	10～30，打碎先煎	寒证及孕妇慎用
牛黄	苦，凉；归心、肝经	（1）熄风止痉：治温热病热极生风，小儿惊风 （2）化痰开窍：治温热病热及痰热蒙蔽心窍所致的神昏 （3）清热解毒：治咽喉肿痛，口舌生疮，痈疽肿毒	入丸散剂，每次0.15～0.35	非实热证不宜用；孕妇忌用

续表

药名	性味归经	功效主治	用量（g）	使用注意
钩藤	甘，微寒；归肝、心包经	（1）熄风止痉：治热极生风，小儿惊风、破伤风 （2）清热平肝：治肝热，肝阳上亢之头痛证	10～15，后下	
蜈蚣	辛，温，有毒；归肝经	（1）熄风止痉：治痉挛抽搐 （2）攻毒散结：治疮疡肿毒，瘰疬痰核 （3）通络止痛：治风湿顽痹，顽固性头痛	煎服1～3，研末每次0.6～1	孕妇忌用，用量不宜过大
白僵蚕	咸、辛，平；归肝、肺经	（1）熄风止痉：治痰热惊风，慢惊抽搐，中风面瘫 （2）祛风止痛：治风热上攻之目赤头痛、咽喉肿痛 （3）解毒散结：治瘰疬痰核、疔疮肿毒	3～10，散剂1～1.5	散风热生用，一般炒用
地龙	咸，寒；归肝、脾、膀胱经	（1）清热熄风：治壮热狂躁、惊抽、癫痫 （2）平喘：治肺热咳喘、哮喘，百日咳 （3）通络：治风湿痹证、中风半身不遂、骨折肿痛 （4）利尿：治热淋、砂石淋	5～15，鲜品10～20，研末1～2	脾胃素弱，或无实热者

第十一节 安 神 药

凡具有镇静、养心、安定神志功效，治疗心神不安病证的药物，称为安神药。适用于心神不宁之心悸、失眠、健忘、多梦、惊风、癫痫、癫狂等病症。本类药物中种仁类多有养心安神之功，矿石类药多有镇静安神之效。临床应根据病证的不同，选择养心安神药或镇静安神药，并进行恰当的配伍。矿石类安神药，不宜过服久服；部分有毒性药物，不宜过量服用。

朱砂

三方晶系硫化物类矿物辰砂族辰砂，主含硫化汞（HgS）。研细水飞、装瓶备用。

【性味归经】甘，微寒；有毒。归心经。

【功效主治】镇心安神，清热解毒。

1. 镇心安神　治心火亢盛之烦躁不眠、惊悸、癫痫等证，配黄连、生地等，如朱砂安神丸。

2. 清热解毒　①治咽喉肿痛、口舌生疮，多配冰片、硼砂外用。②疮疡肿毒，配雄黄、大戟等药，内服、外用均效。

【用量用法】0.3～1g，研末冲服，多入丸散。外用适量。

【使用注意】朱砂有毒，不可过量或持续服用；忌火煅，不入煎剂。

龙骨

【性味归经】甘、涩，平。归心、肝、肾经。

【功效主治】镇惊安神，平肝潜阳，聪耳明目，纳气定喘。

1. 镇惊安神　用于心神不宁，心悸失眠，配朱砂、神曲等同用。

2. 平肝潜阳　用于肝阳眩晕，配石决明、牡蛎等同用。

3．聪耳明目　用于肝肾两虚，目暗耳聋，配枸杞子、白菊花、磁石等同用，如耳聋左慈丸。

4．纳气定喘　用于肾虚喘促，配五味子、蛤蚧等同用。

【用量用法】15～30g。打碎先煎。

【使用注意】脾胃虚弱者慎用。

酸枣仁

鼠李科落叶灌木或小乔木酸枣的干燥成熟种子。生用或炒用。生用或炒用。

【性味归经】甘、酸，平。归心、肝、胆经。

【功效主治】养心安神，敛汗。

【应用】

1．养心安神　治血虚心烦不眠，配当归、龙眼肉等；心脾两虚，气血不足者，配黄芪、当归等同用，如归脾丸。

2．敛汗　治体虚多汗，配党参、五味子、山萸肉、牡蛎等。

【用量用法】10～20g，打碎水煎服；1.5～3g，研末吞服。

其他常用安神药见表3-2-18。

表 3-2-18　其他常用安神药简表

药名	性味归经	功效主治	用量（g）	使用注意
琥珀	甘，平，归心、肝、膀胱经	（1）安神定惊：治惊风、癫痫、惊悸失眠 （2）活血散瘀：治瘀血阻滞之经闭、癥瘕 （3）利尿通淋：治淋证、癃闭	1～3，入丸散，不入煎剂	阴虚内热及尿频者忌服
龙骨	甘、涩，平；归心、肝、肾经	（1）镇惊安神：治心悸失眠，癫痫，狂证 （2）平肝潜阳：治肝阳上亢之眩晕 （3）收敛固涩：治湿疹疮疡，滑脱诸证	15～30，先煎	
远志	苦、辛，微温；归心、肾、肺经	（1）宁心安神：治惊悸失眠，心肾不交，梦遗滑精 （2）祛痰开窍：治痰阻心窍之神志恍惚，惊悸，咳嗽痰多 （3）消散痈肿：治疮疡肿毒，乳房肿痛	3～10	
合欢皮	甘，平；归心、肝、肺经	（1）安神解郁：治心神不安，忧郁失眠 （2）活血消肿：治肺痈，疮肿，跌扑伤痛	10～15	
首乌藤	甘，平；归心、肝经	（1）养心安神：治失眠多梦 （2）祛风通络：治血虚身痛，风湿痹痛	15～30	
柏子仁	甘，平，归心、肾、大肠经	（1）养心安神：治血不养心之虚烦不眠、惊悸、健忘 （2）润肠通便：治肠燥便秘	10～15，打碎入煎	便溏、多痰者慎用

第十二节　收涩药

凡以收敛固涩为主要作用，治疗各种滑脱不禁病证的药物，称为收涩药或固涩药。适用于自汗、盗汗、久咳、久泻、久痢、遗精、滑精、遗尿、崩漏、带下等病证。收涩药为治标之品，且有敛邪之弊，故对于外感实邪未尽者应慎用，实热者忌用。

五味子

木兰科落叶木质藤本植物五味子或华中五味子的干燥成熟果实。生用或醋、蜜炙用。

【性味归经】酸、甘，温。归肺、心、肾经。

【功效主治】敛肺滋肾，生津敛汗，涩精止泻，宁心安神。

1. 敛肺滋肾　治久咳虚喘证。肺虚久咳，常配罂粟壳；肺肾两虚喘咳，配山茱萸、熟地黄等。

2. 生津敛汗　①治热伤气阴，汗多口渴，配人参、麦冬等；阴虚内热，口渴多饮，多配知母、天花粉等。②气虚自汗，配黄芪、白术等；阴虚盗汗，配玄参、山茱萸等。

3. 涩精止泻　①治肾虚遗精、滑精，配桑螵蛸、金樱子、龙骨等。②脾肾虚寒、五更泄泻，配补骨脂、吴茱萸、肉豆蔻，如四神丸。

4. 宁心安神　治心悸，失眠，多梦，常配酸枣仁、生地黄等。

【用量用法】3～6g，水煎服；服末1～3g。

【使用注意】表邪未解，内有实热，咳嗽初起，麻疹初发，均不宜使用。

山茱萸

山茱萸科落叶小乔木植物山茱萸除去果核的成熟果肉。生用或酒制用。

【性味归经】酸、涩，微温。归肝、肾二经。

【功效主治】补益肝肾，收敛固涩。

1. 补益肝肾　治肝肾不足、精血亏损之头晕目眩、腰膝酸软、阳痿遗精等证，配山药、熟地等，如六味地黄丸。

2. 收敛固涩　①自汗、盗汗，配生地、黄芪、知母；大汗不止，体虚欲脱证，配人参、附子等。②滑精遗尿，配覆盆子、菟丝子、金樱子等。③崩漏下血及月经过多，配黄芪、龙骨等。

【用量用法】5～10g，大量可用30g，水煎服。

【使用注意】素有湿热，小便淋涩者，不宜应用。

乌梅

【性味归经】酸、涩，平。归肝、脾、肺、大肠经。

【功效主治】敛肺止咳，涩肠止泻，生津止渴，安蛔止痛。

1. 敛肺止咳　治肺虚久咳，配罂粟壳用。

2. 涩肠止泻　治脾虚气弱，久泻久痢，配肉豆蔻、五味子、诃子等。

3. 生津止渴　治虚热消渴证，配花粉、麦冬等同用。

4. 安蛔止痛　治蛔厥腹痛、呕吐，配干姜、细辛等同用，如乌梅丸。

【用量用法】3～10g，大量可至30g。止泻止血宜炒炭用。

【使用注意】内有实热积滞者不宜单用。

肉豆蔻

【性味归经】辛，温。归脾、胃、大肠经。

【功效主治】涩肠止泻，温中行气。

1. 涩肠止泻　①治脾胃虚寒，久泻不止、脱肛，配诃子、党参、肉桂等。②脾肾阳虚，五更泄泻，配五味子、补骨脂、吴茱萸，如四神丸。

2. 温中行气　治脾胃虚寒，脘腹冷痛胀满，食少呕吐，配木香、半夏等。

【用量用法】3 ~ 10g。入丸散 1.5 ~ 3g。温中止泻煨用。

【使用注意】生品滑泻；过量可致中毒；热痢、热泻忌用。

乌贼骨

【性味归经】咸、涩，微温。归肝、肾经。

【功效主治】收敛止血，固精止带，制酸止痛，收湿敛疮。

1．收敛止血　治多种出血证。崩漏下血，配黄芪、茜草、山萸肉、五倍子等，如固冲汤。肺胃出血，配白芨、生大黄；外伤出血，研末外敷。

2．固精止带　①治赤白带下，配血余炭、白芷等。②遗精早泄，配山萸肉、沙苑子、菟丝子等。

3．制酸止痛　治胃痛吐酸，单用或与贝母同用。

4．收湿敛疮　治湿疮、湿疹、溃疡多脓，单用或配石膏、血竭、枯矾等同用。

【用量用法】6 ~ 12g，服末 1.5 ~ 3g。

【使用注意】阴虚多热者不宜用。

其他常用收涩药见表 3-2-19。

表 3-2-19　其他常用收涩药简表

药名	性味归经	功效主治	用量（g）	使用注意
浮小麦	甘，凉，归心经	益气除热止汗：治自汗、盗汗、骨蒸劳热	15 ~ 30	
诃子	苦、酸涩，平；归肺、大肠经	（1）涩肠止泻：治虚寒久泻、久痢、脱肛 （2）敛肺利咽：治肺虚久咳、失音	3 ~ 10，生用止咳；煨用止泻	
罂粟壳	酸涩，平；有毒；归肺、大肠、肾经	（1）敛肺止咳：治肺虚久咳 （2）涩肠止泻：治久泻久痢 （3）止痛：治心腹筋骨诸痛	3 ~ 10，止痛止泻醋炒用；止咳蜜炙用	久服成瘾，过量致中毒
莲子	甘、涩，平；归脾、肾、心经	（1）补脾止泻：治脾虚食少、久泻 （2）益肾固精：治肾虚遗精、遗尿，脾虚带下 （3）养心安神：治阴血亏虚之虚烦、惊悸、失眠	6 ~ 15	便秘者不宜用
金樱子	酸、涩，平；归肾、膀胱、大肠经	（1）固精缩尿：治肾虚下元不固之遗精滑精、遗尿尿频、白带量多 （2）涩肠止泻：治肠滑脱肛、久泻、久痢	6 ~ 12	
芡实	甘、涩，平；归脾、肾经	（1）健脾止泻：治脾虚久泻 （2）固精止带：治遗精滑精，遗尿，带下	6 ~ 15	
桑螵蛸	甘、咸，平；归肝、肾经	（1）固精缩尿：治肾气不固之遗精，滑精，遗尿，尿频 （2）补肾助阳：治肾虚阳痿	3 ~ 10	阴虚火旺者不宜用
覆盆子	甘、酸，微温；归肝、肾经	益肾，固精，缩尿：治肾虚不固之遗精、滑泄、尿频、遗尿	3 ~ 10	肾虚有火、小便短涩者不宜用

第十三节 补 虚 药

凡以补充人体气血阴阳之不足，增强体质，消除虚证的药物，称为补虚药。补虚药适用于人体气血阴阳亏虚诸证。按其功能不同可分为补气药、补血药、补阴药、补阳药四类。补虚药味厚，入汤剂文火久煎，或作蜜丸、煎膏、口服液、颗粒剂或酒剂等，以便保存和使用。

一、补气药

补气药适用于各种气虚证，如脾气虚出现倦怠乏力，食欲不振，脘腹胀满，大便溏薄，或久泻，脱肛，内脏下垂等。肺气虚则出现少气懒言，动则气喘，易感，自汗等。补气药多甘温壅滞，中焦满闷者不宜。

人参

五加科多年生草本植物人参的干燥根。野生者"野山参"；栽培者为"园参"。生用或炙用。

【性味归经】甘、微苦，微温。归脾、肺、心、肾经。

【功效主治】大补元气，补脾益肺，生津止渴，宁神益智。

1. 大补元气 治气虚欲脱之面色苍白，心悸不安，虚汗不止，脉微欲绝者，单用大剂量浓煎频服；兼汗出肢冷亡阳者，配附子，如参附汤。

2. 补脾益肺 ①治脾胃虚弱之食少便溏，倦怠无力，舌淡脉缓，配白术。②肺气不足，咳喘乏力，动则益甚，自汗，易感，配五味子、百部、紫菀等。

3. 生津止渴 ①治热伤气阴，身热烦渴，汗出体倦，脉大无力，配石膏、知母。②消渴病，配花粉、麦冬、知母等。

4. 宁神益智 治气血两虚之心神不安、失眠健忘，常配生地、丹参、酸枣仁等。

【用量用法】3～9g，另煎兑服；救脱量大15～30g，浓煎频服。服末每次0.5～1g。

【使用注意】实证、火郁者忌服。反藜芦，恶皂荚、莱菔子。忌食萝卜和饮茶。

> **案例**
>
> 患者，男，66岁。因多饮、多食、身倦乏力三年求治，后医院诊断为"糖尿病Ⅱ型"，中医医师给药中有人参，为什么？

黄芪

豆科多年生草本植物蒙古黄芪或膜荚黄芪的干燥根。野生与栽培均有。生用或蜜炙用。

【性味归经】甘，微温。归脾、肺经。

【功效主治】补气升阳，益气固表，托毒生肌，利水消肿。

1. 补气升阳 ①脾气虚弱证，配伍人参、白术等。②中气下陷证，配柴胡、升麻、人参等，如补中益气汤。③气不摄血之便血、崩漏等证，配人参、白术、当归等。

2. 益气固表 ①治肺气虚弱证，配伍紫菀、五味子。②表虚自汗易感者，配白术、防风，如玉屏风散。

3. 托毒生肌 ①治疮疡脓成不溃，配穿山甲、白芷等。②疮疡久溃不敛，配党参、当归、皂角刺等。

4．利水消肿　治气虚水肿、小便不利，配茯苓、防己等。

【用量用法】10～15g，重用可至120g，水煎服。补气升阳宜炙用，固表、利水宜生用。

【使用注意】表实邪盛，内有积滞，阴虚阳亢，疮疡阳证实证，均不宜用。

其他常用补气药见表3-2-20。

表 3-2-20　其他常用补气药简表

药名	性味归经	功效主治	用量（g）	使用注意
西洋参	甘、微苦，凉；归心、肺、肾经	补气养阴，清火生津：治阴虚火旺的咳喘痰血证，温热病气阴两伤之烦躁、口渴	3～6，另炖	反藜芦
党参	甘，平；归脾、肺经	（1）补中益气：治中气不足证及肺气亏虚证 （2）生津养血：治气津两虚证、血虚证及气血两虚证	6～10，重用可至30	反藜芦
白术	苦、甘，温；归脾、胃经	（1）补脾益气：治脾胃气虚诸证 （2）燥湿利水：治虚湿盛之水肿，痰饮，水肿 （3）止汗：治自汗 （4）安胎：治胎动不安	5～15	阴虚内热、津亏燥渴者不宜用
山药	甘，平；归脾、肺、肾经	（1）补脾养胃：治脾胃虚弱，便溏久泻益气养阴、补脾止泻 （2）生津益肺：治肺气虚证，肺阴虚证，消渴证 （3）补肾涩精：治肾阴虚证	10～30，服末6～10	实热邪实者忌用
太子参	甘、微苦，平；归脾、肺经	（1）益气健脾：治脾虚体倦，食欲不振，病后虚弱，自汗 （2）生津润肺：治肺燥干咳，气阴不足口渴	10～30	反藜芦
白扁豆	甘、微温；归脾、胃经	健脾，化湿，解暑：治脾虚湿盛之便溏、白带量多等证，暑湿吐泻	10～30	解暑生用，健脾炒用
甘草	甘，平；归心、肺、脾、胃经	（1）补中益气：治脾胃气虚证、心气不足之心悸、脉结代 （2）润肺止咳：治各种咳喘证 （3）缓急止痛：治筋脉失养之四肢、脘腹挛急作痛 （4）清热解毒：治疮疡、咽痛、食毒、药毒 （5）调和药性：调和诸药，以减低药物的偏、烈、毒性，不宜大量久服	3～10	解毒生用，其余炙用；湿盛者忌服
大枣	甘，温；归脾、胃、心经	（1）补脾和胃：治脾虚食少，乏力便溏 （2）养血安神：治妇人脏躁 （3）缓和药性：缓和药物之峻猛、毒药药性	10～30	

二、补阳药

补阳药，也称助阳药，能补助人体阳气，促进气化功能。适用于肾阳虚证之四肢不温、腰膝酸软，阳痿，遗精，不育，不孕，尿频，遗尿，崩漏，带下，五更泄泻等症。补阳药，多温燥而伤阴助火，故阴虚火旺者忌用。

鹿茸

鹿科动物梅花鹿或马鹿等雄鹿头上尚未骨化而带茸毛的幼角。研细粉用。

【性味归经】甘、咸，温。归肾、肝经。

【功效主治】壮肾阳，益精血，强筋健骨，托毒生肌。

1. 壮肾阳，益精血　①治肾阳不足之腰膝酸软、神疲肢冷、阳痿、遗精、滑泄等证，单用或配肉桂等为丸服，如右归丸。②宫寒不孕，带下清稀，崩漏不止等证，配枸杞、黄精等。③血虚证，配黄芪、党参、当归等。

2. 强筋健骨，托毒生肌　①治肝肾不足的筋骨痿软，小儿发育不良等证，配熟地黄、山茱萸等。②虚寒性疮疡痈疽，单用醋磨外敷，或配黄芪、肉桂、白芥子内服。

【用量用法】研末服，1～2g。

【使用注意】宜从小量开始，缓缓增加。凡阴虚阳亢以及外感热病者，均应忌服。

杜仲

杜仲科落叶乔木植物杜仲的干燥树皮。生用或盐水炙用。

【性味归经】甘，温。归肝、肾经。

【功效主治】补肝肾，强筋骨，安胎。

1. 补肝肾，强筋骨　①治肝肾不足的腰膝酸痛，下肢痿软，单用浸酒服或配补骨脂、核桃仁，如青娥丸。②阳痿、尿频，配山茱萸、覆盆子等。

2. 安胎　治肝肾亏虚，下元虚冷的胎动不安，胎坠等，配阿胶、菟丝子同用。

【用量用法】10～15g，水煎服。

蛤蚧

【性味归经】咸，平。归肺、肾经。

【功效主治】助肾阳，益精血，补肺气，定喘嗽。

1. 助肾阳，益精血　肾阳不足之阳痿，配人参、鹿茸、淫羊藿等同用。

2. 补肺气，定喘嗽　治肺肾两虚，肾不纳气的虚喘久嗽，常与人参同用，如人参蛤蚧丸。

【用量用法】研末服，每次1～2g，日服3次。

其他常用补阳药见表3-2-21。

表3-2-21　其他常用补阳药简表

药名	性味归经	功效主治	用量（g）	使用注意
巴戟天	甘、辛，微温；归肾、肝经	（1）补肾助阳：治肾阳虚阳痿遗精，宫冷不孕 （2）祛风除湿：治风湿痹痛，筋骨痿软	10～15	阴虚火旺者不宜单用
淫羊藿	辛、甘，温；归肝、肾经	（1）补肾壮阳：治肾阳虚阳痿，尿频，不孕 （2）祛风除湿：治筋骨痿软，风湿痹痛 阳痿，不孕	10～15	阴虚火旺者不宜服
补骨脂	辛、苦，温；归肾、脾经	（1）补肾助阳、固精缩尿：治肾阳不足之腰膝冷痛、阳痿、遗精、尿频 （2）温脾止泻：治脾肾阳虚之五更泄泻	6～10	阴虚火旺、内热便秘者忌用

续表

药名	性味归经	功效主治	用量（g）	使用注意
菟丝子	甘，温；归肝、肾、脾经	（1）补肾益精：治肾虚腰痛、遗精、阳痿、遗尿、崩漏 （2）养肝明目：治肝肾不足之目暗不明 （3）补脾止泻：治脾虚泄泻	10～15	阴虚火旺者忌服
沙苑子	甘，温；归肝、肾经	（1）补肾固精：治肾虚腰痛，阳痿，遗精，早泄，白带量多 （2）养肝明目：用于肝肾不足的视物昏花，眩晕	10～15	
益智仁	辛，温；归肾、脾经	（1）温脾开胃摄涎：治腹痛泄泻，口多唾涎 （2）温肾固精缩尿：治肾虚遗尿、遗精、崩中漏下	3～10	
肉苁蓉	甘、咸，温；归肾、大肠经	（1）温肾助阳，补益精血：治肾阳不足，精血亏虚之阳痿，不孕，腰膝酸软 （2）润肠通便：治肠燥便秘	10～20	
续断	苦、甘、辛，微温；归肝、肾经	（1）补肝肾：治肝肾不足，腰痛脚弱 （2）续筋接骨：治风湿痹痛，跌打损伤，骨折 （3）止血安胎：治胎漏下血，崩漏经多	10～20	治胎漏炒用
冬虫夏草	甘，温；归肺、肾经	（1）补肾壮阳：治肾阳虚之阳痿滑精，腰膝酸软 （2）补肺止咳：治久咳虚喘，劳嗽咯血 （3）补虚扶弱：治病后体虚，自汗畏寒	3～9	

三、补血药

补血药能滋补阴血。适用于血虚证出现面色萎黄，唇爪色白，头晕眼花，心悸失眠，月经量少、色淡，甚至经闭等证。补血药性多滋腻，湿浊中阻，腹胀便溏者不宜。

当归

伞形科多年生草本植物当归的干燥根。秋末采收。切薄片，生用或酒炙用。

【性味归经】甘、辛，温。归肝、心、脾经。

【功效主治】补血调经，活血止痛，润肠通便。

1．补血调经　①治心肝血虚，面色萎黄，眩晕心悸等，配熟地、白芍等，如四物汤；气血两虚，配黄芪、人参等。②治月经不调、经闭、痛经，配白芍、川芎、桃仁、红花等。

2．活血止痛　①治虚寒腹痛，配伍白芍、桂枝等；跌打损伤，配乳香、没药等；风湿痹痛，配桂枝、羌活等。②痈疽疮疡。疮疡初期，配金银花、炮山甲等；治疮疡已溃，气血亏虚者，配黄芪、熟地黄等。

3．润肠通便　治血虚肠燥便秘，配火麻仁、肉苁蓉等同用。

【用量用法】5～15g，水煎服。补血用当归身，活血用当归尾，和血（补血活血）用全当归。

熟地黄

玄参科多年生草本植物地黄的块根经加黄酒拌蒸至内外色黑、油润，或直接蒸至黑润而成。切厚片或块，干燥。

【性味归经】甘，微温。归肝、肾经。

【功效主治】养血滋阴，益精填髓。

1. 养血滋阴 ①治血虚眩晕，心悸失眠等症，配当归、白芍，如四物汤。②妇科月经不调，配川芎、当归。③肾阴不足，骨蒸潮热、盗汗、遗精、消渴等，配山萸肉、山药等。

2. 益精填髓 治肝肾精血亏虚的腰膝酸软，眩晕耳鸣，须发早白等，配制何首乌、枸杞等，如七宝美髯丹。

【用量用法】10～15g，水煎服。

【使用注意】气滞痰多、脘腹胀满、食少便溏者忌用。

阿胶

马科动物驴的皮去毛后熬制而成的黑色胶块。捣成碎块或以蛤粉烫炒成珠用。

【性味归经】甘，平。归肺、肝、肾经。

【功效主治】补血止血，滋阴润肺。

1. 补血止血 ①治血虚面色萎黄，眩晕，心悸等，配熟地黄、当归、黄芪。②吐血，衄血，崩漏等，配艾叶、生地黄等。

2. 滋阴润肺 ①治肺阴不足、虚劳咳喘，配杏仁、牛蒡子等。②温燥伤肺，配生石膏、杏仁等，如清燥救肺汤。

【用量用法】5～10g，烊化兑服。止血常用蒲黄炒；润肺常用蛤粉炒。

【使用注意】胃弱便溏者慎用。

其他常用补血药见表3-2-22。

表 3-2-22 其他常用补血药简表

药名	性味归经	功效主治	用量（g）	使用注意
白芍	苦、酸、甘，微寒；归肝、脾经	(1) 养血敛阴：治肝血亏虚证、月经不调，自汗盗汗 (2) 平抑肝阳：治阴虚动风证及肝阳上亢证 (3) 柔肝止痛：治胁肋疼痛，脘腹四肢拘挛作痛	5～10	反藜芦
何首乌	甘、涩，微温，归肝、肾经	(1) 补益精血（制用）：治精血亏虚之眩晕耳鸣，腰膝酸软，遗精崩带，须发早白 (2) 解毒截疟、润肠（生用）：治久疟、疮疡、瘰疬、肠燥便秘	10～30	便溏者不宜用
龙眼肉	甘，温；归心、脾经	补心脾，益气血：治心脾两虚证及气血不足证	10～30	

四、补阴药

补阴药能滋养阴液、生津润燥，适用于阴虚液亏证，如肝肾阴虚的头晕目眩，耳鸣耳聋，腰膝酸软；肺阴虚的干咳劳嗽，潮热盗汗，声音嘶哑；胃阴虚的饥不欲食，口干唇燥，舌红少苔等。补阴药大多甘寒滋腻，凡痰湿中阻，纳呆便溏者均不宜用。

麦冬

百合科多年生草本植物沿阶草的干燥块根。生用。

181

【性味归经】甘、微苦，微寒。归心、肺、胃经。

【功效主治】润肺养阴，益胃生津，清心除烦。

1．润肺养阴 ①治阴虚燥热干咳痰粘，配桑叶、阿胶等。②阴虚劳嗽，配天冬、知母、贝母，如麦门冬汤。

2．益胃生津 ①治热伤胃阴，口渴，配沙参。②热病伤津，肠燥便秘，配玄参、生地黄，如益胃肠。③消渴证，配乌梅。

3．清心除烦 治心阴虚及温病热扰心神，心烦不眠，舌绛而干等，配生地黄。

【用量用法】10～15g，水煎服。

【使用注意】风寒感冒、痰湿咳嗽、脾胃虚寒泄泻者均忌服。

百合

百合科多年生草本植物百合或细叶百合的干燥肉质鳞片。生用或蜜炙用。

【性味归经】甘，微寒。归肺、心经。

【功效主治】润肺止咳，清心安神。

1．润肺止咳 ①治肺阴虚之燥热咳嗽，配款冬花等。②劳嗽久咳，痰中带血，配生地黄、川贝母等，如百合固金汤。

2．清心安神 治热病后心神不安，虚烦惊悸，失眠多梦等，配知母、生地黄同用。

【用量用法】10～30g，水煎服。百合清心宜生用，润肺蜜炙用。

【使用注意】风寒咳嗽、中寒便溏者忌服。

枸杞

茄科落叶灌木植物宁夏枸杞的干燥成熟果实。生用。

【性味归经】甘，平。归肝、肾经。

【功效主治】补肝肾，明目，润肺止咳。

1．补肝肾，明目 ①治肝肾阴虚证之视物不清，腰酸，头晕目眩，内障目昏等，配菊花、地黄等，如杞菊地黄丸。②消渴证，配熟地黄、山药等。

2．润肺止咳 治阴虚劳嗽，配麦冬、知母等药。

【用量用法】10～15g，水煎服。

其他常用补阴药见表 3-2-23。

表 3-2-23　其他常用补阴药简表

药名	性味归经	功效主治	用量（g）	使用注意
北沙参	甘、微苦，微寒；归肺、胃经	（1）养阴清肺：治肺燥咳嗽，肺热咳嗽，劳嗽久咳 （2）益胃生津：治胃阴虚或热伤胃阴证见胃脘隐痛、嘈杂、干呕	10～15，鲜品加倍	风寒咳嗽、寒饮咳喘及脾胃虚寒者均忌用。反藜芦
天冬	甘、苦，寒；归肺、肾经	（1）养阴清热：治阴虚潮热、盗汗、遗精等 （2）润肺滋肾：治肺肾阴虚之证，内热消渴及肠燥便秘证	6～15	风寒咳嗽、虚寒泄泻者忌服
石斛	甘、微寒；归胃、肾经	（1）养阴清热：治热病伤津，低热烦渴 （2）益胃生津：治胃阴不足，食少干呕，口渴咽干 （3）补肾养肝明目：治肝肾两虚，目暗不明	10～15，鲜品加倍	

药名	性味归经	功效主治	用量（g）	使用注意
龟板	甘、咸，寒；归肝、肾、心经	（1）滋阴潜阳：治阴虚阳亢证，虚风内动证及阴虚发热证 （2）益肾健骨：治肾虚骨软，小儿囟门不合，齿迟行迟等证 （3）养血补心：治心虚惊悸，失眠，健忘 （4）止血：治血热崩漏，月经量多	10～30，打碎先煎	孕妇慎用
鳖甲	咸，寒；归肝、肾经	（1）滋阴潜阳：治虚风内动证，阴虚内热，骨蒸盗汗 （2）软坚散结：治癥瘕积聚，疟母	10～30，打碎先煎	滋阴生用，软坚醋炙用，孕妇不宜服
玉竹	甘，微寒；归肺、胃经	（1）滋阴润肺：治燥热咳嗽，咽干口渴 （2）生津养胃：治胃阴不足证，消渴证，阴虚外感	10～15	脾胃有湿痰气滞者不宜
黄精	甘，平；归脾、肺、肾经	（1）滋肾润肺：治阴虚肺燥咳嗽，肺肾阴虚劳嗽，肾虚精亏证 （2）补脾益气：治脾胃虚弱证，消渴	10～30	脾虚便溏者慎用
女贞子	甘、苦，凉；归肝、肾经	（1）补肝益肾：治肝肾阴虚及阴虚内热证 （2）清热明目：治阴虚目暗不明	10～15	阳虚者忌服

第十四节　开窍药

凡辛香走窜、以开窍醒神为主要作用，治疗闭证神昏的药物，称为开窍药。适用于温热病热陷心包或痰浊蒙闭清窍所致的神昏谵语，或中风、惊风、癫痫等猝然昏厥、痉挛抽搐等。开窍药为急救、治标之品，只宜暂用不可久服，且忌用于脱证。由于气味辛香，多入丸散剂。

麝香

鹿科动物林麝、马麝或原麝的成熟雄体香囊中的干燥分泌物。

【性味归经】辛，温。归心、脾经。

【功效主治】开窍醒神，活血通经，消肿止痛，催产下胎。

1．开窍醒神　治闭证神昏。热闭神昏，配冰片、牛黄等，如至宝丹；寒闭神昏，配与苏合香等，如苏合香丸。

2．活血通经　①经闭，癥瘕，配红花、桃仁等。②跌打损伤，配乳香、没药等。③风寒湿痹证，配威灵仙、独活等药。④治血瘀诸证。经闭，癥瘕，配伍红花、桃仁等；心腹暴痛，配伍桃仁、木香等；跌打损伤，配伍乳香、没药等；风寒湿痹证，配伍威灵仙、独活等药。

3．消肿止痛　①治疮疡肿毒，配伍雄黄、乳香等。②咽喉肿痛，配牛黄、蟾酥等。内服、外用均有良效。

4．催产下胎　治难产，死胎，胞衣不下。常配肉桂用。

【用量用法】内服每次0.03～0.1g，入丸散，不入煎剂。

【使用注意】孕妇忌用。

其他常用开窍药见表 3-2-24。

表 3-2-24　其他常用开窍药简表

药名	性味归经	功效主治	用量（g）	使用注意
苏合香	辛，温；归心、脾经	（1）开窍辟秽：治中风痰厥、惊痫 （2）止痛：治气滞、血瘀、寒凝、痰浊等所致的胸腹痞满冷痛	0.3～1，入丸散，不入煎剂	热闭、虚脱证不宜用
石菖蒲	辛、苦，温；归心、胃经	（1）开窍宁神：治浊湿蒙闭清窍之神志昏迷 （2）化湿和中：治湿浊阻滞中焦，脘腹胀闷，痞塞疼痛	3～10	阴虚血亏者不宜用
冰片	辛、苦，微寒；归心、脾、肺经	（1）开窍醒神：治神昏痉厥诸证 （2）清热止痛：治疮疡肿毒，咽喉肿痛，口疮，目赤肿痛等	0.02～0.1，入丸散，不入煎剂	孕妇慎服。忌见火与高热

第十五节　消 食 药

凡以消除肠胃积滞为主要作用，治疗食积证的药物，称为消食药。适用于宿食不消所致的食欲不振，胸脘胀满、嗳气吞酸、恶心呕吐、大便失常等证。临床应用时，应据证情选药和配伍。

山楂

为蔷薇科植物山里红或山楂的成熟果实。生用或炒用。

【性味归经】酸、甘，微温。归脾、胃、肝经。

【功效主治】消食化积，活血化瘀。

1．消食化积　治各种饮食积滞证。油腻肉食积滞更宜。常配神曲、莱菔子等，如保和丸。

2．活血化瘀　治痛经、闭经、产后瘀滞腹痛，常配当归、红花配伍。

此外，治高血压、冠心病、心绞痛、高脂血症，常与首乌、丹参同用。

【用量用法】10～15g，水煎服。入丸散多生用，消食和胃多炒用。

【使用注意】无积滞者及孕妇慎用。

鸡内金

雉科动物家鸡的砂囊内壁。生用或炒用。

【性味归经】甘，平。归脾、胃、小肠、膀胱经。

【功效主治】消食健胃，涩精止遗，化坚消石。

1．消食健胃　治饮食积滞，配山楂、青皮；小儿疳积，配白术、使君子同用。

2．涩精缩尿　治肾虚遗精，配菟丝子、芡实；肾虚遗尿，配益智仁、桑螵蛸。

3．化坚消石　治石淋、胆结石，配金钱草、海金沙等，如尿石通丸。

【用量用法】3～10g，水煎服；服末效佳，每次 1.5～3 g。

其他常用消食药见表 3-2-25。

表 3-2-25 其他常用消食药简表

药名	性味归经	功效主治	用量（g）	使用注意
神曲	甘、辛，温；归脾、胃经	消食和胃：治食积不化、脘腹胀满、不思饮食或暑湿呕吐、腹泻	6～15，宜炒焦用	
麦芽	甘、平；归脾、胃、肝经	（1）消食和中：治食积停滞，适治米、面、薯芋及乳汁等食积 （2）回乳消胀：妇女断乳，乳房胀痛	10～15，大剂量30～120	哺乳期妇女忌用
谷芽	甘，平；归脾、胃经	消食化积，健脾开胃：治食积停滞，消化不良及脾虚食少等	10～15	
莱菔子	辛、甘，平；归脾、胃、肺经	（1）消食除胀：治食积停滞 （2）降气化痰：治咳喘痰多，胸闷食少	6～10	

第十六节 驱虫药

凡以驱除或杀灭人体寄生虫为主要作用的药物，称为驱虫药。适用于蛔虫病、蛲虫病、绦虫病等肠道寄生虫病所致的脘腹胀痛、呕吐、不思饮食或多食易饥、肛门瘙痒，日久可见面色萎黄、形瘦腹大或浮肿等。驱虫药一般空腹服用；部分药物有毒，用时应注意药量；孕妇及老弱患者应慎用。

槟榔

棕榈科常绿乔木植物槟榔的成熟种子。生用或炒用。

【性味归经】苦、辛，温。归胃、大肠经。

【功效主治】杀虫消积，行气利水。

1. 杀虫消积 ①治多种寄生虫病，如绦虫、姜片虫、蛔虫、钩虫等。对绦虫疗效最佳，配南瓜子相须为用。②食积气滞或泻痢里急后重等，配木香、青皮等，如木香槟榔丸。

2. 行气利水 治水肿及脚气肿痛，配木瓜、吴茱萸、陈皮、苏叶等。

【用量用法】5～15g，水煎服。杀绦虫、姜片虫可用至60～120g。

【使用注意】脾虚便溏者不宜用；气虚下陷者忌用。

使君子

使君子科植物使君子的干燥成熟果实。生用或炒用。

【性味归经】甘，温。归脾、胃经。

【功效主治】杀虫，消积。

1. 杀虫 治疗蛔虫病、蛲虫病，为驱虫要药，尤善驱蛔。单独炒香嚼服或配槟榔、苦楝皮、乌梅同用。

2. 消积 治食小儿疳积，配党参、白术、槟榔等同用，如布袋丸。

【用量用法】9～12g，水煎服；小儿每岁每日1～1.5粒，炒香嚼服，总量不超过20粒。

【使用注意】量大可致呃逆、眩晕、呕吐等，勿与热茶同服，免致呃逆。

其他常用驱虫药见表3-2-26。

表 3-2-26　其他常用驱虫药简表

药名	性味归经	功效主治	用量（g）	使用注意
苦楝皮	苦，寒；有毒；归脾、胃、肝经	（1）杀虫：治蛔虫、钩虫、蛲虫 （2）疗癣：治疥癣湿疮	6～15，宜炒焦用	不宜久服及过量服用
南瓜子	甘，平；归胃、大肠经	杀虫：治绦虫病、蛔虫病、血吸虫病等	60～120，研粉冲服	
雷丸	甘，寒；有小毒；归胃、大肠经	杀虫：治绦虫、钩虫、蛔虫病等	3～15	脾胃虚寒者慎用

第十七节　涌 吐 药

凡促使呕吐为主要作用的药物称为涌吐药，又称催吐药。本类药物能因势利导，迅速祛除在上消化道的毒物、宿食、痰涎等病邪，使之从口外出，达到治愈目的。适用于痰涎、食积、毒物停留胃脘、咽喉之间所致的疾病。

瓜蒂

【性味归经】苦，寒。有毒。归胃经。

【功效主治】涌吐痰食，祛湿退黄。

1．涌吐热痰，宿食　治痰热郁闭胸中所致癫痫发狂或喉痹喘息，以及宿食停滞于胃脘而致胀痛者，可单用研末吞服或与赤小豆共研末，香豉汤送服。

2．治疗湿热黄疸，湿家头痛　单用研末，吹入鼻中，可引去湿热之邪。

【用量用法】煎服 2.5～5g；入丸散，每次 0.3～1g。外用适量，研末吹鼻，待鼻中流出黄水即停药。

【使用注意】体虚、失血及上焦无实邪者忌用。若剧烈呕吐不止，用麝香 0.1～0.15g，开水冲服可解之。

常山

【性味归经】辛、苦，寒；有毒。归肺、胃、心、肝经。

【功效主治】涌吐痰涎，截疟。

1．涌吐痰涎　本品生性善上行，用于治疗胸中痰涎、积饮。常与甘草配伍，水煎和蜜服用。

2．截疟　治各种疟疾，单用即有效，也可与其他截疟药合用，如草果、槟榔等。

【用量用法】内服 3～9g，本品生用涌吐；酒炒截疟，宜在疟疾发作前半日服用。

【使用注意】体质虚者不宜使用，孕妇忌用。

藜芦

【性味归经】辛、苦，寒；有毒。归肺、肝、胃经。

【功效主治】涌吐风痰，杀虫灭虱。

1．涌吐风痰　治中风、癫痫、痰涎壅盛等，与郁金同用。

2．杀虫灭虱　治疥癣、白秃头疮等，单品研末，香油调敷患处。

【用量用法】0.3～0.9g，入丸、散。

【使用注意】毒性强烈内服慎用。体弱、失血患者及孕妇忌服。且"诸参辛芍叛藜芦"。

胆矾

【性味归经】酸、涩、辛，寒；有毒。归胃、肝、胆经。

【功效主治】涌吐风痰、毒物，解毒收湿，蚀疮去腐。

1．涌吐风痰、毒物　治风痰壅塞、喉痹、癫痫、误食毒物等，单用温汤化服。

2．解毒收湿　治口舌生疮、牙疳、风眼赤烂，单品煅后研末外敷或冲洗。

3．蚀疮去腐　治肿毒不破、恶肉疼痛、胬肉，单品研末外敷。

【用量用法】0.1～0.3g，温汤化服。外用研末外敷，或水化外洗。

【使用注意】体虚者忌服。

第十八节　外　用　药

凡以外用为主要使用形式的药物，称为外用药。适用于外科、伤科、皮肤科及五官科的病证。以局部涂擦、敷贴、熏洗为主要应用形式。外用药多具毒性，使用宜慎重。

雄黄

【性味归经】辛、苦，温。有毒。归心、肝、肾经。

【功效主治】攻毒燥湿杀虫，祛痰截疟定惊。

1．攻毒燥湿杀虫　①治痈疽，疔毒，恶疮，疥癣。单用或入复方，外用内服均可。②虫蛇咬伤，与五灵脂共为末，酒调内服外敷。③虫积腹痛等，配槟榔、苦楝皮同用。

2．祛痰截疟定惊　①治疟疾，与山慈姑、朱砂等合用为丸，内服。②哮喘，单品为末白糊为丸内服。③小儿惊痫，与朱砂等共为末服。

【用量用法】内服0.15～0.30g，入丸散。外用适量。

【使用注意】孕妇忌用。不宜大面积外涂及过量、久服。忌火煅。

硫黄

【性味归经】甘，温。有小毒。归脾、肾经。

【功效主治】解毒杀虫止痒，补火助阳通便。

1．解毒杀虫止痒　治疥疮，湿癣，湿疹等证，单用或与轻粉、雄黄、冰片等同用。

2．补火助阳通便　①治命门火虚衰之阳痿、腰膝冷痛、遗尿尿频。单用或配鹿茸、补骨脂、淫羊藿等。②虚寒便秘，与半夏、生姜同用。

【用量用法】内服1～3g，入丸散。外用适量。

【使用注意】不宜过量或久服。阴虚火旺、孕妇均忌服。

其他常用外用药见表3-2-27。

表3-2-27　其他常用外用药简表

药名	性味归经	功效主治	用量（g）	使用注意
白矾	酸、涩，寒；归肺、脾、肝、大肠经	（1）解毒，杀虫，止痒（外用）：治湿疹，湿疮疥癣 （2）化痰，止血，止泻（内服）：治风痰，癫痫，便血，崩漏，久泻，久痢	0.6～1.5	

续表

药名	性味归经	功效主治	用量（g）	使用注意
硼砂	甘、咸，凉；归肺、胃经	（1）清热解毒，消肿防腐：治咽喉肿痛，口舌生疮，目赤肿痛，翳障 （2）清肺化痰：治痰热咳嗽，痰黄黏稠	1.5～3，入丸散。外用适量	内服宜慎
蟾酥	甘、辛，温；归心、胃经	（1）攻毒消肿：治疗毒痈肿 （2）开窍醒神：治中暑昏厥	0.015～0.03，入丸散。外用适量	孕妇忌服。外用时不可入目中
血竭	甘、咸，平；归心、肝经	（1）化瘀止痛：治跌仆损伤 （2）生肌敛疮：治疮疡痈疽，久不愈合 （3）止血：治外伤出血	1～1.5，入丸散，不入煎剂。外用适量	
蛇床子	辛、苦，温；归肾经	（1）燥湿杀虫：治湿疮，湿疹，疥癣 （2）散寒祛风：治寒湿带下，湿痹腰痛 （3）温肾壮阳：治肾阳虚阳痿，宫冷不孕	外用15～30，水煎熏洗；内服3～10	阴虚火旺或下焦有湿热者不宜内服

练 习 题

【A₁型题】

1．五味中能散、能行，有发散、行气、活血、开窍、化湿等功能的是哪味
    A．甘   B．淡   C．辛
    D．酸   E．苦

2．能够减轻或消除寒证的药物，其药性一般属于
    A．寒、热   B．寒、凉   C．温、凉
    D．温、热   E．平

3．药物对人体脏腑经络的选择性作用是指
    A．四气   B．五味   C．升降浮沉
    D．归经   E．毒性

4．下列属相反关系配伍的是
    A．麻黄与桂枝   B．石膏与知母   C．丹参与黎芦
    D．人参与莱菔子   E．生姜与生半夏

5．气味芳香，容易挥发的药物宜采用
    A．先煎   B．后下   C．包煎
    D．冲服   E．另煎

6．下列哪项不属妊娠禁用药
    A．马钱子   B．草乌   C．巴豆
    D．三棱   E．桃仁

7．解表药主要用于
    A．风寒或风热表证   B．肝肾不足之腰膝酸痛   C．肺气不宣之咳嗽
    D．肺胃热盛之咽喉肿痛   E．肝火上炎之目赤肿痛

8．石膏入煎剂宜
    A．先煎　　　　　　　　　B．后下　　　　　　　　　C．包煎
    D．冲服　　　　　　　　　E．另煎

9．患者脘腹痞满，恶心欲呕、口甘多涎、舌苔白腻、脉滑宜选用
    A．祛风湿药　　　　　　　B．芳香化湿药　　　　　　C消食药
    D．理气药　　　　　　　　E．利水渗湿药

10．哺乳期女性不宜使用的是
    A．黄芪　　　　　　　　　B．麦芽　　　　　　　　　C．陈皮
    D．山楂　　　　　　　　　E．鸡内金

11．治疗湿阻中焦，呕吐腹泻、小腿转筋首选
    A．木瓜　　　　　　　　　B．藿香　　　　　　　　　C．枳实
    D．秦艽　　　　　　　　　E．桑寄生

12．驱虫药宜在何时服用
    A．饭前服　　　　　　　　B．饭后服　　　　　　　　C．空腹服
    D．睡前服　　　　　　　　E．不拘时服

13．患者腹泻日久、倦怠乏力、伴脱肛，诊断为气虚下陷证，应首选
    A．党参、葛根、升麻　　　B．党参、白术、升麻　　　C．黄芪、柴胡、升麻
    D．党参、柴胡、桔梗　　　E．黄芪、白术、升麻

14．使用收涩药时多配伍
    A．解表药　　　　　　　　B．补虚药　　　　　　　　C．活血药
    D．清热药　　　　　　　　E．化湿药

【B₁型题】
    A．相须　　　　　　　　　B．相使　　　　　　　　　C．相恶
    D．相杀　　　　　　　　　E．相反

15．大黄与芒硝的配伍关系属
16．生姜与生天南星的配伍关系属
17．黄芪与茯苓的配伍关系属

    A．气分实热证　　　　　　B．热毒证　　　　　　　　C．湿热证
    D．气虚证　　　　　　　　E．阴虚内热证

18．清热解毒药适用于
19．清热泻火药适用于
20．清退虚热药适用于

    A．黄芩　　　　　　　　　B．桑寄生　　　　　　　　C．白术
    D．紫苏　　　　　　　　　E．砂仁

21．既能清热燥湿，又能安胎的药物是
22．既能补肝肾，强筋骨，祛风湿，又能安胎的药物是
23．既能补脾益气，燥湿利水，止汗，又能安胎的药物是

（黄庶亮）

第四篇 方剂学

第一章

方剂学概述

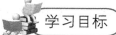 学习目标

1. 掌握方剂的组成原则。
2. 熟悉方剂的组成变化。
3. 了解常用剂型的适应证及其特点。

方剂是在中医理法的指导下，根据病情需要，选择适宜的药物，酌定用量用法，按照一定的组成原则，合理配伍而成。

第一节 方剂的组成原则

方剂是按君、臣、佐、使的原则组成的。即以"君、臣、佐、使"来说明药物在方剂中的地位和作用。

一、君药

君药又称主药，针对主病或主证起治疗作用的药物。君药药力居方中之首，是一首方必不可少的核心药物。

二、臣药

臣药又称辅药，有两种意义：一是辅助君药加强治疗主病或主证的药物；二是针对兼病或兼证起治疗作用的药物。臣药与君药配合，发生主要配伍关系。

三、佐药

佐药有三种意义：一是佐助药，即配合君、臣药加强治疗作用，或直接治疗兼证的药物。二是佐制药，即用以制约君药、臣药毒烈之性的药物。三是反佐药，即在方中配用与君药性味相反而又能在治疗中起相成作用的药物。

四、使药

使药有两种意义：一是引经药，即能引导方中诸药直达病所的药物。二是调和药，即有调和诸药作用的药物。

第二节　方剂的组成变化

方剂的组成原则是严格的，但为了适应临床千差万别的证候，又有极大的灵活性。方剂的组成变化，主要有药味增减变化、药量增减变化、剂型更换变化三种形式。

一、药味增减变化

药味增减变化是指在主证和基本病机不变的原则下，君药不变，只增减臣药或佐使药，改变其配伍关系，从而改变方剂功效，以适应次要兼证的变化。如桂枝汤证因误下而发生胸满时，因桂枝汤证仍然存在，故君药桂枝不变，减去酸收的白芍，成为桂枝去芍药汤，便于治疗胸满。

二、药量增减变化

药量增减变化是指方剂的组成不变，只增减方中药物的用量，使其功用和主治随之改变。例如小承气汤、厚朴三物汤均由大黄、厚朴、枳实三味药组成。其中小承气汤以大黄为君，大黄用量最大，功能泻下热结，用于治疗阳明腑实证；厚朴三物汤以厚朴为君，厚朴用量最大，功能行气通便而治疗气滞便秘证。

三、剂型更换变化

剂型更换变化是指同一首方剂，尽管药物的组成与药量都相同，但由于剂型不同，其功效也有变化。如理中丸与理中汤都是由人参、白术、干姜、甘草各等分组成，均用于治脾胃虚寒证。但理中丸作用慢而力缓，适于病情较缓者，理中汤作用快而力峻，适于病情急重者。

第三节　常用剂型

剂型，是根据不同的药性和治疗需要，将药物加工制成的具有一定规格的成品形态。现将临床常用剂型简介如下：

一、汤剂

汤剂是将药物饮片配齐后，加水煎煮，煎成后去渣取汁的液体制剂。其特点是吸收快，作用强，便于根据病情需要而灵活加减。适用于病证较重或病情不稳定的患者。

二、散剂

散剂是将药物研碎，混合均匀而成的干燥粉末状制剂。分内服与外用两类。内服散剂的特点是制作简便，吸收较快，节省药材，便于服用和携带；外用散剂，一般用于外敷、吹喉、点眼。

三、丸剂

丸剂是将药物研成细末，再加适宜的赋型剂黏合而成的圆形固体剂型。其特点是吸收缓慢，药效持久，便于服用、携带和贮存。一般适用于慢性病和虚弱病。常用丸剂有蜜丸、水丸、糊丸、浓缩丸等。

四、膏剂

膏剂是将药物用水或植物油煎熬去渣浓缩而成的半固体剂型。有内服和外用两种。内服膏剂包括流浸膏、浸膏、煎膏三种，其特点为体积小，含量高，便于服用，适用于滋补之用；外用膏剂包括软膏、硬膏两种，其特点为易于使用，药效持久，容易吸收。

五、丹剂

丹剂有内服与外用两种。内服丹剂是将将药物研成细末，加糊或黏性药汁制成，如紫雪丹、至宝丹等。外用丹剂是指矿物类药加热升华，炼成不同结晶状制品，具有很强的去腐作用，如红升丹、白降丹等。

六、片剂

片剂是将药物加工或提取浓缩干燥后与辅料混合压制而成的片状制剂。其特点是体积小，用量准确，更易于服用。如三金片、元胡止痛片等。

七、冲剂

冲剂亦称颗粒剂，是将药物提取加适量赋形剂或部分药物细粉制成干燥颗粒状制剂。用时以开水冲服。其特点是体积小，作用迅速，服用方便的特点。

八、口服液

口服液是将药物用水或其他溶剂提取，精制而成的澄清液体制剂。如双黄连口服液、杞菊地黄口服液等。其特点是剂量较少，吸收快，服用方便，口感适宜等。

九、酒剂

酒剂又称药酒。是将药物用白酒或黄酒浸泡一定时间之后，去渣取液，供内服或外用。如五加皮酒、风湿药酒等。酒剂最宜用于跌打损伤、瘀血疼痛、痹证。

十、针剂

针剂亦称注射剂。是将药物经过提取、精制、配制等步骤而制成的灭菌溶液，供皮下、肌内、静脉注射等使用的一种剂型。如清开灵注射液、磷酸川芎嗪注射液等。其特点是奏效迅速，应用简便，便于保存等。

此外，尚有露剂、炙剂、胶囊剂、栓剂、搽剂、气雾剂等，各有特点，临证应根据病情与方剂特点酌情选用。

常用代表方剂

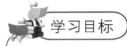 学习目标

掌握常用方剂的组成、功效及主治。

第一节 解 表 剂

凡以解表药为主组成，具有发汗、解肌、透疹等作用，用以解除表证的方剂，称为解表剂。解表剂适用于外感六淫，邪留肌表所致的表证，以恶寒、发热、苔白、脉浮为特征。亦可用于麻疹、疮疡、水肿、痹证等疾病初起而兼有表证者。

解表剂分为辛温解表、辛凉解表、扶正解表三类。辛温解表剂以辛温解表药为主组成，主治风寒表证，风湿在表或水肿在表者，代表方剂如麻黄汤、桂枝汤等；辛凉解表剂以辛凉解表药为主组成，主治风热表证、风温咳嗽、疮疡初起兼表者，代表方剂如银翘散，桑菊饮等；扶正解表剂以解表药分别配伍补气、补血、补阴、补阳药物组成，具有发散表邪、扶助正气的作用，用治表证兼有正气不足者，代表方剂如败毒散等。

使用解表剂，不宜久煎，一般多浸少煮为原则。服解表剂发汗以遍身微汗为佳；若病邪入里则不宜再服解表剂。

麻黄汤（《伤寒论》）

【组成】麻黄 9g　桂枝 6g　杏仁 6g　炙甘草 3g

【功效】发汗解表，宣肺平喘。

【主治】风寒表实证。症见恶寒发热，头身疼痛，无汗而喘，舌苔薄白，脉浮紧。

【方解】麻黄有发汗解表，宣肺平喘的作用，为方中的君药。桂枝温经散寒解肌发表，为臣药，加强发汗解表而散风寒、除身疼，配宣降肺气、散风寒的杏仁为佐药，以增强止咳平喘的作用。炙甘草既能调和宣降之麻、杏，又能缓和麻、桂相合的峻烈之性，使汗出不致过猛而伤正气，是使药而兼佐药之用。诸药合用，共奏发汗解表，宣肺平喘之功。

【煎服法】水煎服，服后盖被取微汗。

银翘散（《温病条辨》）

【组成】银花 30g　连翘 30g　桔梗 18g　薄荷 18g　淡竹叶 12g　生甘草 5g　芥穗 10g　淡豆豉 15g　牛蒡子 18g　芦根 15g

【功效】辛凉透表，清热解毒。

【主治】温病初起。症见发热，微恶风寒，无汗或有汗不畅，头痛，口微渴，咳嗽咽痛，

舌边尖红，苔薄白或薄黄，脉浮数。

【方解】方中重用金银花、连翘为君，既有辛凉透表清热解毒的功效，又有芳香辟秽的作用，在透解表邪的同时，兼顾温热病邪多挟秽浊之气的特点，二者为君药。薄荷、牛蒡子疏散风热，清利头目，解毒利咽；荆芥穗、淡豆豉辛而微温，助君药发散表邪透热外出，此两药辛而不烈，温而不燥，与金银花、连翘君药配伍，可增强辛散透表作用，皆为臣药。淡竹叶清上焦热，桔梗宣肺止咳化痰，共为佐药。甘草调和诸药，护胃安中，合桔梗清热利咽，是属佐使之用。诸药合用，共奏辛凉透表，清热解毒之功。

【煎服法】水煎服，用量按原方比例酌定。

第二节 泻 下 剂

凡以泻下药为主组成，具有通便、泻热、攻积、逐水等作用，以治疗里实证的方剂，称为泻下剂。泻下剂适用于里实证、肠燥津枯便秘、里实正虚便秘以及水饮壅盛于里的实证等。

泻下剂分为寒下、温下、润下、攻补兼施、逐水五类。寒下剂以清热泻下药为主组成，具有荡涤实热的作用，适用于邪热与肠中燥屎相结之里热积滞实证，症见大便秘结、脘腹胀满疼痛、苔黄、脉实等，代表方剂如大承气汤等；温下剂以泻下药与温中药为主组成，具有温里散寒、通下寒积的作用，适用于寒邪与胃肠积滞相杂之里寒积滞实证，症见大便秘结、腹痛喜温、恶寒肢冷、脉弦紧等，代表方剂如大黄附子汤、温脾汤、三物备急丸等；润下剂以润肠通便药为主组成，具有润燥滑肠通便的作用，用于治疗津亏不能濡润肠道、宿粪内留之燥结症，代表方剂如麻子仁丸、济川煎等；逐水剂以峻下逐水药为主组成，具有攻逐水饮、消除水积肿胀的作用，适用于水饮停积于里之水结实证，诸如胸腹积水、水肿而体质尚壮实者，代表方剂如十枣汤等；攻补兼施剂以泻下药与补益药为主组成，具有扶助正气、泻下实积的作用，用治里实积结而正气内虚之证，代表方剂如黄龙汤等。

使用泻下剂时应注意里实未成者不可使用；应中病即止，免耗正气；泻下剂性较峻烈，对孕妇、产后、经期、老年体弱者慎用。

大承气汤（《伤寒论》）

【组成】大黄 12g　厚朴 15g　枳实 12g　芒硝 9g

【功效】峻下热结。

【主治】①阳明腑实证。症见大便不通，频传矢气，脘腹痞满，腹痛拒按，按之硬，其或潮热谵语，舌苔黄燥起刺，或焦黑燥裂，脉实。②热结旁流证。症见下利清水，色纯青，其气臭秽，脐腹疼痛，按之坚硬有块，口舌干燥，脉滑实。③里实热证而见热厥、痉病、发狂者。

【方解】大黄苦寒泻热，祛瘀通便，荡涤肠胃邪热积滞，清除致病之因，为君药。芒硝咸寒泻热，软坚润燥通便，助大黄攻下热结之力，为臣药。积滞内阻，每致气机不行，故用厚朴行气散结，消胀除满，枳实破结、消积、除痞，两药相配行气导滞，并助大黄、芒硝攻下热结，共为佐使药。四药相合，共奏峻下热结之功。

【煎服法】水煎，先煎厚朴、枳实，后下大黄，芒硝溶服。

十枣汤（《伤寒论》）

【组成】甘遂、大戟、芫花各等分

【功效】攻逐水饮。

【主治】本方主治水饮内结之实证。①悬饮。症见咳唾胸胁引痛，心下痞硬，干呕气短，头痛目眩或胸背掣痛不得息，脉沉弦。②水肿。症见一身悉肿，尤以身半以下为重，腹胀喘满，二便不利。

【方解】方中甘遂苦寒有毒，善行经隧络脉水湿之邪，主治腹满、面目浮肿，为君药，芫花辛温有毒，善消胸胁之伏饮痰癖，大戟苦寒有毒，善泻脏腑水饮之邪，共为臣、佐药。三药相须为用，一走经隧、一走腑腑之间、一走胸胁，各有专功，合之攻逐水饮之力较强，然三药峻猛有毒，易伤正气，故用大枣 10 枚，煎汤送服，取其益气健脾以制水，防止逐水伤及脾胃，并缓和诸药毒性，使邪去而不伤正。诸药合用，共奏攻逐水饮之功。

【煎服法】共为细末，和匀，或装入胶囊，每次 1 ~ 2g，以大枣 10 枚煎汤，于清晨空腹送服。

第三节 和 解 剂

凡具有和解少阳、调和肝脾、调和寒热、表里双解等作用，以治疗少阳证、肝脾不和、寒热错杂、表里同病的方剂，称为和解剂。

和解剂分为和解少阳、调和肝脾、调和胃肠寒热、表里双解四类。和解少阳类方剂具有和解少阳，清透半表半里之邪的作用，适应少阳证，代表方剂如小柴胡汤、蒿芩清胆汤等；调和肝脾类方剂具有调和肝脾，疏肝解郁的作用，适应肝脾不和之胁痛、腹痛、月经不调等证，代表方剂如逍遥散、痛泻要方、四逆散等；调和胃肠寒热类方剂具有平调寒热，调和肠胃的作用，适用于肠胃寒热错杂而致的肠胃不和，心下痞硬之证，代表方剂如半夏泻心汤、黄连汤等；表里双解类方剂具有解表攻里的作用，适用于表里同病之证，代表方剂如葛根黄芩黄连汤、大柴胡汤等。

运用和解剂要辨证准确，若邪在肌表未入少阳，或阳明热甚者，皆不宜使用和解剂，否则药证不和，贻误病情。

小柴胡汤（《伤寒论》）

【组成】柴胡 15g　黄芩 9g　人参 9g　甘草 6g　半夏 9g　生姜 9g　大枣 4 枚

【功效】和解少阳。

【主治】①伤寒少阳证。症见往来寒热，胸胁苦满，默默不欲饮食，心烦喜呕，口苦，咽干，目眩，舌苔薄白，脉弦。②妇人伤寒，热入血室。③疟疾、黄疸等病而见少阳证者。

【方解】方中柴胡苦平，入肝胆经，透达清解少阳之邪，兼疏泄气机之郁滞，为君药。黄芩苦寒，清泄少阳半表半里之热，为臣药。柴胡之升散配黄芩之降泄，既可透泄少阳半表之邪，又可清泄少阳半里之热，共达和解少阳之目的。胆气犯胃，胃失和降，佐以半夏、生姜和胃降逆止呕。正气不足，邪从太阳传入少阳，故又佐以人参、大枣益气健脾，一是取其扶正以祛邪，二是取其益气以御邪内传太阴，以安未受邪之地。炙甘草助人参、大枣扶正补虚，兼调和诸药，为使药。诸药合用，共奏和解少阳之功。

【煎服法】水煎服。

四逆散（《伤寒论》）

【组成】柴胡 6g　芍药 6g　枳实 6g　炙甘草 6g

【功效】疏肝解郁，理脾和中。

【主治】①肝脾不和证。症见胁肋胀闷，脘腹疼痛，脉弦。②阳郁厥逆证。症见手足不温，或身微热，或咳，或悸，或小便不利，或腹痛，或泄利，脉弦。

【方解】方中柴胡入肝胆经，升发阳气，疏肝解郁，透邪外出为君药。白芍敛阴养血，柔肝止痛为臣药，与柴胡合用，以敛阴和阳，条达肝气，使柴胡升散而无动阴耗血之弊，白芍酸收而无敛邪之虞。佐以枳实，理气行滞，与柴胡为伍，一升一降，升清降浊，气机调畅，一以疏肝，一以理脾，以达调和肝脾之效；与白芍相配，又能理气和血，使气血调和。使以炙甘草，调和诸药，理脾和中。诸药合用，共奏疏肝解郁，理脾和中之功。

【煎服法】上药共为细末，冲服。

葛根黄芩黄连汤（《伤寒论》）

【组成】葛根 15g　黄芩 9g　黄连 9g　炙甘草 6g

【功效】解表清里。

【主治】里热下利兼表证。症见身热下利，胸脘烦热，口干作渴，喘而汗出，舌红苔黄，脉数。

【方解】方中重用葛根既能解表退热，又能升阳而止泻，为君药。臣以黄芩，黄连清热燥湿，厚肠止利。使以炙甘草缓急和中，调和诸药。四药合用，外解表邪，内清湿热，共奏解表清里之功。

【煎服法】先煮葛根，后纳诸药，去滓温服。

第四节　清热剂

凡以清热药为主组成，具有清热泻火、凉血解毒、清退虚热等作用，以治疗里热证的方剂，称为清热剂。

清热剂分为清气分热、清营凉血、清热解毒、清脏腑热、清热祛暑、清虚热六类。清气分热类方剂具有清热除烦，生津止渴的作用，适用于气分实热之壮热烦渴，大汗，脉洪大等，代表方剂如白虎汤等；清营凉血类方剂具有清营透热，凉血散瘀，清热解毒的作用，适用于邪热传营，热入营分之身热夜甚，神烦少寐，时有谵语，或隐隐斑疹等，代表方剂如清营汤等。或热入血分之出血、发斑、发狂、谵语、舌绛起刺等，代表方剂如犀角地黄汤等；清热解毒类方剂具有清热、泻火、解毒的作用，适用于三焦火毒热盛，热毒痈疮，郁热内盛，疫毒大头瘟等证，代表方剂如黄连解毒汤、凉膈散、普济消毒饮等；清脏腑热类方剂具有清解脏腑、经络邪热的作用，适用于各脏腑的火热证。如治疗心火亢盛之心烦失眠，口舌生疮，小便短赤等，代表方剂导赤散。治疗肝胆实火之目赤肿痛，耳聋耳肿等，代表方剂如龙胆泻肝汤。治疗大肠湿热之大便泄泻，肠鸣腹痛等，代表方剂如芍药汤等。清虚热类方剂具有养阴透热，清热除蒸的作用，适用于热病后期，热伏阴分，阴液已伤之虚热证，代表方剂如青蒿鳖甲汤等；清热解暑类方剂具有清热解暑，生津止渴等作用，适用于暑伤气阴证，代表方剂如清暑益气汤等。

运用清热剂应注意辨别病邪病位、发病阶段及病变性质之不同，分别选方；清热剂多为寒凉之品，易伤脾胃，不宜久服。

白虎汤（《伤寒论》）

【组成】石膏 50g　知母 18g　甘草 6g　粳米 9g

【功效】清热生津。

【主治】气分热证。症见壮热，汗多恶热，烦渴引饮，脉滑数或洪大有力。

【方解】方中重用石膏，辛甘大寒，清热泻火，止渴除烦，为君药。臣以知母，清热除烦，润燥生津，与石膏相伍，加强清热除烦，生津止渴的作用。甘草、粳米和中益胃，缓解石膏、知母的寒凉重降之性，防大寒之品伤胃，共为佐药。甘草调和诸药为使。诸药合用，共奏清热生津之功。

【煎服法】水煎服（上四味，以水一斗，煮米熟汤成，去滓，温服一升，日三服）。

犀角地黄汤（《备急千金要方》）

【组成】犀牛角（现改用水牛角 30g） 生地黄 24g 芍药 12g 丹皮 9g

【功效】清热解毒，凉血散瘀。

【主治】①热入血分证，症见神昏谵语，斑疹紫黑，舌绛起刺，脉细数。②热伤血络证，症见吐血、衄血、便血、尿血、舌红绛，脉数。③蓄血留瘀，症见善忘如狂，漱水不欲咽，胸中烦痛，自觉胀满，大便色黑易解等。

【方解】方中犀角（现改用水牛角），苦咸寒，清心凉血，清热解毒，直入血分而清血分热毒，为君药。臣以生地黄，清热凉血，以助君药凉血止血，养阴生津，以复已失之阴液。二药相伍，凉血解毒力强，使血热清而血止。赤芍药、丹皮，清热凉血，活血散瘀，共为佐使药。诸药合用，共奏清热解毒，凉血散瘀之功。

【煎服法】水煎服。

龙胆泻肝汤（《医方集解》）

【组成】龙胆草 6g 黄芩 9g 栀子 9g 泽泻 9g 木通 6g 当归 3g 生地黄 6g 柴胡 6g 车前子 6g 生甘草 6g

【功效】清肝胆实火，泻下焦湿热。

【主治】①肝胆实火上炎证。症见头痛目赤，胁痛，口苦，耳聋，耳肿等，舌红苔黄，脉弦数有力。②肝胆湿热下注证。症见阴肿，阴痒，阴汗，小便淋浊，妇女带下黄臭等，舌红苔黄腻，脉弦数有力。

【方解】方中用龙胆草，大苦大寒，上清肝胆实火，下泻下焦湿热，为君药。黄芩、栀子、泻火解毒，清热燥湿为臣药，三药相伍，清肝泻火，燥湿泻热。泽泻、木通、车前子清热利湿，导湿热之邪下行，从水道排出；生地、当归，滋阴养血，防肝热伤阴血，泻中兼补，又防苦燥渗利伤阴；柴胡疏肝清热，共为佐药，使气疏而热郁解，柴胡引诸药入肝胆经，直达病所。甘草调和诸药，为使药。诸药合用，共奏清肝胆实火，泻下焦湿热之功。

【煎服法】水煎服。

青蒿鳖甲汤（《温病条辨》）

【组成】青蒿 6g 鳖甲 15g 生地 12g 知母 6g 丹皮 9g

【功效】养阴透热。

【主治】温病后期，邪伏阴分证。症见夜热早凉，热退无汗，舌红苔少，脉细数。

【方解】方中鳖甲咸寒直入阴分，养阴退热，入络搜邪；青蒿芳香，清热透络，引邪外出，两味相合共为君药。生地甘凉，养阴清热；知母苦寒，滋阴降火，两味共助鳖甲养阴退热，为臣药。丹皮，辛苦性凉，可凉血透泄阴中之火，助青蒿透泄阴分之伏热，为佐药。诸药合用，共奏养阴透热之功。

【煎服法】水煎服。

第五节 祛暑剂

凡以祛暑药物为主组成，具有祛除暑邪作用，治疗暑病的方剂，统称为祛暑剂。

因暑为火热之邪，易耗伤津气；且暑多夹湿，所以此类方剂多以祛暑清热为基法，根据不同证候变化，随证用药。

清络饮（《温病条辨》）

【组成】鲜荷叶边 6g　鲜银花 6g　丝瓜皮 6g　西瓜翠衣 6g　鲜扁豆花 6g　鲜竹叶心 6g

【功效】祛暑清热。

【主治】暑伤气分轻证。

【方解】方中鲜银花辛凉芳香，清解暑热；鲜扁豆花芳香清散，解暑化湿，两药同为君药；西瓜翠衣清热解暑，生津止渴；丝瓜络清肺透络，共为臣药；鲜荷叶用边者，取其祛暑清热之中又有舒散之意；鲜竹叶清心利水，二者为佐使药。诸药合用，药性清凉芳香，轻清走上，有清透肺中暑热之效。

【煎服法】水煎服，也可代茶饮。

第六节 温里剂

凡以温热药为主组成，具有温里助阳、散寒通脉等作用，用于治疗里寒证的方剂，称为温里剂。

温里剂分为温中祛寒、回阳救逆、温经散寒三类。温中祛寒类方剂主治中焦虚寒证，症见脘腹胀痛，肢体倦怠，手足不温，或恶心呕吐，腹痛下利，不思饮食，口淡不渴，脉沉细等，代表方剂如理中丸、小建中汤等；回阳救逆类方剂主治阳气衰微，内外俱寒，阴盛格阳或戴阳证等，症见四肢厥逆，恶寒，蜷卧，呕吐，腹痛，下利清谷，精神萎靡，脉沉细或脉沉微等，代表方剂如四逆汤、回阳救急汤等；温经散寒类方剂主治阳气不足，阴血亦弱，复有外寒伤于经络，血脉不利所致诸证，代表方剂如当归四逆汤等。

理中丸（《伤寒论》）

【组成】干姜 9g　人参 9g　白术 9g　炙甘草 9g

【功效】温中祛寒，益气健脾。

【主治】①中焦虚寒证。症见腹痛呕吐，自利不渴，不思饮食，舌淡苔白，脉沉细。②阳虚失血证。③小儿慢惊、病后喜唾涎沫、霍乱吐泻以及胸痹等因中焦虚寒所致者。

【方解】方中以干姜为君，大辛大热，温脾胃，化阴凝，祛寒湿，以达温中祛寒，扶阳抑阴之功。人参甘温入脾，补中益气，气旺而阳亦复，为臣药。白术甘温苦燥，健脾燥湿，除湿益气，为佐药。以上三药，一温一补一燥，相须相济，可使寒湿去，阳气复，中虚得补，健运有权。炙甘草益气和中，调和诸药，为使药。诸药合用，共奏温中祛寒，益气健脾之功。

【煎服法】丸剂，每次 1 丸，温开水送服，每日 2～3 次；或水煎服，用量按原方比例酌定。

四逆汤（《伤寒论》）

【组成】附子 10g　干姜 9g　炙甘草 6g

【功用】回阳救逆。

【主治】①少阴病。症见四肢厥逆，恶寒蜷卧，呕吐不渴，腹痛下利，神衰欲寐，舌淡苔白滑，脉沉微。②太阳病误汗亡阳，症见四肢厥冷，大汗淋漓，脉微欲绝。

【方解】方中以附子为君，大辛大热，入心、脾、肾经，为回阳救逆第一要药，上助心阳，中温脾土，下壮肾阳，复一身之阳气而回阳救逆，通行十二经，生用尤能迅达内外以温阳逐寒。以干姜为臣，亦辛热之品，可温中散寒，助阳通脉，助附子伸发阳气，故有附子无姜不热之说。配伍炙甘草为佐使，益气温中，调和诸药，并助干姜制附子之毒。三药合用，共奏回阳救逆之功。

【煎服法】附子先煎一小时，再加余药同煎，取汁温服。

当归四逆汤（《伤寒论》）

【组成】当归 12g　桂枝 9g　芍药 9g　细辛 3g　炙甘草 6g　通草 6g　大枣 8 枚

【功效】温经散寒，养血通脉。

【主治】血虚寒厥证。症见手足厥寒，口不渴，或舌淡苔白，脉细欲绝或沉细。

【方解】方中以当归，温补肝血，温通血脉；桂枝温阳散寒，温通经脉，两味共用为君。以白芍、细辛为臣，白芍养血和营，与当归相伍，加强补益营血之力，与桂枝相合，又内和气血；细辛外温经脉，内温脏腑，通达表里，以散寒邪，可助桂枝温经散寒。以通草为佐，通经脉、利关节，使经脉之气血畅行无阻。甘草、大枣为使，益气健脾，调和诸药。诸药合用，共奏温经散寒，养血通脉之功。

【煎服法】水煎服。

第七节　补 益 剂

凡以补益药为主组成，具有补养人体气、血、阴、阳等作用，治疗各种虚证的方剂，称为补益剂。

补益剂分为补气、补血、气血双补、补阴、补阳、阴阳并补六类。补气剂以补气药为主组成，治疗气虚病证，代表方剂如四君子汤、补中益气汤等；补血剂以补血药配补气药为主组成，用于治疗阴血亏虚病证，代表方剂如四物汤、归脾汤等；气血双补剂以补气药和补血药为主组成，用于气血两虚的病证，代表方剂如八珍汤等；补阴剂以补阴药为主组成，用于治疗阴虚证，代表方剂如六味地黄丸、大补阴丸等；补阳剂以补阳药为主组成，用于治疗肾阳虚证，代表方剂如肾气丸、右归丸等；阴阳并补剂以补阴药和补阳药为主组成，用于治疗阴阳两虚的病证，代表方剂如地黄饮子等。

应用补益剂应仔细辨别虚实的真假，真实假虚不宜；常服、久服补益剂应适当配伍理气药或以丸散剂服；服药时间以空腹为佳。

四君子汤（《太平惠民和剂局方》）

【组成】人参 9g　白术 9g　茯苓 9g　甘草 9g

【功效】益气健脾。

【主治】脾胃气虚证。症见面色萎黄，语声低微，气短乏力，食少便溏，舌淡苔白，脉细弱。

【方解】方中人参甘温补气，健脾益胃，为君药。白术补中益气，健脾燥湿，加强益气助运之力，为臣药。茯苓渗湿健脾为佐药，茯苓、白术合用，则健脾祛湿之功更为显著。炙甘草益气和中，调和诸药，为使药。诸药合用，共奏益气健脾之功。

【煎服法】上为粗末，每次 15g，一日 2～3 次，或水煎温服。

四物汤（《太平惠民和剂局方》）

【组成】当归 10g　川芎 10g　白芍 10g　熟地黄 10g

【功效】补血调血。

【主治】营血虚滞证。症见头晕目眩，心悸失眠，面色无华，妇人月经不调，量少或经闭不行，脐腹作痛，甚或瘕块硬结，舌淡，口唇及爪甲色淡，脉细弦或细涩。

【方解】方中熟地滋阴养血，为滋阴补血之要药，用为君药。当归补血养肝，和血调经，可助熟地补血之力，为臣药。白芍养血柔肝和营，并可缓挛急而止腹痛。川芎活血行气，调畅气血，两者同为佐药。四药配伍，共奏补血调血之功。

【煎服法】水煎服。一剂煎三次，早午晚空腹时服。

六味地黄丸（原名地黄丸）（《小儿药证直决》）

【组成】熟地黄 24g　山萸肉 12g　山药 12g　丹皮 9g　泽泻 9g　茯苓 9g

【功效】滋阴补肾。

【主治】肾阴虚证。症见腰膝酸软，头晕目眩，耳鸣耳聋，盗汗，遗精，小儿囟门不合；或虚火上炎而致骨蒸潮热、手足心热；或消渴；或虚火牙痛，口燥咽干，舌红少苔，脉细数。

【方解】方中重用熟地黄味甘微温，滋阴补肾，填精益髓，为君药。山萸肉滋肾益肝，并能涩精；山药滋肾补脾，亦能固精，共为臣药。三药配合，补养肾、肝、脾，合称为"三补"。配伍泽泻利湿泄浊，并防熟地黄的滋腻恋邪；丹皮清泄相火，并制山萸肉之温涩；茯苓淡渗脾湿，并助山药之健运，三药合称为"三泻"。诸药合用，共奏滋阴补肾之功。

【煎服法】上为细末，炼蜜为丸。每次 9g，一日 2 次，空腹温开水送下；或作汤剂，水煎服。

案例

　　某女性患者，月经后期，量少色淡，心悸失眠，食少体倦，面色萎黄，舌淡，脉细。试分析该患者宜选用何方以治？

肾气丸（《金匮要略》）

【组成】附子 30g　桂枝 30g　干地黄 240g　山茱萸 120g　山药 120g　茯苓 90g　泽泻 90g　丹皮 90g

【功效】温补肾阳。

【主治】肾阳虚证。症见腰痛脚软，畏寒，少腹拘急，小便不利，或小便反多，入夜尤甚，阳痿早泄，舌淡而胖，苔白不燥，尺脉沉细。

【方解】方中重用干地黄，滋阴补肾为君药。臣以山茱萸、山药补肝脾而益精血；加以附子、桂枝之辛热，助命门以温阳化气。配泽泻、茯苓利水渗湿泄浊，丹皮清泄肝火，三药于补中寓泻，使邪去则补乃得力，并防滋阴药之腻滞。诸药合用，温而不燥，滋而不腻，阴中求阳，少火生气，共奏补肾助阳之功。

【煎服法】上为细末，炼蜜为丸，每次 9g，一日 2 次，空腹温开水送下。

第八节 固 涩 剂

凡以固涩药为主组成，具有收敛固涩作用，以治疗气、血、精、津耗散滑脱之证的方剂，称为固涩剂。

固涩剂分为固表止汗、敛肺止咳、涩肠固脱、涩精止遗、固崩止带五类，治疗气、血、精、津的耗散滑脱之证，表现为自汗、盗汗、肺虚久咳、久泻久痢、遗精遗尿、崩漏带下等，代表方如牡蛎散、九仙散、四神丸、金锁固精丸、完带汤等。

使用固涩剂时应注意对实邪所致的热病多汗、痰饮咳嗽、火扰遗精、伤食泻痢等不宜；每多配伍补益药。

四神丸（《证治准绳》）

【组成】肉豆蔻 60g　补骨脂 120g　五味子 60g　吴茱萸 30g

【功效】温肾暖脾，涩肠止泻。

【主治】肾泄证。症见五更泄泻，不思饮食，食不消化，或久泻不愈，腹痛喜温，腰酸肢冷，神疲乏力，舌淡，苔薄白，脉沉迟无力。

【方解】方中重用补骨脂补命门之火以温养脾土，为壮火益土的要药，用为君药。臣以肉豆蔻温中涩肠，与补骨脂相伍，收涩止泻。五味子酸温，固肾涩精，收敛止泻；吴茱萸助君药温暖脾肾以散阴寒，共为佐使药。四药合用，共奏温肾暖脾，涩肠止泻之功。

【煎服法】丸剂，每服 9g，日 1～2 次，睡前淡盐汤或温开水送服。

牡蛎散（《太平惠民和剂局方》）

【组成】麻黄根 30g　黄芪 30g　牡蛎 30g

【功效】益气固表，敛阴止汗。

【主治】自汗、盗汗。症见常自汗出，夜卧更甚，久而不止，心悸惊惕，短气烦倦，舌淡红，脉细弱。

【方解】方中牡蛎咸涩微寒，敛阴潜阳，固涩止汗，为君药。生黄芪味甘微温，益气实卫，固表止汗为臣药。麻黄根甘平，功长止汗，为佐药。浮小麦甘凉，专入心经，养心气，退虚热，为使药。诸味合用，益气固表，敛阴止汗，使气阴得复，汗出可止。

【煎服法】上药共为粗末，每服 9g，用浮小麦 30g，水煎温服；亦可作汤剂。

完带汤（《傅青主女科》）

【组成】白术 30g　山药 30g　人参 6g　白芍 15g　车前子 9g　苍术 9g　甘草 3g　陈皮 2g　黑芥穗 2g　柴胡 2g

【功效】补脾疏肝，化湿止带。

【主治】脾虚肝郁，湿浊带下。症见带下色白或淡黄，清稀无臭，面色㿠白，四肢倦怠，便溏，舌淡苔白，脉缓或濡弱。

【方解】方中人参、白术、山药健脾益气，白术并能燥湿、山药兼可涩精，共为君药。苍术、车前子，一可燥湿，一可渗湿；陈皮行气，共为臣药。白芍、柴胡，养血舒肝；芥穗入血分祛风胜湿以止带，共为佐药。甘草调药和中，为使药。诸药合用，共奏补脾疏肝，化湿止带之功。

【煎服法】水煎服。

第九节 安 神 剂

凡以重镇安神，或滋养安神的药物为主组成，具有安神定志作用，以治疗神志不安病证的方剂，称为安神剂。

安神剂分为重镇安神与滋养安神两类。重镇安神剂治疗实证，多因外受惊恐，或肝郁化火，内扰心神所致的惊恐善怒，烦躁不安等症，代表方剂如朱砂安神丸等；养心安神剂治疗虚主，多因忧思太过，耗伤阴血，心神失养或心阴不足，心火内扰所致的心悸健忘，虚烦不眠等症，代表方如酸枣仁汤等。

使用安神剂应注意分清虚实；应药物与心理治疗相结合；重镇安神剂只可暂服，不宜久用，且入煎剂宜打碎先煎。

朱砂安神丸（《内外伤辨惑论》）

【组成】朱砂 15g　黄连 18g　炙甘草 16g　生地黄 8g　当归 8g

【功效】镇心安神，泻火养阴。

【主治】心火亢盛，阴血不足证。症见失眠多梦，惊悸怔忡，胸中烦热，舌红，脉细数。

【方解】方中重用朱砂，重镇、清热安神为君药。黄连苦寒泻火清心，为臣药。君臣相合，重镇以安神志，清心以除烦热，共奏清心安神之功。心火亢盛，灼伤阴血，徒清心火而不养阴血，则火终不能除，故用生地黄滋阴清热，当归补养心血，合以补其不足之阴血，共为佐药。使以甘草调和诸药，并防朱砂质重碍胃。诸药合用，标本兼顾，共奏镇心安神，泻火养阴之功。

【煎服法】后四味为细末，另研朱砂，水飞如尘，阴干，为衣，汤浸蒸饼为丸，如黍米大，每服 15 丸（2g），津唾咽之，食后服。

酸枣仁汤（《金匮要略》）

【组成】酸枣仁 15g　茯苓 6g　知母 6g　川芎 6g　甘草 3g

【功效】养血安神，清热除烦。

【主治】心肝血虚证。症见虚劳、虚烦不得眠，心悸，盗汗，头晕目眩，咽干口燥，脉细弦。

【方解】方中重用酸枣仁为君，养血养肝，宁心安神。茯苓甘平，宁心安神；知母苦寒，滋阴清热除烦，共为臣药。佐以辛温之川芎，调畅气机、疏达肝气，与酸枣仁配伍，酸收辛散并用，相反相成，而有养血调肝之妙。甘草和中缓急，为使药。诸药合用，共奏养血安神，清热除烦之功。

【煎服法】水煎服。

第十节 开 窍 剂

凡用芳香开窍药为主组成，具有开窍醒神作用，以治疗窍闭神昏之证的方剂，称为开窍剂。

开窍剂分为凉开和温开两类。凉开剂有清热开窍之功，治疗温邪热毒内陷心包所致的高热烦躁，神昏谵语等症，代表方剂如安宫牛黄丸等；温开剂有温通开窍之功，治疗寒湿痰浊蒙蔽心窍所致的突然昏倒，神昏不语，牙关紧闭，苔白脉迟等症，代表方剂如苏合香丸等。

开窍剂只宜用于邪气盛实之闭证；开窍剂中大多为辛散走窜之品，久服易伤元气，临床多用于急救，应中病即止；孕妇慎用；本类方剂多制成丸、散或注射剂，不宜加热煎煮，以免药性挥发，影响疗效。

安宫牛黄丸（《温病条辨》）

【组成】牛黄 30g　郁金 30g　犀角 30g（水牛角代）　黄连 30g　朱砂 30g　黄芩 30g　山栀 30g　雄黄 30g　冰片 7.5g　麝香 7.5g　珍珠 15g

【功效】清热解毒，开窍醒神。

【主治】邪热内陷心包证。症见高热烦躁，神昏谵语，舌謇肢厥，舌红或绛，脉数有力。亦治中风昏迷，小儿惊厥属邪热内闭者。

【方解】方中牛黄清心解毒，熄风定惊，豁痰开窍；麝香长于开窍醒神，两味合用清心开窍，共为君药。犀角（水牛角）清心凉血解毒；黄连、黄芩、山栀清热泻火解毒，助牛黄以清心包之火；冰片、郁金芳香辟秽，通窍开闭，共为臣药，以加强麝香开窍醒神之效。朱砂、珍珠镇心安神；雄黄豁痰解毒；金箔为衣，取其重镇安神之效，共为佐药。蜂蜜和胃调中，为使药。诸药合用，共奏清热解毒，开窍醒神之功。

【煎服法】上药共研极细末，炼蜜丸，金箔为衣，每丸重 3g，每服 1 丸，一日 1～2 次。

第十一节　理气剂

凡以理气药为主组成，具有行气或降气作用，以治疗气滞或气逆病证的方剂，称为理气剂。

理气剂分为行气与降气两类。行气类用于因情志失常等导致的气机郁结证，症见脘腹胀满，嗳气吞酸，呕恶食少，大便失常，或见胸肋胀痛，月经不调，痛经等，代表方剂如越鞠丸、柴胡疏肝散等；降气类用于因劳倦太过，或寒温失调，或饮食失节等导致的气逆不降证，症见咳喘，噫气、呕逆等，代表方剂如苏子降气汤、旋覆代赭汤等。

使用理气剂应注意辨清病情的寒热虚实；理气剂多由芳香辛燥之品组成，易伤津耗气，应中病即止，勿使过剂；对年老体弱者，或阴虚火旺者及孕妇等，均当慎用。

越鞠丸（《丹溪心法》）

【组成】香附 10g　川芎 10g　苍术 10g　栀子 10g　神曲 10g

【功效】行气解郁。

【主治】郁证。症见胸膈痞闷或刺痛，脘腹胀痛，嗳腐吞酸，恶心呕吐，饮食不消。

【方解】方中以香附行气解郁，以治气郁，为君药。川芎为血中气药，既可活血祛瘀，以治血郁，又可助香附行气解郁；栀子清热泻火，以治火郁；苍术燥湿运脾，以治湿郁；神曲消食导滞，以治食郁，共为臣佐药。诸药合用，使气机调畅，诸郁得解。

【煎服法】水丸，每服 6～9g，温开水送服。

柴胡疏肝散（《景岳全书》）

【组成】陈皮　柴胡各 6g　川芎　香附　枳壳　芍药各 5g　炙甘草 3g

【功效】疏肝解郁，行气止痛。

【主治】肝气郁滞证。症见胁肋疼痛，或寒热往来，嗳气太息，脘腹胀满，脉弦。

【方解】方中用柴胡疏肝解郁为君药。香附理气疏肝，助柴胡以解肝郁；川芎行气活血而止痛，助柴胡以解肝经之郁滞，二药相合，增其行气止痛之功，共为臣药。枳壳、陈皮理气行滞；芍药、甘草养血柔肝，缓急止痛，均为佐药。甘草兼调诸药，亦为使药之用。诸药合用，共奏疏肝行气，活血止痛之功。

【煎服法】水煎服。

旋覆代赭汤（《伤寒论》）

【组成】旋覆花 9g　人参 6g　生姜 10g　代赭石 9g　炙甘草 6g　半夏 9g　大枣 4 枚

【功效】降逆化痰，益气和胃。

【主治】胃气虚弱，痰浊内阻证。症见心下痞硬，噫气不除，或反胃呕逆，呕吐涎沫，舌淡，苔白滑，脉弦而虚。

【方解】方中以旋覆花下气化痰，降逆止噫，为君药。代赭石降逆下气，助旋覆花降逆化痰而止呕噫，为臣药。半夏燥湿化痰，降逆和胃；生姜降逆止呕，祛痰散结；人参、大枣、甘草益气补中以治胃虚，且可防金石之品重镇伤胃，均为佐药。甘草兼调和诸药，也为使药之用。诸药合用，使痰涎得消，中虚得复，而逆气自平，共奏降逆化痰，益气和胃之功。

【煎服法】水煎服。

第十二节　理 血 剂

凡以理血药为主组成，具有活动化瘀或止血作用，以治疗瘀血或出血证的方剂，称为理血剂。

理血剂分为活血祛瘀和止血两类。活血祛瘀类用于因血行不畅，瘀蓄内停等导致的血瘀证，症见局部疼痛或起包块，痛处固定不移，舌紫黯或有青紫斑、紫点，或经闭、痛经、产后恶露不行等，代表方剂如血府逐瘀汤、补阳还五汤等；止血用于因血热迫血妄行等导致的出血证，症见吐血、衄血、咳血、便血、崩漏等，代表方剂如十灰散、黄土汤等。

使用理血剂注意必须辨清原因，分清标本缓急；活血化瘀剂当辅扶正之品，使化瘀而不伤正；止血剂当配伍活血化瘀之品，以防血止留瘀。

血府逐瘀汤（《医林改错》）

【组成】桃仁 12g　红花 9g　当归 9g　生地黄 9g　川芎 6g　赤芍 6g　牛膝 9g　桔梗 5g　柴胡 3g　枳壳 6g　甘草 3g

【功效】活血化瘀，行气止痛。

【主治】胸中血瘀证。症见胸痛或头痛日久，痛如针刺而有定处，或呃逆不止，或内热烦闷、入暮潮热，或心悸怔忡、失眠多梦，或急躁易怒，唇黯黑，舌质黯红或有瘀斑、瘀点，脉涩或弦紧。

【方解】方中桃仁、红花、当归、川芎、赤芍活血以化瘀；牛膝祛瘀血、通血脉，引瘀血下行；柴胡疏肝理气，升达清阳，桔梗开宣肺气，载药上行，合枳壳一升一降，开胸行气，使气行则血行；生地养血凉血，使祛瘀而不伤阴血，甘草调和诸药。合而用之即行血分瘀滞，又解气分郁结，活血而不耗血，祛瘀又能生新。瘀去气行，诸证可愈。诸药合用，共奏活血化瘀，行气止痛之功。

【煎服法】水煎服。

补阳还五汤（《医林改错》）

【组成】黄芪 120g　当归尾 3g　赤芍 5g　地龙 3g　川芎 3g　红花 3g　桃仁 3g

【功效】补气，活血，通络。

【主治】中风后遗证。症见半身不遂，口舌喎斜，语言謇涩，口角流涎，小便频数或遗尿失禁，舌黯淡苔白，脉缓无力。

【方解】方中重用生黄芪，大补脾胃之元气，令气旺血行，瘀去络通，为君药。当归尾长于活血，且有化瘀而不伤血之妙，是为臣药。川芎、赤芍、红花助当归尾活血祛瘀，地龙通经活络，均为佐药。诸药合用，共奏补气，活血，通络之功。

【煎服法】水煎服。

十灰散（《十药神书》）

【组成】大蓟 9g　小蓟 9g　荷叶 9g　侧柏叶 9g　茅根 9g　茜根 9g　山栀 9g　大黄 9g　丹皮 9g　棕榈皮 9g

【功效】凉血止血。

【主治】血热妄行证。症见吐血、咯血、衄血等上部出血证。

【方解】方中用大蓟、小蓟、荷叶、茜草、侧柏叶，白茅根等大队凉血、止血药为主，配以棕榈皮收涩止血；又用栀子、大黄清热泻火，使气火降而血止；以丹皮配大黄凉血祛瘀，使凉血止血而不留瘀。诸药烧炭存性，可加强收涩止血作用；以藕计或萝卜汁磨京墨调服，意在增强清热凉血止血之功。方中凉血与清降并用，收涩与化瘀兼顾，共奏凉血止血之功。

【煎服法】上药各烧灰存性，研极细末，用藕汁或萝卜汁磨京墨半碗，调服 15g，食后服下。亦可水煎服。

第十三节　治 风 剂

凡以辛散疏风或熄风止痉药为主组成，具有疏散外风或平熄内风的作用，以治疗风病的方剂，称为治风剂。

治风剂分为疏散外风和平熄内风两类。疏散外风类用于因外邪侵入人体，留于肌表、经络、筋肉、骨节等所致之头痛，恶风，肌肤瘙痒，肢体麻木，筋骨挛痛，关节屈伸不利，或口眼歪斜，甚则角弓反张等症，代表方剂如川芎茶调散、大秦艽汤、消风散等；平熄内风类用于因肝风上扰，热盛动风、阴虚风动及血虚生风等所致之眩晕，震颤，语言塞涩，或猝然昏倒，不省人事，口眼歪斜，半身不遂等症，代表方剂如镇肝熄风汤、羚角钩藤汤、大定风珠等。

川芎茶调散（《太平惠民和剂局方》）

【组成】川芎 120g　荆芥 120g　羌活 60g　白芷 60g　甘草 60g　细辛 30g　防风 45g　薄荷 120g

【功效】疏风止痛。

【主治】外感风邪头痛证。症见偏正头痛或巅顶作痛，目眩，鼻塞，或恶风发热，舌苔薄白，脉浮。

【方解】方中重用川芎，为君药，长于祛风活血止痛，为治诸经头痛之要药。薄荷、荆芥辛散而上行，与川芎配合，加强疏风止痛之力，并能清利头目，两味共为臣药。佐以羌活、白芷疏风止痛，其中羌活善于治太阳经头痛；白芷长于治阳明经头痛。细辛散寒止痛，并长于治少阴经头痛；防风各经皆至，通络一切风邪，共为佐药。炙甘草益气和中，调和诸药为使。服时以清茶调下，其用苦寒，清上降下，既能上清头目，又可制约诸风之过于温燥与升散，使升中有降。

【煎服法】上为细末，每服 6g，食后清茶调下；亦可作汤剂，加清茶适量水煎服。

镇肝熄风汤（《医学衷中参西录》）

【组成】怀牛膝 30g　代赭石 30g　生龙骨 15g　生牡蛎 15g　生龟板 15g　生杭芍 15g　玄参 15g　天门冬 15g　川楝子 6g　生麦芽 6g　茵陈 6g　甘草 15g

【功效】镇肝熄风，滋阴潜阳。

【主治】肝肾阴亏，肝阳上亢证。症见头晕目眩，耳鸣，脑部热痛，面色如醉，心中烦热，或时常噫气，或肢体渐觉不利，口角渐形歪斜；甚或眩晕颠仆，昏不知人，移时始醒；或醒后不能复原，脉长有力者。

【方解】方中重用怀牛膝引血下行，并有补益肝肾之功，是为君药。代赭石重镇降逆；龙骨、牡蛎、龟板滋阴潜阳，镇肝熄风；白芍、玄参、天冬滋阴清热，壮水涵木，共为臣药。佐以茵陈、川楝子、生麦芽三味，配合君药清泄肝阳之有余，条达肝气之郁滞，以利于肝阳的平降镇潜。甘草调和诸药，与生麦芽合用又可和胃调中，防止金石类药物碍胃之弊，为使药。诸药合用，共奏镇肝熄风，滋阴潜阳之功。

【煎服法】水煎服。

第十四节　治 燥 剂

凡以轻宣辛散或甘凉滋润的药物为主组成，具有轻宣燥邪或滋阴润燥作用，用于治疗燥证的方剂，称为治燥剂。

治燥剂分为轻宣外燥和滋润内燥两类。轻宣外燥类用于外感燥邪所致的发热恶寒，口干咽痛，干咳无痰或咳嗽少痰等外燥证，代表方剂如清燥救肺汤、杏苏散等；滋润内燥类用于脏腑精亏液耗所致之干咳无痰，或呕逆而食不下，或消渴，或大便燥结等内燥证，代表方剂如养阴清肺汤、玉液汤等。

使用治燥剂要分清外燥与内燥，外燥宜轻宣，内燥宜滋润；润燥剂多由滋腻之品组成，易于助湿碍气，故脾胃虚弱、素体虚弱者慎用。

杏苏散（《温病条辨》）

【组成】苏叶 9g　半夏 9g　茯苓 9g　甘草 3g　前胡 9g　桔梗 9g　枳壳 9g　生姜 9g　橘皮 9g　大枣 3 枚　杏仁 9g（原方未注用量）

【功效】轻宣凉燥，止咳化痰。

【主治】外感凉燥证。症见恶寒无汗，头微痛，咳嗽痰稀，鼻塞咽干，苔白，脉弦。

【方解】方中苏叶辛温不燥，发汗解表；杏仁止咳化痰，共为君药。前胡疏风解表，下气化痰止咳；桔梗升宣肺气，祛痰止咳；枳壳宽胸行气，三药合用，有宣有降，可使气顺津布，有助于肺气宣肃功能恢复，共为臣药。橘皮、半夏行气燥湿化痰，茯苓渗湿健脾以杜绝生痰之源；生姜、大枣调和营卫，共为佐药。甘草调和药性为使药。诸药合用，共奏轻宣凉燥，止咳化痰之功。

【煎服法】水煎服。

清燥救肺汤（《医门法律》）

【组成】冬桑叶 9g　石膏 8g　人参 2g　甘草 3g　胡麻仁 3g　阿胶 3g　麦门冬 4g　杏仁 2g　枇杷叶 3g

【功效】清燥润肺。

【主治】温燥伤肺证。症见头痛身热，干咳无痰，气逆而喘，咽喉干燥，口渴，鼻燥，胸膈满闷，心烦，舌干无苔，脉虚大而数。

【方解】方中重用桑叶质轻性寒，清透肺中燥热之邪，为君药。以石膏、麦冬为臣，前者清肺经之热，后者润肺金之燥。甘草、人参益气；麻仁、阿胶养阴润肺；杏仁、枇杷叶降泄肺气，共为佐药。甘草兼能调和诸药，以为使。诸药合用，共奏清燥润肺之功。

【煎服法】水煎服。

第十五节 祛 湿 剂

凡以祛湿药物为主组成，具有化湿行水、通淋泄浊作用，以治疗水湿为病的方剂，称为祛湿剂。

祛湿剂分为化湿和胃、清热祛湿、利水渗湿、温化水湿、祛湿化浊五类，代表方剂如平胃散、藿香正气散、茵陈蒿汤、八正散、五苓散、真武汤、独活寄生汤等。祛湿剂用于治疗因居处潮湿，阴雨湿蒸，冒雾涉水，汗出沾衣等导致的外湿病症，症见恶寒发热，头胀身重，肢节烦疼，或面目浮肿等；或因恣啖生冷，过饮酒酪，肥甘失节，则湿从中生的内湿病症，症见胸脘痞闷，呕恶泄利，黄疸淋浊，足跗浮肿等。

祛湿剂多由芳香温燥或渗利之品组成，易于耗伤阴津，故对素体阴虚津亏，病后体弱，以及孕妇等，均应慎用。

藿香正气散（《太平惠民和剂局方》）

【组成】藿香 90g　大腹皮 30g　白芷 30g　紫苏 30g　茯苓 30g　半夏曲 60g　白术 60g　陈皮 60g　厚朴 60g　苦桔梗 60g　甘草 75g

【功效】解表化湿，理气和中。

【主治】外感风寒，内伤湿滞证。症见恶寒发热，头痛，胸膈满闷，脘腹疼痛，恶心呕吐，肠鸣泄泻，舌苔白腻，脉浮或濡缓。

【方解】方中以藿香用量偏重，取其辛温气香，既可外散风寒，又可芳香化湿，而且可以理气和中，升清降浊为君药。配以紫苏，白芷辛香性温，助藿香外散风寒，兼可芳香化湿；半夏曲，陈皮燥湿和胃，降逆止呕；白术、茯苓健脾利湿，和中止泻；厚朴、大腹皮行气化湿，调畅气机；桔梗宣肺利气，宣肺可助解表，利气又可化湿；生姜、大枣、甘草调药和中。生姜、大枣，调和脾胃。诸药合用，共奏解表化湿，理气和中之功。

【煎服法】共为细末，每次 6g，生姜三片、大枣一枚煎汤送服，一日 2～3 次；或作汤剂，水煎服。

茵陈蒿汤（《伤寒论》）

【组成】茵陈 30g　栀子 15g　大黄 10g

【功效】清热，利湿，退黄。

【主治】湿热黄疸证。症见一身面目俱黄，黄色鲜明如橘皮色，口渴，腹微满，小便短赤，舌苔黄腻，脉象滑数。

【方解】本方证由湿热内蕴，熏蒸肝胆，胆汁外溢所致。方中茵陈长于清热利湿，利胆退黄，是治疗黄疸的要药，故重用为君；臣以栀子清热利湿，通利三焦，引湿热随小便下利。佐以大黄通便泻热，使湿热瘀毒随大便降泄。诸药合用，共奏清热，利湿，退黄之功。

【煎服法】水煎服。

八正散(《太平惠民和剂局方》)

【组成】车前子 50g　瞿麦 50g　扁蓄 50g　滑石 50g　山栀子仁 50g　甘草 50g　木通 50g　大黄 50g

【功效】清热泻火，利水通淋。

【主治】湿热淋证。症见尿频、尿急、溺时涩痛、灼热，或尿色深赤，淋沥不畅，甚则癃闭不通，小腹急满，口燥咽干，舌苔黄腻，脉滑数。

【方解】方中以滑石清热利湿而善能滑利尿道，以木通清热利水而最能通窍利尿，以车前子、扁蓄、瞿麦清热利水通淋，栀子清泄三焦湿热，大黄泄热，降火使湿热下泄，灯心草导热下行，甘草调和诸药而又止茎中作痛。诸药合用，共奏清热泻火，利水通淋之功。

【煎服法】上为细末，每次 6g，入灯芯草适量，水煎去渣温服，或作汤剂，水煎服，用量按原方比例酌情增减。

真武汤(《伤寒论》)

【组成】茯苓 9g　芍药 9g　白术 6g　生姜 9g　附子 9g

【功效】温阳利水。

【主治】①脾肾阳虚，水气内停证。症见小便不利，四肢沉重疼痛，腹痛下利，或肢体浮肿，苔白不渴，脉沉迟。②太阳病发汗太过，阳虚水泛证。症见汗出不解，其人仍发热，心下悸，头眩，身瞤动，振振欲擗地。

【方解】方中以大辛大热之附子为君，温肾助阳，以化气行水，兼暖脾土，以温运水湿。臣以茯苓、白术健脾利湿，淡渗利水，使水湿从小便而出。佐以生姜之辛温，既助附子以温阳祛寒，又伍茯苓、白术以行水气。又佐以白芍者，一药而有三用，一者利小便以行水气，二者柔肝以止腹痛，三者敛阴舒筋以止筋惕肉瞤。诸药合用，共奏温阳利水之功。

【煎服法】水煎服。

第十六节　祛痰剂

凡以祛痰药为主组成，具有消除痰饮作用，以治疗各种痰证的方剂，称为祛痰剂。

祛痰剂分为燥湿化痰、清热化痰、润燥化痰、温化寒痰和治风化痰五类，代表方剂如二陈汤、清气化痰丸、贝母瓜蒌散、苓甘五味姜辛汤、半夏白术天麻汤等。用于治疗痰证，症见咳嗽喘促，眩晕呕吐，癫狂惊痫，以及痰核瘰疬等。

二陈汤(《太平惠民和剂局方》)

【组成】半夏 15g　橘红 15g　茯苓 6g　甘草 5g

【功效】燥湿化痰，理气和中。

【主治】湿痰证。症见咳嗽痰多，色白易咯，胸膈痞闷，恶心呕吐，肢体困倦，或头眩心悸，舌苔白腻，脉滑。

【方解】方中半夏辛温性燥，善能燥湿化痰，且可降逆止呕，为君药。橘红为臣，既能燥湿助半夏化痰，又能理气，使气顺痰消。佐以茯苓健脾渗湿，以治生痰之源。甘草调和诸药，生姜和中止呕，乌梅收敛肺气，共为使药。诸药合用，共奏燥湿化痰，理气和中之功。

【煎服法】生姜 7 片，乌梅 1 个，水煎服。

半夏白术天麻汤（《医学心悟》）

【组成】半夏 9g　白术 15g　天麻 6g　茯苓 6g　橘红 6g　甘草 3g

【功效】燥湿化痰，平肝熄风。

【主治】风痰上扰证。症见眩晕头痛，胸闷呕恶，舌苔白腻，脉弦滑等。

【方解】方中以半夏、天麻为君，半夏善于燥湿化痰，降逆止呕；天麻长于平肝熄风，而止头眩。两药相合，一以祛痰，一以熄风，为治风痰眩晕头痛之要药。臣以白术健脾燥湿。佐以茯苓健脾渗湿，与白术相伍，尤能治生痰之本；橘红理气化痰，以使气顺则痰消。使以甘草调和诸药，煎加生姜、大枣以调和脾胃，共为使药。诸药合用，共奏燥湿化痰，平肝熄风之功。

【煎服法】生姜 1 片，大枣 2 枚，水煎服。

第十七节　消　食　剂

凡以消食药为主组成，具有消食健脾，消痞化积作用，以治疗食积停滞的方剂，称为消食剂。

消食剂分为消食化滞与健脾消食两类。消食化滞类用于食积内停证，症见胸脘痞闷，嗳腐吞酸，恶心呕逆，腹痛泄泻之证，代表方剂如保和丸、枳实导滞丸等；健脾消食类用于脾胃虚弱兼食积内停之证，症见脘腹痞满，不思饮食，面黄体瘦，倦怠无力等，代表方剂如健脾丸等。

使用消食剂应辨清虚实，纯虚无实者禁用；虽较泻下剂缓和，但消食剂仍属克伐之剂，不宜长期使用。

保和丸（《丹溪心法》）

【组成】山楂 180g　神曲 60g　半夏 90g　茯苓 90g　陈皮 60g　连翘 60g　莱菔子 60g

【功效】消食和胃。

【主治】食滞胃脘证。症见脘腹痞满胀痛，嗳腐吞酸，厌食呕吐，或大便泄泻，舌苔厚腻，脉滑。

【方解】方中重用山楂，能消一切饮食积滞，尤善消肉食油腻之积，为君药。神曲消食健脾，善化酒食陈腐之积；莱菔子下气消食，长于消面谷之积，并为臣药。半夏、陈皮行气化滞，和胃止呕；茯苓渗湿健脾，和中止泻；连翘清热而散结共为佐药。诸药合用，共奏消食和胃之功。

【煎服法】丸剂，每服 6 ~ 9 g，温开或麦芽汤水送下；或作汤剂，用量按原方比例酌定。

第十八节　驱　虫　剂

凡以驱虫药为主组成，具有驱虫或杀虫等作用，治疗人体寄生虫病的方剂，统称为驱虫剂。

人体寄生虫病种类很多，本类方剂是以驱除消化道寄生虫为主。代表方剂如乌梅丸、驱绦汤等。

服用驱虫剂应忌食油腻，并以空腹为宜。组成驱虫剂药物多为有毒或攻伐之品，对年老体弱者、孕妇等应慎用或禁用。

乌梅丸(《伤寒论》)

【组成】乌梅 30g 细辛 3g 蜀椒 6g 黄柏 6g 黄连 6g 干姜 9g 当归 6g 附子(炮)6g 桂枝 6g 人参 6g (此为汤剂量。丸药可加 5 倍量)

【功效】温脏安蛔。

【主治】蛔厥证。症见腹痛时作,烦闷呕吐,常自吐蛔,手足厥冷。亦治久痢,久泻。

【方解】蛔得酸则安,得辛则伏,得苦则下。方中重用味酸之乌梅,安蛔止痛,为君药。蜀椒、细辛味辛性温,温脏祛寒而伏蛔;黄连、黄柏味苦性寒,下蛔而清胃热,共为臣药。附子、桂枝、干姜味辛性热,温脏祛寒;人参、当归补气养血,扶助正气,共为佐药。蜂蜜和中为使药。综观全方,酸、苦、辛并用,清上温下,共奏温脏安蛔之功。

【煎服法】乌梅用 50% 醋浸一宿,去核打烂,和余药打匀,烘干后研末,加蜜制丸,每服 6g,一日 3 次,空腹温开水送下。

第十九节 涌 吐 剂

凡以涌吐药为主组成,具有涌吐痰涎、宿食、毒物等作用,以治疗痰厥、食积、误食毒物的方剂,统称为涌吐剂。

涌吐剂作用迅猛,易伤胃气,应中病即止,年老体弱、孕妇、产后均宜慎用。若服后呕吐不止者,可服用姜汁少许,或服用冷粥、冷开水以止之。如吐仍不止,则应根据所服吐药的不同而进行急救。服瓜蒂散所致者,可服麝香 0.03～0.06g,或丁香末 0.3～0.6g 解之。若吐后气逆不止者,宜予和胃降逆以止之。如药后不吐者,则应助其涌吐,常以翎毛或手指探喉,亦可多饮开水,以助其吐。得吐后,须令患者避风,以防吐后体弱而患外感。同时应注意调理脾胃,食以稀粥自养,不可进服油腻及不易消化之物,以免重伤胃气。

瓜蒂散(《伤寒论》)

【组成】瓜蒂(熬黄) 赤小豆等分

【功效】涌吐痰涎宿食。

【主治】痰涎宿食,壅滞胸脘。症见痞硬,懊恼不安,气上冲咽喉不得息,寸脉微浮者。

【方解】方中瓜蒂味苦,善吐痰涎宿食,为君药。赤小豆味酸平,能祛湿除烦满,为臣药。二药相伍,酸苦涌泄,相须相益,增强催吐之力。佐以豆豉安中护胃煎汤调服,宣解胸中之邪气,轻清宣泄。与赤小豆配伍,可和胃气而吐不伤正。三药合用,涌吐痰涎宿食,宣越胸中邪气,使涌滞之痰食邪气,一并吐出而解,诸症蠲除。瓜蒂苦寒有毒,易伤气败胃,非形气俱实者慎用。若宿食已离胃入肠、痰涎不在胸膈者禁用。

【煎服法】二味分别捣筛为散,合之,每次 2g,用豆豉 8g 煎汤送服。不吐者,以净翎毛探喉取吐。

练 习 题

【A₁型题】

1. 方剂组成原则是

　　A. 辨证论治　　　　　　B. 理法方药　　　　　　C. 治疗八法

　　D. 君臣佐使　　　　　　E. 病因病机

2．判定方中君药的重要依据是

　　A．珍稀或贵重药物　　　　B．针对方证主要病机的药物　　C．用量最大的药物

　　D．兼有多种功效的药物　　E．无毒副作用的药物

3．慢性疾病的治疗宜选用

　　A．散剂　　　　　　　　　B．硬膏剂　　　　　　　　　　C．汤剂

　　D．针剂　　　　　　　　　E．丸剂

4．下列各项中哪项不是汤剂的特点

　　A．吸收快　　　　　　　　B．发挥疗效快速　　　　　　　C．携带方便

　　D．便于随证加减　　　　　E．适用于病证较重或病情不稳定的患者

5．麻黄汤的组成中不包括

　　A．麻黄　　　　　　　　　B．桂枝　　　　　　　　　　　C．杏仁

　　D．紫苏　　　　　　　　　E．甘草

6．和解少阳的代表方剂是

　　A．小柴胡汤　　　　　　　B．大柴胡汤　　　　　　　　　C．当归四逆散

　　D．参苓白术散　　　　　　E．半夏泻心汤

7．当归补血汤中使用黄芪的意义是

　　A．补气升阳　　　　　　　B．益气固表　　　　　　　　　C．补气生血

　　D．补中益气　　　　　　　E．固表止汗

8．患者脘腹胀满，厌食，嗳腐吞酸，大便完谷不化，苔厚腻，脉滑，宜用

　　A．四君子汤　　　　　　　B．小柴胡汤　　　　　　　　　C．保和丸

　　D．大承气汤　　　　　　　E．枳实导滞丸

【B₁型题】

　　A．补中益气汤　　　　　　B．银翘散　　　　　　　　　　C．小柴胡汤

　　D．保和丸　　　　　　　　E．理中丸

9．属辛凉解表剂的方剂是

10．属消食剂的方剂是

11．属温里剂的方剂是

　　A．桂枝汤　　　　　　　　B．四君子汤　　　　　　　　　C．四物汤

　　D．参苓白术散　　　　　　E．补中益气汤

12．主治脾虚湿停证的方剂是

13．主治气虚下陷证的方剂是

（黄庶亮）

第五篇　针　灸　学

第一章

经络学说

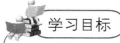
1. 了解经络的概念、组成。
2. 掌握十二经脉名称、走向规律及流注次序，奇经八脉的有关知识及经络的功能与作用。

　　针灸是以中医理论为指导，运用针刺和艾灸及其他作用于腧穴，防治疾病的一种治疗方法。针灸是由针刺和艾灸两种方法组成，在临床上常结合应用，故统称针灸。其内容包括经络、腧穴、刺灸方法及临床治疗等部分。

　　经络学说，是研究人体经络系统的概念、组成、循行分布、生理功能、病理变化及其与

知识链接

经络是否真的存在？

　　经络是否存在是一个很长时间以来争论不休的问题。经络学说自古以来一直是中医理论体系的重要组成部分，但遗憾的是，直到今天，借助于高度发达的现代技术装备，在微观层次上对人体结构组成的观察和分析已经深入到细胞乃至分子甚至基因的水平，却始终没有发现支持经络存在的物质基础，这对于坚信经络学说的中医界来说是个颇为尴尬的事实。到目前为止，支持经络存在的依据仍然只是"感觉"，尽管这个"感觉"是延续了数千年、被数以亿计的人群所真实感受并且确实有许多成功的中医诊疗实践所支持。中国近年来投入了大量资金和人力，在人的"感觉"之外又发现了更多经络"存在"的证据。比如：经脉线上具有低电阻、较高的声振动特性、较好的声光传导等物理现象，但是这些与人的感觉虽然形式不同但基本上是处于同一个认知层次上的旁证，仍然不能回答经络本身究竟是什么以及是以什么形式存在。这个谜底只能等待未来高度发达的科学技术去进一步证明了。

脏腑形体官窍、气血精神之间相互联系的基础理论，是中医学理论体系的重要组成部分。

经络学说贯穿于人体生理、病理及疾病的诊断和治疗各个方面，与阴阳五行、藏象、精气血津液等理论相辅相成，成为中医学基础理论中的重要组成部分。它深刻地阐释了人体的生理活动和病理变化，对临床各科，尤其是针灸、推拿、气功等，都起到极其有效的指导作用。

第一节　经络概述

一、经络的概念

经络是由经脉和络脉及连属部分所组成，是运行全身气血，联络脏腑肢节，将五脏六腑、四肢百骸、五官九窍、皮肉筋脉等组织器官联结成一个有机的整体，是人体组织结构的重要组成部分。

经，有路径的意思；络，有网络的意思。经脉是主干，络脉是分支。经脉大多循行于深部，行于分肉之间；络脉循行于较浅的部位，有的络脉还显现于体表。经脉以纵行为主，有一定的循行路径，而络脉则纵横交错，网络全身。经脉和络脉是构成经络系统的主体部分，担负着运行气血，联络沟通等作用，把人体所有的脏腑、器官、孔窍以及皮肉筋骨等组织联结成一个统一的有机整体。

二、经络的组成

经络系统由十二经脉、奇经八脉、十二经别、别络、孙络、浮络及经络所连属的经筋、皮部等共同组成（表5-1-1）。

（一）十二经脉

1. 正经　正经有十二，即手三阴经、足三阴经、手三阳经、足三阳经，共四组，每组三条经脉，合称十二经脉。

2. 十二经别　十二经别是十二经脉别出的正经，它们分别起于四肢，循行于体内，联系脏腑，上出颈项浅部。阳经的经别从本经别出而循行体内，上达头面后，仍回到本经；阴经的经别从本经别出而循行体内，上达头面后，与相为表里的阳经相合。为此，十二经别不但可以加强十二经脉中相为表里的两经之间的联系，而且因其联系了某些正经未循行到的器官与形体部位，从而补充了正经之不足。

3. 十二经筋　十二经筋是十二经脉之气"结、聚、散、络"于筋肉、关节的体系，是十二经脉的附属部分，是十二经脉循行部位上分布于筋肉系统的总称，它有连缀百骸，维络周身，主司关节运动的作用。

4. 十二皮部　十二皮部是十二经脉在体表一定部位上的反应区。全身的皮肤是十二经脉的功能活动反映于体表的部位，所以把全身皮肤分为十二个部分，分属于十二经，称为"十二皮部"。

（二）奇经八脉

即督脉、任脉、冲脉、带脉、阴跷脉、阳跷脉、阴维脉、阳维脉，合称奇经八脉。奇经八脉有统率、联络和调节全身气血盛衰的作用。

（三）络脉

络脉有别络、孙络、浮络之分。

表 5-1-1 经络系统简表

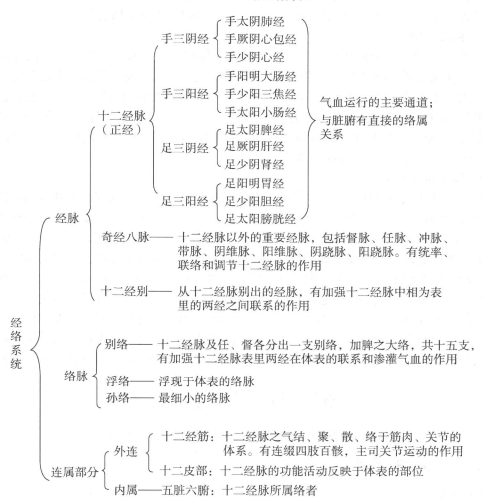

十五别络：别络有本经别走邻经之意，共有十五支，包括十二经脉在四肢各分出的络，躯干部的任脉络、督脉络及脾之大络。十五别络的功能是加强表里阴阳两经的联系与调节作用。

孙络：孙络是络脉中最细小的分支。

浮络：浮络是浮行于浅表部位而常浮现的络脉。

三、经络的生理功能

（一）沟通上下表里，联系全身各部

人体是由五脏六腑、四肢百骸、五官九窍、皮肉筋骨等组成的，它们虽各有不同的生理功能，但又共同进行着有机的整体活动，使机体内外、上下保持协调统一，构成一个有机的整体。这种有机配合、相互联系，主要是依靠经络的沟通、联络而实现的。

（二）运行气血，濡养全身

人体的各个脏腑组织器官均需要气血的温养濡润，以发挥其正常作用。气血是人体生命活动的物质基础，必须依赖经络的传注，才能输布周身，以温养濡润全身各脏腑组织器官，

维持机体的正常功能，如营气之和调于五脏，洒陈于六腑，为五脏藏精、六腑传化的功能活动提供了物质条件。所以说经脉具有运行气血，调节阴阳和濡养全身的作用。

（三）感应传导

人的生命活动是一个极其复杂的过程，机体中每时每刻都有许多生命信息的发出、交换和传递。这就必须依赖经络系统的感应传导作用，进行生命信息的传递，沟通各部分之间的联系。当人体的某一部位受到刺激时，这个刺激就可沿着经脉传入体内有关脏腑，使其发生相应的生理或病理变化。而这些变化，又可通过经络反应于体表。针刺中的"得气""行气"，就是经络感应、传导功能的具体体现。内脏功能活动或病理变化的信息，亦可由经络系统传达于体表，反映出不同的症状和体征。

（四）调节机体平衡

经络在正常情况下能运行气血和协调阴阳，在疾病情况下，出现气血不和及阴阳偏胜偏衰时，即可运用针灸等治法以激发经络的调节作用，以泻其有余，补其不足，调节机体，维持平衡。实验证明，针刺有关经脉穴位，可以对脏腑功能产生调整作用，而且在病理情况下尤为明显。如针刺足阳明胃经的足三里穴，可调节胃的蠕动与分泌功能。当胃的功能低下时给予轻刺激，可使胃的收缩加强，胃液浓度增加；当胃处于亢奋状态时给予重刺激，则可引起抑制性效应。又如针刺手厥阴心包经的内关穴，既可使心动加速，在某些情况下，又可抑制心动，故该穴在临床上既可治心动过缓，又可治心动过速。可见，经络的调节作用可表现出"适应原样效应"，即原来亢奋的，可通过它的调节使之抑制；原来抑制的，又可通过它的调节而使之兴奋。这是一种良性的双向调节作用，在针灸、推拿等疗法中具有重要意义。

第二节　十二经脉

十二经脉指十二脏腑所属的经脉，是经络系统的主体，故又称为"十二正经"。

一、十二经脉的名称

（一）命名原则

1. 内为阴，外为阳　分布于肢体内侧面的经脉为阴经，分布于肢体外侧面的经脉为阳经。其中肢体内侧面的前、中、后缘，分别称为太阴、厥阴、少阴；肢体外侧面的前、中、后缘，分别称为阳明、少阳、太阳。

2. 脏为阴，腑为阳　内脏"藏精气而不泻"者为脏，为阴，"传化物而不藏"者称腑，为阳。每一阴经分别隶属于一脏，每一阳经分别隶属于一腑，各经都以脏腑命名。

3. 上为手，下为足　分布于上肢的经脉，称其为手经；分布于下肢的经脉，称其为足经。

（二）具体名称

1. 十二经脉根据各经所联系的脏腑的阴阳属性以及在肢体循行部位的不同，可具体分为手三阴经、手三阳经、足三阴经、足三阳经四组。

2. 十二经脉的名称是：手太阴肺经、手厥阴心包经、手少阴心经、手阳明大肠经、手少阳三焦经、手太阳小肠经、足太阴脾经、足厥阴肝经、足少阴肾经、足阳明胃经、足少阳胆经、足太阳膀胱经。

二、十二经脉的循行规律

（一）十二经脉的走向规律

1．手三阴经循行的起点是从胸部始，经上肢内侧走向手指端。

2．手三阳经从手指端循上肢外侧而上行于头面部。

3．足三阳经，从头面部下行，经躯干和下肢外侧而止于足趾间。

4．足三阴经脉，从足趾间上行于下肢内侧而止于胸腹部。

"手之三阴，从胸走手；手之三阳，从手走头；足之三阳，从头走足；足之三阴，从足走腹。"这是对十二经脉走向规律的高度概括（图 5-1-1）。

（二）十二经脉的交接规律

1．相表里的阴经与阳经在四肢末端交接。

2．同名的阳经与阳经在头面相交接。

3．阴经与阴经在胸腹相交接。

走向与交接规律之间亦有密切联系，两者结合起来，则是：手三阴经，从胸走手，交手三阳经；手三阳经，从手走头，交足三阳经；足三阳经，从头走足，交足三阴经；足三阴经，从足走腹（胸），交手三阴经。这样，就构成一个"阴阳相贯，如环无端"的循行路径，这就是十二经脉的走向和交接规律。

（三）十二经脉的分布规律

十二经脉在体表的分布是有一定规律的。具体从以下三方面叙述：

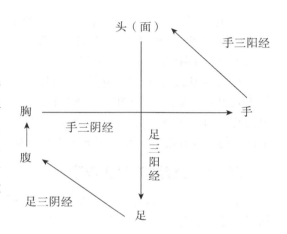

图 5-1-1 十二经脉走向交接规律示意图

1．头面部 手三阳经止于头面，足三阳经起于头面，手三阳经与足三阳经在头面部交接，其中手足阳明经分布于面额部；手太阳经分布于面颊部；手足少阳经分布于耳颞部；足太阳经分布于头顶、枕项部。另外，足厥阴经也循行至顶部。分布规律为：阳明在前，少阳在侧，太阳在后。

2．躯干部 足三阴与足阳明经分布在胸、腹部（前），手三阳与足太阳经分布在肩胛、背、腰部（后），手三阴、足少阳与足厥阴经分布在腋、胁、腹部（侧）。

3．四肢部 阴经分布在内侧面，阳经分布在外侧面，内侧分三阴，外侧分三阳。上肢内侧为太阴在前，厥阴在中，少阴在后；上肢外侧为阳明在前，少阳在中，太阳在后；下肢内侧，内踝尖上 8 寸以下为厥阴在前，太阴在中，少阴在后；内踝尖上 8 寸以上则太阴在前，厥阴在中，少阴在后；下肢外侧为阳明在前，少阳在中，太阳在后（表 5-1-2）。

表 5-1-2 十二经脉名称分类及在四肢分布规律表

	阴经（属脏）	阳经（属腑）	循行部位（阴经行内侧、阳经行外侧）	
	太阴肺经	阳明大肠经	上肢	前缘
手	厥阴心包经	少阳三焦经		中线
	少阴心经	太阳小肠经		后缘

续表

	阴经（属脏）	阳经（属腑）	循行部位（阴经行内侧、阳经行外侧）	
足	太阴脾经*	阳明胃经	下肢	前缘
	厥阴肝经*	少阳胆经		中线
	少阴肾经	太阳膀胱经		后缘

*在小腿下半部和足背部，肝经在前缘，脾经在中线。在内踝尖上 8 寸处交叉后，脾经在前缘，肝经在中线。

三、十二经脉的表里关系

手足三阴、三阳十二经脉，通过经别和别络相互沟通，组成六对表里相合关系：足太阳与少阴为表里，少阳与厥阴为表里，阳明与太阴为表里，手太阳与少阴为表里，手少阳与厥阴为表里，手阳明与太阴为表里。

相为表里的两经，分别循行于四肢内外侧的相对位置，并在四肢末端交接；又分别络属于相为表里的脏腑，从而构成了脏腑阴阳表里相合关系。十二经脉的表里关系，不仅由于相互表里的两经的衔接而加强了联系，而且由于相互络属于同一脏腑，因而使互为表里的一脏一腑在生理功能上互相配合，在病理上可相互影响。在治疗上，相互表里的两经的腧穴经常交叉。

四、十二经脉的流注次序

十二经脉是气血运行的主要通道，它们首尾相贯、依次衔接，因而脉中气血的运行也是循经脉依次传输的。由于全身气血皆由脾胃运化的水谷之精化生，故十二经脉气血的流注从起于中焦的手太阴肺经开始，依次传至足厥阴肝经，然后再传手太阴肺经，首尾相贯，如环无端。其流注次序如图 5-1-2：

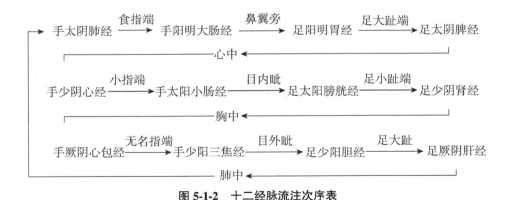

图 5-1-2 十二经脉流注次序表

第三节　奇经八脉

奇经八脉是任脉、督脉、冲脉、带脉、阴维脉、阳维脉、阴跷脉、阳跷脉八条经脉的总称。由于它们的分布不像十二经脉那样规则，与脏腑没有直接的相互络属，相互之间也没有表里关系，与十二正经不同，故称奇经。

打通任督二脉

在武侠小说中，打通任督二脉就意味着脱胎换骨，武功突飞猛进，实际上并没有那么神秘。就正常人而言，任督两脉本来就是相通的，何须打通？其实道家所谓打通任督二脉是指督脉由会阴起经背脊而达头顶百会，再由身前任脉而下丹田，这种说法正好与中医学说中经脉循行途径相反，这种后升前降的机制，称为升阳火而降阴符，即为打通任督二脉。

八脉中，任脉行于人体前正中线；督脉行于人体后正中线；冲脉行腹部、下肢及脊柱前；带脉横行腰部；阴维脉行于下肢内侧、腹部和颈部；阳维脉行于下肢外侧、肩和头项；阴跷脉行于下肢内侧、腹胸及头目；阳跷脉行于下肢外侧、腹部、胸后及肩、头部。其中除带脉外，多自下而上行，上肢没有奇经的分布，对内与脏腑没有直接的属络关系，但与脑、女子胞等联系较为密切。此外，八脉之间不存在表里关系，每一条脉的循行不像十二正经那样存在必然的左右对称关系。其中，任脉、督脉、带脉都只有一条而单行。

奇经八脉纵横交叉于十二经脉之间，具有加强经脉之间的联系、调节正经气血的作用。奇经八脉的功能主要表现于以下几方面：

1. 密切十二经脉的联系　奇经八脉在循行分布过程中，不但与十二经脉交叉相接，加强十二经脉间的联系，补充十二经脉在循行分布上的不足，而且对十二经脉的联系还起到分类组合的作用。如督脉与手足六阳经交会于大椎穴而称"阳脉之海"；任脉与足三阴经交会于关元穴，而足三阴又接手三阴经，故任脉因联系手足六阴经而称"阴脉之海"；冲脉通行上下前后，渗灌三阴三阳，有"十二经脉之海"之称；带脉约束纵行诸经，沟通腰腹部的经脉；阳维脉维络诸阳，联络所有阳经而与督脉相合，阴维脉维络诸阴，联络所有阴经而与任脉相会；阳跷脉与阴跷脉左右成对，有"分主一身左右阴阳"之说。

2. 调节十二经脉气血　奇经八脉虽然除任、督外不参与十四经气血循环，但具有涵蓄和调节十二经气血的功能。当十二经脉气血满溢时，就会流入奇经八脉，蓄以备用；当十二经脉气血不足时，奇经中所涵蓄的气血则溢出给予补充，以保持十二经脉气血的相对恒定状态，有利于维持机体生理功能的需要。

3. 与某些脏腑关系密切　奇经八脉虽然不似十二经脉那样与脏腑有直接的属络关系，但它在循行分布过程中与脑、髓、女子胞以及肾等有较为密切的联系。如督脉的"入颅络脑""行脊中"以及"属肾"；任、督、冲三脉，同起于胞中，相互交通等。

第四节　经别、别络、经筋、皮部

一、经别

经别是别行的正经。十二经别是从十二正经别出，循行于胸腹及头部的重要支脉。十二经别加强了十二经脉中相为表里两经在体内的联系，加强了脏腑之间的联系，使十二经脉与人体各部分的联系更加紧密，扩大了十二经脉腧穴的主治范围。

二、别络

别络是络脉中较大者。十二经脉和任督二脉各别出一络，加上脾的一条大络，共计十五条，称"十五别络"。十二正经的别络，加强了互为表里两经之间在体表的联系；在所有别络的参与下，加强了人的前后、侧面等的联系，使人成为一个密切关联的整体；统率所有络脉，形成密布的网络，以渗灌气血，濡养全身组织。

三、经筋

经筋是十二经脉连属于经筋（肌腱、韧带）、肌肉和关节的体系，是十二经脉与外周联系的部分。十二经筋能约束骨骼，有利于关节屈伸运动。

四、皮部

皮部是十二经脉功能反映于体表的部位，也是该正经及所属络脉之气散布的区域。皮部的功能同于皮肤。具有保护机体，抵御外邪的功能。皮部可用于诊断，并且是实施治疗的部位所在。

第五节　经络学说在中医学中的应用

一、说明病理变化

在正常生理情况下，经络有运行气血，感应传导的作用。而在发生病变时，经络就成为传递病邪和反映病变的途径。

由于经络内属于脏腑，外布于肌表，因此当体表受到病邪侵袭时，可通过经络由表入里，由浅及深，逐次向里传变甚至波及本脏及其相表里的脏腑。

由于内在脏腑与外在形体、官窍之间，通过经络密切相连，故脏腑病变可通过经络的传导反映于外。临床上可用经络学说阐释五脏六腑病变所出现的体表特定部位或相应官窍的症状和体征，并可用"以表知里"的思维方法诊察疾病。

脏腑病变的相互传变，亦可用经络理论来解释。由于脏腑之间有经脉相互联系，所以某一脏腑的病变可以通过经络影响到另一脏腑。

二、指导疾病的诊断

由于经络有一定的循行路线和脏腑络属，它可以反映所属脏腑的病证，因而在临床上，就可以根据疾病所出现的症状，结合经络循行的路线及所联系的脏腑，作为辨证归经的依据。此外，某些疾病的过程中常发现在经络循行路线上，或在经气聚集的某些穴位上，有明显的压痛、结节、条索状等反应物和皮肤形态变化、皮肤温度、电阻改变等，也有助于对疾病的诊断。如肠痈患者，有时在足阳明胃经的上巨虚穴出现压痛；真心痛发生时往往在胸前左乳下有疼痛，甚至痛连左手臂及小指；脾胃病变时脾俞穴往往有异常变化。临床上采用循经诊察的方法检查有关经络、腧穴的变化，可作为临床诊断的依据。

三、指导临床治疗

针灸治病是通过针刺和艾灸等刺激体表经络腧穴，以疏通经气，调节人体脏腑气血功能，从而达到治疗疾病的目的。腧穴的选取、针灸方法的选用是针灸治疗的两大关键，均依靠经络学说的指导。针灸临床通常根据经脉循行和主治特点进行循经取穴，如《四总穴歌》所载："肚腹三里留，腰背委中求，头项寻列缺，面口合谷收"。就是循经取穴的具体体现。由于经络、脏腑与皮部有密切联系，故经络、脏腑的疾患可以用皮肤针叩刺皮部或皮内埋针进行治疗，如胃脘痛可用皮肤针叩刺中脘、胃俞穴，也可在该穴皮内埋针；经络瘀滞、气血痹阻，可以刺其络脉出血进行治疗，如目赤肿痛刺太阳穴出血，软组织挫伤在其损伤局部刺络拔罐等；经筋疾患，多因疾病在筋膜肌肉，表现为拘挛、强直、弛缓，可以"以痛为输"取其局部痛点或穴位进行针灸治疗。

知识链接

腧穴的命名

历代医家以腧穴所居部位和作用为基础，结合自然界现象和医学理论等，采用取类比象的方法对腧穴命名。1. 根据所在部位命名，如腕旁的腕骨，乳下的乳根，面部颧骨下的颧髎等；2. 根据治疗作用命名，如治目疾的睛明、光明，治水肿的水分、水道，治面瘫的牵正；3. 利用天体地貌命名，如日月、商丘、太溪、合谷、水沟等；4. 参照动植物命名，如伏兔、鱼际、犊鼻、鹤顶等；5. 借助建筑物命名，如天井、印堂、屋翳、膺窗、库房、地仓等；6. 结合中医学理论命名，如阴陵泉、三阴交、气海、血海等。

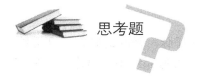 思考题

1. 为什么手厥阴心包经的内关穴在临床上既可以治心动过缓，又可以治心动过速？
2. 外邪侵袭肌表，初见发热恶寒、头身疼痛等，如表邪不解，久之则内传于肺，出现咳嗽、胸闷、胸痛等症状，不久又会出现腹痛、腹泻或大便燥结等大肠病变。这是为什么呢？

（王 健）

腧 穴

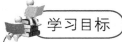 学习目标

1. 了解腧穴的概念、名称及特定穴的意义。
2. 熟悉腧穴的分类、腧穴主治作用。
3. 掌握腧穴的定位与取穴方法。

腧穴是人体脏腑经络之气输注于体表的特殊部位。腧，本写作"输"，有转输、输注的含义；穴，即孔隙的意思。

人体的腧穴既是疾病的反应点，又是针灸的施术部位。腧穴与经络、脏腑、气血密切相关。经穴均分别归属于各经脉，经脉又隶属于一定的脏腑，故腧穴与经脉和脏腑之间形成了不可分割的联系。

第一节　腧穴的分类

人体的腧穴大体上可归纳为十四经穴、奇穴、阿是穴三类。

一、十四经穴

十四经穴是指具有固定的名称和位置，且归属于十二经和任脉、督脉的腧穴。这类腧穴具有主治本经和所属脏腑病证的共同作用，因此，归纳于十四经脉系统中，简称"十四经穴"。十四经穴共有361个，是腧穴的主要部分。

知识链接

阿是穴的由来

在唐朝，有位猎人请"药王"孙思邈治疗腰腿痛。孙思邈在猎人疼痛的腿上按压、寻找，突然猎人皱着眉头喊："阿，阿"。"这里最痛吗？"孙思邈问道。"是，是。"猎人回答。孙思邈胸有成竹地拿起一根银针，迅速地往猎人腿上的痛点刺了进去。起针后，猎人完全康复。孙思邈高兴地说："就叫它阿是穴吧。"从此，阿是穴的名字就一直沿用下来。

二、奇穴

奇穴是指既有一定的名称，又有明确的位置，但尚未归入十四经系统的腧穴。这类腧穴的主治范围比较单纯，多数对某些病证有特殊疗效，因而未归入十四经系统，故又称"经外奇穴"。目前常用的奇穴有48个。

三、阿是穴

阿是穴是指既无固定名称，亦无固定位置，而是以压痛点或其他反应点作为针灸施术部位的一类腧穴。又称"天应穴""压痛点"等。阿是穴无固定数目。

第二节　腧穴的主治特点和规律

从针灸治疗上讲，腧穴既是疾病的反应点，又是针灸的施术部位。所有腧穴均有一定的治疗作用。通过针刺、艾灸等对腧穴的刺激可通其经脉、调其气血，使阴阳平衡，脏腑和调，从而达到扶正祛邪的目的。腧穴的治疗作用具有明显的特点和一定的规律。

腧穴的主治特点主要表现在三个方面，即近治作用、远治作用和特殊作用。

1．近治作用　是指腧穴均具有治疗其所在部位局部及邻近组织、器官病证的作用。这是一切腧穴主治作用所具有的共同特点。如眼区及其周围的睛明、承泣、攒竹、瞳子髎等经穴均能治疗眼疾；胃脘部及其周围的中脘、建里、梁门等经穴均能治疗胃痛，阿是穴均可治疗所在部位局部的病痛等。

2．远治作用　是指腧穴具有治疗其远隔部位的脏腑、组织器官病证的作用。腧穴不仅能治疗局部病证，而且还有远治作用。十四经穴，尤其是十二经脉中位于四肢肘膝关节以下的经穴，远治作用尤为突出，如合谷穴不仅能治疗手部的局部病证，还能治疗本经脉所过处的颈部和头面部病证。

3．特殊作用　是指有些腧穴具有双向的良性调整作用和相对的特异治疗作用。所谓双向良性调整作用，是指同一腧穴对机体不同的病理状态，可以起到两种相反而有效的治疗作用。如腹泻时针天枢穴可止泻，便秘时针天枢穴可以通便；内关可治心动过缓，又可治疗心动过速；针刺足三里穴既可使原来处于弛缓状态或处于较低兴奋状态的胃运动加强，又可使原来处于紧张或收缩亢进的胃运动减弱。此外，腧穴的治疗作用还具有相对的特异性，如大椎穴退热，至阴穴矫正胎位，阑尾穴治疗阑尾炎等。

第三节　腧穴的定位方法

选取腧穴是否准确，直接影响针灸的疗效。因此，针灸治疗强调准确取穴。为了准确取穴，必须掌握好腧穴的定位方法。常用的腧穴定位方法有以下四种：

一、骨度分寸定位法

骨度分寸定位法是指主要以骨节为标志，将两骨节之间的长度折量为一定的分寸，用以确定腧穴位置的方法。不论男女、老少、高矮、胖瘦，均可按一定的骨度分寸在其自身测量。常用的"骨度"折量寸见表5-2-1。

表 5-2-1　常用"骨度"折量寸表

部位	起止点	折量寸	度量法	说明
头面部	前发际正中至后发际正中	12	直寸	用于确定头部经穴的纵向距离
	眉间（印堂）至前发际正中	3	直寸	
	第 7 颈椎棘突下（大椎）至后发际正中	3	直寸	用于确定前或后发际及其头部经穴的纵向距离
	眉间（印堂）至后发际正中第 7 颈椎棘突下（大椎）	18	直寸	
	前两额发角（头维）之间	9	横寸	用于确定头前部经穴的横向距离
	耳后两乳突（完骨）之间	9	横寸	用于确定头后部经穴的横向距离
胸离腹胁部	胸骨上窝（天突）至胸剑联合中点（歧骨）	9	直寸	用于确定胸部任脉经穴的纵向距离
	胸剑联合中点（歧骨）至脐中	8	直寸	用于确定上腹部经穴的纵向距离
	脐中至耻骨联合上缘（曲骨）	5	直寸	用于确定下腹部经穴的纵向距离
	两乳头之间	8	横寸	用于确定胸腹部经穴的横向距离
	腋窝顶点至第 11 肋游离端（章门）	12	直寸	用于确定胁肋部经穴的纵向距离
背腰部	肩胛骨内缘（近脊柱侧点）至后正中线	3	横寸	用于确定背腰部经穴的横向距离
	肩峰缘至后正中线	3	横寸	用于确定肩背部经穴的横向距离
上肢部	腋前、后纹头至肘横纹（平肘尖）	9	直寸	用于确定上臂部经穴的纵向距离
	肘横纹（平肘尖）至腕掌（背）侧横纹	12	直寸	用于确定前臂部经穴的纵向距离
下肢部	耻骨联合上缘至股骨内上髁上缘	18	直寸	用于确定下肢内侧足三阴经穴的纵向距离
	胫骨内侧髁下方至内踝尖	13	直寸	
	股骨大转子至腘横纹	19	直寸	用于确定下肢外后侧足三阳经穴的纵向距离（臀沟至腘横纹相当 14 寸）
	腘横纹至外踝尖	16	直寸	用于确定下肢外后侧足三阳经穴的纵向距离

二、体表解剖标志定位法

体表解剖标志定位法是以人体解剖学的各种体表标志为依据来确定腧穴位置的方法，俗称自然标志定位法。可分为固定标志和活动标志两种。

（一）固定标志

固定标志指各部位由骨节和肌肉所形成的突起、凹陷、五官轮廓、发际、指（趾）甲、乳头、肚脐等，是在自然姿势下可见的标志。可以借助这些标志确定腧穴的位置。如腓骨小头前下方 1 寸定阳陵泉；足内踝尖上 3 寸，胫骨内侧缘后方定三阴交；眉头定攒竹；脐中旁开 2 寸定天枢等。

（二）活动标志

活动标志指各部的关节、肌肉、肌腱、皮肤随着活动而出现的空隙、凹陷、皱纹、尖端等，是在活动姿势下才会出现的标志。据此亦可确定腧穴的位置。如在耳屏与下颌关节之间微张口呈凹陷处取听宫；下颌角前上方约一横指当咀嚼时咬肌隆起，按之凹陷处取颊车等。

三、手指同身寸定位法

手指同身寸定位法是指依据患者本人手指所规定的分寸来量取腧穴的定位方法，又称"指寸法"。常用的手指同身寸有以下 3 种（图 5-2-1）。

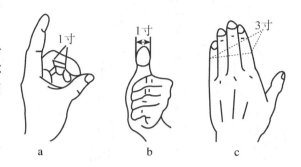

图 5-2-1 手指同身寸定位法
a. 中指同身寸 b. 拇指同身寸 c. 横指同身寸

（一）中指同身寸

以患者中指中节桡侧两端纹头（拇、中指屈曲成环形）之间的距离作为 1 寸。

（二）拇指同身寸

以患者拇指的指间关节的宽度作为 1 寸。

（三）横指同身寸

令患者将食指、中指、无名指和小指并拢，以中指中节横纹为标准，其四指的宽度作为 3 寸。四指相并名曰"一夫"；用横指同身寸量取腧穴，又名"一夫法"。

四、简便定位法

简便定位法是临床中一种简便易行的腧穴定位方法。如立正姿势，手臂自然下垂，其中指端在下肢所触及处为风市；两手虎口自然平直交叉，一手食指压在另一手腕后，高骨的上方，其食指尽端到达处取列缺等。此法是一种辅助取穴方法。

第四节　十四经穴

十二经脉和任脉、督脉均有所属的腧穴分布，经脉的循行分布与该经腧穴的主治有内在的联系。熟悉经脉的体表循行路线及其在体内与脏器等的联系，就能更好地掌握各经所属腧穴的主治范围和特点。

腧穴是针灸治疗疾病的特殊部位。在 361 个经穴中，三分之一左右的穴位是临床常用穴，不但需要掌握其定位和主治，还应熟悉其操作方法。

一、手太阴肺经

（一）经脉循行

手太阴肺经起于中焦，属肺，络大肠，联系胃及肺系；外行线起于侧胸上部，循行于上肢内侧前缘，止于拇指桡侧端；分支从腕后分出，止于食指桡侧端（图 5-2-2）。

（二）主治概要

本经腧穴主治咳、喘、咯血、咽喉痛等与肺脏有关的疾患，及经脉循行部位的其他病症。

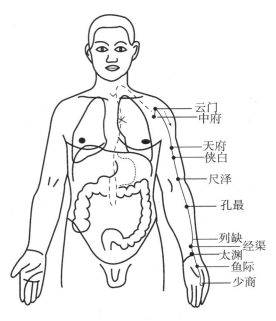

云门
中府
天府
侠白
尺泽
孔最
列缺　经渠
太渊
鱼际
少商

图 5-2-2　手太阴肺经循行及腧穴示意图

（三）本经腧穴（11 穴）

1．中府　Zhōngfǔ

【定位】在胸外上方，前正中线旁开 6 寸，平第一肋间隙处。

【功效】止咳平喘，清泄肺热，健脾补气。

【主治】①咳嗽，气喘，胸满痛；②肩背痛。

【现代医学主治】支气管炎，肺炎，哮喘，肺结核，支气管扩张。肺结核、肺与支气管疾患，常可在此穴出现压痛，具有一定的诊断价值。

【操作】向外斜刺或平刺 0.5 ~ 0.8 寸，不可向内深刺，以免伤及肺脏，引起气胸。

2．尺泽　Chǐzé

【定位】在肘横纹中，肱二头肌腱桡侧凹陷处。

【功效】调理肺气，滋阴润肺，降逆止咳。

【主治】①咳嗽，气喘，咳血，咽喉肿痛等肺疾；②肘臂挛痛；③急性吐泻，中暑，小儿惊风。

【现代医学主治】肺热咽喉肿痛，发热咳嗽，咳血，气喘，胸痛，心痛，呕吐，咯血，肘关节疼痛，小儿惊风，乳痛。

【操作】直刺 0.8 ~ 1.2 寸，或点刺出血，尤其用于治疗急性咽喉肿痛及急性吐泻、中暑、小儿惊风等。

3．列缺　Lièquē

【定位】桡骨茎突上方，腕横纹上 1.5 寸，当肱桡肌与拇长展肌腱之间。简便取穴法：两手虎口自然平直交叉，一手食指按在另一手桡骨茎突上，指尖下凹陷中是穴。

【功效】止咳平喘，通经活络，利水通淋。

【主治】①咳嗽，气喘，咽喉肿痛；②头痛，齿痛，项强，口眼歪斜等头项疾患。

【现代医学主治】感冒，哮喘；偏正头痛，面神经痉挛，面神经麻痹，三叉神经痛；颈椎痛，脑血管病后遗症，腕关节周围软组织疾患；遗精，牙痛，高血压。

【操作】向上斜刺 0.5 ~ 0.8 寸。

4．太渊　Tàiyuān

【定位】在掌后腕横纹桡侧，桡动脉的桡侧凹陷中。

【功效】止咳化痰，通调血脉。

【主治】①咳嗽，气喘；②无脉症；③腕臂痛。

【现代医学主治】扁桃体炎，肺炎；心动过速，无脉症，脉管炎；肋间神经痛，桡腕关节周围软组织疾患，膈肌痉挛。

【操作】避开桡动脉，直刺 0.3 ~ 0.5 寸。

5．鱼际　Yújì

【定位】第 1 掌骨中点，赤白肉际处。

【功效】清热凉血，利咽止痛。

【主治】①咳嗽，咳血；②咽干，咽喉肿痛，失音；③小儿疳积。

【现代医学主治】乳痈，乳房肿胀疼痛，咳嗽，咯血，咽喉肿痛，发热，扁桃体炎，手部冻疮、皮肤干瘪、大鱼际萎缩等手部病变。

【操作】直刺 0.5 ～ 0.8 寸。治小儿疳积可用割治法。

6．少商　Shàoshāng

【定位】拇指桡侧指甲角旁 0.1 寸。

【功效】清泄肺热。

【主治】①咽喉肿痛，鼻衄；②高热，昏迷，癫狂。

【现代医学主治】咽喉肿痛，咳嗽，鼻衄，发热，昏迷，癫狂，酒渣鼻，瘙痒症，荨麻疹。

【操作】浅刺 0.1 寸，或点刺出血。

二、手阳明大肠经

（一）经脉循行

手阳明大肠经起于食指桡侧端，循行于上肢外侧的前缘，上走肩，入缺盆，络肺属大肠；从缺盆上走颈，经颈部入下齿，过人中沟，止于对侧鼻旁（图 5-2-3）。

（二）主治概要

本经腧穴主治头面五官疾患、热病、皮肤病、肠胃病、神志病等及经脉循行部位的其他病症。

（三）本经腧穴（20 穴）

1．商阳　Shāngyáng

【定位】食指桡侧指甲角旁 0.1 寸。

【功效】清热消肿，开窍醒神。

【主治】①齿痛，咽喉肿痛等五官疾患；②热病，昏迷。

【现代医学主治】耳聋，齿痛，咽喉肿痛，热病，昏迷，青盲，手指麻木。

【操作】浅刺 0.1 寸，或点刺出血。

2．合谷　Hégǔ

【定位】在手背，第 1、2 掌骨间，当第 2 掌骨桡侧的中点处。简便取穴：以一手的拇指指骨关节横纹，放在另一手拇、食指之间的指蹼缘上，当拇指尖下是穴。又名虎口。

【功效】通经活络，清热解表，理气止痛，聪耳明目，镇静安神，开窍苏厥。

【主治】①头痛，目赤肿痛，鼻衄，齿痛，口眼㖞斜，耳聋等头面五官诸疾；②诸痛症；③热病，无汗，多汗；④经闭，滞产。

【现代医学主治】感冒流鼻涕，头痛，鼻炎，牙痛，痤疮，视疲劳，喉咙疼痛，耳鸣，面部神经麻痹，口眼㖞斜，打嗝，颈椎病手臂麻木，疼痛等，同时，也是面部和上肢疾病及面部美容的常用穴位。

【操作】直刺 0.5 ～ 1 寸，针刺时手呈半握拳状。孕妇不宜针。

3．阳溪　Yángxī

【定位】腕背横纹桡侧，当拇短伸肌腱与拇长伸肌腱之间的凹陷中。

【功效】清热散风，通利关节。

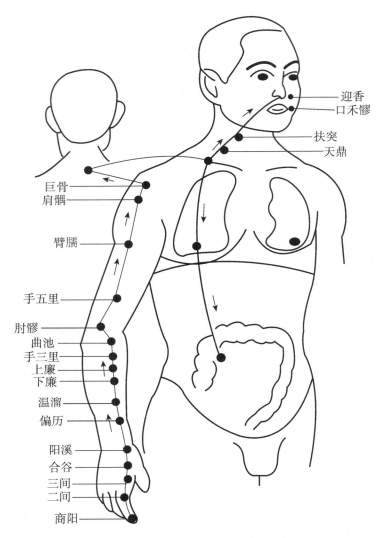

迎香
口禾髎
扶突
天鼎
巨骨
肩髃
臂臑
手五里
肘髎
曲池
手三里
上廉
下廉
温溜
偏历
阳溪
合谷
三间
二间
商阳

图 5-2-3　手阳明大肠经循行及腧穴示意图

【主治】①手腕痛；②头痛，目赤肿痛，耳聋等头面五官疾患。

【现代医学主治】鼻炎，耳聋，耳鸣，结膜炎，角膜炎；面神经麻痹，癫痫，精神病；腕关节周围软组织疾病，扁桃体炎。

【操作】直刺 0.5 ～ 0.8 寸。

4．手三里　Shǒusānlǐ

【定位】在阳溪穴与曲池穴连线上，肘横纹下 2 寸处。

【功效】通经活络，清热明目，调理肠胃。

【主治】①手臂无力，上肢不遂；②腹痛，腹泻；③齿痛，颊肿。

【现代医学主治】腰痛，肩臂痛，上肢麻痹，半身不遂；溃疡病，肠炎，消化不良；牙痛，口腔炎；颈淋巴结核，面神经麻痹，感冒，乳腺炎。

【操作】直刺 0.8 ～ 1.2 寸。

5．曲池　Qūchí

【定位】屈肘成直角，在肘横纹外侧端与肱骨外上髁连线中点。

【功效】疏风通络，散风止痒，清热消肿。

【主治】①手臂痹痛，上肢不遂；②热病，高血压，癫狂；③腹痛，吐泻；④五官疼痛；⑤瘾疹，湿疹，瘰疬。

【现代医学主治】一切发热的病症，高血压头痛，头晕，面红耳赤，咽喉肿痛，牙痛，痤疮，荨麻疹，丹毒，手臂痛等。

【操作】直刺 0.5 ～ 1 寸。

6．肘髎　Zhǒuliáo

【定位】屈肘，曲池穴外上方 1 寸，当肱骨边缘处。

【主治】肘臂部疼痛、麻木、挛急。

【操作】直刺 0.5 ～ 1 寸。

7．臂臑　Bìnào

【定位】在曲池穴与肩髃穴连线上，曲池穴上 7 寸，三角肌止点处。

【功效】化痰消肿。

【主治】①肩臂疼痛不遂，颈项拘挛；②瘰疬；③目疾。

【现代医学主治】颈面部淋巴结肿大，甲状腺疾病，急性结膜炎。

【操作】直刺或向上斜刺 0.8 ～ 1.5 寸。

8．肩髃　Jiānyú

【定位】肩峰端下缘，当肩峰与肱骨大结节之间，三角肌上部中央。臂外展或平举时，肩部出现两个凹陷，当肩峰前下方凹陷处。

【功效】通经活络，疏散风热。

【主治】①肩臂挛痛，上肢不遂；②瘾疹。

【现代医学主治】急性脑血管病后遗症，肩周炎；高血压，乳腺炎，荨麻疹。

【操作】直刺或向下斜刺 0.8 ～ 1.5 寸。肩周炎宜向肩关节直刺，上肢不遂宜向三角肌方向斜刺。

9．迎香　Yíngxiāng

【定位】在鼻翼外缘中点旁开约 0.5 寸，当鼻唇沟中。

【功效】散风清热，疏通鼻塞。

【主治】①鼻塞，鼽衄；②口歪；③胆道蛔虫症。

【现代医学主治】流鼻涕，鼻塞，流鼻血，鼻窦炎，嗅觉减退，慢性鼻炎，缓解鼻部的各种症状。此外，也是面部三叉神经痛、面瘫后遗症和面部美容的常用穴位。

【操作】略向内上方斜刺或平刺 0.3 ～ 0.5 寸。

三、足阳明胃经

（一）经脉循行

足阳明胃经起于鼻旁，上行鼻根，沿着鼻外侧（承泣）下行，入上齿，环绕口唇，交会承浆，循行过下颌、耳前，止头角；主干线从颈下胸，内行部分入缺盆，属胃络脾；外行部分循行于胸腹第二侧线，抵腹股沟处，下循下肢外侧前缘，止于第二趾外侧端；分支从膝下 3 寸和足背分出，分别到中趾和足大趾（图 5-2-4）。

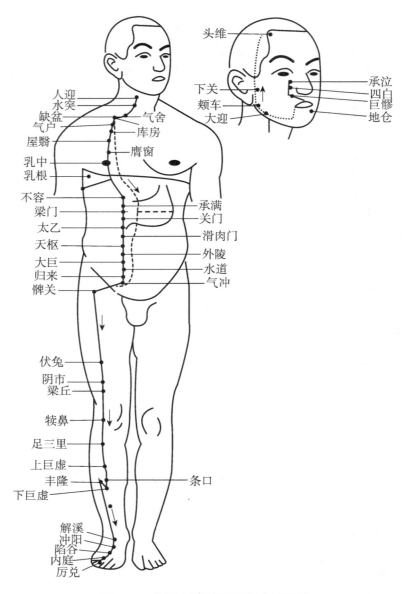

图 5-2-4　足阳明胃经循行及腧穴示意图

（二）主治概要

本经腧穴主治胃肠病、头面五官病、神志病、皮肤病、热病及经脉循行部位的其他病症。

（三）本经腧穴（45 穴）

1．承泣　Chéngqì

【定位】目正视，瞳孔直下，当眼球与眶下缘之间。

【功效】清热消肿，散风明目。

【主治】①目疾；②口眼歪斜，面肌痉挛。

【现代医学主治】近视，夜盲，眼颤动，眼睛痉挛，角膜炎，视神经萎缩，视疲劳，迎风流泪，老视，白内障等常见多种眼部疾病。

【操作】以左手拇指向上轻推眼球，紧靠眶缘缓慢直刺0.5～1.5寸，不宜提插，以防刺破血管引起血肿。出针时稍加按压，以防出血。

2．四白　Sìbái

【定位】目正视，瞳孔直下，当眶下孔凹陷处。

【功效】明亮眼睛，舒筋活络。

【主治】①目疾；②口眼歪斜，三叉神经痛，面肌痉挛；③头痛，眩晕。

【现代医学主治】对面神经麻痹导致的眼睛无法闭合、脸颊附近疼痛、三叉神经痛、眼肌疲劳、眼花等症状有很好的效果。此外还是面部美容的常用穴位。

【操作】直刺或微向上斜刺0.3～0.5寸，不可深刺，以免伤及眼球，不可过度提插捻转。

3．巨髎　Jùliáo

【定位】目正视，瞳孔直下，平鼻翼下缘处，当鼻唇沟外侧。

【功效】舒筋活络，通利鼻孔，缓解面部肌肉痉挛。

【主治】①口角歪斜；②鼻衄，齿痛，唇颊肿。

【现代医学主治】鼻塞，鼻衄；也用于治疗慢性鼻炎、鼻窦炎、眼睛疾病、牙痛、牙龈肿痛、三叉神经痛、面肌痉挛等。

【操作】斜刺或平刺0.3～0.5寸。

4．地仓　Dìcāng

【定位】口角旁约0.4寸，上直对瞳孔。

【功效】舒筋活络，散风止痛。

【主治】①口角歪斜，流涎；②三叉神经痛。

【现代医学主治】高血压，中风后遗症的语言障碍，面部神经麻痹引起的嘴脸歪斜、三叉神经痛、面肌痉挛、口角流涎、口角炎等。

【操作】斜刺或平刺0.5～0.8寸。可向颊车穴透刺。

5．颊车　Jiáchē

【定位】在下颌角前上方约1横指，按之凹陷处，当咀嚼时咬肌隆起最高点处。

【功效】祛风清热，开关通络。

【主治】①齿痛，牙关不利，颊肿；②口角歪斜。

【现代医学主治】本穴统治一切癫狂病；牙髓炎，冠周炎，腮腺炎，下颌关节炎，咬肌痉挛；面神经麻痹，三叉神经痛；脑血管病后遗症，甲状腺肿。

【操作】直刺0.3～0.5寸，或平刺0.5～1寸。可向地仓穴透刺。

6．下关　Xiàguān

【定位】在耳屏前，下颌骨髁状突前方，当颧弓与下颌切迹所形成的凹陷中。合口有孔，张口即闭，宜闭口取穴。

【功效】消肿止痛，聪耳通络。

【主治】①牙关不利，三叉神经痛，齿痛；②口眼歪斜；③耳聋，耳鸣，聤耳。

【现代医学主治】牙痛，颞颌关节功能紊乱，下颌关节脱位，下颌关节炎，咬肌痉挛，耳聋，耳鸣；面神经麻痹，三叉神经痛；眩晕，足跟痛。

【操作】直刺0.5～1寸。留针时不可作张口动作，以免折针。

7. 头维 Tóuwéi

【定位】当额角发际上 0.5 寸，头正中线旁 4.5 寸。

【功效】通络止痛，清热明目。

【主治】①头痛；②目眩，目痛。

【现代医学主治】治疗三叉神经痛或偏头痛非常有效，同时，还可以治疗眼部疾病，如视疲劳、结膜充血、视力下降等。

【操作】平刺 0.5 ～ 1 寸。

8. 天枢 Tiānshū

【定位】脐中旁开 2 寸。

【功效】疏通气血上下运行通道，调经止痛。

【主治】①腹痛，腹胀，便秘，腹泻，痢疾等胃肠病；②月经不调，痛经。

【现代医学主治】对消化系统的胃肠道疾病，肝、胆囊、脾等疾病，尤其是伴有恶心、呕吐的慢性胃炎、慢性腹泻等有很好的治疗效果。此外，对子宫、卵巢、输卵管等疾病也有很好的治疗效果。

【操作】直刺 1 ～ 1.5 寸。孕妇不可灸。

9. 水道 Shuǐdào

【定位】脐中下 3 寸，前正中线旁开 2 寸。

【功效】利水消肿，调经止痛。

【主治】①小腹胀满，小便不利，疝气；②痛经，不孕。

【现代医学主治】肾炎，膀胱炎，尿道炎，尿潴留，睾丸炎，小儿睾丸鞘膜积液；盆腔炎，子宫病，卵巢病；腹水，脊髓炎，疝气，脱肛，便秘。

【操作】直刺 1 ～ 1.5 寸。

10. 犊鼻 Dúbí

【定位】屈膝，在髌韧带外侧凹陷中。又名外膝眼。

【功效】清热消肿，通络止痛。治疗膝关节肿胀疼痛、腿痛、脚气病等。

【主治】膝痛，屈伸不利，下肢麻痹。

【现代医学主治】膝关节肿胀疼痛，腿痛，下肢麻痹，屈伸不利，脚气病。

【操作】向后内斜刺 0.5 ～ 1 寸。

11. 足三里 Zúsānlǐ

【定位】犊鼻穴下 3 寸，胫骨前嵴外一横指处。

【功效】和胃降逆，健脾化痰，补益正气。

【主治】①胃痛，呕吐，噎膈，腹胀，腹泻，痢疾，便秘等胃肠诸疾；②下肢痿痹；③心悸，高血压，癫狂；④乳痈；⑤虚劳诸症，为强壮保健要穴。

【现代医学主治】消化系统疾病，如腹泻、腹痛、食欲不振、便秘、呕吐等，是一切胃肠、腹部不适之主穴。此外，对更年期综合征、腰腿疲劳、皮肤粗糙也很有效。

【操作】直刺 1 ～ 2 寸。强壮保健，常用温灸法。

12. 上巨虚 Shàngjùxū

【定位】在犊鼻穴下 6 寸，足三里穴下 3 寸。

【功效】理气和胃，通降肠腑。

【主治】①肠鸣，腹痛，腹泻，便秘，肠痈等肠胃疾患；②下肢痿痹。

> **知识链接**
>
> ### 足三里与长寿
>
> 　　相传日本德川幕府时代江户有一老寿星名万兵卫虚度 174 岁，其妻 173，其子 153 岁，其孙 105 岁，个个精神矍铄，健步如飞。问其长生之术，答曰：祖传每月初八连续灸足三里穴，始终不渝，仅此而已。其实此灸法乃由我国所传，早在唐代名医孙思邈提出："若要安，三里常不干"，其本人经常灸足三里，活至 102 岁。这正是足三里穴的神奇之处，可以防病保健，益寿延年。

　　【现代医学主治】消化系统疾病，如阑尾炎、胃肠炎、泄泻、痢疾、疝气、便秘、消化不良，脑血管病后遗症，下肢麻痹或痉挛，膝关节肿痛。

　　【操作】直刺 1 ～ 2 寸。

　　13．下巨虚　Xiàjùxū

　　【定位】上巨虚穴下 3 寸。

　　【功效】调肠胃，通经络，安神志。

　　【主治】①腹泻，痢疾，小腹痛；②下肢痿痹；③乳痈。

　　【现代医学主治】消化系统疾病：急慢性肠炎、急慢性肝炎、胰腺炎；精神神经系统疾病：癫痫、精神病、肋间神经痛；运动系统疾病：下肢瘫痪、下肢麻痹痉挛。

　　【操作】直刺 1 ～ 1.5 寸。

　　14．丰隆　Fēnglóng

　　【定位】外踝尖上 8 寸，条口穴外 1 寸，胫骨前嵴外二横指处。

　　【功效】健脾化痰，和胃降逆，开窍。

　　【主治】①头痛，眩晕，癫狂；②咳嗽痰多；③下肢痿痹。

　　【现代医学主治】精神神经系统疾病：精神病、癔病、失眠、头痛；循环系统疾病：高血压、脑出血、脑血管病后遗症；呼吸系统疾病：急慢性支气管炎、哮喘、胸膜炎；消化系统疾病：肝炎、阑尾炎、便秘；其他：尿潴留、烟癖、肥胖病、腰膝酸痛、肩周炎。

　　【操作】直刺 1 ～ 1.5 寸。

　　15．解溪　Jiěxī

　　【定位】足背踝关节横纹中央凹陷处，当拇长伸肌腱与趾长伸肌腱之间。

　　【功效】理脾，化湿，清胃热。

　　【主治】①下肢痿痹，踝关节病，垂足；②头痛，眩晕，癫狂；③腹胀，便秘。

　　【现代医学主治】头痛，眩晕，眼疾，头面浮肿，腹胀，便秘，足膝痛或痿痹，癫疾，霍乱，转筋，热病汗不出，善噫，胃热谵语，疟，惊悸，股膝重，筋痹，面目赤，口痛啮舌，足胫虚肿，气逆。

　　【操作】直刺 0.5 ～ 1 寸。

　　16．内庭　Nèitíng

　　【定位】足背第 2、3 趾间缝纹端。

　　【功效】调和肠胃，健脾利水。

【解剖】有足背静脉网；布有腓浅神经足背支。

【主治】①齿痛，咽喉肿痛，鼻衄；②热病；③胃病吐酸，腹泻，痢疾，便秘；④足背肿痛，跖趾关节痛。

【现代医学主治】足背肿痛，牙痛、齿龈炎、扁桃体炎，胃痉挛、急慢性肠炎，三叉神经痛。

【操作】直刺或斜刺 0.5 ～ 0.8 寸。

17．厉兑　Lìduì

【定位】第 2 趾外侧趾甲角旁约 0.1 寸。

【功效】清泄胃火，镇静安神。

【解剖】有趾背动脉形成的动脉网；布有腓浅神经的足背支。

【主治】①鼻衄，齿痛，咽喉肿痛；②热病，多梦，癫狂。

【现代医学主治】腹胀、恶心、食欲不振等胃肠道疾病，脸部浮肿、脚痛、喉咙痛、牙痛，黄疸、糖尿病等。

【操作】浅刺 0.1 寸。

四、足太阴脾经

（一）经脉循行

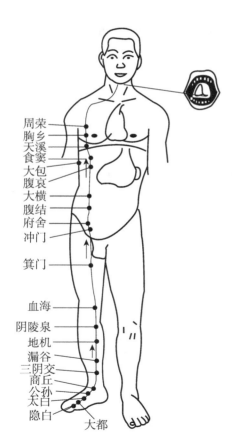

足太阴脾经起于足大趾，循行于小腿内侧的中间，至内踝上八寸后循行于小腿内侧的前缘，经膝股部内侧前缘，入腹属脾络胃，上膈，经过咽，止于舌；分支从胃注心中；另有一条分布于胸腹部第三侧线，经锁骨下，止于腋下大包穴（图 5-2-5）。

（二）主治概要

本经腧穴主治脾胃病、妇科、前阴病及经脉循行部位的其他病症。

（三）本经腧穴 （21穴）

1．隐白　Yǐnbái

【定位】足大趾内侧趾甲角旁 0.1 寸。

【功效】健脾宁神，调经统血。

【主治】①月经过多，崩漏；②便血，尿血等慢性出血；③癫狂，多梦，惊风；④腹满，暴泄。

【现代医学主治】功能性子宫出血、子宫痉挛、牙龈出血、鼻出血，小儿惊风、癔病、晕倒，消化道出血、腹膜炎、急性胃肠炎、尿血等。

【操作】浅刺 0.1 寸。

2．公孙　Gōngsūn

【定位】第 1 跖骨基底部的前下方，赤白肉际处。

【功效】健脾胃，调冲任。

【主治】胃痛，呕吐，腹痛，腹泻，痢疾。

【现代医学主治】胃痉挛，急慢性胃肠炎，胃溃

图 5-2-5　足太阴脾经循行及腧穴示意图

周荣
胸乡
天溪
食窦
大包
腹哀
大横
腹结
府舍
冲门

箕门

血海
阴陵泉
地机
漏谷
三阴交
商丘
公孙
太白
隐白
大都

疡，消化不良，痢疾，肝炎，腹水，胃癌，肠痉挛；子宫内膜炎，月经不调；心肌炎，胸膜炎，癫痫，足跟痛。

【操作】直刺 0.6 ~ 1.2 寸。

3．商丘 Shāngqiū

【定位】内踝前下方凹陷中，当舟骨结节与内踝尖连线的中点处。

【功效】活血化瘀，消肿止痛，顺气消肿。

【主治】①腹胀，腹泻，便秘，黄疸；②足踝痛。

【现代医学主治】腹痛、腹胀、腹泻及脚踝扭伤。

【操作】直刺 0.5 ~ 0.8 寸。

知识链接

女人有个不老穴

三阴交穴是足太阴脾经、足厥阴肝经、足少阴肾经这三条阴经的交集穴，故而得名。对女性来说，三阴交穴非常重要，可以说是女人的"不老穴"。它是妇科病的"灵丹妙药"，有人就把它称为"女三里"。经常按揉此穴，能帮助女性维持年轻，延缓衰老，推迟更年期。因此有"女人常揉三阴交，终身都不会变老"的说法。

4．三阴交 Sānyīnjiāo

【定位】内踝尖上 3 寸，胫骨内侧面后缘。

【功效】健脾利湿，滋补肝肾，调经止带。

【主治】①肠鸣腹胀，腹泻等脾胃虚弱诸症；②月经不调，带下，阴挺，不孕，滞产，遗精，阳痿，遗尿等生殖泌尿系统疾患；③心悸，失眠，高血压；④下肢痿痹；⑤阴虚诸症。

【现代医学主治】高血压头痛、头晕，脾气急躁，月经不调、痛经，阳痿、遗精，失眠等。

【操作】直刺 1 ~ 1.5 寸。孕妇禁针。

5．阴陵泉 Yīnlíngquán

【定位】胫骨内侧髁下方凹陷处。

【功效】清利湿热，健脾理气，益肾调经，通经活络。

【主治】①腹胀，腹泻，水肿，黄疸，小便不利；②膝痛。

【现代医学主治】遗尿，尿潴留，尿失禁，尿路感染，肾炎，遗精，阳痿；腹膜炎，消化不良，腹水，肠炎，痢疾；阴道炎，月经不调；失眠，膝关节炎，下肢麻痹。

【操作】直刺 1 ~ 2 寸。

6．血海 Xuèhǎi

【定位】屈膝，在髌骨内上缘上 2 寸，当股四头肌内侧头的隆起处。简便取穴法：患者屈膝，医者以左手掌心按于患者右膝髌骨上缘，二至五指向上伸直，拇指约呈 45 度斜置，拇指尖下是穴。对侧取法仿此。

【功效】调经统血，祛风止痒，促进气血生成，调节水液代谢。

【主治】①月经不调，痛经，经闭；②瘾疹，湿疹，丹毒。

【现代医学主治】改善膝关节肿胀疼痛，治疗妇女月经不调、贫血，荨麻疹、皮肤粗糙、皮肤瘙痒等。

【操作】直刺1～1.5寸。

五、手少阴心经

（一）经脉循行

手少阴心经起于心中，联系心系、肺、咽及目系，属心络小肠，浅出腋下，循行于上肢内侧后缘，止于小指桡侧端（图5-2-6）。

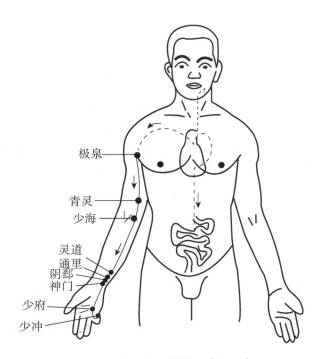

极泉
青灵
少海
灵道
通里
阴郄
神门
少府
少冲

图5-2-6　手少阴心经循行及腧穴示意图

（二）主治概要

本经腧穴主治心、胸、神志及经脉循行部位的其他病症。

（三）本经腧穴（9穴）

1．少海　Shàohǎi

【定位】屈肘，当肘横纹内侧端与肱骨内上髁连线的中点处。

【功效】理气止痛，宁心安神。

【主治】①心痛，癫病；②肘臂挛痛，臂麻手颤，头项痛，腋胁痛；③瘰疬。

【现代医学主治】多用于心痛、头颈部疼痛、手臂麻木、颤抖的治疗与保健。

【操作】直刺0.5～1寸。

2．神门　Shénmén

【定位】腕横纹尺侧端，尺侧腕屈肌腱的桡侧凹陷处。

【功效】益心安神，通经活络。

【解剖】在尺侧腕屈肌与指浅屈肌之间，深层为指深屈肌；有尺动脉通过；布有前臂内侧皮神经，尺侧为尺神经。

【主治】①心痛，心烦，惊悸，怔忡，健忘，失眠，痴呆，癫狂痫等心与神志病变；②高血压；③胸胁痛。

【现代医学主治】本穴为治疗精神病和心脏病的要穴：心悸，心脏肥大，心绞痛；神经衰弱，癔病，癫痫，精神病，痴呆；舌骨肌麻痹，鼻内膜炎；产后失血，淋巴腺炎，扁桃体炎。

【操作】直刺 0.3 ～ 0.5 寸。

3．少冲　Shàochōng

【定位】小指桡侧指甲角旁 0.1 寸。

【功效】清热安神。

【解剖】有指掌侧固有动、静脉所形成的动、静脉网；布有指掌侧固有神经。

【主治】①心悸，心痛，癫狂；②热病，昏迷；③胸胁痛。

【现代医学主治】心悸心慌、心痛、发热、昏迷等。

【操作】浅刺 0.1 寸，或点刺出血。

六、手太阳小肠经

（一）经脉循行

手太阳小肠经起于小指尺侧端，循行于上肢外侧的后缘，绕行肩胛部，内行从缺盆络心，属小肠，联系胃、咽；上行从缺盆至目外眦、耳，分支从面颊抵鼻，止于目内眦（图5-2-7）。

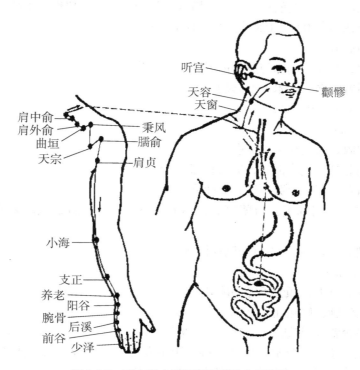

图 5-2-7　手太阳小肠经循行及腧穴示意图

（二）主治概要

本经腧穴主治头面五官病、热病、神志病及经脉循行部位的其他病症。

（三）本经腧穴（**19穴**）

1．少泽　Shàozé

【定位】小指尺侧指甲角旁0.1寸。

【功效】清热泻火，开窍苏厥，增液通乳。

【主治】①乳痈，乳汁少；②昏迷，热病；③头痛，目翳，咽喉肿痛。

【现代医学主治】乳腺炎、乳痛、乳汁分泌不足，神经性头痛，中风昏迷，精神分裂症，视物模糊，咽喉肿痛、热病等。

【操作】浅刺0.1寸或点刺出血。孕妇慎用。

2．后溪　Hòuxī

【定位】微握拳，第5指掌关节后尺侧的远侧掌横纹头赤白肉际。

【功效】通络止痛，清热，镇静安神。

【主治】①头项强痛，腰背痛，手指及肘臂挛痛；②耳聋，目赤；③癫狂痫；④疟疾。

【现代医学主治】癫痫、发热、夜间出汗、疟疾、耳聋、眼睛红肿疼痛、鼻出血，手臂疼痛、胸中疼痛、颈椎病疼痛、落枕等病症。

【操作】直刺0.5～1寸。治手指挛痛可透刺合谷穴。

3．养老　Yǎnglǎo

【定位】以手掌面向胸，当尺骨茎突桡侧骨缝凹缘中。

【功效】清头明目，舒筋活络。

【主治】①目视不明；②肩、背、肘、臂酸痛。

【现代医学主治】脑血管病后遗症，肩臂部神经痛；急性腰扭伤，落枕；近视眼。

【操作】直刺或斜刺0.5～0.8寸。强身保健可用温和灸。

4．小海　Xiǎohǎi

【定位】屈肘，当尺骨鹰嘴与肱骨内上髁之间凹陷处。

【主治】①肘臂疼痛，麻木；②癫痫。

【操作】直刺0.3～0.5寸。

5．肩贞　Jiānzhēn

【定位】臂内收，腋后纹头上1寸。

【功效】清热聪耳，化痰消肿，通络止痛。

【主治】①肩臂疼痛，上肢不遂；②瘰疬。

【现代医学主治】肩周炎、肩膀疼痛、不能伸举、后背及肩部肌肉萎缩，耳鸣、耳聋，咳嗽痰多。

【操作】直刺1～1.5寸。不宜向胸侧深刺。

6．颧髎　Quánliáo

【定位】目外眦直下，颧骨下缘凹陷处。

【功效】清热消肿，解除面肌痉挛。

【主治】口眼歪斜，眼睑𣊓动，齿痛，三叉神经痛。

【现代医学主治】上牙疼痛、脸颊浮肿、眼睛发黄、视疲劳，三叉神经痛、面肌痉挛抽搐等。还常用于面部美容，预防面部皱纹和黄褐斑、黑斑等。

【操作】直刺 0.3 ～ 0.5 寸，斜刺或平刺 0.5 ～ 1 寸。

7. 听宫　Tīnggōng

【定位】耳屏前，下颌骨髁状突的后方，张口时呈凹陷处。

【功效】通络止痛，提高听力。

【主治】①耳鸣，耳聋，聤耳等耳疾；②齿痛。

【现代医学主治】耳鸣、三叉神经痛、头痛、目眩头昏，是治疗耳部鸣响、重听的特殊穴位，对因耳或脸部肌肉造成的头痛、眩晕、视力下降、记忆力减退很有效果。

【操作】张口，直刺 1 ～ 1.5 寸。留针时应保持一定的张口姿势。

七、足太阳膀胱经

（一）经脉循行

足太阳膀胱经起于目内眦，循行至头顶并入络脑；分支至耳上角，在枕部分出两支向下，分别循行分布于背腰臀部，入内属膀胱络肾，向下贯臀，在腘窝相合后循行于小腿后侧，止于小趾外侧端（图 5-2-8）。

（二）主治概要

本经腧穴主治头面五官病，项、背、腰、下肢病症及神志病；位于背部两条侧线的背俞穴及其他腧穴主治相应的脏腑病症和有关的组织器官病症。

（三）本经腧穴（67 穴）

1. 睛明　Jīngmíng

【定位】目内眦角稍上方凹陷处。

【功效】清热消肿，明亮眼睛。

【主治】①目赤肿痛，流泪，视物不明，目眩，近视，夜盲，色盲等目疾；②急性腰扭伤，坐骨神经痛；③心动过速。

【现代医学主治】缓解视疲劳，恢复视力，对眼睛充血、红肿、浮肿、青光眼、白内障等有效果。配合鼻周围的穴位一起按摩，能够缓解鼻塞等症状。

【操作】嘱患者闭目，医者左手轻推眼球向外侧固定，左手缓慢进针，紧靠眶缘直刺 0.5 ～ 1 寸。遇到阻力时，不宜强行进针，应改变进针方向或退针。不捻转，不提插（或只轻微地捻转和提插）。出针后按压针孔片刻，以防出血。针具宜细，消毒宜严。禁灸。

2. 攒竹　Cuánzhú

【定位】眉头凹陷中，约在目内眦直上。

【功效】清热明目，止痛。

【主治】①头痛，眉棱骨痛；②眼睑瞤动，眼睑下垂，口眼歪斜，目视不明，流泪，目赤肿痛；③呃逆。

【现代医学主治】对流泪不止、眩晕、视疲劳、眼睛浮肿、结膜炎、面颊疼痛、头痛、高血压等有很好疗效。同时，还是面部美容的常用穴位。

【操作】可向眉中或向眼眶内缘平刺或斜刺 0.5 ～ 0.8 寸。禁灸。

3. 风门　Fēngmén

【定位】第 2 胸椎棘突下，旁开 1.5 寸。

【功效】宣肺解表，益气固表。

【主治】①感冒，咳嗽，发热，头痛；②项强，胸背痛。

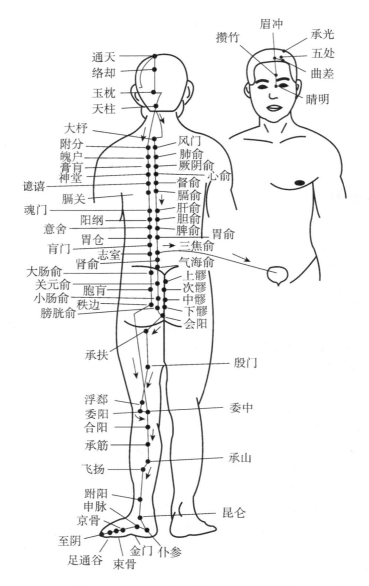

图 5-2-8　足太阳膀胱经循行及腧穴示意图

【现代医学主治】支气管炎，肺炎，哮喘，百日咳；破伤风，背部痈疽，胸膜炎；感冒，荨麻疹，肩背软组织疾患，遗尿等。

【操作】斜刺 0.5 ～ 0.8 寸。

4. 肺俞　Fèishū

【定位】第 3 胸椎棘突下，旁开 1.5 寸。

【功效】解表宣肺，止咳平喘。

【主治】①咳嗽，气喘，咯血等肺疾；②骨蒸潮热，盗汗。

【现代医学主治】对呼吸系统疾病，尤其对支气管炎、感冒的所有症状，及咳血，发热，呼吸困难，痤疮，全身困倦、背部酸痛，皮肤干燥、皮肤瘙痒，自汗、盗汗等效果好。

【操作】斜刺 0.5 ～ 0.8 寸。

5．心俞 Xīnshū

【定位】第5胸椎棘突下，旁开1.5寸。

【功效】宽胸理气，宁心安神。

【主治】①心痛，惊悸，失眠，健忘，癫痫，盗汗等心与神志病变；②咳嗽，吐血。

【现代医学主治】心慌，心悸气短，心痛，咳嗽，吐血，胸背痛，失眠，健忘，盗汗，梦遗，癫痫。

【操作】斜刺0.5～0.8寸。

6．膈俞 Géshū

【定位】第7胸椎棘突下，旁开1.5寸。

【功效】宽胸止呕，促进气血运行、止血。

【主治】①呕吐，呃逆，气喘，吐血等上逆之症；②贫血；③瘾疹，皮肤瘙痒；④潮热，盗汗。

【现代医学主治】背部瘀血疼痛、背部肌肉劳损、慢性出血性疾病、产后恶露不尽、低血压头晕、贫血、呃逆、神经性呕吐、荨麻疹、皮肤病等。

【操作】斜刺0.5～0.8寸。

7．肝俞 Gānshū

【定位】第9胸椎棘突下，旁开1.5寸。

【功效】疏肝利胆，安神明目。

【主治】①肝疾，胁痛，目疾；②癫狂痫；③脊背痛。

【现代医学主治】月经来潮前两肋下乳痛、乳房胀痛不适、腰背痛，烦躁易怒，厌食油腻，神经衰弱，肝炎、黄疸，失眠，恶心呕吐、食欲不振、眩晕等。

【操作】斜刺0.5～0.8寸。

8．胆俞 Dǎnshū

【定位】第10胸椎棘突下，旁开1.5寸。

【功效】疏肝利胆，清热化湿。

【主治】①黄疸，口苦，胁痛等肝胆疾患；②肺痨，潮热。

【现代医学主治】胆囊炎，肝炎，胃炎，溃疡病，呕吐，食管狭窄；肋间神经痛，失眠，瘾病；胆石症，胆道蛔虫病，胸膜炎；高血压等。

【操作】斜刺0.5～0.8寸。

9．脾俞 Píshū

【定位】第11胸椎棘突下，旁开1.5寸。

【功效】健脾化湿，养胃补气。

【主治】①腹胀，纳呆，呕吐，腹泻，痢疾，便血，水肿等脾胃疾患；②背痛。

【现代医学主治】胃痛、腹胀、腹泻、呕吐、痢疾、便血、黄疸等脾胃肠道疾病。

【操作】斜刺0.5～0.8寸。

10．胃俞 Wèishū

【定位】第12胸椎棘突下，旁开1.5寸。

【功效】健脾和胃、止呕。

【主治】胃脘痛，呕吐，腹胀，肠鸣等胃疾。

【现代医学主治】急、慢性胃炎、胃下垂、胃松弛，腹胀、胀痛、食欲不振、恶心呕吐等消化系统疾病。

【操作】斜刺 0.5 ~ 0.8 寸。

11．三焦俞　Sānjiāoshū

【定位】第 1 腰椎棘突下，旁开 1.5 寸。

【功效】调理三焦，利水强腰。

【主治】①肠鸣，腹胀，呕吐，腹泻，痢疾，水肿等脾胃疾患；②腰背强痛。

【现代医学主治】胃炎，胃痉挛，消化不良，肠炎；肾炎，尿潴留，遗精；腹水，神经衰弱，腰肌劳损等。

【操作】直刺 0.5 ~ 1 寸。

12．肾俞　Shènshū

【定位】第 2 腰椎棘突下，旁开 1.5 寸。

【功效】益肾助阳，纳气利水。

【主治】①腰痛；②遗尿，遗精，阳痿，月经不调，带下等生殖泌尿系统疾患。③耳鸣，耳聋。

【现代医学主治】消除腰背部酸痛，治疗腰酸腿疼、下肢肿胀，缓解全身疲劳，男子阳痿、遗精、早泄，女子月经不调。

【操作】直刺 0.5 ~ 1 寸。

13．大肠俞　Dàchángshū

【定位】第 4 腰椎棘突下，旁开 1.5 寸。

【功效】理气降逆，调和肠胃。

【主治】①腰腿痛；②腹胀，腹泻，便秘。

【现代医学主治】腰痛，骶髂关节炎，骶棘肌痉挛；肠炎，痢疾，便秘，小儿消化不良。

【操作】直刺 0.8 ~ 1.2 寸。

14．小肠俞　Xiǎochángshū

【定位】第 1 骶椎棘突下，旁开 1.5 寸，约平第 1 骶后孔。

【功效】通调二便，清热利湿。

【主治】①遗精，遗尿，尿血，尿痛，带下；②腹泻，痢疾，疝气；③腰骶痛。

【现代医学主治】肠炎，痢疾，便秘，遗尿，遗精；盆腔炎，子宫内膜炎；骶髂关节炎，痔疮。

【操作】直刺或斜刺 0.8 ~ 1 寸。

15．膀胱俞　Pángguāngshū

【定位】第 2 骶椎棘突下，旁开 1.5 寸，约平第 2 骶后孔。

【功效】清热利湿，通经活络。

【主治】①小便不利，遗尿；②腰骶痛；③腹泻，便秘。

【现代医学主治】肠炎，便秘，痢疾；腰骶神经痛，坐骨神经痛；膀胱炎，遗尿；糖尿病，足癣，子宫内膜炎等。

【操作】直刺或斜刺 0.8 ~ 1.2 寸。

16．承扶　Chéngfú

【定位】臀横纹的中点。

【功效】舒筋活络，通便，防止痔疮。

【主治】①腰骶臀股部疼痛；②痔疾。

【现代医学主治】腰骶臀股部神经痛，坐骨神经痛，臀部下垂，痔疮。

【操作】直刺 1 ～ 2 寸。

17．委中　Wěizhōng

【定位】腘横纹中点，当股二头肌腱与半腱肌肌腱的中间。

【功效】疏通经络，清热解毒，消肿止痛，调理肠胃。

【主治】①腰背痛，下肢痿痹；②腹痛，急性吐泻；③小便不利，遗尿；④丹毒。

【现代医学主治】腰背部和下肢疼痛、肌肉痉挛、腰酸腿疼。下肢肿胀，缓解全身疲劳，膝关节周围疼痛等。

【操作】直刺 1 ～ 1.5 寸，或用三棱针点刺腘静脉出血。针刺不宜过快、过强、过深，以免损伤血管和神经。

18．承筋　Chéngjīn

【定位】合阳穴与承山穴连线的中点，腓肠肌肌腹中央。

【功效】舒筋活络，强健腰膝，清泄肠热。

【主治】①腰腿拘急、疼痛；②痔疾。

【现代医学主治】小腿的各种症状：小腿抽筋、坐骨神经痛、腰痛，便秘、痔疮，剧烈呕吐、腹泻，全身疲劳等；此外，还是小腿减肥的主要按摩穴位之一。

【操作】直刺 1 ～ 1.5 寸。

19．承山　Chéngshān

【定位】腓肠肌两肌腹之间凹陷的顶端处，约在委中穴与昆仑穴之间中点。

【功效】理气止痛，消痔舒筋。

【主治】①腰腿拘急、疼痛；②痔疾，便秘。

【现代医学主治】腰背疼痛、坐骨神经痛、腓肠肌痉挛，下肢瘫痪，便秘等。还能疏通上下经脉，调节气血运行，加快脂肪消耗，结实小腿肌肉，消耗小腿脂肪。

【操作】直刺 1 ～ 2 寸。不宜作过强的刺激，以免引起腓肠肌痉挛。

20．昆仑　Kūnlún

【定位】外踝尖与跟腱之间的凹陷处。

【功效】疏通经络，清热截疟，熄风止痉。

【主治】①后头痛，项强，腰骶疼痛，足踝肿痛；②癫痫；③滞产。

【现代医学主治】踝关节扭伤、胀痛，高血压，失眠，健忘，月经不调、遗精、阳痿、性交疼痛、小便频数等。

【操作】直刺 0.5 ～ 0.8 寸。孕妇禁用，经期慎用。

21．申脉　Shēnmài

【定位】外踝直下方凹陷中。

【功效】清热安神，利腰膝。

【主治】①头痛，眩晕；②癫狂痫，失眠；③腰腿酸痛。

【现代医学主治】头痛，内耳性眩晕，失眠，癫痫，精神分裂症，脑血管病后遗症；腰肌劳损，下肢瘫痪，关节炎，踝关节扭伤。

【操作】直刺 0.3 ～ 0.5 寸。

22．至阴　Zhìyīn

【定位】足小趾外侧趾甲角旁 0.1 寸。

【解剖】有趾背动脉及趾跖侧固有动脉形成的动脉网；布有趾跖侧固有神经及足背外侧皮神经。

【功效】正胎催产，理气活血，清头明目。

【主治】①胎位不正，滞产；②头痛，目痛，鼻塞，鼻衄。

【现代医学主治】胎位不正，难产，胎盘滞留；脑出血，神经性头痛，脑血管病后遗症；尿潴留，遗精；眼结膜充血，角膜白斑，鼻塞。

【操作】浅刺 0.1 寸。胎位不正用灸法。

八、足少阴肾经

（一）经脉循行

足少阴肾经起于足小趾之下，斜走足心，经舟骨粗隆下、内踝后侧，沿小腿、腘窝、大腿的内后侧上行，穿过脊柱，属于肾（腧穴通路：还出于前，向上行于腹部前正中线旁 0.5 寸，胸部前正中线旁 2 寸，止于锁骨下缘），络膀胱。肾部直行脉向上穿过肝、膈，进入肺中，再沿喉咙上行，止于舌根两旁；肺部支脉，联络于心，流注于胸中（图 5-2-9）。

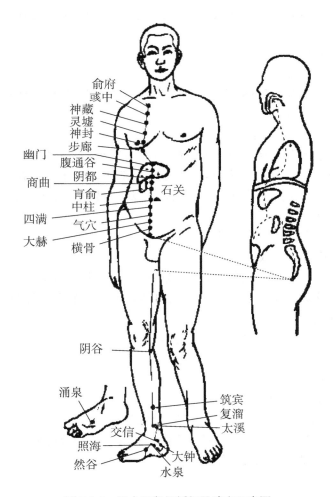

图 5-2-9 足少阴肾经循行及腧穴示意图

（二）主治概要

本经腧穴主治妇科病、前阴病、肾病，以及与肾有关的肺、心、肝、脑病，咽喉、舌等经脉循行部位的其他病症。

（三）本经腧穴（27穴）

1. 涌泉 Yǒngquán

【定位】足趾跖屈时，约当足底（去趾）前1/3凹陷处。

【功效】平肝熄风，开窍苏厥，清心泻火。

【主治】①昏厥，中暑，癫狂痫，小儿惊风；②头痛，头晕，目眩，失眠；③咳血，咽喉肿痛，喉痹；④大便难，小便不利；⑤奔豚气；⑥足心热。急救要穴之一。

【现代医学主治】足跟疼痛、肿胀、发热、鼻部不适、过敏、腹泻、五心烦热、头昏、失眠、便秘、小便不利等。按摩足底可加快血液循环速度，促进新陈代谢，去除足部皮肤苍白、死皮等。

【操作】直刺0.5～0.8寸。宜用灸法或药物贴敷。

2. 太溪 Tàixī

【定位】内踝高点与跟腱后缘连线的中点凹陷处。

【功效】补益肝肾，培土生金，温阳散寒。

【主治】①头痛，目眩，失眠，健忘，咽喉肿痛，齿痛，耳鸣，耳聋；②咳嗽，气喘，咳血，胸痛；③消渴，小便频数，便秘；④月经不调，遗精，阳痿；⑤腰脊痛，下肢厥冷。

【现代医学主治】肾炎、膀胱炎、阳痿、月经不调、遗精、遗尿、滑精、牙龈炎，踝关节扭伤、失眠、咯血等。

【操作】直刺0.5～0.8寸。

3. 照海 Zhàohǎi

【定位】内踝高点正下缘凹陷处。

【功效】宁心安神，清利咽喉，通调二便。

【主治】①失眠，癫痫；②咽喉干痛，目赤肿痛；③月经不调，带下，阴挺，小便频数，癃闭。

【现代医学主治】月经不调、带下、子宫脱垂、小便频数、便秘、咽喉干痛、失眠等，以及踝关节扭伤后前内侧疼痛明显者。

【操作】直刺0.5～0.8寸。

九、手厥阴心包经

（一）经脉循行

手厥阴心包经起于胸中，属心包，下膈，联络三焦；外行支出于侧胸上部，循行于上肢的中间部，入掌止于中指端；掌中分支止于无名指末端（图5-2-10）。

（二）主治概要

本经腧穴主治心、心包、胸、胃、神志病，以及经脉循行部位的其他病症。

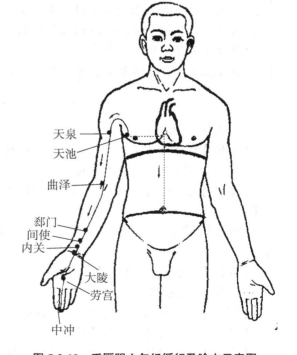

图 5-2-10　手厥阴心包经循行及腧穴示意图

（三）本经腧穴（9穴）

1．曲泽 Qūzé

【定位】肘微屈，肘横纹中，肱二头肌腱尺侧缘。

【功效】潜心镇痛，和胃降逆。

【主治】①心痛，心悸，善惊；②胃痛，呕血，呕吐；③暑热病；④肘臂挛痛。

【现代医学主治】心痛，心悸，热病，烦躁，胃痛，呕吐，肘臂痛，手臂震颤，风湿性心脏病，小儿舞蹈病，急性胃肠炎，支气管炎，中暑等。

【操作】直刺1～1.5寸；或点刺出血。

2．内关 Nèiguān

【定位】腕横纹上2寸，掌长肌腱与桡侧腕屈肌腱之间。

【功效】宽胸理气，宁心安神，降逆和胃。

【主治】①心痛，心悸；②胃痛，呕吐，呃逆；③胁痛，胁下痞块；④中风，失眠，眩晕，郁证，癫痫，偏头痛；⑤热病；⑥肘臂挛痛。

【现代医学主治】感冒后的胸闷、胸胁痛、心烦、心悸、心绞痛、冠心病、风湿性心脏病、低血压、失眠、胃肠神经官能症、胃炎、胃溃疡、腹痛呕吐、中暑。

【操作】直刺0.5～1寸。

知识链接

内关穴与晕车症

旅行晕车是在长途乘车时特别容易出现的一种症状，当出现轻微恶心欲吐的晕车症状时，以下三种方法可收到比较好的预防晕车的效果：①用双手分别用力揉按对侧内关穴1～2分钟；②乘车前半小时，用追风膏一片一分为二贴于双侧内关穴；③提前准备生姜2片，贴于双手内关穴上，再用胶布粘牢即可。

3．大陵 Dàlíng

【定位】腕横纹中央，掌长肌腱与桡侧腕屈肌腱之间。

【功效】宽胸理气，清心安神。

【主治】①心痛，心悸；②胃痛，呕吐，口臭；③胸胁满痛：④喜笑悲恐，癫狂痫；⑤手臂、手挛痛。

【现代医学主治】心痛，喜笑不止，癫痫，口臭，呕涎水，咳嗽、咳血，及手腕扭伤、疼痛等。

【操作】直刺0.3～0.5寸。

4．劳宫 Láogōng

【定位】掌心横纹中，第2、3掌骨中间。简便取穴法：握拳，中指尖下是穴。

【功效】清心安神，消肿止痒。

【主治】①中风昏迷，中暑；②心痛，烦闷，癫狂痫；③口疮，口臭；④鹅掌风。

【现代医学主治】中风昏迷，中暑，心痛，癫证，痫证，口疮，口臭。按摩劳宫穴，可促进手部血液循环，调节新陈代谢，减少手掌过多的脂肪。

【操作】直刺 0.3 ~ 0.5 寸。为急救要穴之一。

5．中冲　Zhōngchōng

【定位】中指尖端的中央。

【功效】清心泄热，开窍醒神。

【主治】①中风昏迷，舌强不语，中暑，昏厥，小儿惊风；②热病。

【现代医学主治】心痛，心烦，昏厥，舌强肿痛，热病，中暑，惊厥，掌中热。

【操作】浅刺 0.1 寸；或点刺出血。为急救要穴之一。

十、手少阳三焦经

（一）经脉循行

手少阳三焦经起于无名指末端，循行于上肢外侧中间部，上肩，经颈部上行联系耳内及耳前后、面颊、目锐眦等部；体腔支从缺盆进入，联系心包、膻中、三焦等（图 5-2-11）。

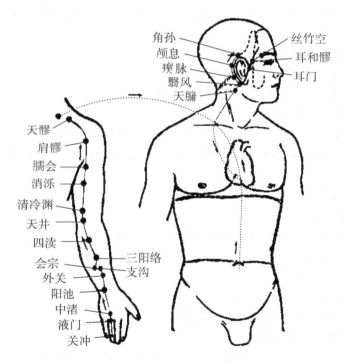

图 5-2-11　手少阳三焦经循行及腧穴示意图

（二）主治概要

本经腧穴主治头、目、耳、颊、咽喉、胸胁病和热病，以及经脉循行部位的其他病症。

（三）本经腧穴（23 穴）

1．关冲　Guānchōng

【定位】无名指尺侧指甲根角旁 0.1 寸。

【功效】泄热开窍，清利喉舌，活血通络。

【主治】①头痛，目赤，耳鸣，耳聋，喉痹，舌强；②热病，心烦。

【现代医学主治】头痛，喉炎，结膜炎，角膜白斑，脑血管病，热病，小儿消化不良等。

【操作】浅刺 0.1 寸；或点刺出血。为急救要穴之一。

2．中渚 Zhōngzhǔ

【定位】手背，第 4、5 掌骨小头后缘之间凹陷中。

【功效】清热通络，开窍益聪。

【主治】①头痛，目赤，耳鸣，耳聋，喉痹；②热病；③肩背肘臂酸痛，手指不能屈伸。

【现代医学主治】神经性耳聋、聋哑症，头痛头晕、喉头炎、角膜白斑、喉痹；肩背部筋膜炎等劳损性疾病，肋间神经痛，肘腕关节炎等；疟疾。

【操作】直刺 0.3 ～ 0.5 寸。

3．外关 Wàiguān

【定位】腕背横纹上 2 寸，尺骨与桡骨正中间。

【功效】疏通经络，解表散邪，聪耳明目。

【主治】①热病；②头痛，目赤肿痛，耳鸣，耳聋；③瘰疬，胁肋痛；④上肢痿痹不遂。

【现代医学主治】手臂痛，腕关节扭伤，腕关节下垂，失眠心慌、耳鸣耳聋，眼睛疼痛、疲劳、眼花等。

【操作】直刺 0.5 ～ 1 寸。

4．支沟 Zhīgōu

【定位】腕背横纹上 3 寸，尺骨与桡骨正中间。

【功效】清热聪耳，降逆润肠。

【主治】①便秘；②耳鸣，耳聋，暴喑；③瘰疬，胁肋疼痛；④热病。

【现代医学主治】习惯性便秘，呕吐泄泻，胁痛，经闭，产后血晕，产后乳汁分泌不足等。

【操作】直刺 0.5 ～ 1 寸。

5．肩髎 Jiānliáo

【定位】肩峰后下方，上臂外展时，当肩髃穴后寸许凹陷中。

【主治】肩臂挛痛不遂。

【操作】直刺 1 ～ 1.5 寸。

6．翳风 Yìfēng

【定位】乳突前下方与耳垂之间的凹陷中。

【功效】聪耳通窍，散内泄热。

【主治】①耳鸣，耳聋；②口眼歪斜，牙关紧闭，颊肿；③瘰疬。

【现代医学主治】耳聋，耳鸣，头痛，牙痛，腮腺炎，下颌关节炎，眼痛，面神经麻痹。

【操作】直刺 0.8 ～ 1.2 寸。

7．角孙 Jiǎosūn

【定位】当耳尖发际处。

【功效】明亮眼睛，消除视物模糊。

【主治】①头痛，项强；②目赤肿痛，目翳；③齿痛，颊肿。

【现代医学主治】眼睛、牙齿疼痛，耳部各种病症如耳鸣、耳痛、中耳炎等，偏头痛、眩晕。

【操作】平刺 0.3 ～ 0.5 寸。

8．耳门　Ěrmén

【定位】耳屏上切迹前，下颌骨髁状突后缘，张口有孔。

【功效】开窍聪耳，消肿止痛。

【主治】①耳鸣，耳聋，聤耳；②齿痛，头颌痛。

【现代医学主治】耳鸣、耳聋、重听、中耳炎、外耳炎等所有耳部疾病，是治疗耳部疾病的最重要穴位之一。也经常用于治疗面神经麻痹、牙痛等病症。

【操作】微张口，直刺 0.5 ~ 1 寸。

9．丝竹空　Sīzúkōng

【定位】眉梢的凹陷处。

【功效】清热明目，解除烦躁。

【主治】①癫痫；②头痛，眩晕，目赤肿痛，眼睑瞤动；③齿痛。

【现代医学主治】对耀眼引起的头痛、结膜充血、视疲劳、倒睫、偏头痛等有很好效果。同时还是眼睛美容的重要穴位之一。

【操作】平刺 0.3 ~ 0.5 寸。

十一、足少阳胆经

（一）经脉循行

足少阳胆经起于目外眦，向上到达额角，向后行至耳后（风池），经颈、肩部后下入缺盆；耳部支脉从耳后进入耳中，出走耳前，到目外眦后方，外眦部支脉，从外眦部分出，下走大迎，上达目眶下，下行经颊车，由颈部向下会合前脉于缺盆；从缺盆部发出内行支进入胸中，通过横膈，联系肝胆，经胁肋内，下达腹股沟动脉部，再经过外阴毛际，横行入髋关节部（环跳）；从缺盆部发出的外行支，下经腋、侧胸、季胁部与前脉会合于髋关节部，再向下沿着大腿外侧、膝外侧、腓骨前、腓骨下段、外踝前至足背，沿足背下行止于第四趾外侧；足背分支止于足大趾（图 5-2-12）。

（二）主治概要

本经腧穴主治肝胆病，侧头、目、耳、咽喉、胸胁病，以及经脉循行部位的其他病症。

（三）本经腧穴（44 穴）

1．瞳子髎　Tóngzǐliáo

【定位】目外眦外侧 0.5 寸，眶骨外缘凹陷中。

【功效】清热消肿，明亮眼睛，缓解视疲劳。

【主治】①头痛；②目赤肿痛，羞明流泪，内障，目翳等目疾。

【现代医学主治】对头痛、头晕眼花、视疲劳、目痒、结膜充血等所有眼睛周围的病症有很好效果；同时是眼睛美容必不可少的穴位。

【操作】平刺 0.3 ~ 0.5 寸。或三棱针点刺出血。

2．听会　Tīnghuì

【定位】耳屏间切迹前，下颌骨髁状突后缘，张口有孔。

【功效】开窍聪耳，舒筋活络。

【主治】①耳鸣，耳聋，聤耳；②齿痛，口眼歪斜。

【现代医学主治】常用于耳鸣、耳聋、牙痛、口眼歪斜、下颌关节疾病的治疗。

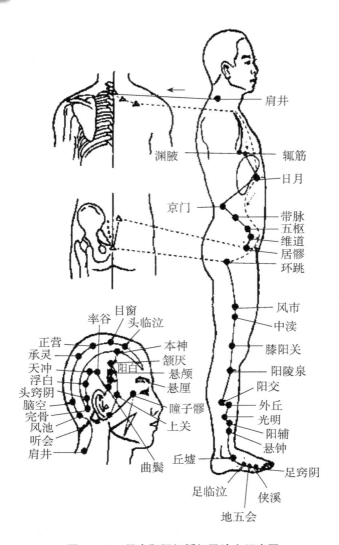

图 5-2-12　足少阳胆经循行及腧穴示意图

【操作】微张口，直刺 0.5 ～ 0.8 寸。

3．率谷　Shuàigǔ

【定位】耳尖直上，入发际 1.5 寸。

【功效】平肝熄风，宁神止吐。

【主治】①头痛，眩晕；②小儿急、慢惊风。

【现代医学主治】血管（神经）性头痛、神经性耳鸣（耳聋）、耳鸣、耳聋、结膜炎等。

【操作】平刺 0.5 ～ 0.8 寸。

4．阳白　Yángbái

【定位】目正视，瞳孔直上，眉上 1 寸。

【功效】清热明目，消肿止痛。

【主治】①头痛；②目眩，目痛，视物模糊，眼睑瞤动。

【现代医学主治】对头、脸或眼睛的症状有很好效果，如：前额疼痛、脸部三叉神经痛；

另外还可用于治疗耀眼、角膜混浊、沙眼、夜盲症等。

【操作】平刺 0.5 ～ 0.8 寸。

5．风池　Fēngchí

【定位】胸锁乳突肌与斜方肌上端之间的凹陷中，平风府穴。

【解剖】在胸锁乳突肌与斜方肌上端附着部之间的凹陷中，深部为头夹肌；有枕动、静脉分支；布有枕小神经分支。

【功效】平肝熄风，祛风解毒，通利官窍。

【主治】①中风，癫痫，头痛，眩晕，耳鸣等内风为患者；②感冒，鼻塞，衄血，目赤肿痛，羞明流泪，耳聋，口眼歪斜等外风为患者；③颈项强痛。

【现代医学主治】(本穴为治疗头、眼、耳、口、鼻、脑、神志疾患，以及上肢病的常用要穴) 感冒，头晕，头痛，项强痛，眼病，鼻炎，耳聋，耳鸣，高血压，癫痫，偏瘫，脑部疾患，失眠，落枕，肩周炎，足跟痛。

【操作】针尖微下，向鼻尖斜刺 0.8 ～ 1.2 寸，或平刺透风府穴。深部中间为延髓，必须严格掌握针刺的角度与深度。

6．肩井　Jiānjǐng

【定位】肩上，大椎穴与肩峰连线的中点。

【功效】祛风清热，通经活络，消肿止痛。

【主治】①颈项强痛，肩背疼痛，上肢不遂；②难产，乳痈，乳汁不下；③瘰疬。

【现代医学主治】颈椎病头项强痛、肩周炎、肩膀疼痛、不能伸举、肩背部酸痛，乳房红肿疼痛、难产，发烧、头痛等。

【操作】直刺 0.5 ～ 0.8 寸。内有肺尖，慎不可深刺；孕妇禁针。

7．环跳　Huántiào

【定位】侧卧屈股，当股骨大转子高点与骶管裂孔连线的外 1/3 与内 2/3 交界处。

【功效】祛风化湿，强健腰膝。

【主治】①腰胯疼痛，下肢痿痹，半身不遂；②遍身风疹。

【现代医学主治】坐骨神经痛，下肢麻痹，脑血管病后遗症，腰腿痛，髋关节及周围软组织疾病，脚气；感冒，神经衰弱，风疹，湿疹。

【操作】直刺 2 ～ 3 寸。

8．风市　Fēngshì

【定位】大腿外侧正中，腘横纹上 7 寸。或垂手直立时，中指尖下是穴。

【功效】祛风化湿，通经活络。

【主治】①下肢痿痹、麻木，半身不遂；②遍身瘙痒。

【现代医学主治】下肢瘫痪，腰腿痛，膝关节炎，脚气；头痛，眩晕，坐骨神经痛，股外侧皮神经炎，小儿麻痹后遗症；荨麻疹，耳鸣等。

【操作】直刺 1 ～ 1.5 寸。

9．阳陵泉　Yánglíngquán

【定位】腓骨小头前下方凹陷中。

【功效】舒肝利胆，强健腰膝。

【主治】①黄疸，胁痛，口苦，呕吐，吞酸等胆腑病；②膝肿痛，下肢痿痹、麻木；③

小儿惊风。

【现代医学主治】膝关节炎及周围软组织疾病，下肢瘫痪，踝扭伤，肩周炎，落枕，腰扭伤，臀部肌内注射后疼痛；肝炎，胆结石，胆绞痛，胆道蛔虫症，习惯性便秘；高血压病，肋间神经痛。

【操作】直刺 1 ～ 1.5 寸。

10．光明　Guāngmíng

【定位】外踝高点上 5 寸，腓骨前缘。

【功效】通络明目。

【主治】①目痛，夜盲；②胸乳胀痛；③下肢痿痹。

【现代医学主治】各种眼疾，如视疲劳、红肿、沙眼、眼睛充血、视力下降、模糊、弱视等。

【操作】直刺 1 ～ 1.5 寸。

11．悬钟　Xuánzhōng（绝骨 Juégǔ）

【定位】外踝高点上 3 寸，腓骨后缘。

【功效】补益肝肾，熄风镇静，通络止痛。

【主治】①痴呆，中风，半身不遂；②颈项强痛，胸胁满痛，下肢痿痹。

【现代医学主治】坐骨神经痛，颈椎病，落枕；脑血管病，高脂血症，高血压；眩晕，耳鸣；小儿舞蹈症等。

【操作】直刺 0.5 ～ 0.8 寸。

12．侠溪　Xiáxī

【定位】足背，第四、五趾间纹头上凹陷处。

【功效】平肝熄风，消肿止痛。

【主治】①惊悸；②头痛，眩晕，耳鸣，耳聋；③颊肿，目外眦赤痛，胁肋疼痛，膝股痛，足跗肿痛；③乳痈。

【现代医学主治】下肢麻痹，坐骨神经痛，肋间神经痛，偏头痛；脑卒中，高血压；耳鸣，耳聋，腋淋巴结炎，咳血，乳腺炎。

【操作】直刺 0.3 ～ 0.5 寸。

13．足窍阴　Zúqiàoyīn

【定位】第四趾外侧趾甲根角旁 0.1 寸。

【功效】疏肝解郁，通经活络。

【主治】①头痛，目赤肿痛，耳鸣，耳聋，咽喉肿痛；②胸胁痛，足跗肿痛。

【现代医学主治】治疗神经性头痛，神经衰弱，肋间神经痛；高血压，脑血管病后遗症，足踝肿痛；结膜炎，耳聋，耳鸣；哮喘，胸膜炎。

【操作】浅刺 0.1 寸，或点刺出血。

十二、足厥阴肝经

（一）经脉循行

足厥阴肝经起于足大趾外侧，经足背、内踝前上行于大腿内侧，联系阴部，入体腔联系于胃、肝、胆、膈、胁肋，经咽喉上联目系，上行出于额部，与督脉交会于巅顶部。目系支脉下经颊里，环绕唇内。肝部支脉上膈，注于肺中（图 5-2-13）。

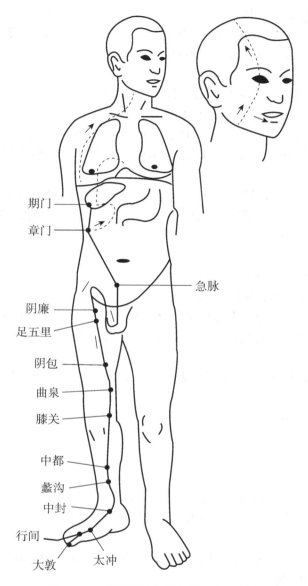

期门

章门

急脉

阴廉

足五里

阴包

曲泉

膝关

中都

蠡沟

中封

行间

大敦　　太冲

图 5-2-13　足厥阴肝经循行及腧穴示意图

（二）主治概要

本经腧穴主治肝、胆、脾、胃病，妇科病，少腹、前阴病，以及经脉循行部位的其他病症。

（三）本经腧穴（14穴）

1．大敦　Dàdūn

【定位】足大趾外侧趾甲根角旁约0.1寸。

【功效】回阳救逆，调经通淋。

【主治】①疝气，少腹痛；②遗尿，癃闭，五淋，尿血；③月经不调，崩漏，缩阴，阴中痛，阴挺；④癫痫，善寐。

【现代医学主治】疝气，少腹痛，睾丸炎，阴茎痛，精索神经痛，功能性子宫出血，月经不调，子宫脱垂；脑血管病后遗症，癫痫嗜睡；胃脘痛，便秘；心绞痛，冠心病；糖尿病。

【操作】浅刺 0.1 ～ 0.2 寸，或点刺出血。

2．行间 Xíngjiān

【定位】足背，当第一、二趾间的趾蹼缘上方纹头处。

【功效】清热泻火，平肝熄风，宁心安神。

【主治】①中风，癫痫；②头痛，目眩，目赤肿痛，青盲，口歪；③月经不调，痛经，闭经，崩漏，带下，阴中痛，疝气；④遗尿，癃闭，五淋；⑤胸胁满痛；⑥下肢内侧痛，足跗肿痛。

【现代医学主治】中风，癫痫，头痛，目眩，目赤肿痛，视力下降、口歪，月经不调、痛经、崩漏带下等妇科病症，遗尿、癃闭等泌尿系病症，疝气，胸胁肿痛。

【操作】直刺 0.5 ～ 0.8 寸。

3．太冲 Tàichōng

【定位】足背，第一、二跖骨结合部之前凹陷中。

【功效】平肝泄热，舒肝养血，清利下焦。

【主治】①中风，癫狂痫，小儿惊风；②头痛，眩晕，耳鸣，目赤肿痛，口歪，咽痛；③月经不调，痛经，经闭，崩漏，带下；④胁痛，腹胀，呕逆，黄疸；⑤癃闭，遗尿；⑥下肢痿痹，足跗肿痛。

【现代医学主治】头痛，眩晕，高血压，失眠，肝炎，乳腺炎，月经不调，血小板减少症，四肢关节酸痛。

【操作】直刺 0.5 ～ 0.8 寸。

十三、督脉

（一）经脉循行

起于小腹内，下出于会阴部，向后、向上行于脊柱的内部，上达项后风府，进入脑内，上行巅顶，沿前额下行鼻柱，止于上唇内龈交穴（图 5-2-14）。

（二）主治概要

本经腧穴主治神志病，热病，腰骶、背、头项等局部病症及相应的内脏病症。

（三）本经腧穴（29 穴）

1．长强 Chángqiáng

【定位】跪伏或胸膝位，当尾骨尖端与肛门连线的中点处。

【功效】通便消痔。

【主治】①腹泻，痢疾，便血，便秘，痔疮，脱肛；②癫狂痫，瘛疭，脊强反折。

【现代医学主治】痔疮，脱肛，腹泻，便秘，原发性闭经、继发性闭经。

【操作】紧靠尾骨前面斜刺 0.8 ～ 1 寸；不宜直刺，以免伤及直肠。

2．腰阳关 Yāoyángguān

【定位】后正中线上，第四腰椎棘突下凹陷中；约与髂嵴相平。

【功效】散寒除湿，舒筋活络。

【主治】①腰骶疼痛，下肢痿痹；②月经不调，赤白带下；③遗精，阳痿。

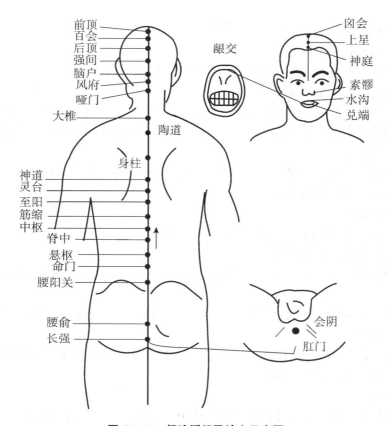

图 5-2-14 督脉循行及腧穴示意图

【现代医学主治】指压此穴位对于治疗腰部怕冷症状非常有效。此外，此穴可配合督脉俞穴来主治神志病症、热病及腰骶、背、头、颈局部疾病和相应的内脏疾病。

【操作】向上斜刺 0.5 ～ 1 寸。多用灸法。

3．命门　Mìngmén

【定位】后正中线上，第二腰椎棘突下凹陷中。

【功效】补肾壮阳。

【主治】①腰脊强痛，下肢痿痹；②月经不调，赤白带下，痛经，经闭，不孕；③遗精，阳痿，精冷不育，小便频数；④小腹冷痛，腹泻。

【现代医学主治】虚损腰痛，遗尿，泄泻，遗精，阳痿，早泄，赤白带下，月经不调，胎屡坠，汗不出，寒热疟，小儿发痫，胃下垂，前列腺炎。

【操作】向上斜刺 0.5 ～ 1 寸。多用灸法。

4．大椎　Dàzhuī

【定位】后正中线上，第七颈椎棘突下凹陷中。

【功效】清热解表，预防疟疾、痢疾。

【主治】①热病，疟疾；②恶寒发热，咳嗽，气喘，骨蒸潮热，胸痛；③癫狂痫，小儿惊风；④项强，脊痛；⑤风疹，痤疮。

【现代医学主治】风湿发热，感冒发热、怕冷、鼻塞、咳嗽，颈痛，痤疮，预防疟疾、痢疾。

【操作】向上斜刺 0.5 ～ 1 寸。

5．哑门 Yǎmén

【定位】正坐，头微前倾，后正中线上，入发际上 0.5 寸。

【功效】散风熄风，开窍醒神。

【主治】①暴瘖，舌缓不语；②中风，癫狂痫，癔病；③头重，头痛，颈项强急。

【现代医学主治】舌强不语，暴喑，颈项强急，颈强反折，癫痫，脑性瘫痪，舌骨肌麻痹，脑膜炎，脊髓炎。

【操作】正坐位，头微前倾，项部放松，向下颌方向缓慢刺入 0.5 ～ 1 寸；不可向上深刺，以免刺入枕骨大孔，伤及延髓。

6．风府 Fēngfǔ

【定位】正坐，头微前倾，后正中线上，入发际上 1 寸。

【功效】通关开窍，散风解表。

【主治】①中风，癫狂痫，癔病；②眩晕，头痛，颈项强痛；③咽喉肿痛，失音，目痛，鼻衄。

【现代医学主治】缓解头痛、头重、全身疲劳、打喷嚏、流鼻涕、鼻塞、发热畏寒等因感冒引起的各种症状。

【操作】正坐位，头微前倾，项部放松，向下颌方向缓慢刺入 0.5 ～ 1 寸；不可向上深刺，以免刺入枕骨大孔，伤及延髓。

7．百会 Bǎihuì

【定位】后发际正中直上 7 寸；或当头部正中线与两耳尖连线的交点处。

【功效】安神，醒脑开窍。

【主治】①中风，痴呆，癫狂痫，癔病，瘛疭；②头风，头痛，眩晕，耳鸣；③惊悸，失眠，健忘；④脱肛，阴挺，腹泻。

【现代医学主治】按摩百会穴可以治疗很多病症，如高血压引起的头痛头晕、体位性眩晕、晕车、醉酒、视疲劳、鼻塞、耳鸣、预防脱发、头皮屑以及痔疮等。

【操作】平刺 0.5 ～ 0.8 寸；升阳举陷可用灸法。

8．神庭 Shéntíng

【定位】额前部发际正中直上 0.5 寸。

【功效】安神醒脑，止咳平喘。

【主治】①癫狂痫，中风；②头痛，目眩，失眠，惊悸；③目赤，目翳，鼻渊，鼻衄。

【现代医学主治】慢性鼻炎、鼻肿流脓，头痛、眩晕、眉棱骨痛等病症。

【操作】平刺 0.5 ～ 0.8 寸。

9．印堂 Yìntáng

【定位】在额部，当两眉头的中间。

【功效】清热散风、镇静安神。

【主治】头痛、眩晕、鼻衄、鼻渊、小儿惊风、失眠。

【现代医学主治】除以上主治外，还可用于面神经麻痹，三叉神经痛，高血压，神经衰弱等疾病治疗。

【操作】提捏局部皮肤，平刺 0.3 ～ 0.5 寸，或用三棱针点刺出血；可灸。

10．素髎　Sùliáo

【定位】鼻尖正中。

【功效】清热消肿，通利鼻窍，醒脑开窍。

【主治】①昏迷，惊厥，新生儿窒息；②鼻渊，鼻衄，喘息。

【现代医学主治】鼻塞，鼻出血，鼻流清涕，鼻中肉，鼻渊，酒鼻，惊厥，昏迷，新生儿窒息。

【操作】向上斜刺 0.3 ～ 0.5 寸；或点刺出血。为急救要穴之一。

11．水沟　Shuǐgōu

【定位】在人中沟的上 1/3 与下 2/3 交界处。

【功效】开窍醒神，祛风通络。可以升高血压，影响人的呼吸活动，有利于节律性呼吸活动的运行。

【主治】①昏迷，晕厥，中风，中暑，癔病，癫狂痫，急慢惊风；②鼻塞，鼻衄，面肿，口歪，齿痛，牙关紧闭；③闪挫腰痛。

【现代医学主治】突然晕倒、心绞痛、剧烈腰背痛、呼吸困难等病症。

【操作】向上斜刺 0.3 ～ 0.5 寸，强刺激；或指甲掐按。为急救要穴之一。

十四、任脉

（一）经脉循行

任脉起于小腹内，下出会阴部，向前上行于阴毛部，在腹内沿前正中线上行，经关元等穴至咽喉部，再上行环绕口唇，经过面部，进入目眶下，联系于目（图 5-2-15）。

（二）主治概要

本经腧穴主治少腹、脐腹、胃脘、胸、颈、咽喉、头面等局部病症和相应的内脏病症，部分腧穴有强壮作用或可治疗神志病。

（三）本经腧穴（24 穴）

1．会阴　Huìyīn

【定位】男性在阴囊根部与肛门连线的中点处；女性在大阴唇后联合与肛门连线的中点处。

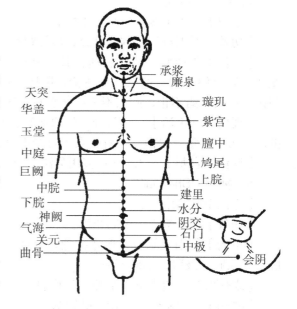

图 5-2-15　任脉循行及腧穴示意图

【功效】醒神镇惊，通调二阴。

【主治】①溺水窒息，昏迷，癫狂痫；②小便不利，遗尿，阴痛，阴痒，脱肛，阴挺，痔疮；③遗精，月经不调。

【现代医学主治】阴痒，阴痛，阴部汗湿，阴门肿痛，小便难，大便秘结，闭经，溺水窒息，产后昏迷不醒，癫狂，阴道炎，睾丸炎，疝气。

【操作】直刺 0.5 ～ 1 寸；孕妇慎用。

2．中极　Zhōngjí

【定位】前正中线上，脐下 4 寸。

【功效】通利小便，温肾助阳，调经止带。

【主治】①遗尿，小便不利，癃闭；②遗精，阳痿，不育；③月经不调，崩漏，阴挺，阴痒，不孕，产后恶露不止，带下。

【现代医学主治】尿血、小便不通，带下病、闭经、月经来潮前小腹冷痛，眼面下肢浮肿，滑精、阳痿，膀胱炎、尿道炎。

【操作】直刺 1～1.5 寸；孕妇慎用。

3．关元 Guānyuán

【定位】前正中线上，脐下 3 寸。

【功效】补益元气，调理经带，清热利尿。

【主治】①中风脱证，虚劳冷惫；②少腹疼痛，腹泻，痢疾，脱肛，疝气；③五淋，便血，尿血，尿闭，尿频；④遗精，阳痿，早泄，白浊；⑤月经不调，痛经，经闭，崩漏，带下，阴挺，恶露不尽，胞衣不下。

【现代医学主治】本穴应用范围广泛，包括胃肠道障碍，精力减退、过胖或过瘦、高血压、失眠，尿次数增多、下腹部胀满、下肢虚冷，女性痛经、闭经、月经不调、不孕症等病症。

【操作】直刺 1～1.5 寸；多用灸法。孕妇慎用。

4．气海 Qìhǎi

【定位】前正中线上，脐下 1.5 寸。

【功效】温阳益气，调理月经，增补肾精。

【主治】①虚脱，形体羸瘦，脏气衰惫，乏力；②水谷不化，绕脐疼痛，腹泻，痢疾，便秘；③小便不利，遗尿；④遗精，阳痿，疝气；⑤月经不调，痛经，经闭，崩漏，带下，阴挺，产后恶露不止，胞衣不下；⑥水肿，气喘。

【现代医学主治】一切气虚、气机运行受阻的病症，如腹痛、腹胀、消化不良、烦躁症、抑郁，男子阳痿、早泄、不育，女子月经不调、痛经、闭经、不孕症等病症。

【操作】直刺 1～1.5 寸；多用灸法。孕妇慎用。

5．神阙 Shénquè

【定位】脐窝中央。

【功效】回阳救逆，涩肠止泻。

【主治】①阳气暴脱，形寒神惫，尸厥，风痫；②腹痛，腹胀，腹泻，痢疾，便秘，脱肛；③水肿，鼓胀，小便不利。

【现代医学主治】全身水肿，肠鸣响、腹痛、腹泻、脱肛等。

【操作】一般不针，多用艾炷隔盐灸法。

6．中脘 Zhōngwǎn

【定位】前正中线上，脐上 4 寸；或脐与胸剑联合连线的中点处。

【功效】健脾和胃，畅通脾胃气血运行。

【主治】①胃痛，腹胀，纳呆，呕吐，吞酸，呃逆，痞疾，黄疸；②癫狂痫，脏躁，尸厥，失眠，惊悸，哮喘。

【现代医学主治】胃痛、胃痉挛、胃溃疡、胃炎、胃酸过多、胃松弛、胃下垂、恶心呕吐、消化不良、腹痛、腹泻、便秘等消化系统常见病症，是治疗所有消化系统疾病最常用的穴位。

【操作】直刺 1～1.5 寸。

7．膻中　Dànzhōng

【定位】前正中线上，平第四肋间隙；或两乳头连线与前正中线的交点处。

【功效】理气止痛，生津增液。

【主治】①咳嗽，气喘，胸闷，心痛，噎嗝，呃逆；②产后乳少，乳痈。

【现代医学主治】气短，咳喘，胸闷，肋间神经痛，心胸痛，心绞痛，心悸，噎嗝，咳唾脓血，产妇乳少，乳腺炎，支气管哮喘，支气管炎，食管狭窄。

【操作】平刺 0.3 ～ 0.5 寸。

8．承浆　Chéngjiāng

【定位】颏唇沟的正中凹陷处。

【功效】湿润口腔黏膜，舒筋活络。

【主治】①口歪，齿龈肿痛，流涎；②暴瘖，癫狂。

【现代医学主治】中风后嘴歪向一侧、三叉神经痛、面神经麻痹、僵硬、说话困难，牙痛等。

【操作】斜刺 0.3 ～ 0.5 寸。

第五节　经外奇穴

常用奇穴按部位分述如下。

一、头颈部穴

1．四神聪　Sìshéncōng

【定位】在顶部，当百会前后左右各 1 寸，共 4 穴。

【功效】镇静安神，清头明目，醒脑开窍。

【主治】①头痛、眩晕、失眠、健忘、癫痫；②目疾。

【现代医学主治】头痛，眩晕，失眠，健忘，癫痫，精神病，脑血管病后遗症，大脑发育不全等。

【操作】平刺 0.5 ～ 0.8 寸；可灸。

2．鱼腰　Yúyāo

【定位】在额部，瞳孔直上，眉毛中。

【功效】镇静安神，疏风通络。

【主治】①眉棱骨痛；②眼睑瞤动、眼睑下垂、目赤肿痛、目翳；③口眼㖞斜。

【现代医学主治】目赤肿痛，眼睑下垂，近视，急性结膜炎，面神经麻痹，三叉神经痛。

【操作】平刺 0.3 ～ 0.5 寸。

3．太阳　Tàiyáng

【定位】在颞部，当眉梢与目外眦之间，向后约一横指的凹陷处。

【功效】清肝明目，通络止痛。

【主治】①头痛；②目疾；③面瘫。

【现代医学主治】偏正头痛，神经血管性头痛，三叉神经痛，目赤肿痛，视神经萎缩等。

【操作】直刺或斜刺 0.3 ～ 0.5 寸，或点刺出血；可灸。

4．上迎香 Shàngyíngxiāng

【定位】在面部，当鼻翼软骨与鼻甲的交界处，近鼻唇沟上端处。

【功效】清利鼻窍，通络止痛。

【主治】鼻渊、鼻部疮疖。

【现代医学主治】鼻炎，鼻窦炎，过敏性鼻炎，头痛。

【操作】向内上方平刺 0.3 ～ 0.5 寸。

5．夹承浆 Jiáchéngjiāng

【定位】在面部，承浆穴旁开 1 寸处。

【功效】清热疏风。

【主治】齿龈肿痛、口喁。

【操作】斜刺或平刺 0.3 ～ 0.5 寸。

6．牵正 Qiānzhèng

【定位】在面颊部，耳垂前 0.5 ～ 1 寸处。

【功效】祛风清热，通经活络。

【主治】口喁、口疮。

【操作】向前斜刺 0.5 ～ 0.8 寸；可灸。

7．安眠 Ānmián

【定位】在项部，当翳风穴与风池穴连线的中点。

【功效】镇惊安神。

【解剖】同翳明。

【主治】①失眠、头痛、眩晕；②心悸；③癫狂。

【操作】直刺 0.8 ～ 1.2 寸；可灸。

二、胸腹部穴

8．子宫 Zǐgōng

【定位】在下腹部，当脐中下 4 寸，中极旁开 3 寸。

【功效】调经理气，升提下陷。

【主治】①阴挺；②月经不调、痛经、崩漏；③不孕。

【操作】直刺 0.8 ～ 1.2 寸。

三、背部穴

9．定喘 Dìngchuǎn

【定位】在背部，当第 7 颈椎棘突下，旁开 0.5 寸。

【功效】止咳平喘，通宣理肺。

【主治】①哮喘、咳嗽；②肩背痛、落枕。

【现代医学主治】支气管炎，支气管哮喘，百日咳，肩关节软组织损伤，落枕。

【操作】直刺 0.5 ～ 0.8 寸；可灸。

10．夹脊 Jiájǐ

【定位】在背腰部，当第 1 胸椎至第 5 腰椎棘突下两侧，后正中线旁开 0.5 寸，一侧 17 穴，左右共 34 穴。

【功效】调节脏腑功能。

【主治】适应范围较广，其中上胸部的穴位治疗心肺、上肢疾病；下胸部的穴位治疗胃肠疾病；腰部的穴位治疗腰腹及下肢疾病。

【操作】直刺 0.3 ～ 0.5 寸，或用梅花针叩刺；可灸。

11．腰眼 Yāoyǎn

【定位】在腰部，当第 4 腰椎棘突下，旁开约 3.5 寸凹陷中。

【功效】强腰健肾。

【主治】①腰痛；②月经不调、带下；③虚劳。

【现代医学主治】腰痛，腹痛，尿频，遗尿，消渴等。

【操作】直刺 1 ～ 1.5 寸；可灸。

四、上肢穴

12．腰痛点 Yāotòngdiǎn

【定位】在手背侧，当第 2、3 掌骨及第 4、5 掌骨之间，当腕横纹与掌指关节中点处，一侧 2 穴，左右共 4 穴。

【功效】舒筋活络，化瘀止痛。

【主治】急性腰扭伤。

【操作】由两侧向掌中斜刺 0.5 ～ 0.8 寸；可灸。

13．落枕穴 Làozhěnxué

【定位】在手背侧，当第 2、3 掌骨间，指掌关节后约 0.5 寸处。

【功效】调气活血，舒筋通络。

【主治】①落枕、手臂痛；②胃痛。

【操作】直刺或斜刺 0.5 ～ 0.8 寸。

14．四缝 Sifèng

【定位】在第 2 至第 5 指掌侧，近端指关节的中央，一手 4 穴，左右共 8 穴。

【功效】消食导滞，祛痰化积。

【主治】①小儿疳积；②百日咳。

【操作】点刺出血或挤出少许黄色透明黏液。

15．十宣 Shíxuān

【定位】在手十指尖端，距指甲游离缘 0.1 寸（指寸），左右共 10 穴。

【功效】清热开窍。

【主治】①昏迷；②癫痫；③高热、咽喉肿痛。

【现代医学主治】昏迷、休克、中暑、癔病、惊厥等的急救；用于各种热证，急性咽喉炎、急性胃肠炎、高血压、手指麻木。

【操作】浅刺 0.1 ～ 0.2 寸，或点刺出血。

五、下肢穴

16．百虫窝 Bǎichóngwō

【定位】屈膝，在大腿内侧，髌底内侧端上 3 寸，即血海上 1 寸。

【功效】祛风活血，驱虫止痒。

【主治】①虫积；②风湿痒疹、下部生疮。

【操作】直刺 1.5 ~ 2 寸；可灸。

17. 膝眼 Xīyǎn

【定位】屈膝，在髌韧带两侧凹陷处。在内侧的称内膝眼，在外侧的称外膝眼。

【功效】活血通络，疏利关节。

【主治】①膝痛、腿痛；②脚气。

【操作】向膝中斜刺 0.5 ~ 1 寸，或透刺对侧膝眼；可灸。

18. 胆囊 Dǎnnáng

【定位】在小腿外侧上部，当腓骨小头前下方凹陷处（阳陵泉）直下 2 寸。

【功效】利胆通腑。

【主治】①急慢性胆囊炎、胆石症、胆道蛔虫症；②下肢痿痹。

【操作】直刺 1 ~ 2 寸；可灸。

19. 阑尾 Lánwěi

【定位】在小腿前侧上部，当犊鼻下 5 寸，胫骨前缘旁开一横指。

【功效】清热解毒，化瘀通腑。

【主治】①急慢性阑尾炎；②消化不良；③下肢痿痹。

【操作】直刺 1.5 ~ 2 寸；可灸。

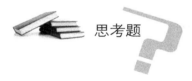 思考题

1. 为什么针刺合谷穴可以治疗牙痛？
2. 肩髃穴治疗肩臂挛痛、上肢不遂的基础是什么？

（王　健）

刺、灸、推拿及拔罐方法

1. 了解针刺工具及准备工作；掌握毫针刺法及进针的角度与深度；掌握得气的概念，了解常用行针手法、针刺补泻；掌握针刺意外的处理与预防；了解针刺注意事项。
2. 了解艾灸法的概念、种类；掌握艾灸法的操作方法；熟悉艾灸法的适应证、禁忌证和注意事项。
3. 了解拔罐法、三棱针法、电针法、穴位注射、按摩推拿等外治方法的概念、适应证、禁忌证和注意事项；掌握拔罐法、三棱针法、电针法、穴位注射、按摩推拿等外治方法操作方法。

针灸外治法的种类很多，包括毫针、灸法、拔罐法、三棱针、电针、穴位注射、耳针、头针及针刺麻醉等。本章介绍部分常用的针灸外治法。

第一节　毫针刺法

一、毫针的构造

毫针（图 5-3-1）分为五个部分：以铜丝或铅丝紧密缠绕的一端为针柄；针柄的末端多缠绕成圆筒状称针尾；针的尖端锋锐的部分称针尖；针柄与针尖之间的部分称针身；针柄与针身的连接之处为针根。

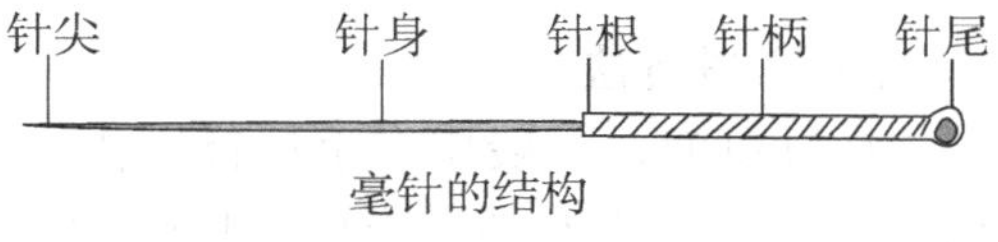

二、针刺练习

针刺练习，主要是指力和手法的练习，是初学针刺者的基本技能训练。

毫针的结构

图 5-3-1　毫针的构造

（一）纸垫练针法

用松软的纸张，折叠成长约 8cm，宽约 5cm，厚约 2 ～ 3cm 的纸块。用线如"井"字形扎紧，做成纸垫。练针时，左手执垫，右手拇、食、中指前后交替地捻动针柄，穿透纸垫，反复练习（图 5-3-2）。

（二）棉团练针法

用棉花做衬，用布将棉花扎紧，成直径约 6 ～ 7cm 的棉团，练针方法同纸垫练针法。所不同的是棉团松软，可做提插、捻转等多种基本练习（图 5-3-3）。

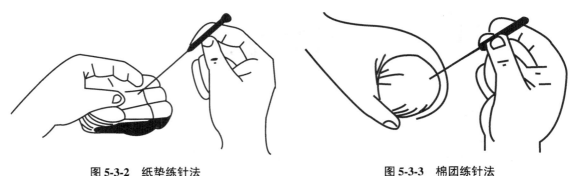

图 5-3-2　纸垫练针法　　　　　　　　　　图 5-3-3　棉团练针法

三、针刺前的准备

（一）选择针具

选择针具，应根据患者的性别、年龄、肥瘦、体质、病情、病位及所取腧穴，选取长短、粗细适宜的针具。如男性、体壮、形肥、且病位较深者，可选取稍粗稍长的毫针。反之若为女性、体弱、形瘦、而病位较浅者，则应选用较短、较细的针具，临床上选针常以将针刺入腧穴应至之深度，而针身还应露在皮肤上稍许为宜。

（二）选择体位

为了使患者在治疗中有较为舒适而又能耐久的体位，既便于取穴、操作，又能适当留针，因此在针刺时必须选择好体位。临床常用的有仰靠坐位、俯伏坐位，仰卧位，侧卧位等。对于初诊、精神紧张或年老、体弱、病重的患者，有条件时应取卧位，以避免发生晕针等意外事故。

（三）消毒

包括针具消毒、腧穴部位的消毒和医者手指的消毒。针具可用高压蒸气消毒或 75% 乙醇浸泡 30 分钟消毒。腧穴部位可用 75% 酒精棉球擦拭消毒，或先用 2.5% 碘酒棉球擦试后再用酒精棉球涂擦消毒。至于医者手指，应先用肥皂水洗净，再用 75% 酒精棉球擦拭即可。

四、刺法

（一）进针法

在针刺时，一般用右手持针操作，称为"刺手"，左手爪切按压所刺部位或辅助针身，称为"押手"。具体方法有以下几种：

1. 单手进针法　多用于较短的毫针。用右手拇、示指持针，中指端紧靠穴位，指腹抵住针体中部，当拇、示指向下用力时，中指也随之屈曲，将针刺入，直至所需求的深度。此外，还有用拇、示指挟持针体，中指尖抵触穴位，拇、示指所挟持的针沿中指尖端迅速刺入，不施捻转。针入穴位后，中指即离开应针之穴，此时拇、示、中指可随意配合，施行补泻（图 5-3-4）。

2. 双手进针法　又可分为以下四种。

（1）指切进针法：又称爪切进针法，用左手拇指或示指端切按在腧穴位置旁，右手持针，紧靠左手指甲面将针刺入。此法适宜于短针的进针（图5-3-5）。

（2）夹持进针法：用左手拇、示二指持捏消毒干棉球，夹住针身下端，将针尖固定在腧穴表面，右手捻动针柄，将针刺入腧穴，此法适用于长针的进针（图5-3-6）。

（3）舒张进针法：用左手示、拇指将所刺腧穴部位的皮肤向两侧撑开，使皮肤绷紧，右手持针，使针从左手拇、示二指的中间刺入。此法主要用于皮肤松弛部位的腧穴（图5-3-7）。

（4）提捏进针法：用左手拇、示二指将针刺部位的皮肤捏起，右手持针，从捏起的上端将针刺入。此法主要用于皮肉浅薄部位的进针，如印堂等（图5-3-8）。

（二）针刺的角度和深度

在针刺过程中，掌握正确的针刺角度，方向和深度，是增强针感，提高疗效，防止意外事故发生的重要环节。同一腧穴，由于针刺角度、方向、深度的不同，所产生的针感强弱、方向和疗效常有明显差异。

1．角度　指进针时的针身与皮肤表面所形所的夹角。它是根据腧穴所在位置和医者针刺时所要达到的目的结合而定，一般有三种情况（图5-3-9）：

（1）直刺：针身与皮肤表面是90°角左右垂直刺入。此法适于大部分腧穴。

（2）斜刺：针身与皮肤表面呈45°角左右倾斜刺入。此法适用于肌肉较浅薄处或内在重要脏器或不宜于直刺、深刺的穴位。

（3）平刺：即横刺、沿皮刺。是针身与皮肤表面呈15°角左右沿皮刺入。此法适于皮薄

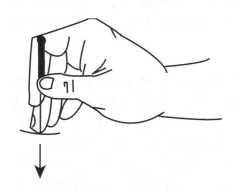

图5-3-4　单手进针法

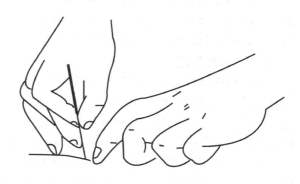

图5-3-5　指切进针法

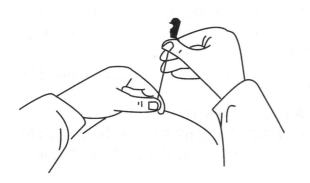

图5-3-6　夹持进针法

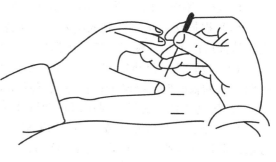

图5-3-7　舒张进针法

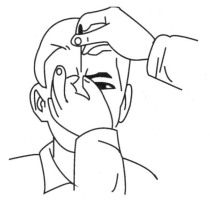

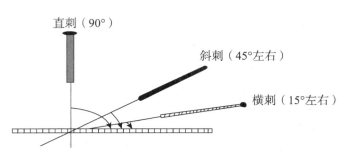

图 5-3-8　提捏进针法　　　　　　　　　图 5-3-9　针刺的角度

肉少的部位，如头部的腧穴等。

2．深度　指针身刺入人体内的深浅程度。大致有以下几种情况：

（1）体质：身体瘦弱浅刺，身强体肥者深刺。

（2）年龄：年老体弱及小儿娇嫩之体宜浅刺；中青年身强体壮者宜深刺。

（3）病情：阳证、新病宜浅刺；阴证、久病宜深刺。

（4）部位：头面和胸背及皮薄肉少处宜浅刺，四肢、臀、腹及肌肉丰满处宜深刺。

针刺的角度和深度关系极为密切，一般来说，深刺多用直刺；浅刺多用斜刺或平刺。对天突、哑门、风府等穴及眼区，胸背和重要脏器如心、肝、肺等部位的腧穴，尤其要注意掌握好针刺角度和深度，防止发生针刺意外。

（三）行针与得气

行针也叫运针，是指将针刺入腧穴后，为了使之得气而施行的各种针刺手法。得气也称针感，是指将针刺入腧穴后所产生的经气感应。当针刺得气时，医者会感到针下有沉紧的感觉，同时患者也会在针下有相应的酸、麻、胀、重感，或者沿着一定部位，向一定方向扩散传导的感觉。若没有得气，则医者感到针下空虚无物，患者亦无酸、胀、麻、重等感觉。

得气与否及气至的迟速，不仅直接关系到疗效，而且可供窥测疾病的预后。因此，临床上若刺之而不得气时，就要分析原因，或因取穴不准，手法运用不当，或为针刺角度有误。

行针手法分为基本手法和辅助手法两类。

1．基本手法　以下两种手法，既可单独应用，也可相互配合运用，可根据情况灵活运用。

（1）提插法：是将针刺入腧穴的一定深度后，使针在穴内进行上、下进退的操作方法。把针从浅层向下刺入深层为插；由深层向上退到浅层为提（图 5-3-10）。

（2）捻转法：是将针刺入腧穴的一定深度后，以右手拇指和中、食二指持住针柄，进行一前一后的来回旋转捻动的操作方法（图 5-3-11）。

2．辅助手法　是针刺时用以辅助行针的操作方法，常用的有以下几种：

（1）循法：是以左手或右手于所刺腧穴的四周或沿经脉循行的部位，进行徐缓的循按的方法。此法在未得气时用之可通气活血，有行气、催气之功，若针下过于沉紧时，用之可宣散气血，使针下徐缓。

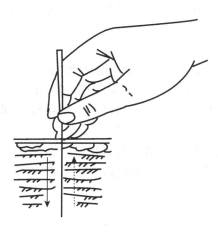

图 5-3-10 提插法

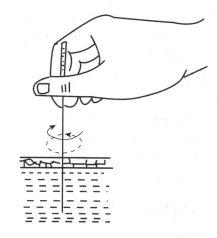

图 5-3-11 捻转法

（2）刮柄法：是将针刺入一定深度后，用拇指或食指的指腹抵住针尾，用拇指、食指或中指指甲，由下而上频频刮动针柄的方法。此法在不得气时，用之可激发经气，促使得气（图 5-3-12）。

（3）弹柄法：是将针刺入腧穴后，以手指轻轻弹针柄，使针身产生轻微的震动，而使经气速行（图 5-3-13）。

（4）摇柄法：是将针刺入后，手持针柄进行环状摇动，可起行气作用（图 5-3-14）。

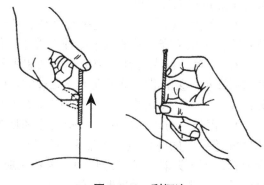

图 5-3-12 刮柄法

（5）震颤法：针刺入后，左手持针柄，用小幅度、快频率的提插捻转动作，使针身产生轻微的震颤，以促使得气或增强祛邪、扶正的作用。

（四）针刺补泻

针刺补泻是针刺治病的一个重要环节，也是毫针刺法的核心内容。针刺补泻就是通过针刺腧穴，采用适当的手法激发经气以补益正气，疏泄病邪而调节人体脏腑经络功能，促使阴

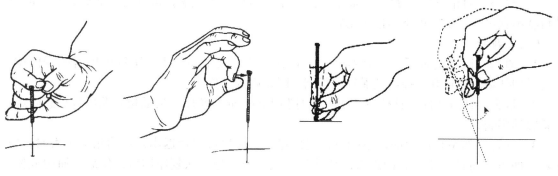

图 5-3-13 弹柄法

图 5-3-14 摇柄法

阳平衡而恢复健康。补法是泛指能鼓舞人体正气，使低下的功能恢复旺盛的方法。泻法是泛指能疏泄病邪、使亢进的功能恢复正常的方法。

（五）留针与出针

1．留针　是指进针后，将针置穴内不动，以加强针感和针刺的持续作用，留针与否和留针时间的长短依病情而定。一般病症，只要针下得气，施术完毕后即可出针或留针10～20分钟。但对一些慢性、顽固性、疼痛性、痉挛性病证，可适当增加留针时间，并在留针中间间歇行针，以增强疗效。

2．出针　出针时，是以左手拇、食指按住针孔周围皮肤，右手持针轻微捻转并慢慢提至皮下，然后迅速拔出并用干棉球按压针孔防止出血，最后检查针数，防止遗漏。

五、异常情况的处理及预防

（一）晕针

1．原因　患者精神紧张、体质虚弱、饥饿疲劳、大汗大泄大出血后，或体位不当，或医者手法过重而致晕厥。

2．症状　患者突然出现精神疲倦、头晕目眩、面色苍白、恶心欲呕、多汗、心慌、四肢发冷、血压下降、脉象沉细或神志昏迷、仆倒在地、唇甲青紫、二便失禁、脉微细欲绝。

3．处理　首先将针全部取出，使患者平卧，头部稍低，注意保暖，轻者在饮温开水或糖水后即可恢复正常；重者在上述处理的基础上，可指掐或针刺人中、素髎、内关、足三里，灸百会、气海、关元等穴，必要时应配合其他急救措施。

4．预防　对于初次接受针刺治疗和精神紧张者，应先作好思想工作，消除顾虑；正确选择舒适持久的体位（尽可能采取卧位），取穴不宜太多，手法不宜过重；对于过度饥饿、疲劳者，不予针刺。留针过程中，医者应随时注意观察患者的神色，询问患者的感觉，一旦出现晕针先兆，可及早采取处理措施。

（二）滞针

1．原因　患者精神紧张。针刺入后，局部肌肉强烈收缩，或因行针时捻转角度过大或连续进行单向捻转而使肌纤维缠绕针身。

2．现象　进针后，出现提插捻转及出针困难。

3．处理　嘱患者消除紧张状态，使局部肌肉放松。因单向捻转而致者，需反向捻转。如属肌肉一时性紧张，可取针一段时间，再行捻转出针。也可以按揉局部，或在附近部位加刺一针，转移患者注意力，随之将针取出。

4．预防　对精神紧张者，先做好解释工作，消除紧张顾虑，进针避开肌腱，行针时捻转角度不宜过大，更不可单向连续捻转。

（三）弯针

1．原因　医者进针手法不熟练，用力过猛，或碰到坚硬组织；留针中患者改变体位；针柄受到外物的压迫和碰撞以及滞针未得到及时正确的处理。

2．现象　针身弯曲，针柄改变了进针时刺入的方向和角度，提插捻转及出针均感困难，患者感觉疼痛。

3．处理　如系轻微弯曲，不能再行提插捻转，应慢慢将针退出；弯曲角度过大时，应顺着弯曲方向将针退出；如因患者改变体位而致，应嘱患者恢复原体位，使局部肌肉放松，再行退针，切忌强行拔针。

4．预防　医生进行手法要熟练，指力要轻巧，患者体位要舒适，留针时不得随意改动体位，针刺部位和针柄不能受外物碰撞和压迫，如有滞针及时正确处理。

（四）断针

1．原因　针具质量欠佳，针身或针根有剥蚀损坏；针刺时，针身全部刺入；行针时，强力捻转提插，肌肉强烈收缩或患者改变体位；滞针和弯针现象未及时正确处理。

2．现象　针身折断，残端留在患者体内。

3．处理　嘱患者不要紧张，不要乱动，以防断端向肌肉深层陷入。如断端还在体外，可用手指或镊子取出；如断端与皮肤相平，可挤压针孔两旁，使断端露暴体外，用镊子取出；如针身完全陷入肌肉，应以 X 线下定位，用外科手术取出。

4．预防　认真检查针具，对不符合质量要求的应剥剔出不用。选针时，针身的长度要比准备刺入的深度长半寸左右。针刺时，不要将针身全部刺入，应留一部分在体外。进针时，如发生弯针，应立即出针，不可强行刺入。对于滞针和弯针，应及时正确处理，不可强行拔出。

（五）血肿

1．原因　针尖弯曲带钩，使皮肉受损或针刺时刺伤血管。

2．现象　出针后，局部呈青紫色或肿胀疼痛。

3．处理　微量出血或针孔局部小块青紫，是小血管受损引起，一般不必处理，可自行消退。如局部青紫较重或活动不便者，在先行冷敷止血后再行热敷，或按揉局部，以促使局部瘀血消散。

4．预防　仔细检查针具，熟悉解剖部位，避开血管针刺。

六、针刺注意事项

1．过于饥饿、疲劳、精神高度紧张者，不行针刺。体质虚弱者，刺激不宜过强，并尽可能采取卧位。

2．怀孕三个月以下者，下腹部禁针。三个月以上者，上下腹部、腰骶部及一些能引起子宫收缩的腧穴如合谷、三阴交、昆仑、至阴等均不宜针刺。月经期间，如月经周期正常者，最好不予针刺。月经周期不正常者，为了调经可以针刺。

3．小儿囟门未闭时，头顶部腧穴不宜针刺。此外因小儿不能配合，故不宜留针。

4．避开血管针刺，防止出血；常有自发性出血或损伤后出血不止的患者不宜针刺。

5．皮肤有感染、溃疡、瘢痕或肿瘤的部位不宜针刺。

6．防止刺伤重要脏器。

（1）针刺眼区腧穴，要掌握一定的角度和深度。不宜大幅度提插捻转或长时间留针，以防刺伤眼球和出血。

（2）背部第 11 胸椎两侧，侧胸（胸中线）第 8 肋间，前胸（锁骨中线）第 6 肋间以上的腧穴，禁止直刺、深刺、以免刺伤心、肺、尤其对肺气肿患者，更需谨慎，防止发生气胸。

（3）两胁及肾区的腧穴，禁止直刺、深刺、以免刺伤肝、脾、肾脏、尤以肝脾肿大患者，更应注意。

（4）对于胃溃疡、肠黏连、肠梗阻患者的腹部和尿潴留患者的耻骨联合区，必须注意针刺的角度、深度、如刺法不当，也可能刺伤胃肠道和膀胱，引起不良后果。

（5）针刺顶部及背部正中线第 1 腰椎以上的腧穴，如进针角度、深度不当。易误伤延髓和脊髓，引起严重后果。针刺这些穴位至一定深度如患者出现触电感向四肢或全身放散，应立即退针，切忌捣针。

第二节 灸 法

灸法是用艾绒为主要材料制成的艾炷或艾条点燃以后，在体表的一定部位熏灼，给人体以温热性刺激以防治疾病的一种疗法，也是针灸学的一个重要组成部分。

一、常用灸法

（一）艾炷灸

将纯净的艾绒放在平板上，用手指搓捏成圆锥形状，称为艾炷。每燃烧一个艾炷称为一壮。艾炷灸分为直接灸和间接灸两类。（图 5-3-15）

1. 直接灸　将艾炷直接放在皮肤上施灸称直接灸。分为瘢痕灸和无瘢痕灸（图 5-3-16）。

（1）无瘢痕灸：将艾炷置于穴位上点燃，当艾炷燃到 2/5 左右，患者感到灼痛时，即更换艾炷再灸。一般灸 3～5 壮，使局部皮肤充血起红晕为度。

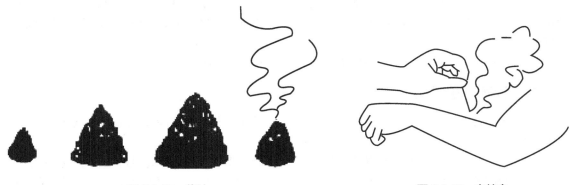

图 5-3-15　艾炷　　　　　　　　　　　图 5-3-16　直接灸

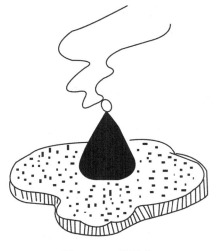

图 5-3-17　间接灸

（2）瘢痕灸：又称"化脓灸"，施灸前用大蒜捣汁涂敷施灸部位后，放置艾炷施灸。每炷必须燃尽方可继续加炷施灸，一般灸 5～10 壮。因施灸时疼痛较剧，灸后产生化脓并留有瘢痕，所以灸前必须征得患者的同意。对施灸中的疼痛，可用手在施灸部周围轻轻拍打，以缓解灼疼。在正常情况下，灸后一周左右，施术部位化脓（称"灸疮"），5～6 周后，灸疮自行痊愈，结痂脱落，留下瘢痕。

2. 间接灸　指艾炷不直接放置于皮肤上，而用药物隔开放在皮肤上施灸，常见以下三种情况（图 5-3-17）：

（1）隔姜灸：用鲜生姜切成约 1 分厚的薄片中间以针刺数孔，置于施术处，上面再放艾炷灸之。

（2）隔附子饼灸：用附子粉末和酒，做成小硬币大的附子饼，中间以针刺数孔，置于施术处，上面放艾炷灸之。

（3）隔盐灸：用食盐填敷于脐部，上置大艾炷连续施灸。

（二）艾条灸

是将艾绒放置于质地柔软疏松而又坚韧的桑皮纸上，将其卷成圆柱形而成。艾条灸分温和灸、雀啄灸两类（图5-3-18）。

1．温和灸 将艾条的一端点燃，对准施灸处，约距0.5～1寸左右进行熏烤，使患者局部有温热感而无灼痛。一般每处灸3～5分钟，至皮肤稍起红晕为度。

2．雀啄灸 艾条燃着的一端，与施灸处不固定距离，而是像鸟雀啄食一样，上下移动或均匀地向左右方向移动或反复旋转施灸。

（三）温针灸

是针刺与艾灸结合使用的一种方法，适应于既需要留针又必须施灸的疾病，方法是先针刺得气后，将毫针留在适当深度，再将艾绒捏在针柄上点燃直到艾绒燃完为止。或在针柄上穿置一段长1～2cm的艾条施灸，使热力通过针身传入体内，达到治疗目的（图5-3-19）。

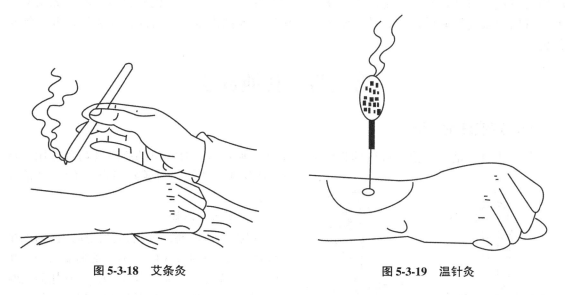

图5-3-18 艾条灸　　　　　　　　　图5-3-19 温针灸

二、灸法的作用

艾灸的应用范围比较广泛，尤其对慢性虚弱性及风寒湿邪为患的病证为适宜。

1．艾灸有温经通络、行气活血、祛湿散寒的作用。可用来治疗风寒湿邪为患的病证及气血虚引起眩晕、盆血、乳少、闭经等证。

2．艾灸有温补中气，回阳固脱的作用。可用治久泄、久痢、遗尿、崩漏、脱肛、阴挺及寒厥等。

3．艾灸有消瘀散结的作用。对于乳痈初起、瘰疬、疖肿未化脓者，有较好疗效。

4．常灸关元、气海、足三里等腧穴，可鼓舞人体正气，增强抗病能力，起防病保健的作用。

5．隔姜灸有解表散寒，温中止呕的作用，可用于外感表证、虚寒性呕吐、泄泻、腹痛等。

6．隔蒜灸有清热、解毒、杀虫的作用。可用于疖肿疮疡、毒虫咬伤，对哮喘、脐风、肺痨、瘰疬等也有一定疗效。

7．隔附子饼灸有温肾壮阳作用。可用于命门火衰而致的遗精、阳痿、早泄等。

8．隔盐灸有温中散寒、扶阳固脱的作用。可用于虚寒性呕吐、泄泻、腹痛、虚脱、产后血晕等。

9．温针灸具有针刺和艾灸的双重作用，一般针刺和艾灸的共同适应证均可运用。

三、灸法注意事项

1．施灸时，应注意安全，防上艾绒脱落，烧损皮肤或衣物。

2．凡实证，热证及阴虚发热者，一般不宜用灸法。

3．颜面五官和大血管的部位不宜施瘢痕灸。

4．孕妇的腹部和腰骶部不宜施灸。

5．施灸后，局部皮肤出现微红灼热，属正常现象，无需处理，很快即可自行消失。如因施灸过量，时间过长，局部出现小水疱，只要注意不擦破，可任其自然吸收。如水疱较大，可用消毒毫针刺破水疱，放出水液，或用注射器抽出水液，再涂以龙胆紫，并以纱布包裹。

第三节 其他针法

一、穴位注射疗法

穴位注射，是在穴位中进行药物注射，通过针刺和药液对穴位的刺激及药理作用，从而调整机体功能，改善病理状态的一种治疗方法。

（一）常用药物

根据病情需要，选用各种供肌内注射的中西药物。常用的有 5% ~ 10% 葡萄糖溶液、生理盐水、抗菌素、维生素 B_1、B_{12}、阿托品、2% 利多卡因、各种组织液及当归、川芎、板蓝根等多种中药注射液。

（二）操作方法

根据注射部位的具体情况和药量的不同，选择合适的注射器和针头。常规消毒局部皮肤后，将针头按照毫针法的角度和方向的要求迅速进入皮下或肌层的一定深度，并上下提插出现针感后，若回抽无血，即将药物注入（图5-3-20）。

注射剂量：因药物及注射部位不同而有差异，如四肢及腰部肌肉丰厚处，可注入

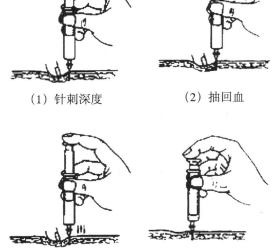

（1）针刺深度　　（2）抽回血

（3）注射药液　　（4）注射药液

图 5-3-20　穴位注射操作方法

5% ~ 10% 葡萄糖液 10 ~ 20 毫升，而头面及耳部等处，一般只注 0.3 ~ 0.5 毫升；中药浸出液可注入 1 ~ 2 毫升；抗菌素或其他药物，以原药物剂量的 1/5 ~ 1/2 为宜。

每日或隔日 1 次，10 次为一疗程。

（三）适应范围

多用于咳嗽、哮喘、痹证、胃痛、腰痛、三叉神经痛、坐骨神经痛、软组织扭挫伤、神经衰弱、肠炎、菌痢等。

（四）注意事项

1. 注意药物的性能、药理作用、剂量、配伍禁忌、副作用和过敏反应。凡能引起过敏反应的药物（如青霉素等），必须先做皮试，副作用较严重的药物，应谨慎使用。

2. 一般药液不宜注入关节腔、脊髓腔和血管内。这些药液误入关节腔，可引起关节红肿、发热、疼痛等反应；误入脊髓腔，有损害脊髓的可能。

3. 在主要神经干通过的部位做穴位注射时，应注意避开神经干，或浅刺以不达到神经干所在的浓度为宜。如针尖触到神经干，患者有触电感，要稍退针，然后再注入药物，以免损伤神经。

4. 注射躯干部，不能过深，防止刺伤内脏。孕妇的下腹、腰骶部及合谷、三阴交等穴一般不宜做穴位注射，以防引起流产。

二、三棱针法

用三棱针刺破人体的一定部位，放出少量血液，达到治疗疾病目的的方法，称为三棱针法。古人称之为"刺络法"，现代称为"放血疗法"。三棱针是一种用不锈钢制成，针长约 6cm 左右，

图 5-3-21　三棱针

针柄稍粗呈圆柱形，针身呈三棱状，尖端三面有刃，针尖锋利的针具（图 5-3-21）。

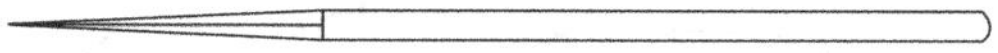

（一）操作方法

三棱针的针刺方法一般分为点刺法、散刺法、刺络法、挑刺法四种。

1. 点刺法（速刺法）　针刺前，在预定针刺部位上下用左手拇食指向针刺处推按，使血液积聚于针刺部位，继之用 2% 碘酒棉球消毒，再用 75% 酒精棉球脱碘，针刺时左手拇、食、中三指捏紧被刺部位，右手持针，用拇、食两指捏住针柄，中指指腹紧靠针身下端，针尖露出 3 ~ 5 毫米。对准已消毒的部位，刺入 3 ~ 5mm 深，随即将针迅速退出，轻轻挤压针孔周围，使出血少许，然后用消毒棉球按压针孔。此法多用于指、趾末端的十宣、十二井穴和耳尖及头面部的攒竹、太阳等穴（图 5-3-22）。

2. 散刺法　又叫豹纹刺，是对病变局部周围进行点刺的一种方法。根据病变部位大小的不同，可刺 10 ~ 20 针以上，由病变外缘环形向中心点刺，以促使瘀血或水肿得以排除，达到祛瘀生新，通经活络的目的。此法多用于局部瘀血、血肿或水肿、顽癣等（图 5-3-23）。

3. 刺络法　先用带子或橡皮管，结扎在针刺部位上端（近心端），然后迅速消毒。针刺时左手拇指压在被针刺部位下端，右手持三棱针对准针刺部位的静脉，刺入脉中（2 ~ 3mm），立即将针退出，使其流出少量血液，出血停后，再用消毒棉球按压针孔。当出血时，也可轻轻按压静脉上端，以助瘀血外出，毒邪得泻。此法多用于曲泽、委中等穴，治疗急性吐泻、中暑、发热等（图 5-3-24）。

4. 挑刺法　用左手按压施术部位两侧，或捏起皮肤，使皮肤固定，右手持针迅速刺入

皮肤 1 ～ 2mm，随即将针身倾斜挑破皮肤，使之出少量血液或少量黏液。也有再刺入 5 毫米左右深，将针身倾斜并使针尖轻轻挑起，挑断皮下部分纤维组织，然后出针，复盖敷料。此法常用于肩周炎、胃痛、颈椎病、失眠、支气管哮喘、血管神经性头痛等（图 5-3-25）。

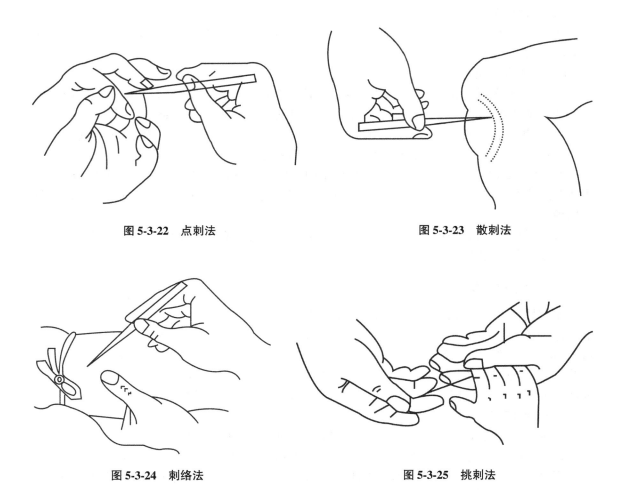

图 5-3-22　点刺法　　　　　　　　　　　　　图 5-3-23　散刺法

图 5-3-24　刺络法　　　　　　　　　　　　　图 5-3-25　挑刺法

（二）适应范围

三棱针放血疗法具有通经活络、开窍泻热、消肿止痛等作用。其适应范围较为广泛，凡各种实证、热证、瘀血、疼痛等均可应用。较常用于某些急症和慢性病，如昏厥、高热、中暑、中风闭证、咽喉肿痛、目赤肿痛、顽癣、疔痈初起、扭挫伤、疳证、痔疮、顽痹、头痛、丹毒指（趾）麻木等。

（三）注意事项

1．对患者要做必要的解释工作，以消除思想顾虑。

2．严格消毒，防止感染。

3．点刺时手法宜轻、稳、准、快，不可用力过猛，防止刺入过深，创伤过大，损害其他组织。一般出血不宜过多，切勿伤及动脉。

4．体质虚弱者、孕妇、产后及有出血倾向者，均不宜使用本法。注意患者体位要舒适，谨防晕针。

5．每日或隔日治疗 1 次，1 ～ 3 次为 1 疗程，一般每次出血量以数滴至 3 ～ 5ml 为宜。

三、皮肤针法

皮肤针，又称"梅花针""七星针"，是以多支短针组成，用来叩刺人体一定部位或穴位的一种针具。运用皮肤针叩人体一定部位或穴位，激发经络功能，调整脏腑气血，以达到防治疾病目的的方法，叫皮肤针法。

皮肤针的针头呈小锤形，针柄一般长 15 ～ 19cm，针尖呈松针形，针柄坚固而有弹性（图 5-3-26）。

（一）操作方法

1．叩刺部位　皮肤针的叩刺部位，一般可分循经叩刺、穴位叩刺、局部叩刺三种。

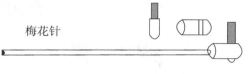

图 5-3-26　梅花针

（1）循经叩刺：是指循着经脉进行叩刺的一种方法，常用于项背腰骶部的督脉和足太阳膀胱经；其次是四肢肘膝以下经络，可治疗各相应脏腑经络的疾病。

（2）穴位叩刺：是指在穴位上进行叩刺的一种方法，主要是根据穴位的主治作用，选择适当的穴位予以叩刺治疗，临床常用的是各种特定穴、华佗夹脊穴、阿是穴等。

（3）局部叩刺：是指在患部进行叩刺的一种方法，如扭伤后局部的瘀肿疼痛及顽癣等，可在局部进行围刺或散刺。

2．刺激强度与疗程　刺激的强度，是根据刺激的部位、患者的体质和病情的不同而决定的，一般分轻、中、重三种。

（1）轻刺：用力稍小，皮肤仅现潮红、充血为度。适用于头面部、老弱妇女患者，以及病属虚证、久病者。

（2）重刺：用力较大，以皮肤有明显潮红，并有微出血为度。适用于压痛点、背部、臀部、年轻体壮患者，以及病属实证、新病者。

（3）中刺：介于轻刺与重刺之间，以局部有较明显潮红、充血，但不出血为度，适用于一般部位，以及一般患者。

叩刺治疗，每日或隔日 1 次，10 次为 1 疗程，疗程间可间隔 3 ～ 5 日。

3．操作　针具和叩刺部位用乙醇消毒后，以右手拇指、中指、无名指握住针柄，食指伸直按住针柄中段，针头对准皮肤叩击，运用腕部的弹力，使针尖叩刺皮肤后，立即弹起，如此反复叩击。叩击时针尖与皮肤必须垂直，弹刺要准确，强度要均匀，可根据病情选择不同的刺激部位或刺激强度（图 5-3-27）。

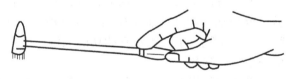

图 5-3-27　梅花针操作方法

（二）适应范围

皮肤针的适应范围很广，临床各种病证均可应用，如近视、视神经萎缩、急性扁桃体炎、感冒、咳嗽、慢性肠胃病、便秘、头痛、失眠、腰痛、皮神经炎、斑秃、痛经等。

（三）注意事项

1．针具要经常检查，注意针尖有无毛钩，针面是否平齐；滚刺筒转动是否灵活。

2．叩刺时动作要轻捷，正直无偏斜，以免造成患者疼痛。

3．局部如有溃疡或损伤者不宜使用本法，急性传染性疾病和急腹症也不宜使用本法。

4．叩刺局部和穴位，若手法重而出血者，应进行清洁和消毒，注意防止感染。

四、电针法

电针法，是将针刺入腧穴得气后，在针具上通以接近人体生物电的微量电流，利用针和电两种刺激相结合，以防治疾病的一种方法。其优点是能代替人做较长时间的持续运针，节省人力，且能比较客观地控制刺激量（图5-3-28）。

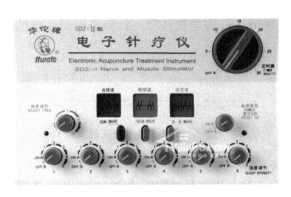

图 5-3-28　电针

（一）操作方法

1．配穴处方　电针法的处方配穴与针刺法相同。一般选用其中的主穴，配用相应的辅助穴位，多选同侧肢体的 1～3 对穴位为宜。

2．电针方法　针刺入穴位有得气感应后，将输出电位器调至"0"位，负极接主穴，正极接配穴，也有不分正负极，将两根导线任意接在两个针柄上，然后打开电源开关，选好波型，慢慢调高至所需输出电流量。通电时间一般在 5～20 分钟，如感觉弱时，可适当加大输出电流量，或暂时断电 1～2 分钟后再行通电。当达到预定时间后，先将输出电位器退出"0"位，然后关闭电源开关，取下导线，最后按一般起针方法将针取出。

3．电流的刺激强度　当电流开到一定强度时，患者有麻、刺感，这时的电流强度称为"感觉阈"。如电流强度再稍增加，患者会突然产生刺痛感，能引起疼痛感觉的电流强度称为电流的"痛阈"。强度因人而异，在各种病理状态下其差异也较大。一般情况下在感觉阈和痛阈之间的电流强度，是治疗最适宜的刺激强度。但此间范围较小，须仔细调节。超过痛阈的电流强度，患者不易接受，应以患者能耐受的强度为宜。

（二）电针作用和适应范围

电针可调整人体生理功能，有止痛、镇静，促进气血循环，调整肌张力等作用。电针的适应范围基本和毫针刺法相同，故其治疗范围较广。临床常用于各种痛证、痹证和心、胃、肠、胆、膀胱、子宫等器官的功能失调，以及癫狂和肌肉、韧带、关节的损伤性疾病等，并可用于针刺麻醉。

脉冲电是指在极短时间内出现的电压或电流的突然变化，即电容的突然变化构成了电的脉冲。一般电针仪输出的基本波形就是这种交流脉冲，称之为双向尖脉冲。常见的调制脉冲波形为疏密波、断续波，不受调制的基本脉冲波型称作连续波。

1．疏密波　是疏波、密波自动交替出现的一种波形，疏、密交替持续的时间各约 1.5 秒，能克服单一波形易产生适应的缺点。动力作用较大，治疗时兴奋效应占优势。能增加代谢，促进气血循环，改善组织营养，消除炎性水肿。常用于止血、扭挫伤、关节周围炎、气血运动障碍、坐骨神经痛、面瘫、肌无力、局部冻伤等。

2．断续波　是有节律地时断、时续自动出现的一种波形。断时，在 1.5 秒时间内无脉冲电输出；续时，是密波连续工作 1.5 秒。断续波形，机体不易产生适应，其动力作用颇强，能提高肌肉组织的兴奋性，对横纹肌有良好的刺激收缩作用。常用于治疗痿证、瘫痪等。

3．连续波　亦叫可调波，是单个脉冲采用不同方式组合而形成。频率有每分钟几十次至每秒钟几百次不等。频率快的叫密波（或叫高频连续波），一般在 50～100 次／秒；频率慢的叫疏波（或叫低频连续波），一般是 2～5 次／秒。可用频率旋扭任意选择疏密波形。高频连续波易产生抑制反应，常用于止痛、镇静、缓解肌肉和血管痉挛等。低频连续波，兴奋作用较为明显，刺激作用强，常用于治疗痿证和各种肌肉关节、韧带、肌腱的损伤等。

（三）注意事项

1．电针刺激量较大，需要防止晕针，体质虚弱、精神过敏者，尤以注意电流不宜过大。

2．调节电流时，不可突然增强，以防止引起肌肉强烈收缩，造成弯针或折针。

3．电针器最大输出血压在 40V 以上者，最大输出电流应限制在 1mA 以内，防止触电。

4．毫针的针柄如经过温针火烧之后，表面氧化不导电，不宜使用。若使用，输出导线应挟持针体。

5．心脏病患者，应避免电流回路通过心脏。尤其是安装心脏起搏器者，应禁止应用电针。在接近延髓、脊髓部位使用电针时，电流量宜小，切勿通电太强，以免发生意外。孕妇亦当慎用电针。

6．应用电针要注意"针刺耐受"现象的发生，所谓"针刺耐受"就是长期多次反复应用电针，使机体对电针刺激产生耐受，而使其疗效降低的现象。

7．电针器在使用前须检查性能是否完好，如电流输出时断时续，须注意导线接触是否良好，应检查修理后再用。干电池使用一段时间如输出电流微弱，须更换新电池。

第四节　推拿按摩手法

一、摆动类手法

以指或掌、腕关节做协调的连续摆动的手法，称为摆动类手法。该类手法包括一指禅推法、滚法、揉法等。

（一）一指禅推法

1．定义　以拇指指端、罗纹面或偏峰着力于人体的一定部位或穴位上，以肘为支点，以前臂摆动带动腕部、拇指关节作屈伸动作的一种推拿手法（图 5-3-29）。

2．动作要领

（1）归纳为十字诀：沉肩、垂肘、悬腕、指实、掌虚。

（2）吸定部位：拇指指端、罗纹面或偏峰。

（3）操作技能：术者手握空拳，拇指自然伸直，并盖住拳眼（使拇指对着食指第二节处），用拇指端或罗纹面着力于治疗部位，肘关节低于腕关节，肘为支点，前臂摆动带动腕关节和拇指关节屈伸动作，摆动时前臂尺侧要低于桡侧。

（4）注意事项：压力轻重要适宜，摆动时幅度要均匀，动作要灵活，紧推慢移。

（5）频率每分钟 120～160 次。

（二）滚法

1．定义　小鱼际侧部或掌指关节部附着于人体的一定部位上，通过腕关节的屈伸动作及前臂的旋转运动，连续往返活动的一种推拿手法（图 5-3-30）。

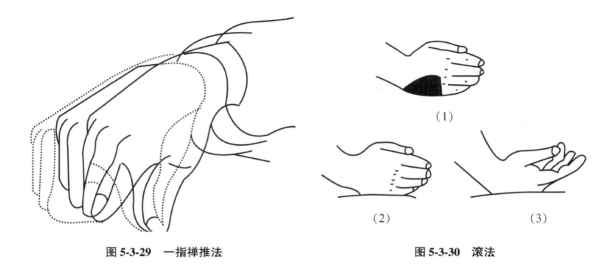

图 5-3-29　一指禅推法　　　　　　　　　　图 5-3-30　滚法

2．动作要领

（1）肩臂及腕关节放松，沉肩、垂肘，腕关节微屈 120°。

（2）吸定部位：小指掌指关节背侧即 4、5 掌指关节背侧或小鱼际侧面为吸定点。腕关节的屈伸和前臂的旋转结合而成。两个轴：2 ～ 4 掌指关节背侧为轴；手背的尺侧为轴。

（3）小鱼际及手背尺侧紧贴皮肤，不要来回拖擦滑动。

（4）紧滚慢移：动作要快，而移动要慢，移动幅度要小。

（5）出手方向与胸前呈 45° 夹角，手腕要放松，五指要微屈。

（6）频率每分钟 120 ～ 160 次。

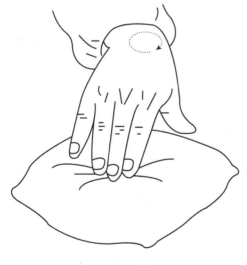

图 5-3-31　指揉法

（三）揉法

1．定义　以手掌大鱼际、掌根或手指螺纹面吸定于一定部位或穴位，前臂做主动摆动，以带动该处的皮下组织做轻快柔和的环行回旋运动，称为揉法。用指端揉的，称为指揉法（图 5-3-31）；用掌根揉的，称掌根揉法（图 5-3-33）；用大鱼际揉的，称大鱼际揉法（图 5-3-32）。

2．动作要领

（1）吸定"肉动皮不动"，操作时动作轻快柔和、均匀深透，带动深层组织运动，但不要在皮肤上摩擦、移动。

（2）肩关节、腕关节放松，腕关节连同前臂做小幅度的回旋摆动。

（3）紧揉慢移，压力要均匀，速度要一致。

（4）频率每分钟 120 ～ 160 次。

二、摩擦类手法

以掌、指或肘贴附于体表做直线或环旋移动，称为摩擦类手法。包括摩法、擦法、推法

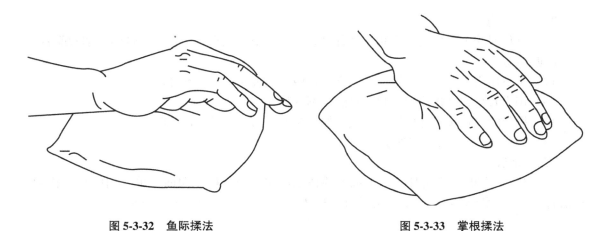

图 5-3-32　鱼际揉法　　　　　　　　图 5-3-33　掌根揉法

搓法、抹法等。

（一）摩法

1．定义　以手掌掌面或指腹着力于一定的部位或穴位，以腕关节为中心，连同前臂做均匀而有节奏的环旋运动，称为摩法。用手指指面操作的，称指摩法；用手掌掌面操作的，称掌摩法（图 5-3-34）。

2．动作要领

（1）腕关节放松，肘关节微屈，指、掌自然伸直，动作缓和而协调。

（2）手法轻柔，紧贴皮肤，不能带动皮下组织（"皮动肉不动"）。

（3）频率慢（缓摩为补、急摩为泻），一般为每分钟 120 次。

（4）腹部顺时针为泻，逆时针为补（频率缓）。

（二）擦法

1．定义　以手掌掌面、大鱼际或小鱼际着力于体表一定部位，做直线来回推擦，称擦法，又称平推法（图 5-3-35）。

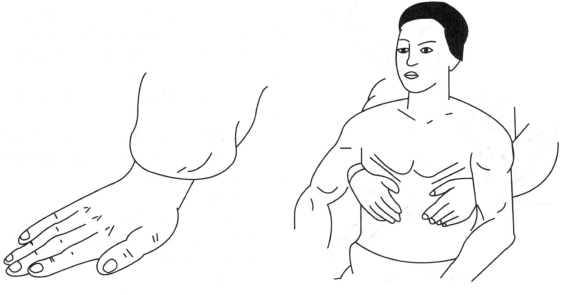

图 5-3-34　摩法　　　　　　　　　　图 5-3-35　擦法

2．动作要领

（1）操作时腕关节伸直，手指自然伸开，以肩关节为支点，上臂主动带动手掌做前后或上下往返移动。

（2）掌下压力不宜过大，推动幅度宜大，做直线来回摩擦，不可歪斜。

（3）用力宜稳，动作均匀，呼吸自然，不宜憋气。

（4）操作时可在施术部位涂抹介质（如红花油等），避免擦破皮肤。

（5）频率每分钟 100 ～ 120 次。

（三）推法

1．定义　用指、掌或肘着力于机体的特定部位，向下按压向前呈单方向的直线移动。推法有指推法（图 5-3-36）、掌推法（图 5-3-37）和肘推法（图 5-3-38）三种。

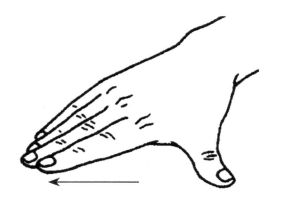

图 5-3-36　指推法

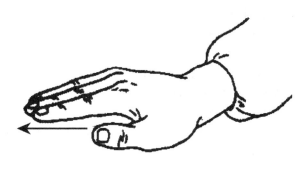

图 5-3-37　掌推法

2．动作要领

（1）肩及上肢放松，着力部位要紧贴体表的治疗部位。

（2）推进时向下的压力应均匀稳健适中，以不使治疗部位皮肤出现折叠为宜。可在施术部位涂抹少许介质，使皮肤有一定的润滑度，利于手法操作，防止破损。

（3）用力深沉平稳，要沿直线推进，不可歪斜。

（4）推动速度要缓慢均匀，力量要由轻到重，可浮于皮肤，可深及筋骨脏腑，动作要协调一致。每分钟 50 次左右。

（四）搓法

1．定义　用双手掌面夹住患者肢体的一定的部位，相对用力做快速搓揉，同时做上下往返移动，成为搓法（图 5-3-39）。

2．动作要领

（1）双手相对用力作快速搓揉，同时做上

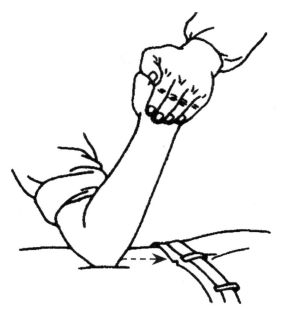

图 5-3-38　肘推法

下往返移动。

（2）双手用力要对称，用力不宜过重，搓动要快，移动要慢。

（五）抹法

1．定义　用单手或双手拇指螺纹面紧贴皮肤，做上下或左右往返移动，称为抹法（图5-3-40）。

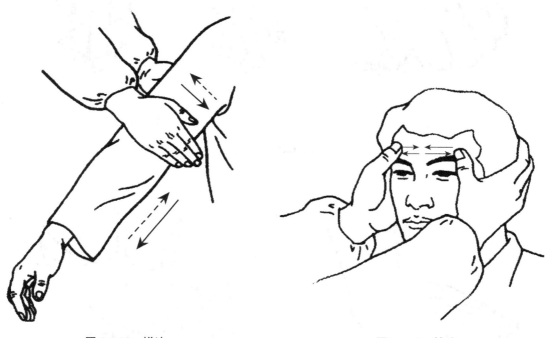

图5-3-39　搓法　　　　　　　　　　　　　　图5-3-40　抹法

2．动作要领

（1）压力应均匀，动作宜和缓。

（2）用力宜轻而不浮，重而不滞。不可太重以免动作涩滞损伤皮肤，为防止抹破皮肤，在施术时可涂润滑剂。

（3）力度轻，应用指腹（螺纹面）。

（4）做移动时不要停留太长时间，要快，一带而过。

（5）不要过度摩擦，不能产热。使用该手法后，力求感觉深透，瞬间酸胀，尔后感到舒服神爽。

三、挤压类手法

用指、掌或肢体其他部分按压或对称性挤压体表，称为挤压类手法。本类手法包括按法、点法、捏法、拿法、捻法等。

（一）按法

1．定义　用手指指腹、掌或肘着力于患者体表一定的部位或穴位上，沿体表垂直方向向深部逐渐用力，按而留之，称为按法。以手指按压体表，称指按法（图5-3-41）；用单掌或双掌按压体表，称掌按法（图5-3-42）；用肘尖按压的，称肘按法。

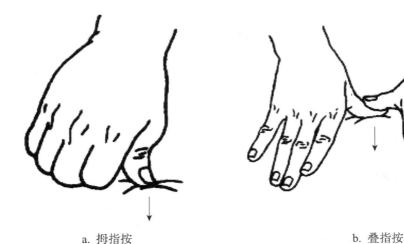

a. 拇指按　　　　　　　　　　　　　　　b. 叠指按

图 5-3-41　指按法

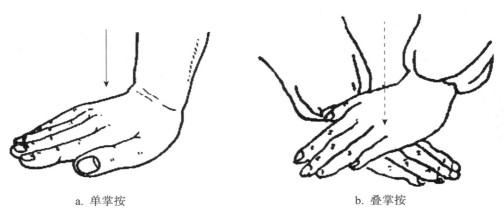

a. 单掌按　　　　　　　　　　　　　　　b. 叠掌按

图 5-3-42　掌按法

2．动作要领

（1）着力部位要紧贴皮肤，不可移动。

（2）按压方向要垂直，用力由轻到重，稳而持续，使刺激充分透达组织深部，不宜暴力突然按压。

（3）在胸腹部操作时，施术手掌应随患者呼吸而起伏，即呼气时徐徐按下，吸气时缓缓放松，胸胁部操作时禁用暴力，用力过大可致肋骨骨折。

（4）临床上常与揉法结合使用，组成"按揉"复合手法。

（二）点法

1．定义　以手指指端或指间关节突起部着力于一定的部位或穴位上向下点压，称为点法。用拇指端点的称拇指点法；屈指点的称屈指点法（图 5-3-43）。

2．动作要领

（1）接触部位："点"拇指端、指间关节。

（2）着力点固定，向下按压时不可移动。力度由轻到重，再逐渐减力。

（3）垂直用力，禁用暴力。

（4）点而留之，要停留一定时间。

动作要点基本与按法类似，但与按法又有区别，点法作用面积小，刺激量更大。有的推拿专著将点法归为按法。

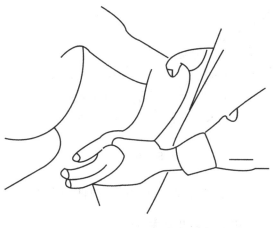

图 5-3-43 点法

（三）捏法

1．定义　以拇指和其他手指在操作部位作对称性的挤压动作（图 5-3-44）。

2．动作要领

（1）接触部位：指腹（三指、五指指腹）。三指捏是用拇指与食、中两指夹住肢体，相对用力挤压；五指捏是用拇指与其余四指夹住肢体，相对用力挤压。

（2）肩肘关节放松。

（3）对称性的用力挤压动作（一松一紧的挤压动作），用力均匀适宜，动作要轻快柔和，有连贯性，速度可快可慢。

（4）移动时要连贯而有节律性，不可呆滞。

（5）施术时间不宜过长，遍数不宜过多，常以温热红润为度。

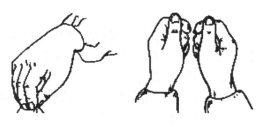

图 5-3-44 捏法

（四）拿法

1．定义　捏而提起谓之拿。用拇指和食、中二指，或用拇指与其余四指相对用力，在一定穴位或部位上进行节律性地提捏，称为拿法（图 5-3-45）。

2．动作要领

（1）以指腹面着力，提拿方向与肌肉垂直，在拿起肌肉组织后应稍待片刻再松手。

（2）力度由轻到重，不可突然用力。以局部酸胀、微痛或放松感觉舒适为度，动作应连绵不断。

（3）即对称性相对挤压的同时，作提拿的动作。

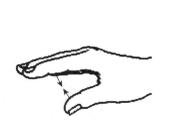

a. 用力示意

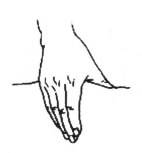

b. 相对用力

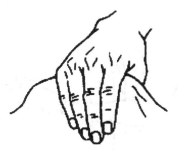

c. 捏而提起

图 5-3-45 拿法

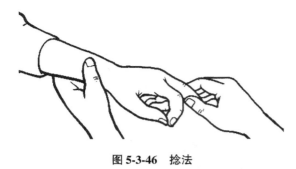

图 5-3-46 捻法

（4）为避免损伤皮肤，可使用介质。

（五）捻法

1．定义 用拇指、食指螺纹面或拇指与食指桡侧缘捏住一定部位，做对称性的相对搓揉动作（图 5-3-46）。

2．动作要领

（1）肩、肘、腕关节放松。

（2）捻动时要灵活快速，用力均匀，不可呆滞，又不可浮动。状如捻线。

（3）移动时要缓慢而有连贯性。

四、振动类手法

以较高频率的节律性轻重交替刺激，持续作用于人体，称振动类手法。本类手法包括抖法、振法等。

（一）抖法

1．定义 用双手握住患者的上肢或下肢远端，稍用力做小幅度的上下连续的颤动，使关节有松动感，称抖法（图 5-3-47）。

2．动作要领

（1）用双手握住患肢的上肢或下肢远端，用力做连续的小幅度的上下颤动。

（2）幅度小，频率要快，力度轻。振幅总体上而言小。小——用于放松；大——用于松解粘连。

（3）操作者肩关节要放松，肘关节微屈，动作要有连续性，具有节奏感。

（二）振法

1．定义 用手指或掌面按压在人体的穴位或一定部位上，做连续不断的快速颤动，使被治疗部位产生振动感，称为振法。用手指着力称为指振法；用手掌着力称为掌振法（图 5-3-48）。

2．动作要领

（1）用手指或手掌着力在体表，前臂和手部的肌肉强力地静止性用力，产生振颤动作。操作时力量要集中于指端或手掌上。振动的频率较高，着力稍重。

（2）向下按（点）＋水平方向振动。

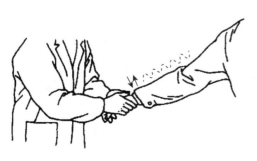

图 5-3-47 抖法

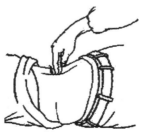

（1）指按法

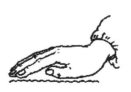

（2）掌按法

图 5-3-48 振法

（3）用力柔和，促使力均匀分布治疗层面。

五、叩击类手法

用手掌、拳背、手指、掌侧面等扣打体表，称叩击类手法。

（一）拍法

1．定义 五指并拢，用虚掌平稳而有节奏地拍打体表，称为拍法（图 5-3-49）。

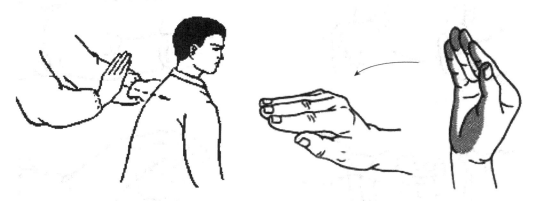

图 5-3-49 拍法

2．动作要领

（1）手指自然并拢，掌指关节微屈，使掌成虚掌。

（2）腕关节自然屈伸动作，手腕发力，用力时轻巧而有弹力，平稳而有节奏地拍打体表。

（3）动作协调灵活，每分钟频率 80 ～ 160 次。

（二）击法

1．定义 用拳、指尖、手掌侧面，掌根，拿掌或桑枝棒击打一定部位或穴位上，称为击法（图 5-3-50）。

2．动作要领

（1）拳背击法：握拳，腕关节稍背屈，不可屈伸，前臂外旋，通过肘关节的屈伸使拳背有节律地平击在施治部位。

掌根击法：五指微屈，手指自然分开，背伸腕关节，以掌根着力，通过肘关节的屈伸使掌根有节律地击打在施治部位。

侧击法：五指自然并拢，掌指部伸直，腕关节伸直稍桡偏，通过肘关节的屈伸使单手或双手小鱼际部有节律地击打在施治部位。

指尖击法：拇指伸直，其余四指自然分开屈曲，腕关节放松，通过前臂的主动运动带动腕关节的屈伸，以使四指尖有节律地击打在施治部位。

桑枝棒击法：手握桑枝棒一端，通过前臂的主动运动，带动腕关节的反复屈伸，使棒有节律地击打在施治部位。

（2）击打时用力要稳，含力蓄劲，收发灵活。

（3）击打时着力短暂而迅速，要有反弹感，即一击到体表就迅速收回，不可有停顿和拖拉。

（4）操作时肩、肘、腕放松，用力均匀，动作连续而有结奏感，击打的部位有一定的

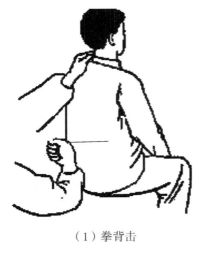

（1）拳背击

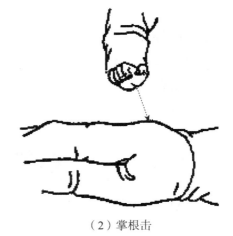

（2）掌根击

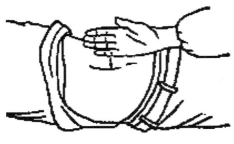

（3）侧击（小鱼际击）

（4）指尖击

图 5-3-50　击法

顺序。

（5）击打的速度快慢适中，击打的力量应因人、因病、因部位而异。

（三）弹法

1．定义　用一手指的指腹紧压住另一手的指甲，用力弹出，连续弹击治疗部位（图5-3-51）。

2．动作要领

操作时弹击力要均匀，每分钟弹击 120 ～ 160 次。

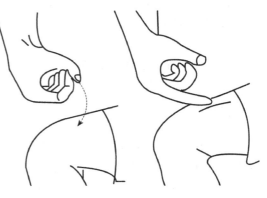

图 5-3-51　弹法

六、运动关节类手法

对关节作被动性活动的一类手法称为运动类手法。本法包括摇法、扳法、拔伸法。

（一）摇法

1．定义　用一手握住关节近端的肢体，另一手握住关节远端的肢体，使关节做被动的环转活动，称摇法。

（1）颈项部摇法：患者坐位，医者立于侧后方，一手托住其下颌部，另一手扶住枕后部，双手相反方向用力，做前后左右的环转摇动（图 5-3-52）。

（2）肩关节摇法（图 5-3-53）：

托肘摇肩法，术者一手扶住患肢肩关节上方，一手托住肘部，沿顺时针方向或逆时针方向环转摇动肩关节。

握手摇肩法：术者一手扶住患肢肩关节上方，另一手握住患者的手，沿顺时针方向或逆时针方向环转摇动肩关节。

握腕摇肩法：术者一手扶住患肢肩关节上方，另一手握住腕关节上方，在拔伸牵引下从前下至前上至后上至后下方的大幅度环转摇动肩关节。

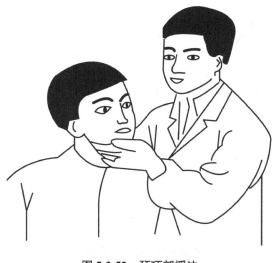

图 5-3-52　颈项部摇法

（3）髋关节摇法：患者仰卧位，髋膝屈曲，医者一手托住患者足跟，另一手扶住膝部，做髋关节环转摇动（图 5-3-54）。

（4）踝关节摇法：一手托住足跟或跖骨部，另一手握住大拇指部，作踝关节环转摇动。

（5）摇前臂法：坐位，一手握肘（屈肘位下）一手握腕，以握腕之手为定位，握腕之手向前向后旋转摇法。

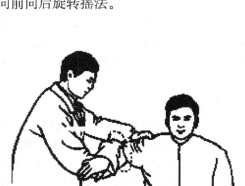

A. 托肘摇肩法

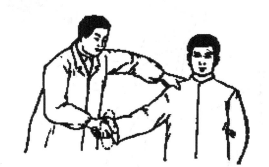

B. 握手摇肩法

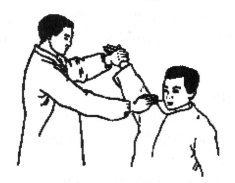

C. 握腕摇肩法（1）

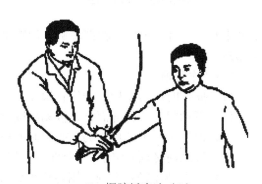

D. 握腕摇肩法（2）

图 5-3-53　肩关节摇法

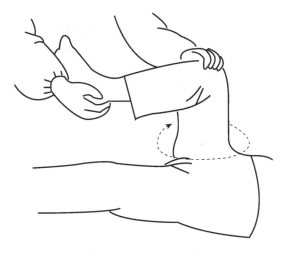

图 5-3-54　髋关节摇法

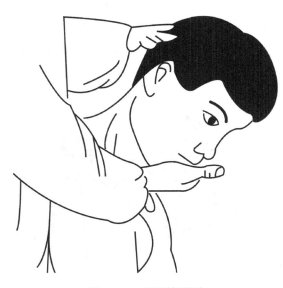

图 5-3-55　颈项部扳法

（6）摇腕法：一手握住前臂远端，另一手握掌指关节，以近端之手为定点，远端之手旋转摇动，顺时针交替。

2．动作要领

（1）用一手握住或按住患者某一关节近端的肢体，另一手握住关节远端的肢体，做缓和回旋转动。

（2）动作要和缓，手力宜适度，不可用力过猛，活动范围的大小须在各关节生理功能许可的范围内进行。

（3）逐渐加大旋转范围，由小到大，由轻到重，自慢而快。

（二）扳法

1．定义　医者用双手同时用力作相反方向或同一方向用力扳动，称为扳法。

（1）颈项部扳法

颈项部斜扳法：患者坐位，头部略前倾，医者立于其身后，一手扶住头顶后部，一手托住对侧下颏部，当旋转至最大限度稍有阻力感时，双手同时用力做相反方向的小幅度快速扳动，后迅速松手，施术时有时可有弹响声（图5-3-55）。

（2）腰部扳法

腰部斜扳法：患者侧卧，上面下肢屈髋屈膝，下面下肢自然伸直，医者面对患者而立，一手抵住肩部（或前或后），另一手臀部或髂前上棘部，先缓缓地做相反方向的摇动，达到最大限度时，突然用力向相反方向扳动，可听到弹响声（图5-3-56）。

腰部旋转扳法：患者俯卧位，医者一手托住两膝上部，另一手按住腰部患侧，使腰部后伸之最大限度，两手用力做相反方向扳动（图5-3-57）。

2．动作要领

（1）操作时用力要稳，动作宜快速，双手配合要协调。

（2）扳动因人、因部而宜，扳动幅度宜由小到大，在关节的生理活动范围内进行。

（3）扳法是一个有控制的、有限制的被动运动，必须分阶段进行，有目的的扳动。

（4）扳之前必须先舒筋。扳动时不可强求弹响声。

（5）医者动作轻巧准确，用力稳妥着实，不可硬扳，更不可施以暴力。干脆、利落，利用巧力，用力快、收力快（稳，准，巧）。

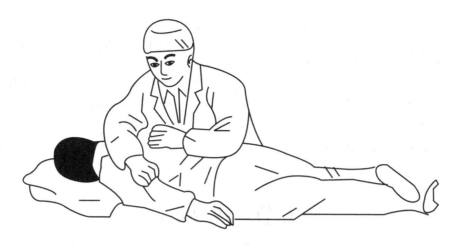

图 5-3-56　腰部斜扳法

（6）对于关节或脊柱强直畸形，骨质疏松，脊柱滑脱，年老体弱，久病体虚等慎用。

（四）拔伸法

1. 定义　医者以一手或双手固定肢体或关节的一端，沿肢体纵轴牵拉另一端，称为拔伸法。

（1）肩关节拔伸法：患者坐位，一手握住腕上部或肘部，另一手扶住肩部或助手帮助固定患者身体，对抗牵引（图 5-3-58）。

（2）腕关节拔伸法：医者一手握住患者前臂下端，另一手握住手部，两手对抗牵引，同时配合腕关节的背伸，掌屈，左右侧屈（图 5-3-59）。

（3）指间关节拔伸法：一手握住被拔伸的关节的近侧端，另一手握住远端，两手对抗牵引，配合关节的屈伸（图 5-3-60）。

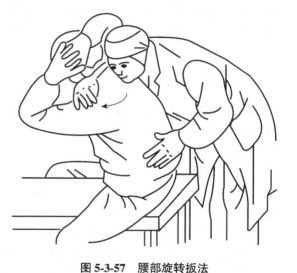

图 5-3-57　腰部旋转扳法

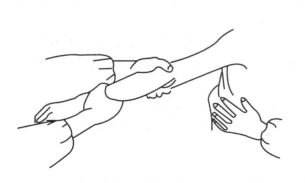

图 5-3-58　肩关节拔伸法

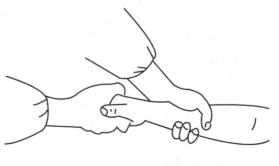

图 5-3-59　腕关节拔伸法

289

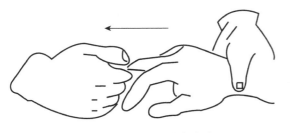

图 5-3-60　指间关节拔伸法

2．动作要领

（1）拔伸力量应循序渐进，以患者能忍受为度。

（2）用力要均匀而持久，动作要和缓，勿突然拔伸，突然放松。

第五节　拔　罐　法

拔罐法是以罐为工具，利用燃烧排除罐内空气，造成负压，使罐吸附于施术部位，产生温热刺激并造成瘀血现象的一种疗法。火罐种类有竹罐、陶罐和玻璃罐（图 5-3-61）。

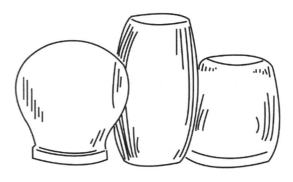

图 5-3-61　火罐种类

一、吸附操作方法

罐的吸附操作方法是指排空罐内的空气，使之产生负压而吸附在拔罐部位的方法，常用的有以下几种：

（一）火吸法

火吸法是利用火在罐内燃烧时产生的热力排出罐内空气，形成负压，使罐吸附在皮肤上的方法，具体方法有以下五种：

1．闪火法　用长纸条或用镊子夹酒精棉球一个，用火将纸条或酒精棉球点燃后，使火在罐内绕 1 ～ 3 圈后，将火退出，迅速将罐扣在应拔的部位，即可吸附在皮肤上。此法是最常用的拔罐方法，适用于所有部位。但需注意切勿将罐口烧热，以免烫伤皮肤（图 5-3-62）。

2．投火法　用易燃纸片或棉花，点燃后投入罐内，迅速将罐扣在应拔的部位，即可吸附在皮肤上。此法由于罐内有燃烧物质容易落下烫伤皮肤，故适宜于侧面横拔（图 5-3-63）。

3．滴酒法　用 95% 乙醇或白酒，滴入罐内 1 ～ 3 滴（切勿滴酒过多，以免拔罐时流出，烧伤皮肤），沿罐内壁摇匀，用火点燃后，迅速将罐扣在应拔的部位。

4．贴棉法　用大小适宜的酒精棉花一块，贴在罐内壁的下 1/3 处，用火将酒精棉花点燃后，迅速扣在应拔的部位。此法需注意棉花浸酒精不宜过多，否则燃烧的酒精滴下时，容易烫伤皮肤。

5．架火法　用不易燃烧、传热的物体，如瓶盖、小酒杯等（其直径要小于罐口），置于应拔部位，然后将 95% 酒精数滴或酒精棉球置于瓶盖或酒杯内，用火将酒精点燃后，将罐迅速扣下。

（二）煮罐吸法

此法一般选用竹罐。即选用 5 ～ 10 个完好无损的竹罐，放在锅内，加水煮沸，然后用镊子将罐口朝下的夹出，迅速用凉毛巾紧捂罐口，立即将罐扣在应拔部位，即能吸附在皮肤

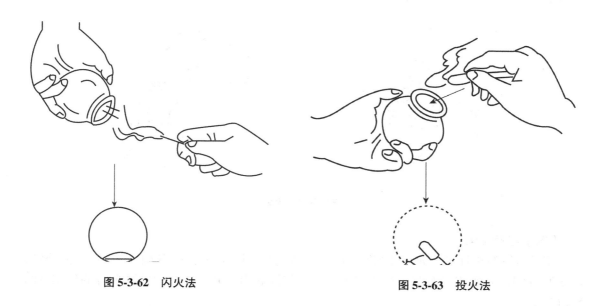

图 5-3-62　闪火法　　　　　　　　　　图 5-3-63　投火法

上。可根据病情需要在锅放入适量的祛风活血药物，称为药罐法。

（三）抽气罐吸法

此法先将青、链霉素药瓶或类似的小药瓶的瓶底切去磨平，将瓶底紧扣在穴位上，用注射器从橡皮塞刺入瓶内，抽出空气，使其产生负压，即能吸住。或用抽气筒套住在塑料杯罐活塞上，将空气抽出，使之吸拔在选定的部位上。

二、拔罐操作方法

临床拔罐时，可根据不同的病情，选用不同的拔罐法，常用的拔罐法有以下几种：

（一）留罐

留罐又称坐罐，即将罐吸附在体表后，使罐子吸拔留置于施术部位 10 ～ 15 分钟，然后将罐起下。此法是常用的一种方法，一般疾病均可应用，而且单罐、多罐皆可应用。

（二）走罐

走罐，亦称推罐，即拔罐时先在所拔部位的皮肤或罐口上，涂一层凡士林等润滑油，再将罐拔住，然后，医者用右手握住罐子，向上、下或左、右需要拔的部位，往返推动，至所拔部位的皮肤红润、充血，甚或瘀血时，将罐起下。此法适宜于面积较大，肌肉丰厚部位，如脊背、腰臀、大腿等部位（图 5-3-64）。

（三）闪罐

闪罐，即将罐拔住后，立即起下，如此反复多次地拔住起下，起下拔住，直至皮肤潮红、充血、或瘀血为度，多用于局部皮肤麻木、疼痛或功能减退等疾患，尤其适用于不宜留罐的患者，如小儿、年轻女性的面部。

（四）刺血拔罐

刺血拔罐，又称刺络拔罐，即在应拔部位的皮肤消毒后，用三棱针点刺出血或用皮肤针叩打后，再将火罐吸拔于点刺的部位，使之出血，以加强刺血治疗的作用。一般刺血后拔罐留置 10 ～ 15 分钟，多用于治疗丹毒、扭伤、乳痈等。

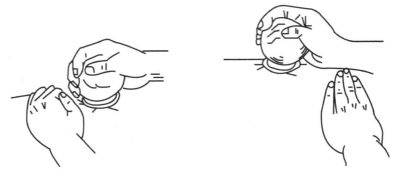

图 5-3-64　走罐

（五）留针拔罐

留针拔罐简称针罐，即在针刺留针时，将罐拔在以针为中心的部位上，约 5 ～ 10 分钟，待皮肤红润、充血或瘀血时，将罐起下，然后将针起出，此法能起到针罐配合的作用（图 5-3-65）。

三、适应范围

拔罐法有温经通络、祛湿逐寒、行气活血及消肿止痛作用。临床多用于以下几个方面：

1．风寒湿痹　如肩背痛，腰腿痛。

2．胃肠疾病　如胃痛、呕吐、腹泻。

3．肺部疾病　如咳嗽、哮喘。

图 5-3-65　留针拔罐

4．刺血拔罐　适于急性扭伤有瘀血者，疮疡和部分皮肤病如丹毒、神经性皮炎等。

四、注意事项

1．患者要有舒适的体位，应根据不同部位选择不同口径的火罐。注意选择肌肉丰满，富有弹性，没毛发和骨骼凹凸的部位，以防掉罐。拔罐动作要做到稳、准、快。

2．皮肤有溃疡、水肿及大血管的部位不宜拔罐；高热抽搐者，不宜拔罐；孕妇的腹部和腰骶部也不宜拔罐。

3．常有自发性出血和损伤性出血不止的患者，不宜使用拔罐法。

4．如出现烫伤，小水疱可不必处理，任其自然吸收；如水疱较大或皮肤有破损，应先用消毒针刺破水疱，放出水液，或用注射器抽出水液，然后涂以龙胆紫，并以纱包敷，保护创口。

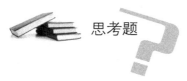　思考题

1．晕针的处理措施。

2．怎样用现代科学理论解释针刺得气？

（王　健）

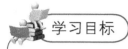

第四章

刺灸治疗原则及常见疾病治疗

学习目标

熟悉刺灸治疗原则及常见疾病治疗。

在学习了经络、腧穴、刺法灸法等基本知识和技术后，我们就要培养运用针灸方法解决临床实际问题的能力，针灸治疗正是上述知识和技能的综合运用，旨在阐发针灸治病的基本规律。因此，学好针灸治疗是步入临床的重要环节，具有十分重要的意义。

第一节 针灸治疗原则

针灸治疗原则就是运用针灸治疗疾病必须遵循的基本法则，是确立治疗方法的基础。在应用针灸治疗疾病时，具体的治疗方法多种多样，但从总体上把握针灸的治疗原则具有化繁就简的重要意义。针灸的治疗原则可概括为补虚泻实、清热温寒、治病求本和三因制宜。

一、补虚泻实

补虚泻实就是扶助正气祛除邪气。在针灸临床上补虚泻实原则有其特殊的含义。

（一）虚则补之

"虚则补之"就是虚证采用补法治疗。针刺治疗虚证用补法主要通过针刺手法的补法和穴位的选择和配伍等而实现的。如在有关脏腑经脉的背俞穴、原穴，施行补法，可达到改善脏腑功能，补益阴阳、气血等的不足；另外，应用偏补性能的腧穴如关元、气海、命门、肾俞等穴，也可起到补益正气的作用。

（二）实则泻之

"实则泻之"就是实证采用泻法治疗。针刺治疗实证用泻法主要是通过针刺手法的泻法、穴位的选择和配伍等而实现的。如在穴位上施行捻转、提插、开阖等泻法，可以起到祛除人体病邪的作用；应用偏泻性能的腧穴如十宣穴、水沟、素髎、丰隆、血海等，也可起到祛邪的目的。

二、清热温寒

这是针对热性病证和寒性病证制定的清热、温寒的治疗原则。

（一）热则疾之

即热性病证的治疗原则是浅刺疾出或点刺出血，手法宜轻而快，可以不留针或针用泻法，以清泻热毒。例如，风热感冒者，当取大椎、曲池、合谷、外关等穴浅刺疾出，即可达到清热解表的目的。若伴有咽喉肿痛者，可用三棱针在少商穴点刺出血，以加强泻热、消肿、止痛的作用。

（二）寒则留之

即寒性病证的治疗原则是深刺而久留针，以达温经散寒的目的。因寒性凝滞而主收引，针刺时不易得气，故应留针候气；加艾灸更能助阳散寒，使阳气得复，寒邪乃散。如寒邪在表，留于经络者，艾灸法较为相宜；若寒邪在里，凝滞脏腑，则针刺应深而久留，或加用艾灸，以温针法最为适宜。

三、治病求本

治病求本就是在治疗疾病时要抓住疾病的根本原因，采取针对性的治疗方法。

（一）急则治标

急则治标就是当标病处于紧急的情况下，首先要治疗标病，这是在特殊情况下采取的一种权宜之法，目的在于抢救生命或缓解患者的急迫症状，为治疗本病创造有利的条件。例如，不论任何原因引起的高热抽搐，应当首先针刺大椎、水沟、合谷、太冲等穴，以泻热、开窍、熄风止痉；任何原因引起的昏迷，都应先针刺水沟，醒脑开窍；当中风患者出现尿潴留时，应首先针刺中极、水道、秩边，急利小便；然后再根据疾病的发生原因从本论治。

（二）缓则治本

在大多数情况下，治疗疾病都要坚持"治病求本"的原则，尤其对于慢性病和急性病的恢复期有重要的指导意义。如肾阳虚引起的五更泄，泄泻是其症状为标，肾阳不足为本，治宜灸气海、关元、命门、肾俞。

（三）标本同治

在临床上也可见到标病和本病并重的情况，这时我们应当采取标本同治的方法。如体虚感冒，如果一味解表可使机体正气更虚，而单纯扶正可能留邪，因此，应当益气解表，益气为治本，解表为治标，宜补足三里、关元，泻合谷、风池、列缺等。

四、三因制宜

三因制宜是指因时、因地、因人制宜，即根据患者所处的季节、地理环境和个人的具体情况，而制订适宜的治疗方法。

（一）因时制宜

在应用针灸治疗疾病时，考虑患者所处的季节有一定意义。因为四时气候的变化对人体的生理功能和病理变化有一定的影响。如冬季人体多感受风寒，夏季多感受风热或湿热；春夏之季，阳气升发，人体气血趋向体表，病邪伤人多在浅表；秋冬之季，人体气血潜藏于内，病邪伤人多在深部；故治疗上春夏宜浅刺，秋冬宜深刺。另外，因时制宜还包括针对某些疾病的发作或加重规律而选择有效的治疗时机。如精神疾患多在春季发作，故应在春季前进行治疗；乳腺增生症患者常在经前乳房胀痛较重，治疗也应在经前一周开始。

（二）因地制宜

由于地理环境、气候条件，人体的生理功能、病理特点也有所区别，治疗应有差异。如在寒冷的地区，治疗多用温灸，而且应用壮数较多；在温热地区，应用灸法较少。

（三）因人制宜

就是根据患者的性别、年龄、体质等的不同特点而制订适宜的治疗方法。由于男女在生理上有不同的特点，如妇人以血为用，在治疗妇人病时要多考虑调理冲脉（血海）、任脉等。年龄不同，针刺方法也有差别。患者个体差异更是决定针灸治疗方法的重要环节。如体质虚弱、皮肤薄嫩、对针刺较敏感者，针刺手法宜轻；体质强壮、皮肤粗厚、针感较迟钝者，针刺手法可重些。

第二节　临床常见疾病

一、偏头痛

偏头痛是由于神经、血管性功能失调所引起的疾病，以一侧头部疼痛反复发作，常伴有恶心、呕吐，对光及声音过敏等特点。本病与遗传有关，部分患者可在头部、脑外伤后出现，以年轻的成年女性居多，疼痛程度多为中、重度。头痛多为一侧，常局限于额部、颞部和枕部，疼痛开始时为激烈的搏动性疼痛，后转为持续性钝痛。任何时间可发作，但以早晨起床时为多发，症状可持续几小时到几天。

【病因病机】

本病多与恼怒、紧张、风火痰浊有关。情志不遂，肝失疏泄，郁而化火；或恼怒急躁，肝阳上亢，风火循肝胆经脉上冲头部；或体内素有痰湿，随肝阳上冲而循经走窜，留滞于头部少阳经脉，使经络痹阻不痛，引发本病。

【辨证治疗】

治法　熄风化痰，通经止痛。以足厥阴及手、足少阳经穴为主。

主穴　太冲、足临泣、外关、丰隆、头维、风池、天柱、率谷、角孙。当发作时要以远端穴为主，并先刺，行较强刺激的泻法。诸穴均用泻法。

二、中风

中风是以突然晕倒，不省人事，伴口角㖞斜，语言不利，半身不遂，或不经昏仆仅以口㖞、半身不遂为临床主症的疾病。因发病急骤，症见多端，病情变化迅速，与风之善行数变特点相似，故名中风、卒中。本病发病率和死亡率较高，常留有后遗症；近年来发病率不断增高，发病年龄也趋向年轻化，因此，是威胁人类生命和生活质量的重大疾患。

西医学的急性脑血管病，如脑梗死、脑出血、脑栓塞、蛛网膜下腔出血等属本病范畴。

【病因病机】

中风的发生是多种因素所导致的复杂的病理过程，风、火、痰、瘀是其主要的病因，脑府为其病位。

【辨证治疗】

（1）基本治疗

①中经络

治法　醒脑开窍，滋补肝肾，疏通经络。

主穴　内关　水沟　三阴交　极泉　尺泽　委中

配穴　肝阳暴亢加太冲、太溪；风痰阻络加丰隆、合谷；痰热腑实加曲池、内庭、丰隆；气虚血瘀加足三里、气海；阴虚风动加太溪、风池；口角㖞斜加颊车、地仓；上肢不遂加肩髃、手三里、合谷；下肢不遂加环跳、阳陵泉、阴陵泉、风市；头晕加风池、完骨、天柱；足内翻加丘墟透照海。

②中脏腑

治法　醒脑开窍，启闭固脱。

主穴　内关　水沟

配穴　闭证加十二井穴、太冲、合谷；脱证加关元、气海、神阙。

（2）其他治疗

电针法　在患侧上、下肢体各选两个穴位，针刺得气后留针，接通电针仪，以患者肌肉微颤为度，每次通电 20 分钟。

三、呕吐

呕吐是临床常见病症，既可单独为患，亦可见于多种疾病。古代文献以有声有物谓之呕，有物无声谓之吐，有声无物谓之干呕。因两者常同时出现，故称呕吐。

呕吐可见于西医学的急慢性胃炎、胃扩张、贲门痉挛、幽门痉挛、胃神经官能症、胆囊炎、胰腺炎等。

【病因病机】

胃主受纳，腐熟水谷，以和降为顺，若气逆于上则发为呕吐。导致胃气上逆的原因很多，如风、寒、暑、湿之邪或秽浊之气，侵犯胃腑，致胃失和降，气逆于上则发呕吐；或饮食不节，过食生冷肥甘，误食腐败不洁之物，损伤脾胃，导致食滞不化，胃气上逆而呕吐；或因恼怒伤肝，肝气横逆犯胃，胃气上逆，或忧思伤脾，脾失健运，使胃失和降而呕吐；或因劳倦内伤，中气被耗，中阳不振，津液不能四布，酿生痰饮，积于胃中，饮邪上逆，也可发生呕吐。

【辨证治疗】

（1）基本治疗

治法　和胃降逆，理气止呕。

主穴　内关　足三里　中脘

配穴　寒吐者，加上脘、胃俞；热吐者，加合谷，并可用金津、玉液点刺出血；食滞者，加梁门、天枢；痰饮者，加膻中、丰隆；肝气犯胃者，加阳陵泉、太冲；脾胃虚寒者，加脾俞、胃俞；腹胀者，加天枢；肠鸣者，加脾俞、大肠俞；泛酸干呕者，加公孙。

（2）其他治疗

穴位注射法　选穴参照基本治疗穴位，用维生素 B_1 或维生素 B_{12} 注射液，每穴注射 0.5～1.0 毫升，每日或隔日 1 次。

四、痛经

妇女在月经期前后或月经期中发生小腹及腰部疼痛，甚至难以忍受，影响工作及日常生活者，称为痛经。本病以青年妇女为多见。

西医学分为原发性与继发性痛经两类。生殖器官无器质性病变者称为原发性痛经或称功能性痛经，常发生于月经初潮后不久的未婚或未孕的年轻妇女，常于婚后或分娩后自行消失。由于生殖器官器质性病变所引起的痛经称为继发性痛经，常见于子宫内膜异位症、急慢性盆腔炎、肿瘤、子宫颈狭窄及阻塞等。

【病因病机】

痛经多由情志不调，肝气郁结，血行受阻；或经期受寒饮冷，坐卧湿地，冒雨涉水，寒湿之邪客于胞宫，气血运行不畅所致；或由脾胃素虚，或大病久病，气血虚弱；或禀赋素虚，肝肾不足，精血亏虚，加之行经之后精血更虚，胞脉失养而引起痛经。

【辨证治疗】

（1）基本治疗

①实证：治法　行气散寒，通经止痛。

主穴　三阴交　中极　次髎

配穴　寒凝者，加归来；气滞者，加太冲；腹胀者，加天枢、气穴；胁痛者，加阳陵泉、光明；胸闷者，加内关。

②虚证：治法　调补气血，温养冲任。

主穴　三阴交　足三里　气海

配穴　气血亏虚者，加脾俞、胃俞；肝肾不足者，加太溪、肝俞、肾俞；头晕耳鸣者，加悬钟。

（2）其他治疗

①皮肤针法选下腹部任脉、肾经、胃经、脾经、腰骶部督脉、膀胱经、夹脊穴。消毒后，腹部从肚脐向下叩刺到耻骨联合，腰骶部从腰椎到骶椎，先上后下，先中央后两旁，以部位出现潮红为度，每次叩刺 10 ～ 15 分钟，以痛止、腹部舒适为度。

②穴位注射法选中极、关元、次髎、关元俞。用 2% 普鲁卡因或当归注射液，每穴每次注入药液 2 毫升，隔日 1 次。

五、扭伤

扭伤是指四肢关节或躯体部的软组织（如肌肉、肌腱、韧带、血管等）损伤，而无骨折、脱臼、皮肉破损等情况。临床主要表现为损伤部位疼痛肿胀和关节活动受限，多发于腰、踝、膝、肩、腕、肘、髋等部位。

【病因病机】

多由剧烈运动或负重持重时姿势不当，或不慎跌扑、牵拉和过度扭转等原因，引起某一部位的皮肉筋脉受损，以致经络不通，经气运行受阻，瘀血壅滞局部而成。

【辨证治疗】

（1）基本治疗

治法　祛瘀消肿，通络止痛。

主穴　腰部：阿是穴　肾俞　腰痛穴　委中

踝部：阿是穴　申脉　丘墟　解溪

膝部：阿是穴　膝眼　膝阳关　梁丘

肩部：阿是穴　肩髃　肩髎　肩贞

肘部：阿是穴　曲池　小海　天井

腕部：阿是穴　阳溪　阳池　阳谷

髀部：阿是穴　环跳　秩边　承扶

配穴　可根据受伤部位的经络所在，配合循经远取，如腰部正中扭伤病在督脉，可远取人中、后溪；腰椎一侧或两侧（紧靠腰椎处）疼痛明显者可取手三里或三间，因为手阳明经筋挟脊内。

也可根据受伤部位的经络所在，在其上下循经邻近取穴，如膝内侧扭伤病在足太阴脾经者，除用阿是穴外，可在扭伤部位其上取血海、其下取阴陵泉，以疏通脾经气血。

（2）其他治疗

刺络拔罐法　选取阿是穴，用皮肤针叩刺疼痛肿胀部，以微出血为度，加拔火罐。适用于新伤局部血肿明显者或陈伤瘀血久留，寒邪袭络等。

六、牙痛

牙痛是指牙齿因各种原因引起的疼痛而言，为口腔疾患中常见的症状之一，可见于西医学的龋齿、牙髓炎、根尖周围炎和牙本质过敏等。

【病因病机】

手、足阳明经脉分别入下齿、上齿，大肠、胃腑积热，或风邪外袭经络，郁于阳明而化火，火邪循经上炎而发牙痛。肾主骨，齿为骨之余，肾阴不足，虚火上升亦可引起牙痛。亦有多食甘酸之物，口齿不洁，垢秽蚀齿而作痛者。因此，牙痛主要与手足阳明经和肾经有关。

【辨证治疗】

治法　通络止痛。

主穴　合谷　颊车　下关

配穴　风火牙痛者，加外关、风池；胃火牙痛者，加内庭、二间；阴虚牙痛者，加太溪、行间。

七、晕厥

晕厥是指骤起而短暂的意识和行动的丧失。其特征为突感眩晕、行动无力，迅速失去知觉而昏倒，数秒至数分钟后恢复清醒。西医学的一过性脑缺血发作可见晕厥症状。

病初以自觉头晕乏力、眼前发黑，泛泛欲吐，既则突然昏倒不醒人事为主症。虚证者素体虚弱，疲劳惊恐而致昏仆，面色苍白，四肢厥冷，气短眼花，汗出，舌淡，脉细缓无力；实证者素体健壮，偶因外伤、恼怒等致突然昏仆，不省人事，呼吸急促，牙关紧闭，舌淡薄白，脉沉弦。

【病因病机】

晕厥多由元气虚弱，病后气血未复，产后失血过多，每因操劳过度、骤然起立等致使经气一时紊乱，气血不能上充于头，阳气不能通达于四末而致；或因情志异常波动，或因外伤剧烈疼痛，以致经气逆乱，清窍受扰而突然昏倒。

【辨证治疗】

（1）基本治疗

治法　苏厥醒神。

主穴　水沟　中冲　涌泉　足三里

配穴　虚证者，加灸气海、关元、百会；实证者，加合谷、太冲。

（2）其他治疗

刺络法　选十二井穴、十宣、大椎；毫针刺后，大幅度捻转数次，出针后使其出血数滴，适用于实证。

八、虚脱

虚脱是以面色苍白、神志淡漠，或昏迷、肢冷汗出、血压下降为特征的危重证候。虚脱可见于西医学的休克。虚脱以面色苍白或发绀，神志淡漠，反应迟钝或昏迷，或烦躁不安，尿量减少，张口自汗，肢冷肤凉，血压下降，脉微细或芤大无力为主症。其中呼吸微弱，唇发紫，舌质胖，脉细无力，为亡阳；口渴，烦躁不安，唇舌干红，脉细数无力，为亡阴。若病情恶化可导致阴阳俱脱之危候。

【病因病机】

本病多由大量出血，大吐、大泻；或因六淫邪毒，情志内伤，药物过敏或中毒，久病虚衰等严重损伤气血津液，致脏腑阴阳失调，气血不能供养全身所致。甚者导致阴阳衰竭，出现亡阳亡阴之危候。

【辨证治疗】

（1）基本治疗

治法　回阳固脱，苏厥救逆。

主穴　素髎　水沟　内关

配穴　神志昏迷者，加中冲、涌泉；肢冷脉微者，加灸关元、神阙、百会。

（2）其他治疗

艾灸法　选百会、膻中、神阙、关元、气海；艾炷直接灸，每次选2～3穴，灸至脉复汗收为止。

九、高热

高热是体温超过39℃的急性症状，中医文献中所称的"壮热""实热""日晡潮热"等，均属于高热的范畴。西医学的急性感染、急性传染病、以及中暑、风湿热、结核病、恶性肿瘤等病中可见高热。

高热恶寒，咽干，头痛，咳嗽，舌红，苔黄，脉浮数，为风热表证；咳嗽，痰黄而稠，咽干，口渴，脉数，为肺热证；高热汗出，烦渴引饮，舌红，脉洪数，为热在气分；高热夜甚，斑疹隐隐，吐血、便血或衄血，舌绛心烦，甚则出现神昏谵语，抽搐，为热入营血。

【病因病机】

高热可由外感发热之邪从口鼻而入，卫失宣散，肺失清肃；或温邪疫毒侵袭人体，燔于气分；或内陷营血，引起高热。也有因外感暑热之邪，内犯心包而致者。

【辨证治疗】

（1）基本治疗

治法　清泻热邪。

主穴 大椎 十二井 十宣 曲池 合谷

配穴 风热者，加鱼际、外关；肺热者，加少商、尺泽；气分热盛者，加内庭、厉兑；热入营血者，加中冲、内关、血海；抽搐者，加太冲；神昏者，加水沟、内关。

（2）其他治疗

刮痧法 选脊柱两侧和背俞穴，用特制刮痧板或瓷汤匙蘸食油或清水，刮脊柱两侧和背俞穴，刮至皮肤红紫色为度。

十、抽搐

抽搐是指四肢不随意的肌肉抽搐，或兼有颈项强直、角弓反张、口噤不开等。引起抽搐的原因很多，临床根据有无发热分为发热性抽搐和无发热性抽搐两类。西医学的小儿惊厥、破伤风、癫痫、颅脑外伤和癔病等病可出现抽搐。

本症以四肢抽搐为特征，或有短时间的意识丧失，两目上翻或斜视，牙关紧闭，或口吐白沫，二便失禁，严重者伴有昏迷。兼见表证，起病急骤，有汗或无汗，头痛神昏，为热极生风；壮热烦躁，昏迷痉厥，喉间痰鸣，牙关紧闭，为痰热化风；无发热，伴有手足抽搐，露睛，纳呆，脉细无力，为血虚生风。

【病因病机】

抽搐多为感受时邪，郁闭于内，化热化火；或饮食不节，湿热壅滞，郁久化火，火扰神明，热极引动肝风，经筋功能失常而抽搐；或因脾虚湿盛，聚液成痰，上蒙清窍而致；也有脾胃素虚、气血不足而致虚风内动者。

【辨证治疗】

治法 醒脑开窍，熄风止痉。以督脉、手厥阴、手阳明、足厥阴经穴为主。

主穴 水沟 内关 合谷 太冲

配穴 发热者，加大椎、曲池；神昏者，加十宣、涌泉；痰盛者，加阴陵泉、丰隆；血虚者，加血海、足三里。

十一、内脏绞痛

内脏绞痛是泛指内脏不同部位出现的剧烈疼痛。现将几种临床常见的内脏急性痛症扼要叙述如下：

（一）心绞痛

心绞痛是指因冠状动脉供血不足，心肌急剧的、暂时的缺血与缺氧所引起以胸痛为突出表现的综合征。典型的心绞痛是突然发作的胸骨下部后方或心前区压榨性、闷胀性或窒息性疼痛，可放射到左肩、左上肢前内侧及无名指和小指。疼痛一般持续5～15分钟，很少超过15分钟，伴有面色苍白、表情焦虑、出汗和恐惧感。多因劳累、情绪激动、饱食、受寒等因素诱发。

【辨证治疗】

治法 通阳行气，活血止痛。以手厥阴、手少阴经穴为主。

主穴 内关 阴郄 膻中

配穴 气滞血瘀者，加血海、太冲；阳气欲脱者，加水沟、百会。

（二）胆绞痛

胆绞痛常见于急性胆囊炎、胆石症和胆道蛔虫症。

急性胆囊炎指细菌感染、高度浓缩的胆汁或反流入胆囊的胰液的化学刺激所致的急性炎症性疾病。主要表现为右上腹痛，呈持续性并阵发性加剧，疼痛常放射至右肩胛区，伴有恶心、呕吐，右上腹胆囊区有明显压痛和肌紧张。部分患者可出现黄疸和高热，或触及肿大的胆囊。

胆石症是指胆道系统的任何部位发生结石的疾病，其临床表现决定于结石的部位、动态和并发症，主要为胆绞痛，其疼痛剧烈，恶心呕吐，并可有不同程度的黄疸和高热。胆绞痛发作一般时间短暂，也有延及数小时的。胆囊炎、结石症可同时存在，相互影响。

【辨证治疗】

治法　疏肝利胆，行气止痛。以足少阳经穴及俞募穴为主。

主穴　胆囊穴　阳陵泉　胆俞　肝俞　日月　期门

配穴　呕吐者，加内关、足三里；黄疸者，加至阳；发热者，加曲池、大椎。

胆道蛔虫症是指蛔虫钻进胆道所引起的一种急性病症。临床表现为上腹中部和右上腹突发的阵发性剧烈绞痛或剑突下"钻顶"样疼痛，可向肩胛区或右肩放射，伴有恶心、呕吐，有时吐出蛔虫，继发感染时有发热。疼痛时间数分钟至数小时，一日发作数次。间隔期疼痛可消失或很轻微。

【辨证治疗】

治法　解痉利胆，驱蛔止痛。以足少阳经及手、足阳明经穴为主。

主穴　胆囊穴　阳陵泉　迎香　四白　鸠尾　日月

配穴　呕吐者，加内关、足三里。

（三）肾绞痛

肾绞痛多见于泌尿系结石症，结石可发生于泌尿系统的任何部位，但多源于肾。其临床表现为绞痛突然发生，疼痛多呈持续性或间歇性，并沿输尿管向髂窝、会阴、阴囊及大腿内侧放射，并出现血尿或脓尿，排尿困难或尿流中断，肾区可有叩击痛。

【辨证治疗】

治法　清利湿热，通淋止痛。以背俞穴、足太阴经穴为主。

主穴　肾俞　三焦俞　关元　阴陵泉　三阴交

配穴　血尿者，加血海、太冲；湿热重者，加委阳、合谷。

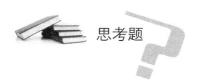

思考题

1. 风热感冒者，取大椎、曲池、合谷、外关等穴浅刺疾出体现的是哪种针灸治疗原则？
2. 根据所学经络腧穴知识，列举出几个治疗顽固性呃逆的穴位。

（王　健）

第六篇　临床各科

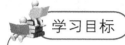

第一章

中医内科病证

学习目标

1. 了解中医内科常见疾病的辨治原则。
2. 熟悉并掌握中医内科常见疾病的诊法、方药。

第一节　感　冒

感冒是感受六淫或时行毒邪，导致卫表不和、肺失宣肃所致，以恶寒、发热、头痛、鼻塞、流涕、喷嚏，脉浮为主要临床表现的常见外感疾病。本病全年均可发生，但以冬、春季多见。病情较轻者，一般通称为伤风；重者，称重伤风。如病情较重，在一个时期内广泛流行，症状多相类似，且具有传染性，称为时行感冒。

现代医学中上呼吸道感染、普通感冒、流行性感冒，均可参照本病辨证论治。

【病因病机】

感冒的病因主要是由于体质较弱，正气不足；或起居不慎，或过度疲劳，在气候变化，寒暖失常之时，卫气功能暂时低下，致使机体卫外不固、腠理疏松，风邪乘虚侵袭人体而发病。"风为百病之长"，居六淫之首，又因四时气候不同，故风邪常兼挟寒、热、暑、湿等外邪，其中尤以风寒、风热两者最为常见。

六淫之邪多从皮毛、口鼻而入。肺开窍于鼻，外合皮毛，上系咽喉，故外邪侵袭，肺卫首当其冲。从皮毛入侵者，致使卫表不和，可见恶寒发热，头身疼痛等症；从口鼻而入侵者，致使肺失宣肃，可见鼻塞流涕，咳嗽咽痛等症。风性善行而数变，故本病多起病急而兼证多。病程多在 5～10 天。时行感冒起病急骤，病情较为严重，多突然恶寒、高热，周身酸痛，且多呈流行性发病。

【辨证论治】

一、风寒感冒

主证：鼻塞声重、喷嚏、流清涕、喉痒、咳嗽、痰多清稀色白，甚则恶寒重、发热轻，头痛身痛，无汗，舌苔薄白，脉浮或浮紧。

治法：辛温解表。

方药：轻证用葱豉汤加杏仁、苏叶、荆芥、防风等。重证用荆防败毒散加减。中成药可选用正柴胡饮或午时茶。

风寒挟湿，兼见头重身倦，口淡泛恶，胸闷纳呆，舌苔白腻等证，可用羌活胜湿汤加减。

二、风热感冒

主证：发热、微恶风寒，或有汗出、头痛、鼻塞、流黄浊涕，口干而渴，咽喉红肿疼痛，咳嗽、痰黄稠，舌苔薄黄，脉浮数。

治法：辛凉解表。

方药：银翘散加减。中成药可选用银翘解毒片（丸）。

风热挟燥，多见发热，微恶风寒，头痛，干咳无痰，口渴咽干，舌红少津，宜用桑杏汤加减。

三、暑湿感冒

主证：身热，微恶风，汗少，肢体酸重或疼痛，头昏重胀痛，咳嗽痰黏，鼻流浊涕，心烦，口渴，或口中黏腻，渴不多饮，胸闷，泛恶，小便短赤，舌苔薄黄而腻，脉濡数。

治法：清暑祛湿解表。

方药：新加香薷饮加减。中成药可选用藿香正气水（丸、软胶囊）。

四、虚人感冒

阳气虚弱或阴血虚少，抗邪无力，外卫不固，易患感冒；既病之后，又不能驱邪外出，病情缠绵难愈。治疗应扶正祛邪，标本兼顾。因此在治疗上不可专用辛散疏表，发汗时需注重固表实里，补益气血。

（一）气虚感冒

主证：恶寒发热，头痛鼻塞，咳嗽痰白，气短懒言，舌淡苔白，脉浮无力。

治法：益气解表。

方药：参苏饮加减。亦可用玉屏风散，益气固表，祛风止汗，防止感冒反复发作。

（二）阴虚感冒

主证：头痛身热，微恶风寒，微汗或无汗，头晕心烦，咽干口渴，干咳少痰，舌红，脉细数。

治法：滋阴解表。

方药：加减葳蕤汤。

【针灸及其他疗法】

一、针灸

风寒感冒：针风池、风门、列缺、合谷。均用泻法。

风热感冒：针风池、大椎、曲池、合谷。均用泻法。

头痛加太阳，鼻塞加迎香，喉痛加少商点刺出血。

二、其他疗法

1．藿香、佩兰各 5g，薄荷 2g。煎汤代茶。可预防夏季暑湿感冒。

2．贯众 10g，板蓝根 12g，生甘草 3g，煎服。预防时行病毒偏盛之感冒。

3．食醋熏蒸预防：以每平方米 2 ～ 10 毫升食醋，加水 1 ～ 2 倍，加热熏蒸。每日或隔日 1 次，连用 3 ～ 4 次。熏蒸时宜在睡觉前，关闭门窗，以保持室内食醋浓度。

4．按摩疗法：取迎香、风池、鱼际、足三里、丰隆等穴，每次按摩 3 分钟。

案例

患者李某，男，18岁，以发热一天为主诉（体温38.6℃），于2010年6月4日就诊。伴见恶风，咽喉疼痛，头痛，咳嗽，痰黄，口干口苦，口渴欲饮，舌红苔黄，脉浮数。甲医生诊断为暑湿感冒，拟新加香薷饮治疗，乙医生诊为风热感冒，拟银翘散治疗，请回答：两位医生的诊断是否正确并说明理由。

第二节　内伤发热

凡脏腑功能失调，气血阴阳亏虚引起的发热，为内伤发热。

现代医学的功能性低热、肿瘤、血液病、结缔组织疾病、结核病、内分泌疾病等所引起的发热，以及某些慢性感染性疾病和原因不明的发热，均可参照内伤发热进行辨证论治。

【病因病机】

内伤发热因脏腑阴阳气血偏虚而引起者，属于虚证；因气机郁结、瘀血停滞而引起者，多属实证。

一、阴虚内热

素体阴虚，或温热病经久不愈，或久泻伤阴，或过用温燥药，导致阴液亏损，阴不敛阳，阳气相对偏亢，从而引起发热。

二、气虚发热

过度劳累，饮食失调，造成脾气受损，中气不足，谷气下流而为湿，湿阻下焦阴气，郁而生热，形成阴火，下焦阴火上冲而引起发热。

三、肝郁发热

情志抑郁，肝气不能条达，气机郁滞，久而化火；或恼怒过度，肝火内盛，均可引起发热。

四、瘀血发热

因气滞、外伤、出血等导致瘀血停滞于体内，气血运行不畅，郁久化火生热，引起发热。

【辨证论治】

内伤发热的辨证，首当辨虚实。本病应根据病史、症状、舌脉辨别证候的虚实。实证者，应辨其气滞、血瘀、痰湿；虚证者，应辨其气血阴阳及脏腑的虚损。其次当辨轻重。内伤发热需要结合病程长短、发热情况、兼加症状、舌苔脉象等辨别病情的轻重。

内伤发热的治疗，必须根据发热的病因病机进行辨证治疗，不可冒然使用发汗或清热之剂，以免苦寒伤阳，或辛散伤阴，不但热不得退，反而会加重病情。

一、阴虚内热

主证：午后或夜间发热，手足心热或骨蒸潮热，颧红，心烦，盗汗，失眠多梦，口燥咽干，大便干结，尿少色黄，舌质干红，或有裂纹，无苔或少苔，脉细数。

治法：滋阴清热。

方药：清骨散。

若口干心烦，舌红颧赤等虚火上炎症状比较突出者，可用大补阴丸或知柏地黄丸。

二、气虚发热

主证：发热多在劳累后加重，热势或高或低，头晕乏力，自汗，气短懒言，易感冒，食少便溏，舌质淡，苔薄白，脉细弱。

治法：益气健脾，甘温除热。

方药：补中益气汤。中成药可选用补中益气丸。

三、肝郁发热

主证：时觉身热心烦，热势常随情绪波动而起伏，平素性情急躁易怒，胸胁胀闷，善太息，口苦，舌红苔黄，脉弦数。妇女常见月经不调，经来腹痛，或乳房发胀。

治法：疏肝解郁清热。

方药：丹栀逍遥散。若阴虚较甚者，宜用滋水清肝饮加减；若肝火较甚者，宜用龙胆泻肝汤加减。中成药可选用加味逍遥丸或龙胆泻肝丸。

四、瘀血发热

主证：午后或夜晚发热，口干咽燥而不欲饮，面色黯黑或萎黄，肌肤涩滞甚则甲错，唇舌青紫或有紫斑，脉细涩。

治法：活血化瘀。

方药：血府逐瘀汤。

内伤发热，病情较为复杂，病因常难以明确，病程较长，甚至可持续数年，故必须认真、细致地观察，耐心地进行治疗，才能取得满意效果。

案例

谢某，女性，25岁，干部。低热（37.5℃左右）已2个多月，起伏不定，伴乏力，倦怠，头晕，面色苍白，食欲不振，有时大便溏薄，易出汗，舌质淡红，苔薄白，边有齿痕，脉细弱。

【针灸疗法】

1. 阴虚发热　三阴交、太溪、大椎。
2. 气虚发热　足三里、合谷、百会、曲池、丰隆。

3．肝郁发热　足临泣、太冲。
4．瘀血发热　委中放血，三阴交、大椎放血拔罐。

第三节　头　痛

头痛是外感六淫邪气、痰浊、瘀血阻滞头部经脉，或精血亏损、脑失所养引起，以头痛为主要症状的病证。

头痛有新久浅深之分。病程短而轻浅者称头痛；病程长而深者称头风。

现代医学中传染性及感染性疾病、高血压、颅内疾病、神经官能症、偏头痛等，出现以头痛为主要临床表现者，均可参照本病辨证论治。

【病因病机】

头痛的病因分外感与内伤两大类。外感头痛多由六淫之邪外袭，上犯巅顶，阻抑清阳，清阳失布；内伤头痛多由脏腑功能失调，气血逆乱，或病理产物痰浊、瘀血等瘀阻脑络，或精血亏损，脑失所养等引起。

外感头痛多由起居不慎，坐卧当风，感受外邪所致。头为至高之地，唯风可至，故以风邪为主，多见挟寒、挟湿、挟热三个类型。风邪上犯巅顶，清阳之气受阻，气血不畅，阻遏络道而致头痛。挟寒者，寒主收引，寒凝气滞，脉络被阻，而发头痛；挟湿者，湿蒙清窍，清阳不展，发为头痛；挟热者，热邪上扰，热壅脉满发为头痛。

内伤头痛多涉及肝、脾、肾三脏。因于肝者，多由情志所伤，肝郁化火上扰清空，或火动伤阴，耗伤肾阴，水不涵木，肝阳上亢扰及清空，皆可发为头痛。因于肾者，多由劳欲过度，肾水久损，或禀赋不足肾精久亏，不能充骨生髓，脑髓空虚，发为头痛。因于脾者，多由饮食伤脾，或病后脾胃虚弱，不能生血，或由失血之后，营血亏虚，不能上荣脑髓络脉，发为血虚头痛；或由脾失健运，痰湿内生，上蒙清窍，阻遏清阳，发为痰浊头痛。

此外，跌仆损伤、久病入络、气滞血瘀、脉络瘀阻，不通则痛，形成瘀血头痛。

【辨证论治】

头痛辨证以辨外感与内伤为纲。外感头痛，一般发病较急，痛势较剧，多表现为掣痛、跳痛、灼痛、胀痛、重痛，痛无休止，每因外邪而致，多属实证，治宜疏风散邪为主。内伤头痛多表现为隐痛、空痛、昏痛、痛势悠悠，遇劳则剧，时作时止，多属虚证，治宜补虚为主。但也有虚中挟实者，如痰浊、瘀血等，当权衡主次，随证治之。

一、外感头痛

（一）风寒头痛
主证：头痛时作，痛连项背，恶风畏寒，遇风尤甚，口不渴，苔薄白，脉浮或浮紧。
治法：疏散风寒。
方药：川芎茶调散。

（二）风热头痛
主证：头痛而胀，甚则头痛如裂，发热恶风，面红目赤，口渴欲饮，便秘溲黄，舌红苔黄，脉浮数。
治法：疏风清热。

方药：芎芷石膏汤。

（三）风湿头痛

主证：头痛如裹，肢体困重，纳呆胸闷，大便或溏，苔白腻，脉濡。

治法：祛风胜湿。

方药：羌活胜湿汤。

二、内伤头痛

（一）肝阳头痛

主证：头痛而晕，甚或两侧跳痛，心烦易怒，夜眠不宁，面红口苦，或兼胁痛，苔薄黄，脉弦有力。

治法：平肝潜阳。

方药：天麻钩藤汤。

（二）肾虚头痛

主证：肾阴虚头痛：头脑空痛，眩晕耳鸣，腰膝酸软，神衰乏力，遗精带下，舌红少苔，脉沉细无力；肾阳虚头痛：头痛畏寒，面白，四肢不温，舌淡，脉沉细而缓。

治法：肾阴虚，滋阴补肾；肾阳虚，温补肾阳，填补精髓。

方药：肾阴虚用大补元煎；肾阳虚用右归丸。

（三）血虚头痛

主证：头隐痛伴头晕，午后或遇劳则甚，心悸易惊，面色少华或萎黄，舌淡苔薄白，脉细弱。

治法：养血止痛。

方药：加味四物汤。

（四）痰浊头痛

主证：头痛昏蒙，胸脘痞闷，呕恶痰涎，舌苔白腻，脉弦滑。

治法：健脾化痰。

方药：半夏白术天麻汤。

（五）瘀血头痛

主证：头痛久而不愈，痛处固定不移，痛如锥刺，或有外伤史，舌质紫或有瘀斑，苔薄白，脉细或细涩。

治法：活血化瘀止痛。

方药：通窍活血汤。

头痛的治疗，为提高治疗效果，除注意分型论治外，同时注意按照头痛部位，结合经络循行路线，选用一些引经药配入原方。太阳经头痛，多在头后部，下连于项，选用羌活、蔓荆子、川芎；少阳经头痛，多在头之两侧，选用柴胡、黄芩、川芎；阳明经头痛，多在前额部及眉棱处，选用白芷、葛根、知母；厥阴经头痛，多在巅顶或连目系，选用吴萸、藁本。

此外，风热头痛热盛津伤，证见舌红少津，可加知母、石斛、花粉清热生津；大便秘结，口舌生疮，腑气不通者，加大黄、风化硝。风湿头痛，湿阻中焦较甚，证见胸闷纳呆、便溏，可配合平胃散；呕恶甚者，配合小半夏汤；风湿头痛发于暑期，证见身热、汗少，或身热微恶寒，汗出不畅，口渴胸闷，干呕不食，可用黄连香薷饮加藿香、佩兰、竹茹、知母，以清暑化湿。肝阳头痛往往灼伤肾阴，形成肝肾阴虚头痛，症见朝轻暮剧，遇劳加剧，舌红少苔，脉弦细，可在天麻钩藤汤中加入首乌、生地、女贞子、枸杞子等滋养肝肾之药；若肝阳化火，头痛甚剧，胁痛、口苦、面赤、尿黄、便结、苔黄脉弦数者，可加胆草、夏枯草、芦荟等，清泄肝火。血虚头痛易导致气血两虚，症见汗出短气，畏风怕冷，动则尤其时，应适当加用一些补气药，如黄芪、党参、白术。痰浊头痛郁而化热，症见口苦，便结，苔黄腻，脉滑数，可于半夏白术天麻汤中去白术加黄芩、竹茹、枳实、胆星以清热化痰燥湿。瘀血头痛所用麝香价昂而难得，对头痛较甚者，可加虫类搜剔药，如全蝎、蜈蚣、地鳖虫，久病气血不足者，加黄芪、当归，益气补血。

【针灸及其他疗法】

一、针灸

1. 前头部痛　上星、印堂、头维、阳白、攒竹、合谷。
2. 头顶部疼痛　百会、通天、昆仑、至阴。
3. 后头部痛　后顶、风池、大杼、昆仑、列缺。
4. 侧头部痛　太阳、头维、率谷、列缺、中渚、侠溪。

二、单方、验方

1. 川芎、蔓荆子各 10g，水煎服，适用于风邪上犯头痛。
2. 夏枯草 30g，水煎服，适用于肝阳上亢头痛。
3. 菊花 6～10g，决明子 10g，开水冲泡，每日代茶饮，适用于肝阳上亢头痛。
4. 制川草乌、白芷、姜蚕各 6g，生甘草 9g，研细末，分成六包，每日 1 包，分 3 次，用绿茶送服，适用于顽固性头痛。
5. 全蝎、地龙、甘草各等份，研末，每服 3g，1 日 3 次，适用于顽固性头痛。
6. 鹅不食草 30g，白芷 15g，冰片 1.5g 共研细末备用，发作时用棉球蘸药粉少许，塞鼻孔，适用于偏头病。
7. 蓖麻同乳香、食盐捣，贴太阳穴，治气郁偏头痛。

案例

郝某，女，34岁，头痛已数年，久治不愈。现失眠多梦，性情由沉静寡言变为急躁易怒。其痛多在午后及夜间发作，以两侧为重，并有针刺感，大便如常，小便黄赤，面色青黯，唇舌暗红，脉细涩。

第四节　胸　痹

胸痹是指由于阴寒、痰浊、血瘀阻遏胸阳，或心脾肝肾亏虚，心脉失养所导致的以胸部闷痛，甚则胸痛彻背，短气，喘息不得卧为主症的一种疾病。

现代医学的心绞痛、心肌梗死，高血压心脏病，心包病、心肌病、胸膜炎及某些神经官能症具有胸痹表现者，均可参照本病辨证论治。

【病因病机】

本病的发生多于寒邪内侵,情志失调有关。其病机有虚实两个方面:虚主要指心、肝、脾、肾及气血阴阳亏损;实主要为寒凝、气滞、血瘀、痰阻等。正虚为本,邪实为标,在本病的形成和发展过程中,二者常相互影响,虚实挟杂,变化多端。

一、寒邪内侵

素体阳衰,胸阳不振,阴寒之邪乘虚内侵,寒凝气滞,痹阻胸阳,心脉痹阻,而成胸痹。

二、情志失调

情志所伤,肝郁气滞,气滞而血瘀,甚或气郁化火,灼津为痰,或气郁湿聚,痰浊内生等,均能导致血行不畅,使心脉痹阻而发生胸痹。

三、饮食不当

嗜食肥甘厚味,或饮酒过度,或过度饥饿,损伤脾胃,脾失健运,痰浊内生,痰阻络脉,血行不畅,胸阳失展,发生胸痹。

四、年迈体衰

中年以后,肾气渐衰,如肾阳虚衰,五脏之阳气不得温煦,则心阳不振;若肾阴亏虚,五脏之阴液不得滋养,心阴内耗,心阴亏虚,心阳不振,使心脏络脉血行失畅而发生胸痹。

【辨证论治】

一、阴寒凝滞

主证:胸闷胸痛,感寒尤甚,气短心悸,或胸痛彻背,背痛彻心,重则喘息不能平卧,面色苍白,四肢厥冷,舌苔白,脉沉细。

治法:辛温通阳,宣痹散寒。

方药:瓜蒌薤白白酒汤加桂枝、丹参。

二、气滞血瘀

主证:胸部刺痛,固定不移,入夜尤甚,时或心悸不宁,舌质紫暗,脉象沉涩。

治法:活血化瘀,通络止痛。

方药:血府逐瘀汤。

三、痰浊阻遏

主证:胸部满闷疼痛,或痛引肩背,气短喘促,肢体沉重,形体肥胖,咳嗽痰多,苔白腻,脉滑。

治法:通阳泄浊,豁痰开结。

方药:瓜蒌薤白半夏汤。

四、心肾阴虚

主证:胸闷且痛,心悸盗汗,头晕耳鸣,腰膝酸软,口干烦热,舌红或有紫斑,脉细数或细涩。

治法:滋阴益肾,活血通络。

方药:左归饮。

五、气阴两虚

主证：胸闷隐痛，心悸少气，头昏乏力，面色少华，咽干口燥，盗汗便秘，舌嫩红少苔，或有齿痕，脉细弱无力。

治法：益气养阴，活血通络。

方药：生脉散合人参养营汤加减。

六、阳气虚衰

主证：胸闷气短，胸痛彻背，心悸，汗出，畏寒肢冷，面色苍白，唇甲淡白或青紫，舌淡白或青紫，脉沉细或沉微欲绝。

治法：益气温阳，活血通络。

方药：参附汤合右归饮加减。

若心阳虚下及肾阳，肾阳虚不能制水，水气凌心，症见心悸、喘促，不能平卧，小便短少，肢体浮肿者，可用真武汤加汉防己、猪苓、车前子以温阳利水。病情发展至阳气虚衰，心阳欲脱时，应采用中西结合方法进行抢救，使患者迅速脱离险境。

【针灸及其他疗法】

一、针灸

心俞、膻中、天池、内关、间使、太渊、行间、昆仑、然谷，每次2～3穴，留针20～30分钟，捻转3～5次，10天为1疗程。

二、单方、验方

1. 冠心苏合丸　每服1粒，痛时服用，或每日2～3次，治疗胸痛。
2. 速效救心丸　一次含化4～6粒，心绞痛发作时服用。
3. 参三七、沉香、血竭研末（2：1：2）和匀吞服，每次2g，每日2～3次。

案例

患者王某，男，60岁，既往有"胃、十二指肠球部溃疡"及"高血压病"病史。2011年12月28日早晨6时许突然自觉胃脘部胀闷不适，恶心呕吐，呕吐胃内容物，家人予患者素服之胃药及心痛定10mg，口服，继后患者仍觉胃脘不适，胸闷如塞，气短心悸，面色苍白，形寒肢冷，冷汗出，即到镇卫生院门诊就诊，接诊医生拟诊：胃脘痛。予雷尼替丁、普鲁本辛等西药及中药黄芪建中汤治疗。至下午2时，患者心胸猝然大痛，胸闷气短，呕吐，大汗淋漓，四肢不温，唇甲青紫，家人再次急送卫生院。入院时除见上症外，尚见喘促不能平卧，四肢厥冷，脉微欲绝。查：呼吸为34次/分，心率为72次/分，血压为90/60mmHg，即予积极抢救，但经30分钟救治后，患者病情恶化，于下午2时35分抢救无效死亡。请分析：①门诊接诊医生对本症的诊断、处理是否正确？②请发表自己的诊疗意见。

第五节 胁 痛

胁痛是由于肝胆失于疏泄或肝胆络脉失养所致，以胁肋部一侧或两侧疼痛为主要表现的病证。胁痛既可单独出现，又是多种疾病的伴随症状。

现代医学的肋间神经痛、胸膜炎、胆道感染、胆石症和肝病等，凡表现以胁痛为主者，均可按本病辨证论治。

【病因病机】

胁痛病位主要在肝胆，其病机分虚实两类，以实证居多，病理因素为气滞、湿热、血瘀。

一、肝气郁结

七情刺激，肝失条达，疏泄不利，气阻络痹，发为胁痛。

二、瘀血停着

气郁日久，血流不畅，或强力负重，胁络受伤，瘀血停留，瘀血停于胁络，致使胁痛。

三、肝胆湿热

饮食所伤，脾失健运，积湿生热，湿热内蕴，或湿热之邪外袭，郁结少阳，肝胆经气失于疏泄，发生胁痛。

四、肝阴不足

久病或劳倦过度，精血损伤，肝阴不足，肝络失于血养，络脉不和，发生隐隐胁痛。

【辨证论治】

一、气郁胁痛

主证：胁痛以胀痛为主，疼痛每因情绪波动而增减，胸闷不舒，食减，嗳气觉舒，苔白脉弦。

治法：疏肝理气止痛。

方药：柴胡疏肝散。

二、血瘀胁痛

主证：胁肋刺痛，痛有定处，入夜痛剧，胁下或有痞块，舌质紫暗，脉象沉涩。

治法：祛瘀通络止痛。

方药：旋复花汤。

三、湿热胁痛

主证：胁痛、口苦、咽干、目赤，胸闷纳呆，恶心呕吐，小便黄赤，或发黄疸，舌苔黄腻，脉弦数。

治法：清热利湿止痛。

方药：龙胆泻肝汤。

四、阴虚胁痛

主证：胁痛隐隐，悠悠不休，劳则加重，口干，心烦热，头晕目昏，舌红少苔，脉细数或虚弱。

治法：养阴柔肝止痛。

方药：一贯煎。

气郁胁痛日久可以化火，症见胁下灼痛，烦躁易怒，口干口苦，尿黄便结，舌红苔黄，可用丹栀逍遥散去白术、茯苓，加胆草、川楝子及元胡。若肝见横逆，脾运失常，症见胁痛肠鸣腹泻者，仍用白术、茯苓。若兼胃失和降，证见恶心呕吐者，可加陈皮、半夏、藿香、砂仁、生姜等。瘀血胁痛遇有痞块者，可加三棱、莪术、地鳖虫化瘀消瘕。湿热胁痛并见黄疸者，应增茵陈、黄柏以清热利湿除黄，若胁痛剧烈呕吐蛔虫者，当先进乌梅丸安蛔，继则除蛔。阴虚胁痛，若阴虚引起心火偏盛，症见心烦少寐者，当增补炒栀子、枣仁以清热安神。

【针灸及其他疗法】

一、针灸

期门、夹脊穴胸 5～10、支沟、阳陵泉。气郁者加配肝俞或太冲；血瘀者加配膈俞或三阴交；湿热者加配日月或丘墟；阴虚者加配心俞、三阴交或照海。

二、单方、验方

青皮醋炒：煎服或末服均可，治胁痛。

案例

患者杜某，女，40岁。常自觉两胁胀痛，以左侧为甚，病患两载。每每恼怒劳累时加重，隐隐胀痛不止，并可见胸闷气短，善太息，口干不欲饮，心中烦热，头晕目眩，饮食减少，小便微黄，舌红苔少，脉弦细数。甲实习医生诊为："胸痹"（心肾阴虚）。乙实习医生诊为："胁痛"（肝气郁结），请分析：① 两位实习医生的诊断是否正确？② 请发表自己的看法，并拟出方药。

第六节 胃 痛

胃痛是指由于胃失和降或胃络失养所致，以上腹胃脘近心窝部发生疼痛为主症的病证。

现代医学消化道疾病，如胃炎、溃疡病、胃神经官能症以及胃下垂等所引起的胃痛，均可参照本病辨证论治。

【病因病机】

胃气以和降为顺，如胃气郁滞，和降失司，不通则痛。故胃痛病位在胃，但与肝脾密切相关。如脾失健运，生运无权，则胃气不能和降。肝失条达，肝气横逆犯胃，则胃气壅滞，通降不利。

一、寒邪客胃

外受寒邪，内客于胃，寒主收引，致胃气不和而痛。

二、饮食伤胃

饮食不节，过饥过饱，胃失和降，或过食生冷、膏粱厚味辛辣之品，形成食滞不化，日久化热，热壅胃府，气机阻滞，发为胃痛。

三、情志失调

气郁恼怒，肝失疏泄，横逆犯土，气机不畅，形成胃痛。

四、脾胃虚弱

素体阳气不足，或饮食劳倦损伤脾胃，致使中焦虚寒，或胃阴受损，气血不能濡养，导致胃痛。

【辨证论治】

胃痛应首先区分寒热、虚实、气滞、血瘀的不同。一般来说，凡病程长，痛呈冷痛，喜热食，泛吐清水者，多属寒证；凡病程较短，痛呈灼痛，喜冷食，泛吐酸水者，多属热证。凡病程长，痛处喜按，饥时痛著，纳后痛减者，多属虚证；凡病程短，痛处拒按，饥时痛轻，纳后痛增者，多属实证。凡病程较短，疼痛、呈阵发窜动、胀痛者，多属气滞；病程较长，疼痛持续，固定不移、刺痛者，多属血瘀。

临床治疗，以理气和胃止痛为主。

一、寒邪客胃

主证：胃痛暴作，痛势较剧，得热则舒，遇寒痛甚，口泛清水而不渴，大便溏薄，舌苔白薄，脉象沉紧。

治疗：散寒止痛。

方药：良附丸加味。

二、饮食积滞

主证：胃痛拒按，脘腹胀满，恶食，吞酸嗳腐，得食痛甚，痛甚欲吐泻，吐泻后痛减，或大便不通，舌苔腻腐，脉滑或沉实。

治法：消食导滞。

方药：保和丸。

三、肝气犯胃

主证：胃脘胀闷，攻撑串痛，常连及背胁，或嗳气频繁，泛吐酸水，饮食减少，常因情志郁怒而复发或加重，苔薄脉弦。

治法：舒肝理气。

方药：柴胡疏肝散。中成药可选用气滞胃痛冲剂。

四、肝胃郁热

主证：胃脘灼热，痛势急迫，泛酸嘈杂，心烦易怒，口干口苦，舌红苔薄黄，脉弦数。

治法：清肝泄热和胃。

方药：化肝煎。

五、瘀血停滞

主证：胃痛拒按，痛如针刺或刀割，痛而不移，食后痛甚，甚或呕血、黑便，经常在夜间加剧，痛引两胁，舌质紫暗，脉涩。

治法：活血化瘀。

方药：失笑散合丹参饮加减。

六、胃阴亏虚

主证：胃痛隐隐，口干咽燥，大便干结，舌红少津，或光剥无苔，脉沉细。

治法：滋阴养胃。

方药：益胃汤。

七、脾胃虚寒

主证：胃脘隐痛，绵绵不已，喜温喜按，得食痛减，多食则脘腹痞胀，泛吐清水，喜热食，纳差，四肢不温，倦怠乏力，大便溏薄。舌淡苔白，脉象沉细无力。

治法：温中健脾。

方药：附子理中汤或黄芪建中汤加减。中成药可选用温胃舒胶囊。

【针灸及其他疗法】

一、针灸

主穴：中脘、关元、内关、足三里、公孙。

配穴：外寒袭内加神阙加灸，饮食积滞加内庭、气海，肝气犯胃加期门、太冲，脾胃虚弱者，针刺用补法加灸。

二、单方、验方

1. 青木香、元胡粉各 1g，温开水调服，每日 3 次，用于气滞胃痛。
2. 沉香、肉桂粉各 1g，温开水调服，每日 3 次，用于寒凝气滞胃痛。

案例

　　患者，男性，65岁。反复胃脘部隐痛不适10余年，近1月因劳累而加剧，疼痛绵绵不休，喜温喜按，空腹痛甚，得食则缓，吐清水，神疲纳呆，四肢倦怠，便溏，舌淡苔白，脉虚弱。

第七节　腹　痛

腹痛是由于腑气不降、气机郁滞或脏气虚寒、经脉失养所致，胃脘以下、耻骨毛际以上的部位发生疼痛的病证。

腹痛在临床上极为常见，可出现于多种疾病中。现代医学中胃肠功能紊乱、肠炎、肠粘连、肠结核及某些全身性疾病等，其中以腹痛为主症者，均可参照本病辨证论治。

【病因病机】

腹痛为外感时邪、饮食不节、情志失调及素体阳虚等导致的气机郁滞、脉络痹阻及经脉失养所致。

一、外感时邪

寒暑湿热之邪侵入腹中，使脾胃运化功能失调，邪滞于中，气机阻滞，不通则痛。

二、饮食不节

暴饮暴食，伤及脾胃，食滞内停，或恣食肥甘厚味辛辣之品，或食入馊腐不洁之物，湿热秽浊滞留肠胃，或过食生冷，阻遏脾阳等，均可影响脾胃健运，使气机失于条畅，腑气通降不利而发生腹痛。

三、情志失调

情志怫郁，忧思恼怒，肝失条达，气血郁滞，或肝气横逆犯胃，致使脾胃不和，气机不畅，均可导致腹痛。

四、素体阳虚

素体阳虚，脾阳不振，运化无权，或寒从内生，气血不能温养脏腑，而致虚寒腹痛。

【辨证论治】

腹痛的辨证，应区别其脏腑经络所属，在气在血，属寒属热，属虚属实的不同。实痛拒按，虚痛喜按。寒痛喜热，热痛喜冷。痛在气分，攻注不定，痛在血分，刺痛不移。疼痛部位，大腹疼痛多属脾胃、大小肠之病；小腹痛者，多属厥阴肝经之病；脐下至毛际，属肾、膀胱、胞宫之病。

一、寒邪内阻

主证：腹痛急暴，得温痛减，遇寒更甚，口淡不渴，小便清利，大便或秘结，或溏薄，舌苔淡白，脉沉紧。

治法：温中散寒。

方药：正气天香散加减。

二、湿热积滞

主证：腹痛胀满拒按，大便秘结，或泻而不爽，矢气频频，小便黄赤而短，身热，甚至烦躁不安，舌苔黄腻，脉滑数。

治法：通下泄热。

方药：大承气汤加减。

三、气滞血瘀

主证：以气滞为主者，脘腹胀闷疼痛，攻窜不定，或引及两胁、少腹，遇恼怒、忧虑易于发作，得嗳气、矢气则减，苔薄，脉弦；以血瘀为主者，腹痛如刺，痛处固定，经久不愈，舌质紫暗，脉细涩。

治法：以气滞为主者，宜疏肝理气；以血瘀为主者，宜活血化瘀。

方药：疏肝理气，用柴胡疏肝散加减；活血化瘀，用少腹逐瘀汤加减。

四、中虚脏寒

主证：腹痛绵绵，时作时止，喜温喜按，饥饿劳累后更甚，得食或休息后稍减，面色无华，神疲恶寒，气短乏力，大便溏薄，舌淡苔白，脉象沉细无力。

治法：温中散寒，缓急止痛。

方药：小建中汤加味。中成药可选用附子理中丸。

【针灸及其他疗法】

一、针灸

内关、支沟、照海、足三里。虚证腹痛可灸神阙、足三里。

二、外治法

1. 皮硝 30 ~ 90g，打碎，布包，敷于痛处或脐部。可用于因食滞、湿热蕴结而引起的实证腹痛。

2. 花椒 30g，葱白一撮，盐 30g，麸皮 250g，共炒热，布包，趁热敷熨痛处。适用于寒性腹痛。

案例

　　患者孙某，女，58岁，2000年7月就诊。症见腹部胀痛，胸膈满闷，攻窜两胁，痛引少腹，时聚时散，得矢气则舒，遇忧思恼怒则剧，苔薄白，脉弦。请对本病例辨证论治，并对可能出现的变证进行讨论。

第八节　腰　痛

腰痛是指由于腰部经脉气血运行不畅或失于濡养所致，腰部一侧或两侧疼痛的病证。

现代医学的多种疾病。如肾脏疾病、风湿病、类风湿病、腰肌劳损、腰椎肥大等病，若以腰痛为主症时，均可参照本病辨证论治。

【病因病机】

引起腰痛的病因很多，分外感、内伤两大类，但总关系到肾，因为腰为肾之府。外邪者，邪阻脉络而发生；内伤者，肾精亏损不能濡养经脉而导致。至于跌仆闪挫，以致气滞血瘀亦能发生。

一、感受寒湿

由于坐卧冷湿之地，或涉水雨淋，或身劳汗出、衣着湿冷，或风寒外袭，致邪阻经络，气血运行不畅而发生腰痛。

二、感受湿热

外受湿热之邪侵袭，如长夏之际，湿热交蒸，外受其邪，阻遏经脉，而为腰痛，或由寒湿之邪，郁久化热，亦可出现与此类似的证候。

三、肾精亏损

禀赋不足，或年老体弱，或久病精损，致使肾精亏损，无以濡养筋脉而致腰痛。或过度劳累，伤及脾肾，气弱血虚，筋脉失荣，发生腰痛。

四、气滞血瘀

由跌仆闪挫，或因久病气血运行不畅，形成气滞血瘀，筋脉失于濡养，而发生腰痛。

引起腰痛的病因虽有内外两因，但以内因为主。《证治准绳·杂病》曾言："有风，有湿，有寒，有热，有挫闪，有瘀血，有气滞，有痰积，皆标也；肾虚，其本也。"言明肾虚是本病发生的关键。

【辨证论治】

腰痛的辨证，一般感受外邪引起者，其证多实；由肾精亏损所致者，其证多虚；气滞血瘀者，其证虚实并见。治疗上，虚则补之，实则泻之，应以肾虚为主，去邪之后须妥善调养，方能巩固疗效。

一、寒湿腰痛

主证：腰部冷痛重着，如坐水中，转侧不利，喜热熨，每值阴雨天气疼痛加重，舌苔白腻，脉沉。

治法：祛寒行湿，温经通络。

方药：肾着汤。如属寒湿外受，可用蠲痹汤。

二、湿热腰痛

主证：腰部酸痛沉重，痛处伴有热感，热天或雨天加重，而活动后或可减轻，烦热自汗，小便短赤，舌苔黄腻，脉濡数。

治法：清热渗湿，舒筋止痛。

方药：四妙散。痛甚，加乳香、没药。

三、肾虚腰痛

主证：腰部酸软疼痛，腰膝无力，绵绵不绝，不耐久劳，稍劳即甚，卧则减轻。偏于阳虚，手足不温，夜尿频数，面色㿠白，少腹拘急，舌质色淡，脉象沉弱；偏于阴虚，头晕耳鸣，心烦失眠，面色潮红，口燥咽干，舌质色红，脉细数。

治法：补肾强腰。偏于阳虚兼温肾，偏于阴虚兼滋阴。

方药：青娥丸。偏于阳虚合右归饮，偏于阴虚合左归饮，有火合大补阴丸。

四、瘀血腰痛

主证：腰痛如刺，痛有定处，按压则疼痛明显，腰部活动不便，轻则仰俯不利，重则痛剧不能转侧，入夜疼痛加重，舌质紫暗或有瘀斑，脉涩。部分患者有外伤史。

治法：活血化瘀，理气止痛。

方药：身痛逐瘀汤。痛甚合活络效灵丹。

【针灸及其他疗法】

一、针灸

主穴：肾俞、委中。

配穴：寒湿加腰阳关，用补法，加灸；肾虚加命门、太溪，用补法；劳损加志室、次髎。

二、单方、验方

1．木耳33g、山甲25g、炮姜9g，共为细末，加鸡蛋1个，香油炒，每天1付，连服数付。

2．白术33g、薏仁66g，水煎服，连服数付。

3．生山栀子33g，研成细末，用鸡蛋清调成糊状，敷于疼痛处，疼止即拭去。

4．土鳖虫7个，西瓜皮半个烧炭，共为细末，白水送下，治闪腰岔气。

5．王不留行7g，炒黄研细，用好酒1杯，送下即愈，主治闪腰岔气。

案例

魏某，男，44岁。自述下乡劳动期间，居处潮湿，加之劳累，致腰部冷痛、沉重感已2年，虽经药物、针灸等治疗，效果不著。今年入夏以来，腰痛加重，且痛处有发热感。今晨起腰痛较剧，小腹部亦牵引作痛，小便短少，口干而饮水不多，舌红苔腻微黄，脉弦滑数。根据病案资料，写出该病的诊法方药。

第九节　痹　证

痹证是指由于风、寒、湿、热之邪侵袭人体，闭阻经络，气血运行不畅所导致的，以肌肉、筋骨、关节发生疼痛、酸楚、麻木、重着、屈伸不利，甚或关节肿大灼热等为主要临床表现的病证。

现代医学的风湿性关节炎、类风湿关节炎、肥大性关节炎、风湿性肌炎、痛风、功能性关节炎、坐骨神经痛、骨质增生性疾病等，均可参照本病进行辨证论治。

【病因病机】

痹证的发生主要是由于正气不足，感受风、寒、湿、热之邪所致。正气不足，腠理不固，是痹证发生的内因；外界气候环境所致的风寒湿和热邪，是发病的外因。因此，本病的性质和证候表现，取决于人体阴阳气血偏盛偏衰和病邪性质两个方面。

一、感受风寒湿邪

由于居处潮湿，冒雨涉水，气候巨变，冷热交错等原因，邪气乘虚入侵，留于关节，使气血痹阻发为痹证。由于风寒湿常有偏胜，人体禀赋也有差异，故证候表现就有不同。风性善行数变，风气胜者，其痛多游走不定，称"行痹"；寒性凝滞，寒气胜者，其痛多剧烈而痛处不移，称"痛痹"；湿性重浊，湿气胜者，其证多重着，麻木，称"着痹"。

二、感受热邪

外感风热，与湿相并，或风寒湿邪，日久化热，或素体阴虚，感邪之后，从阳化热。以上原因，皆可致邪留经络关节而发为"热痹"。

本证常因气候变化而反复发作。日久不愈，致使痰瘀停阻，形成关节肿痛不消，关节畸形。或久病不愈，正气日虚，正虚邪恋，亦可病邪深入，内舍脏腑，产生相应的脏腑病变。

【辨证论治】

一、风寒湿痹

（一）行痹

主证：肢体关节疼痛，游走不定，关节屈伸不便，或见恶风、发热等表证，舌苔薄白或白腻，脉浮或浮缓。

治法：祛风通络，散寒除湿。

方药：防风汤或蠲痹汤加减。

（二）痛痹

主证：肢体关节疼痛剧烈，痛有定处，遇寒痛甚，得热痛减，不可屈伸，痛处肤色不红，触之不热，舌苔薄白，脉弦紧。

治法：温经散寒，祛风除湿。

方药：乌头汤加减。

（三）着痹

主证：肢体关节疼痛重着，或酸麻、肿胀，痛有定处，手足沉重，活动不便，肌肤麻木不仁，苔白腻，脉濡缓。

治法：除湿通络，祛风散寒。

方药：薏苡仁汤加减。

二、风湿热痹

主证：关节疼痛，灼热红肿，得冷稍舒，痛不可触，游走疼痛，不能屈伸，可涉及一个或多个关节，多兼有发热、恶风、汗出、口渴烦闷等全身症状，苔黄燥，脉滑数。

治法：清热通络，祛风除湿。

方药：白虎桂枝汤加味。

以上诸痹迁延日久，均可由肌肤经络，内舍脏腑，此时气血运行不畅，络脉痹阻，瘀血凝滞，可见关节肿大变形，疼痛持久，活动受限，或见瘀斑、胸痹、心悸、气短等症，舌质青紫，脉象沉涩。治当活血化瘀，用桃红饮加全蝎、地龙、乌梢蛇、穿山甲等虫类搜风剔络之品。大活络丹、小活络丹等亦可配合使用；痹证日久、不愈，出现气血不足者，可用黄芪桂枝五物汤加味；若病及肝肾，可用补肝肾、益气血、祛风湿之独活寄生汤或三痹汤。

【针灸及其他疗法】

一、针灸

1. 腕部　腕骨、阳溪、阳池、外关。
2. 肘部　合谷、外关、尺泽、曲池。
3. 肩部　肩髃、肩髎。
4. 髀部　环跳、秩边、悬钟。
5. 股部　阳陵泉、风市、秩边。
6. 膝部　膝阳关、梁丘、犊鼻。
7. 踝部　昆仑、照海、申脉。
8. 风湿热痹和风寒湿痹中偏风者毫针浅刺，用泻法；偏寒者，毫针深刺留针，加灸；

偏湿者，针灸并用，或用皮肤针，拔罐等法。

二、单方、验方

1. 威灵仙 10 ～ 15g，水煎服。适用于风湿痹痛。
2. 鸡血藤、荨麻根、伸筋草、钻地风，水煎服。
3. 骨碎补，狗肉适量炖服。
4. 食盐、小茴香，炒热，用布包熨患处。

案例

林某，男，42岁。20天前突发恶寒发热，腰痛，继发左髋关节疼痛，活动不利。经西药治疗病情减轻，但发热不退，左膝关节开始疼痛，5天前痛处又游走至右侧膝、髋关节，不能屈伸。现右膝关节红肿灼热疼痛，得冷稍舒，痛不可触，发热，恶风，口渴，烦闷不安，尿少色黄，舌红苔燥，脉滑数。

第十节　咳　嗽

咳嗽是指由于肺失宣降所致，肺气上逆有声，咯吐痰液的病证。分别言之，有声无痰为咳，有痰无声为嗽。在一般情况下，咳与嗽往往同时并见，所以通称为咳嗽。

现代医学中的上呼吸道感染、急慢性支气管炎、支气管扩张及肺炎等均可参照本病辨证论治。

【病因病机】

咳嗽发生的原因不外外感与内伤两大类。外感咳嗽为六淫之邪壅阻肺窍；内伤咳嗽为脏腑功能失调，内邪干肺。不论邪从外入，或自内发，均可引起肺失宣降，肺气上逆而发生咳嗽。

一、外感六淫之邪，侵袭肺系

因肺居高位，而风性轻扬，所以六淫犯肺皆以风邪为先导，形成风邪挟其他邪气入侵肺卫，使肺气壅遏失宣，清肃不行而发生咳嗽。临床以风寒袭肺、风热犯肺、风燥伤肺三个类型最为常见。

二、内伤

（一）其他脏腑病变涉及于肺

情志刺激，肝气郁结，气郁化火，气火上乘于肺，形成肝火犯肺之咳；或由饮食所伤，脾失健运，生湿聚痰上逆于肺，形成痰浊阻肺之嗽；痰湿久郁可以化火，或痰湿内蕴之人，复感风热之邪，痰湿可从热化，或气火煎炼肺津而形成痰热郁肺咳嗽。

（二）肺脏自病

肺脏虚弱，阴伤气耗，肃降无权，而致气逆作咳。

【辨证论治】

一、外感咳嗽

（一）风寒袭肺

主证：咽痒气急，咳嗽声重，咳痰稀薄色白，常伴鼻塞流清涕，头痛肢楚，恶寒发热，无汗等表证。舌苔薄白，脉浮或浮紧。

治法：疏风散寒，宣肺止咳。

方药：金沸草散。

（二）风热犯肺

主证：咳嗽声哑，咳痰不爽，痰黏稠或稠黄，喉燥咽痛，咳时汗出，常伴鼻流黄涕，口渴，头痛，身热恶风等表证。舌苔薄黄，脉浮数或浮滑。

治法：疏风清热，宣肺止咳。

方药：桑菊饮。

（三）风燥伤肺

主证：喉痒干燥，无痰或少痰，痰黏如丝不易咳出，或痰中带血丝，鼻燥唇干，咽喉干痛，或伴有头痛、发热、微寒等表证。舌质红，苔薄白或薄黄而干，脉浮数或小数。

治法：疏风清热，润肺止咳。

方药：桑杏汤。

二、内伤咳嗽

（一）痰浊阻肺

主证：咳嗽反复发作，晨起尤甚，咳声重浊，痰多，痰白而黏腻稠厚，因痰而嗽，痰出咳平，往往伴有胸脘痞闷，舌苔白腻，脉濡滑。

治法：健脾燥湿，化痰止咳。

方药：二陈汤。

（二）肝火犯肺

主证：气逆作咳，咳时面赤，口苦咽干，咳引胸胁作痛，咽部常感痰滞，咯之难出，烦躁易怒，舌苔薄黄，脉弦数。

治法：清肺平肝，降火止咳。

方药：泻白散合黛蛤散。

（三）痰热郁肺

主证：咳嗽气粗息促，痰多色黄稠厚，咯之为爽，或有热腥味，或痰中带血，胸胁胀满，咳时引痛，面红，口干欲饮，或有身热，舌红苔黄腻，脉滑数。

治法：清热化痰肃肺。

方药：清金化痰汤。

（四）肺阴亏损

主证：干咳声短促，痰少黏白，或痰中挟血，口干咽燥，或午后潮热、盗汗，五心烦热，消瘦，颧红，舌红少苔，脉细数。

治法：滋阴润肺，止咳化痰。

方药：沙参麦冬汤。

外感咳嗽病较轻浅，一般容易治疗。但凡寒袭肺证每多挟湿，若迁延失治，反复发作，容易形成内伤痰湿阻肺咳嗽证。内燥伤肺，日久耗损肺阴，则每每发展成内伤肺阴亏损咳嗽。

内伤咳嗽多呈慢性反复发作过程，病深治疗难以速效。部分老年患者，由于病久反复发作，肺肾二虚，可发展成痰饮喘咳。其病理变化，可由血气虚衰，病及于肾，出现喘促短气，气怯声低，痰吐稀薄，自汗畏风，舌淡苔白，脉软弱等肺气虚寒性咳喘，可用补肺汤加减治疗。若痰湿从寒而化，变为寒饮伏肺证，出现咳逆喘满不得卧，痰吐白沫量多，经久不愈，遇寒加重，甚至面浮足肿，施以小青龙汤温肺化饮。体虚表证不著者，给予苓甘五味姜辛汤。缓解后常服苓桂术甘汤健脾化饮。

【针灸及其他疗法】

一、针灸

1. 主穴　肺俞、合谷。
2. 配穴　痰多配丰隆；咽痒而咳配天突；胸部憋闷配内关、膻中；久咳体质虚弱者，可温灸肺俞、肾俞、脾俞。

二、单方、验方

1. 枇杷叶、杏仁、紫苏叶，水煎服，1日3次，适用于新感风寒咳嗽。
2. 桑叶、枇杷叶、玉竹，水煎服，1日3次，适用于新感燥热咳嗽。
3. 黄芩、瓜蒌皮、鱼腥草，水煎服，1日3次，适用于痰热咳嗽。
4. 川贝、梨汁、冰糖，加水煎服。适用于阴虚咳嗽。

案例

　　患者，女，53岁，体胖。咳嗽反复发作6年余，近半月加重，咳声重浊，痰多痰黏，稠厚成块，色白，每于早晨或食后则咳甚痰多，进油腻食物加重，胸闷脘痞，神疲纳少，大便时溏，舌苔白腻，脉滑。

第十一节　哮　病

哮病是指宿痰伏肺，遇诱因引触，邪壅肺气，宣降不利所致的发作性痰鸣气喘疾患。发作时痰鸣气喘，呼吸急迫，甚则喘息不得平卧。

现代医学的支气管哮喘、哮喘性支气管炎以及其他急性肺部过敏性疾病所致的哮喘可参照本病进行辨证论治。

【病因病机】

导致哮病的病因甚多，但不外外感、内伤两端。哮病的病位主要在肺，但也和脾、肾、肝有关。当肺、脾、肾功能失调之后，再感受外邪、饮食、情志、劳倦等诱因而触发，导致气动痰升，痰气胶结，气道受阻，肺气升降出纳失常，出现呼吸困难，喉中痰鸣诸症。哮病的主要病理因素为痰，发作期的病理关键为痰阻气道。

一、外邪侵袭

外感风寒或风热之邪，侵袭于肺，内则阻遏肺气，气不布津，聚液生痰，肺失宣降而致哮病；花粉、烟尘等也能影响肺气之宣降，导致津液凝聚，痰浊内生，亦能发生哮病。

二、饮食不当

恣食肥甘、生冷，或嗜酒伤中，导致脾失健运，痰浊日积，肺为痰壅，不得宣降清肃，以致气逆而哮喘发作。

三、情志所伤

情怀不畅，气阻胸中，或因郁怒，肝气逆乘于肺，皆使胸中之气不得宣降，上逆而发生哮病。

四、肺肾虚弱

久咳伤肺，或病久肺虚，以致肺之气阴不足，气不化津，痰饮内生；若久病由肺及肾，或劳欲伤肾，精气内虚，水湿不能蒸化，痰浊内生，均成哮病之因。

【辨证论治】

哮喘的辨证，首先辨已发与未发。发作期以痰鸣气喘，呼吸急迫，甚则喘息不得平卧为典型临床表现。缓解期无典型临床症状，若病程日久，反复发作，导致身体虚弱，平时可有轻度哮证。其次辨证候虚实。哮病属于邪实正虚之证，发作时以邪实为主，未发作时以正虚为主。

哮喘的治疗原则，首当分清已发未发。已发以祛邪为主，当攻邪以治标；未发以正虚为主，当扶正以顾其本。另外分别脏器之不同，治以补肺、健脾、益肾诸法，审其阴阳，予以培补，以冀减轻或控制其发作。

一、实证

（一）冷哮证

主证：胸膈满闷，呼吸急促，或喉中痰鸣，咳痰稀白，或呈泡沫样，形寒肢冷，口淡不渴，初期多兼恶寒头痛，脉浮紧等风寒表证。

治法：温肺散寒，降气去痰。

方药：射干麻黄汤或小青龙汤加减。

若痰多胸闷，恶心纳呆，舌苔厚腻加三子养亲汤；胸痛喘急，难以平卧加葶苈子、瓜蒌。

（二）热哮证

主证：喉中痰鸣如吼，喘而气粗息涌，胸高胁胀，咳呛阵作，咯痰色黄或白，黏浊稠厚，烦闷不安，不恶寒，汗出，面赤，口苦，口渴喜饮。舌质红，苔黄，脉浮数或滑数。

治法：宣肺泄热，化痰降气。

方药：定喘汤或越婢加半夏汤加减。

表解而哮喘未平，是因痰热留恋于肺，可用定喘汤，或越婢加半夏汤为主加减化裁调治。痰多黏稠加海蛤粉，口渴咽干加天花粉，痰有腥味加鱼腥草、冬瓜仁、芦根、薏米。

（三）浊哮证

主证：喘咳胸满，但坐不能卧，痰涎涌盛，喉如拽锯，咯痰黏腻难出，呕恶，纳呆，神疲乏力，或兼呕恶，口淡无味，舌苔白腻，脉象弦滑。

治法：燥湿去痰，降气平喘。

方药：三子养亲汤合二陈汤加厚朴、杏仁。

若湿痰化热，或痰火素盛，咳痰黄稠，苔黄腻，脉滑数，治宜涤痰清火，用清金化痰汤。若痰涌量多，不得平卧，大便秘结，再加葶苈子泻肺逐痰，喘急自平。

二、虚证

（一）肺脾气虚证

主证：气短声低，喉中时有轻度哮鸣，痰多质稀，色白，自汗，怕风，常易感冒，倦怠无力，食少便溏，舌质淡，苔白，脉细弱。

治法：健脾益气，补土生金。

方药：六君子汤加减。表虚自汗加炙黄芪、浮小麦、大枣；怕冷、畏风、易感冒，可加桂枝、白芍、附片；痰多者加前胡、杏仁。

（二）肺肾两虚证

主证：短气息促，动则为甚，吸气不利，咯痰质黏起沫，脑转耳鸣，腰酸腿软，心慌，不耐劳累。或五心烦热，颧红，口干，舌质红少苔，脉细数；或畏寒肢冷，面色苍白，舌苔淡白，脉沉细。

治法：补肺益肾。

方药：生脉地黄汤合金水六君煎加减。肺气阴两虚为主者加黄芪、沙参、百合；肾阳虚为主者，酌加补骨脂、仙灵脾、鹿角片、制附片、肉桂；肾阴虚为主者加生地、冬虫夏草。另可常服紫河车粉补益肾精。

【针灸及其他疗法】

一、针灸

1. 实证　冷哮取天突、肺俞、尺泽、列缺，足寒者加风门；热哮取膻中、合谷、大椎、孔最、丰隆，热甚者加曲池、二间。

2. 虚证　取定喘、肺俞、脾俞、肾俞、气海、太渊、足三里、关元。针刺用补法，可酌加灸法。

二、单方、验方

1. 麻黄、白果、甘草各9g，茶叶3g，共为极细末。每次用温开水冲服3g（有心脏病者慎用）。

2. 地龙洗净晒干研粉，每次服3～15g，每日3次，可连续服用。咳嗽加贝母16g；气短加五味子16g。

3. 黑芝麻500g，干瓜蒌1个，萝卜3枚，用水炖熟，随时服用，治老年人哮喘。

案例

　　患者，女，40岁，工人。去年7月因淋雨而致咳嗽气喘，迁延月余，经多方治疗，虽有好转，但此后经常咳嗽，咳吐黏痰。今年4月15日沐浴后，次日先觉微恶寒，继则发热，咳嗽气喘大作，经西药治疗效不显，刻诊：咳嗽频剧，气急作喘，咳痰淡黄质稠，夹有泡沫，喉中有轻度痰鸣声，胸闷，呼吸不畅，微恶寒，发热，少汗，心烦，口干饮水不多，舌苔中后部白腻罩黄，尖红，脉数而滑。检查：体温38.7℃，脉搏110次/分，呼吸27次/分，两肺呼吸音粗糙，有散在的少许干湿啰音。胸部X线透视示：两肺纹理稍增粗。外周血检查：WBC：11.6×10^9/L，N：0.82，L：0.15，E：0.3。

第十二节　喘　证

　　喘证是指由于肺失宣降，肺气上逆，或肺肾失纳失常引起的呼吸困难，甚至张口抬肩，鼻翼煽动，不能平卧为主要临床表现的病证。严重者可以发生喘脱。

　　现代医学的哮喘性支气管炎、各型肺炎、慢性阻塞性肺疾病、心源性哮喘、矽肺、成人呼吸窘迫综合征等疾病可参照本病进行辨证论治。

【病因病机】

　　导致喘证的病因较为复杂，可以归纳为外感、内伤两方面。喘证的病位主要在肺和肾，但也和脾、肝、心有关。喘证的病理性质有虚实之分。一般实喘在肺，乃外邪、痰浊、肝郁气滞，壅滞肺气而致宣降不利；虚喘责之肺、肾，为精气不足，气阴亏虚导致肺肾出纳失常。

一、外邪侵袭

　　重感风寒，侵袭于肺，内则阻遏肺气，外则郁闭皮毛，肺失宣降，而致喘证；风热侵肺，肺气壅塞不下，或肺有蕴热，复为表寒所束，热不得宣泄，皆能上逆为喘证；暑热之气，伤于人则气阴并耗，兼之热邪所迫，亦能发生喘证。

二、痰浊壅盛

　　恣食肥甘、生冷，或嗜酒伤中，导致脾失健运，痰浊日积，肺为痰壅，不得宣降清肃，发为喘促。若湿痰久郁化热，或肺热素盛，蒸液成痰，痰热交阻于肺，肺气上逆而喘促。

三、情志所伤

　　情怀不畅，气阻胸中，或因郁怒，肝气逆乘于肺，皆使胸中之气不得宣降，上逆乘肺，肺失清肃，肺气上逆而喘促。

四、肺肾虚弱

　　久咳伤肺，或病久肺虚，以致肺之气阴不足，气失所主而发喘促；若久病由肺及肾，或劳欲伤肾，精气内虚，根本不固，摄纳失常，气不归元，上奔于肺，而致喘证。

【辨证论治】

喘证的辨证，首先分清虚实。张景岳说："实喘者，气长而有余；虚喘者，气短而不续。实喘者，胸胀气粗，声高息涌，膨膨然若不能容，惟呼出为快也；虚喘者，慌张气怯，声低息短，惶惶然若气欲短，提之若不能升，吞之若不相及，劳动则甚，而惟急促似喘，但得引长一息为快也。"其论扼要具体，可称为临床辨证之要领。

喘证的治疗以虚实为纲，实喘乃外邪、痰浊、肝郁气滞，肺失宣降而成，治在肺，法以驱邪利气。虚喘乃精气不足、气阴亏耗所致肺肾出纳失常，治在肺、肾，法以培补摄纳。

一、实证

（一）风寒袭肺

主证：喘息，胸膈满闷，呼吸急促，咳痰稀白，初期多兼恶寒头痛，脉浮紧等风寒表证。

治法：宣肺散寒。

方药：麻黄汤。

若痰多胸闷，恶心纳呆，舌苔厚腻加半夏、橘红或三子养亲汤；胸痛喘急，难以平卧加葶苈子、瓜蒌。若寒饮内伏，复感外寒引发者，可用小青龙汤发表温里化饮。

（二）外寒内热

主证：喘逆上气，胸胀痛，鼻翼煽动，息粗。咳而不爽，咯痰黏稠，形寒，身热，烦闷，身痛，口渴，溲黄。舌质红，苔薄白或黄，脉浮数或滑。

治法：宣肺泄热。

方药：麻杏石甘汤。

表寒较甚者，可加苏叶、荆芥、防风等；痰热较甚者，加黄芩、桑白皮、瓜蒌、枇杷叶以助清热化痰之力；口渴咽干加天花粉、麦冬、芦根。

（三）痰浊阻肺

主证：喘而胸中满闷，甚至咳引胸痛，咳嗽痰多色白质黏，或兼呕恶，口淡无味，舌苔白腻，脉象滑。

治法：燥湿去痰，降气平喘。

方药：三子养亲汤合二陈汤加厚朴、杏仁。

若湿痰化热，或痰火素盛，咳痰黄稠，苔黄腻，脉滑数，治宜涤痰清火，用清金化痰汤。若痰涌量多，不得平卧，大便秘结，再加葶苈子泻肺逐痰，喘急自平。

（四）气郁伤肺

主证：平素忧思气结，常因情志刺激，突然呼吸短促，咽中不适，其则胸痛胸闷，可伴有失眠、心悸等证，苔薄脉弦。

治法：开郁、降气、平喘。

方药：五磨饮子。若兼有失眠、心悸，可加酸枣仁、远志、夜交藤。

二、虚证

（一）肺虚

主证：气短喘促，语言无力，咳声低微，自汗畏风，或咽喉不利，口干面红，舌红苔薄，脉细小而数。

治法：益气定喘。

方药：生脉散加味。若肺虚有寒，前方去麦冬加黄芪、干姜、甘草，以温肺益气；若肺虚阴伤，前方加沙参、玉竹、百合；若痰盛，前方加钟乳石、苏子、款冬花；若食少便溏，并有气坠感，为肺脾同病，中气下陷，宜用补中益气汤。

（二）肾虚

主证：喘促日久，呼多吸少，气不得续，动则喘息更甚，形瘦神惫，汗出，肢冷，面青，甚则肢体浮肿，小便不利，心悸不安，舌淡，脉沉细。

治法：补肾纳气。

方药：金匮肾气丸、参蛤散合真武汤加减。若肾阴偏虚，症见咽干口燥，喘则面红足冷，舌红脉细数，可用生脉散合七味都气丸。

（三）亡阳虚脱

主证：喘逆加剧，烦躁不安，肢冷汗出如珠，呼吸浅表短促。精神萎靡，神志昏愦，浮肿尿少，舌淡苔白，脉微欲绝或虚散浮大无根。

治法：扶元救脱，镇摄肾气。

方药：参附汤送服黑锡丹。本方是治疗真阳暴脱，气喘痰鸣，尿少肢肿的很好方剂。待阳气来复，病情稳定后，再进行调理。

【针灸及其他疗法】

一、针灸

1. 实证　取天突、肺俞、尺泽、列缺、孔最。足寒者加风门；风热加丰隆。针刺均用泻法，风寒者酌加灸法。

2. 虚证　取中府、肺俞、肾俞、气海、太渊，足三里、太溪。针刺用补法，可酌加灸法。

二、单方、验方

1. 胡椒 7 个，捣碎用鸡蛋清拌后贴在脚心处。

2. 白芥子涂法：白芥子、元胡索各 20g，甘遂、细辛各 10g，共为细末，加麝香 0.6g，和匀，在夏季三伏中，分 3 次用姜汁调敷肺俞、膏肓、百劳等穴，约 1～2 小时去之，每 10 日敷一次。

3. 白果 25 个（打碎），蜂蜜 33g，水煮，去渣加蜜，每晚临睡服，连服 1 周，治老年人历年犯喘。

第十三节　肺　痨

肺痨是指由于体质虚弱，气血不足，感染痨虫，侵蚀肺脏所致具有传染性的慢性虚弱性疾病。以咳嗽、咯血、潮热、盗汗及身体逐渐消瘦为特征。

现代医学的肺结核可参照本病进行辨证论治。

【病因病机】

肺痨的致病因素可以归纳为外因、内因两方面。外因主要指痨虫传染，内因主要指内伤体虚，气血不足，阴精耗损。病理性质在阴虚，病位主要在肺，容易累及脾肾，甚至传及五脏。

一、痨虫传染

痨虫感染，侵袭肺脏，腐蚀肺叶，肺体受损，肺阴耗伤，清肃失调而致病。

二、正气虚弱

由于禀赋不足、后天酒色过度、病后失调、营养不良正气亏虚，抵抗力弱，痨虫乘虚而入，感染痨虫而发病。

【辨证论治】

对于本病的辨证，当辨病理性质，同时结合脏腑病机进行分证。其病变脏器主要在肺，以肺阴虚为主。久则损及脾肾两脏，肺损及脾，以气阴两伤为主；肺肾两虚，则见阴虚火旺之象；甚则由气虚而致阳虚，表现阴阳两虚之候。

肺痨的治疗以补虚培元和治痨杀虫为原则。遵循《医学正传》所提出的"一则杀其虫，以绝其根本，一则补其虚，以复其真元"的两大治则。治疗大法以滋阴为主，火旺的兼以降火，如合并气虚、阳虚见症者，则当同时兼顾。

一、肺阴亏损

主证：干咳、咳声短促，或咯少量痰，痰中时带血丝、色鲜红，午后自觉手足心热，胸部隐痛，或见少量盗汗，皮肤干灼，口干咽燥，疲倦乏力，纳食不香，苔薄白、边尖红，脉细数。

治法：滋阴润肺。

方药：月华丸加减。前方可加玉竹、百合增强滋补阴之功；若痰中带血可加白芨、白茅根、藕节、仙鹤草等和络止血。若低热，宜加银柴胡、功劳叶、地骨皮等清退虚热。

二、阴虚火旺

主证：呛咳气急，痰少质黏，或吐痰黄稠量多，反复咯血、量多色鲜红，午后潮热，骨蒸，五心烦热，颧红，盗汗量多，口渴心烦，失眠，性情急躁易怒，或胸肋掣痛。男子可见遗精，女子月经不调；形体日益消瘦。舌干而红，苔薄黄而剥，脉细数。

治法：补益肺肾，滋阴降火。

方药：百合固金汤合秦艽鳖甲散加减。若咳痰量多黄稠，宜加桑白皮、鱼腥草等清热化痰。反复咯血不止，加紫草、丹皮、大黄炭或十灰散以凉血止血。性情急躁易怒失眠者，可加郁金、酸枣仁、珍珠母、夜交藤等解郁安神。服用本方易腻胃碍脾，可以酌情加砂仁、香橼、佛手等醒脾理气之品。

三、气阴耗伤

主证：咳嗽无力，气短声低，咳痰清稀色白、量较多、偶或夹血，或咯血，血色淡红，午后潮热，伴有畏风、怕冷，纳少神疲，便溏，面色㿠白，盗汗颧红，舌质光淡、边有齿印，苔薄，脉细弱而数。

治法：养阴润肺，益气健脾。

方药：保真汤加味。若咳嗽痰稀，可以加紫菀、款冬花、苏子等温润止咳。咯血者可酌情加阿胶、仙鹤草、三七等止血。盗汗者可加牡蛎、鳖甲、五味子、浮小麦除蒸敛汗。出现便溏、纳少等脾虚症状时，可以酌情加扁豆、山药、薏苡仁、莲子肉等甘淡之品健脾。

四、阴阳两虚

主证：痰中或夹血丝，血色暗淡，咳逆喘息少气，形体羸弱，骨蒸潮热，声嘶或失音，面浮肢肿，心慌，唇紫，肢冷，形寒，或见五更泄泻，口舌生糜，大肉尽脱，男子遗精阳痿，女子经闭，苔黄而剥，舌质光淡隐紫，少津，脉微细而数，或虚大无力。

治法：温补脾肾，滋补阴阳。

方药：补天大造丸加减。肾虚气逆喘息，可加冬虫夏草、紫石英等摄纳肾气；若心慌，加柏子仁、丹参、五味子宁心安神；若五更泄泻，加肉豆蔻、补骨脂补肾固肠。

【针灸及其他疗法】

一、针灸

治以养阴清热、扶正固本。主穴取肺俞、尺泽、然谷、太溪、足三里。尺泽、然谷针刺用泻法，其余主穴用补法。

二、单方、验方

1. 加强饮食调养，可食用甲鱼、雌鸡、老鸭、蜂蜜、百合、山药、藕、枇杷以补肺润燥生津，忌食辛辣刺激之物。

2. 芡实、苡仁、山药、糯米、人参、茯苓、莲子、白糖适量各为末，每日调服；如不欲调服，以水打成丸如元宵服，上下午服更妙。

3. 雪梨60个（取汁20匙）、生地、葛根、藕各取汁10杯、萝卜、麦冬各取汁5杯，将6味煎，炼入蜂蜜500g、饴糖240g、姜汁半杯，熬成膏。每日用一二匙含咽。治咯血吐血，痨嗽久不止。

第十四节　心　悸

心悸是指由于心神不安或心神失养所致患者自觉心中悸动，惊惕不安，甚则不能自主的病证。多呈阵发性，每因情志波动或劳累而发作。

现代医学中各种原因引起的心律失常、心力衰竭、心肌炎、心包炎及神经官能症表现为心悸为主证者，皆可参照本病辨证论治。

【病因病机】

心悸产生的主要原因是体质虚弱，情志刺激及外邪入侵。病理特点主要是心主不安，心神失守。其病理性质有虚有实。一般来说，由于气血阴阳的亏虚，不能营养心神者为虚证；若因痰热扰动心神及瘀血阻滞心脉者为实证。

一、体质虚弱

久病体虚或劳欲过度，或热病伤阴，或各种原因的出血，造成阴阳气血亏虚，以致心神失养而发为心悸。

二、情志刺激

以忧思、惊恐为主。平素心虚胆怯之人，骤闻巨响，目睹异物，或忧愁思虑，复加郁怒，致使肝气郁结，气郁化火，炼液成痰，痰火上扰心神而发为心悸。

三、外邪入侵

某些热病，邪气内传，扰乱心神，耗伤心之气血阴阳，发生心悸，或风寒湿邪杂至，合而为痹，邪由血脉内犯于心，致使心脉痹阻，血运不畅，发为心悸。

【辨证论治】

一、心虚胆怯

主证：惊则悸动不安，平素善惊易恐，多梦易醒，坐卧不宁，舌苔薄白，脉虚或小数。

治法：益气安神，镇惊定志。

方药：安神定志丸。

二、心血不足

主证：心悸，面色少华，爪甲唇舌淡白，脉细弱。

治法：补血养心，益气安神。

方药：归脾汤。

三、阴虚火旺

主证：心悸不宁，心烦少寐，头目昏眩，耳鸣腰酸，手足心热，舌红少苔，脉象细数或见促脉。

治法：滋阴清火，养心安神

方药：天王补心丹或朱砂安神丸。

四、心阳不振

主证：心悸不安，胸闷气短，面色苍白，形寒肢冷，舌质淡白，脉虚弱或沉细数而无力。

治法：温补心阳，安神定悸。

方药：桂枝甘草龙骨牡蛎汤。

心阳虚型证见汗出肢冷，面青唇紫，喘不得卧者，是心阳衰微有欲脱之势，可在桂枝甘草龙骨牡蛎汤基础上用大量人参、附子，或再加服黑锡丹以回阳救逆。

五、水气凌心

主证：心悸眩晕，胸脘痞满，形寒肢冷，小便短少，或下肢浮肿，舌苔白滑，脉弦滑。

治法：振奋心阳，化气行水。

方药：轻者苓桂术甘汤，重者真武汤。

六、心血瘀阻

主证：心悸不安，胸闷不适，心痛时作，或见唇甲青紫，舌质紫暗，或有瘀斑，脉涩或结代。

治法：活血化瘀，理气通络。

方药：桃仁红花煎。

【针灸及其他疗法】

一、针灸

心悸：巨阙、内关、通里为主穴，心血不足者，配膈俞、脾俞、足三里；阴虚火旺者，配厥阴俞、肾俞、太溪；痰热者，配肺俞、尺泽、上脘、丰隆。

二、单方、验方

1．紫石英 10 ～ 15g，水煎服。

2．甘草 30g，水煎服。

3．苦参 20g，水煎服，适用于脉数或促者。

4．苦参 20g，益母草 20g，灸甘草 15g，水煎服，用于心悸、脉数或促的患者。

5．转律汤：红参 3g、丹参 、苦参、枣仁各 30g，琥珀 1.5g（研冲），车前子 20g，每日 1 剂，煎汤分 2 ～ 3 次口服。

案例

　　白某，心悸伴头晕，胸闷 2 年。患者 1992 年春不慎感冒，以后经常心悸，脉律不齐，严重时每分钟可停跳十几次，伴头晕目昏，胸闷憋气，劳累或生气后易发，面色苍白，形寒肢冷，舌质淡白，脉虚弱或沉细数而无力。

　　曾在北京某医院查心电图示：频发室性早搏，二度房室传导阻滞。疑诊为心肌炎后遗症，求中医诊治。

第十五节　痫　病

　　痫病是一种发作性神志异常的疾病。由于气机逆乱，元神失控，导致突然意识丧失，发则仆倒，不省人事，强直抽搐，口吐涎沫，两目上视或口中怪叫为特征，移时苏醒，一如常人的疾病。

　　现代医学中的癫痫，无论原发性还是某些继发性癫痫皆可参照本病辨证论治。

【病因病机】

　　痫病产生的原因大多是先天因素，七情失调，脑部外伤，饮食不节，及他病之后。痫病病位在脑，与心、肝、脾、肾关系密切。痫病病理因素以痰为主。痫病之痰，具有随风气而聚散和胶固难化两大特点。其病因病机可以概括为风、火、气、痰、瘀蒙蔽心窍，阻塞经络，气机逆乱，元神失控而发病。

一、禀赋不足

痫病始于幼年者多与先天因素关系密切，所谓"病从胎气而得之"。

二、七情失调

突然受到大惊、大恐，气机逆乱，痰随气升，蒙蔽心窍而发为痫病；或因肝阳亢盛，化热生风，风火挟痰，上蒙清窍，元神失控。

三、脑络瘀阻

由于扑跌撞击、或出生难产，脑络受伤。外伤之后，神智逆乱，昏不知人，气血瘀阻，络脉不和发为痫病。

四、饮食不节

过食肥甘厚腻，损伤脾胃，脾失健运，聚生痰湿；或久而化火，火邪炼津成痰，一遇诱因，气机逆乱，痰随气升，蒙蔽心窍而发为痫病。

【辨证论治】

辨别病情轻重，判断本病之轻重决定于两个方面：一是病发持续时间长短，一般持续时间久则病重，持续时间短则病轻；二是发作间隔时间之久暂，即间隔时间短暂则病重，间隔时间长久则病轻。其临床表现的轻重与痰浊之浅深和正气之盛衰密切相关。

痫病临床表现复杂，治疗时应当分清轻重缓急，标本虚实。频繁发作，以治标为主，着重豁痰熄风，开窍定痫；平时病缓，则补虚以治其本，宜益气养血，健脾化痰，滋补肝肾，宁心安神。

一、风痰闭阻证

主证：发病前常有眩晕、头昏、胸闷、乏力、痰多，心情不悦。痫病发作呈多样性，或见突然跌倒，不省人事，抽搐吐涎，或伴尖叫与二便失禁，或短暂神志不清，双目发呆，茫然所失，谈话中断，持物落地，或精神恍惚而无抽搐，舌质红，苔白腻，脉多弦滑有力。

治法：涤痰熄风，开窍定痫。

方药：定痫丸加减。

二、肝火痰热证

主证：平素情绪急躁，心烦失眠，咯痰不爽，口苦口干，便秘小便黄。发作时昏仆抽搐，吐涎或有吼叫，病发后，症情加重，彻夜难眠，目赤，舌红，苔黄腻，脉弦滑而数。

治法：清热泻火，化痰开窍。

方药：龙胆泻肝汤合涤痰汤。

三、瘀阻脑络证

主证：平素头晕头痛，痛有定处，常伴单侧肢体抽搐，或一侧面部抽动，颜面口唇青紫。多继发于颅脑外伤、产伤、颅内感染性疾患后遗症等。或先天脑发育不全，舌质暗红或有瘀斑，舌苔薄白，脉涩，或弦。

治法：活血化瘀，熄风通络。

方药：通窍活血汤加减。

四、脾虚痰湿

主证：反复发痫，神疲乏力，胸闷，眩晕，面色苍白，体瘦纳呆，大便溏薄，舌质淡，苔白腻，脉沉细而弱

治法：健脾化痰。

方药：六君子汤加减。

五、心肾亏虚证

主证：病频发，神思恍惚，头晕目眩，两目干涩，面色晦暗，耳轮焦枯不泽，健忘失眠，腰膝酸软，大便干燥，舌质淡红，脉沉细而数。

治法：补益心肾，潜阳安神。

方药：左归丸合天王补心丹加减。

【针灸及其他疗法】

针灸

发作期：大椎、人中、百会、内关、合谷、涌泉、太冲，用强刺激泻法不留针，直至苏醒。癫痫病缓解期取间使、外关、神门、后溪、鱼际、阳溪、足三里、百会、大椎、鸠尾、癫痫等穴。

第十六节　水　肿

水肿是指因肺失通调、脾失转输、肾失开合所致体内水液潴留，泛溢肌肤，引起眼睑、头面、四肢、腹背甚至全身浮肿的病证。

现代医学中的急慢性肾小球肾炎、肾病综合征、充血性心力衰竭、内分泌失调，以及营养障碍等疾病出现以水肿为主证时，可参照本病辨证论治。

【病因病机】

水肿是全身脏腑气化功能障碍的一种表现，涉及脏腑较多，但病本在肾。外邪或内伤均可导致肺不通调，脾失转输，肾失开合，终至膀胱气化无权，三焦水道失畅，水液停聚泛溢肌肤，而成水肿。其常见原因如下。

一、风邪袭肺

风邪外袭，内舍于肺，肺失宣降，不能通条水道下输膀胱，以致风遏水阻，风水相搏，流溢肌肤，即可发为水肿。

二、水湿浸渍

久居湿地，或涉水冒雨，水气内侵，脾为湿困，失其健运之职，水湿久积，泛于肌肤发为水肿。

湿郁化热，或湿热交蒸，中焦脾胃失升清降浊之能，三焦为之壅滞，水道不通亦可形成水肿。

三、饮食劳倦

饮食失节，劳倦太过，脾气亏损，运化失司，水湿停聚不行，溢于肌肤，发为水肿。

四、劳欲体虚

生育较多，房劳太过，肾气内亏，不能化气行水，开阖失司，遂使膀胱气化失常，水液内停发为水肿。

风邪外袭，水湿浸渍及湿热壅盛，多为阳水；劳倦内伤、房劳过度以致脾肾虚而成水肿者，多为阴水。但阳水久延，正气日衰，水邪日盛，可转为阴水。若阴水复感外邪，水肿增剧，标证占据主导地位时，又当急则治标，从阳水论治。

综上所述，水肿在发病机制方面，主要是肺、脾、肾三脏功能失调所致。肺脾肾在水肿发展过程中又常相互影响。如肾虚水泛逆于肺，则肺气不降，失其通条水道之职，使肾气更虚而加重水肿。若脾虚不能制水，水湿壅盛，必损其阳，久则导致肾阳亦衰；反之，肾阳衰不能温养脾土，脾肾俱虚，亦可使病情加重。此外，水气久郁，病久入络影响血脉运行而血瘀，往往使水肿顽固不愈。

【辨证论治】

水肿病的辨证论治，首先要分清阴水与阳水。凡证见表、热、实证者，多按阳水论治，凡证见里、虚、寒证者，多从阴水论治。阳水以祛邪为主，可用发汗、利尿、攻逐等法；阴水以扶正为主，可用健脾、温肾等法。

一、阳水

（一）风水泛滥

主证：眼睑浮肿，继则四肢及全身浮肿，来势迅速，多有恶风、发热、肢体酸楚，小便不利等症。偏于风寒者，兼恶寒、咳喘，舌苔薄白，脉浮滑或浮紧；偏于风热者，伴咽喉红肿疼痛，脉浮滑数。如水肿较甚，亦可见沉脉。

治法：散风宣肺行水。

方药：越婢加术汤。

可酌加浮萍、蝉衣、泽泻、茯苓以助宣肺利水。偏于风寒者，去石膏，加苏叶、防风；偏于风热者加板蓝根、桔梗、连翘。

（二）水湿浸渍

主证：全身水肿，按之没指，小便短少，身体困重，胸闷，纳呆，泛恶，苔白腻，脉沉缓。

治法：利水通阳，健脾化湿。

方药：五皮饮合胃苓汤。

（三）湿热壅盛

主证：遍身浮肿。皮肤润泽光亮，胸腹痞闷烦热，小便短赤，或大便干结，舌苔黄腻，脉沉数。

治法：分利湿热。

方药：疏凿饮子。

二、阴水

（一）脾阳不运

主证：身肿，腰以下为甚，按之凹陷不易恢复，脘腹胀闷，纳减便溏，面色萎黄，神倦肢冷，小便短少，舌质淡，苔白腻，脉沉缓或沉弱。

治法：温运脾阳，以利水湿。

方药：实脾饮。

（二）肾气衰微

主证：面浮身重，腰以下尤甚，按之凹陷不起，心悸，气促，腰部冷痛酸重，尿量减少或增多，四肢厥冷，怯寒神疲，面色灰滞或㿠白，舌质淡胖，苔白，脉沉细或沉迟无力。

治法：温肾助阳，化气行水。

方药：济生肾气丸合真武汤。

对水肿的治疗，常配合活血化瘀法，取血行水亦行之意，临床可选用益母草、泽兰、桃仁、红花等。

【针灸及其他疗法】

一、针灸

1．阳水　肺俞、风门、三焦俞、偏历、合谷、阴陵泉。面肿加水沟；发热恶寒加列缺、大椎。

2．阴水　脾俞、肾俞、三焦俞、水分、气海、足三里、三阴交、复溜。脘痞加中脘；便溏配关元。

二、单方、验方

1．黄芪 30 ～ 60g，水煎服，每日一剂，有利尿、消肿、消除蛋白尿作用。

2．益母草，晒干，125g 加水 800 毫升，煎至 300 毫升，去渣分 4 次服，隔 3 小时 1 次，儿童酌情减量。本方适用于肾病水肿，小便不通尿血等症。

3．鲤鱼汤：鲤鱼 500g，赤小豆 50g，桑白皮 15g，白术 50g，清炖，喝汤吃鱼。适用于气血虚弱患者。

4．商陆 15g，绿豆 30 ～ 50g，煮熟去商陆，常服。本方适用于有热象的水肿患者，但应注意毒副作用的发生，一般不宜长服。

案例

秦某，女，49 岁，工人。全身浮肿已八、九年，腹胀食后更甚，身重无力，胸闷，纳呆，大便溏，小便短少，每逢夏季加甚，冬日较舒。曾经多方治疗，收效甚微。舌质淡，苔厚腻，脉濡细。

第十七节　呕　吐

呕吐又名呕逆，是指由于胃失和降，气逆于上所致，胃中之物从口吐出的病证。以有声有物谓之呕，有物无声谓之吐，有声无物谓之干呕以示区分，其实呕与吐往往同时并见，故今统称呕吐。

现代医学中的急性胃炎、贲门痉挛、幽门痉挛或梗阻、胰腺炎、胆囊炎、肝炎、神经性呕吐等病，若以呕吐为主症时，均可参照本病辨证论治。

【病因病机】

引起呕吐的病因，有内、外两因。外邪犯胃，饮食不节是其外因；情志不和，脾胃虚弱是其内因。引起呕吐的病机，总由胃失和降，气逆于上所致。

一、外邪犯胃

外感风、寒、暑、湿之邪，或感受疫疠秽浊之气，侵犯胃腑，以致胃失和降发生呕吐。

二、饮食不节

暴饮暴食，或多食生冷油腻之物，或误食腐败不洁之食，致使胃气不降反而上逆，发生呕吐；若水谷不化，脾胃运化失司，成湿酿痰，积于中脘，亦可引起呕吐。

三、情志不和

忧思恼怒，肝失条达，横逆犯胃，胃失和降，导致呕吐。

四、脾胃虚弱

中阳不振，胃失和降；胃阴不足，胃失润降，均可发生呕吐。

【辨证论治】

一、外邪犯胃

主证：突然呕吐，伴有恶寒发热，头痛肢楚，胸脘满闷，舌苔薄白或黏腻，脉浮。

治法：解表和胃。

方药：藿香正气散加减。风寒加荆芥、防风；暑湿去苏叶，加黄连、香薷、佩兰、荷叶；感受秽浊之气，服用玉枢丹。

二、饮食停滞

主证：呕吐酸腐，吐后方快；或食后脘腹胀满，嗳气厌食，大便秘结或溏而腐臭，舌苔腐腻，脉象滑实。

治法：消食导滞。

方药：保和丸。

三、痰浊内阻

主证：呕吐涎沫，胸闷不适，不欲饮食，头眩心悸，苔白腻，脉滑。

治法：温化痰饮。

方药：小半夏加茯苓汤。

四、肝气犯胃

主证：呕吐吞酸，嗳气频频，胸胁胀满，烦闷不舒，舌苔薄白，脉弦。

治法：疏肝和胃。

方药：四七汤。

五、脾胃虚弱

（一）中阳不足

主证：饮食稍多即吐，时发时止，发病缓慢，病程较长，面色㿠白，倦怠乏力，四肢欠温，大便溏薄，舌淡脉弱。

治法：温中降逆。

方药：理中汤。

（二）胃阴不足

主证：时作干呕，口燥咽干，似饥而不欲食，舌红少苔，脉多细数。

治法：滋养胃阴。

方药：麦门冬汤。

【针灸及其他疗法】

一、针灸

1．主穴　中脘、内关、足三里。

2．配穴　外邪加外关、合谷，饮食积滞加下脘、内庭，肝气郁结加阳陵泉、太冲，虚寒加脾俞、章门针刺用补法加灸，余用泻法。

二、单方、验方

1．吴茱萸 5g，水煎温服，治呕吐酸水。

2．芦根 33g，竹茹 6g，水煎服，治胃热呕吐。

3．鲜姜 500g，红糖 500g，捣烂调匀，分数次服完，晨起开水冲服。治脾胃虚弱呕吐。

4．炒麦芽 9g，生山楂 9g，水煎服，治食积呕吐，不思饮食。

案例

> 王某，男，干部。恶心呕吐，嗳气反酸，头晕不适已有两月余，伴气短，纳谷不香，口淡无味，厌油腻食物，睡眠尚可，二便通畅。曾求治某医院，经上消化道造影、脑部拍片检查等均未发现异常，西医诊断：神经性呕吐。患者形体尚可，脉象小弦滑，舌苔腻，血压：115/78mmHg。

第十八节　泄　泻

泄泻是指由于脾胃运化失常，清浊不分所致，以排便次数增多，粪便稀薄，甚则如水样大便为主症的病证。古人以大便溏薄而势缓者为泄，大便清稀如水而直下者为泻。

现代医学的多种疾病，如急慢性肠炎、肠结核、肠功能紊乱、过敏性结肠炎等病，凡因消化器官发生功能性或器质性病变时，若以泄泻为主症时，均可参照本病辨证论治。

【病因病机】

引起泄泻的病因很多，但病机总由脾胃消化吸收机能失调所致。如果脾胃的消化吸收功能出现障碍，水谷不能变化成精微，而形成清浊不分，混杂而下，并走大肠形成泄泻。

一、感受外邪

外感寒、湿、暑、热之邪均可引起泄泻，其中以湿邪为主。湿邪常兼他邪而发病，形成湿热型、寒湿型、暑湿型。因脾喜燥恶湿，故湿邪最易伤脾，脾伤水湿不运，清浊混下，导致泄泻。

二、伤于饮食

饮食不节，暴饮暴食，造成宿食停滞；饮食不洁，误食生冷不洁之物，影响运化功能；恣食油腻肥甘，阻碍脾胃正常的消化功能，均能引起泄泻。

三、情志失调

情志失调，肝气郁结，横逆犯脾，使脾胃运化失常，水湿下注，引起泄泻。

四、久病体虚

感受外邪，或七情劳倦所伤，或久泄不已，均可导致脾胃虚弱，阳气不足，升降失常，运化无权，则水湿精微下流，形成泄泻。脾虚及肾或久病伤肾，脾肾阳虚，导致脾失健运，肾失温煦，形成水谷不化而致泄泻。

泄泻的病因，在邪气方面，与"湿盛"关系最大；在正气方面，与"脾虚"关系最密切。二者互为因果，脾虚生湿，湿盛困脾，互相影响。急性暴泻多因湿盛伤脾，病属实证；慢性久泻多为脾虚生湿，病属虚证。但是，暴泻迁延不愈，亦可由实转虚；久泻脾虚如果复为外邪所伤，或为饮食所伤，亦可形成虚中挟实。另外，肝与肾虽与泄泻有关，但均在脾胃虚弱的基础上才能发生。

【辨证论治】

泄泻的辨证应分虚实寒热。一般而言，发病急、病程短，多为外感病邪所致，属于实证；病发缓慢，病程较长，常以内伤为因，多属虚证。大便清稀，排出较爽，多为寒邪；大便黄褐而臭，肛门灼热，多为湿热；大便黏稠酸腐，排便后自觉舒畅，多属伤食；久泻不止或兼脱肛，则为脾虚，黎明即泻（五更泻），多属肾虚；泄泻与情绪激动有关，则多是肝郁之证。泄泻常伴有腹痛，病势急骤，脘腹胀满，腹痛拒按，泻后痛减的多属于实；病程较长，腹痛绵绵喜按，便次略多的多属于虚。

在治疗上，"湿盛"者以祛湿为主，"脾虚"以扶正为主。在治疗的同时，还要注意饮食，避免生冷不洁，油腻难化，少食多餐，治疗方能奏效。

一、感受外邪

（一）寒湿泄泻（风寒）

主证：大便清稀或溏薄，甚至水样，排出较爽，臭味较轻，兼有腹痛肠鸣，得热较舒，胸脘痞闷，舌苔白腻，脉濡缓。或兼有恶寒发热，鼻塞头痛，肢节酸楚等表证。

治法：解表散寒，化湿和中。

方药：藿香正气散。表邪重，加荆芥、防风；若湿困较重，加苍术、木香；便泻如水，加苍术、车前子，或更用胃苓汤。

（二）湿热泄泻（暑湿）

主证：发病急迫，大便黄褐而臭，或大便稀薄，甚至如水，肛门灼热，小便短赤，兼腹痛、烦热口苦、口干、呕吐，舌苔多黄或黄腻，脉濡数或滑数。

治法：清热化湿。

方药：葛根芩连汤合六一散。湿偏重加苍术、厚朴；热偏重加连翘、知母；兼暑加藿香、佩兰；兼食加六神曲、山楂。

二、饮食所伤

主证：脘腹胀满，呕嗳腐气，食欲不振，腹痛泄泻，泻后胀痛得减，大便黏稠酸腐，舌苔腐腻，脉滑数。

治法：消食导滞。

方药：保和丸。食滞甚而泻下不畅，腹痛而胀，加大黄、枳实、槟榔。

三、肝气乘脾

主证：常见情绪波动而诱发，突然腹痛肠鸣．急需排便，便后腹痛缓解。平素常有胸胁痞闷，嗳气纳少，易躁易怒，舌质淡红薄苔，脉弦。

治法：调肝健脾。

方药：四逆散合痛泻要方。病久泻甚者，酌加党参、扁豆、茯苓、薏苡仁。

四、脾胃虚弱

主证：大便溏薄或呈水样，或为不消化状，常反复发作。食欲不振，食后脘闷不舒，稍有饮食不慎或进油腻，大便次数明显增加夹有不消化食物。兼有形寒肢冷，少气乏力，面色萎黄，精神倦怠，或有脱肛。舌淡苔白，脉缓弱。

治法：益气健脾，化湿和胃。

方药：参苓白术散。脾虚偏寒，宜理中汤加减；气虚下陷，宜补中益气汤。

五、脾肾阳虚

主证：黎明之前即脐周肠鸣隐痛，有急迫便意，便后痛减腹舒。大便稀薄，次数不多。兼见腹部畏寒，有时作胀，形寒肢冷，面色白光白，舌淡苔白，脉象沉细。

治法：温肾健脾。

方药：四神丸合理中汤。滑泄不止加赤石脂；中虚气陷加黄芪、升麻。

【针灸及其他疗法】

一、针灸

主穴：天枢、足三里。

配穴：感受外邪或伤于饮食者，发病急，加中脘、阳陵泉，湿热用泻法，寒湿用补法加灸；脾胃虚弱或脾肾阳虚者，发病缓，加三阴交、脾俞、胃俞、关元，针刺用补法并加灸。

二、单方、验方

1．炒山楂 12g，炒麦芽 9g，水煎服，治疗伤食泄泻。

2．金银花炭 66g，研末，每次服 6g，1 日服 3 次，温开水送下，治寒泻。

3．大蒜、胡椒各适量，共捣为泥，敷入肚脐，1 小时后取下，无效再用。

4．茜草 33g，水煎，用此汤从脐至足来回洗，每日 3 ~ 5 次，连洗数次。治五更肾泻。

5．怀山药 33g，薏苡仁 33g，大红枣 10 枚去核，前两药为细末，与大枣同放入锅内，水煮成粥状，温服，治慢性泄泻。

6．白面 3 两，红皮大蒜两大头。白面煮成汤条，不用油盐，水煮。煮熟汤和大蒜一顿吃完（成人量）。

7．车前子微炒黑。为末，每服 6 ~ 9g，白开水送服，治水泻。

周某，男性，37岁，工人。时值盛夏，某日应邀赴宴，恣食贪杯，夜半即感腹痛欲便，泻下急迫，反复迭作，粪色黄褐而臭。就诊时发热（体温39℃），时觉腹痛，痛即欲便，泻后痛减，肛门灼热，口渴，小便短黄，苔黄腻，脉滑数。

第十九节　痢　疾

痢疾是因外感时邪疫毒，内伤饮食而致的具有传染性的疾病。以腹痛，里急后重，下痢赤白脓血便为主要临床表现。

现代医学的细菌性痢疾，阿米巴痢疾及结肠病变，如溃疡性结肠炎等均可参照本病辨证论治。

【病因病机】

引起痢疾的病因多由外感湿热、疫毒之气，内伤饮食，损伤脾胃及肠所致。痢疾病位在肠，与脾、胃相关，可涉及肾。基本病机为邪蕴肠腑脂膜，气血壅滞，传导失司，脂络受伤而成痢疾。本病初期多为暴痢，属湿热或寒湿壅滞，表现为湿热痢或寒湿痢。日久，可由实转虚或虚实夹杂，湿热伤阴，形成阴虚痢；脾胃素虚寒湿留滞肠中，则为虚寒痢。如失治迁延日久，或收涩太早，关门留寇，正虚邪恋，可发展为下痢时发时止，日久难愈的休息痢。

一、外感时疫邪毒

夏秋之季，暑湿秽浊疫毒易于滋生。若起居不慎，劳作不休，暑湿之邪，侵袭肠胃，湿热郁蒸，气血与暑热湿毒搏结于肠脂膜，化为脓血，成为湿热痢。疫毒之邪侵入阳明气分，内窜营血，甚至进迫下焦厥阴、少阴，进而导致疫毒痢。

二、饮食不节

平时嗜食肥甘厚味者，已经酿成湿热，在夏秋季节内外湿热交蒸，若再饮食不洁或者暴饮暴食，湿热毒邪蕴结在肠脂膜并与气血搏结，腐败化为脓血，则成湿热痢或者疫毒痢。如果湿热内郁不清，易伤阴血，形成阴虚痢。

【辨证论治】

痢疾的辨证应分虚实寒热。首先辨虚实：一般来说，新病及年轻体壮患者，腹痛胀满，痛而拒按，痛时窘迫欲便，便后里急后重暂时减轻者为实；久痢及年高体弱患痢者，腹痛绵绵，痛而喜按，便后里急后重不减，虚坐努责者为虚。其次辨寒热：大便排出脓血，色鲜红，稠厚腥臭，腹痛，里急后重明显，口渴，口臭，小便黄赤，舌红苔黄腻，脉滑数者属热；大便排出赤白清稀，白多赤少，腹痛喜按，里急后重不明显，面白肢冷形寒，舌淡苔白，脉沉细者属寒。

在治疗上，初痢宜通，久痢宜涩。热痢清之，寒痢温之，寒热交错者清温并用，虚实夹杂者攻补兼施。痢疾为患，不论虚实，肠中总有滞，气血失于调畅，因此消导、去滞、调气、和血行血是治疗痢疾的基本方法。刘河间提出："调气则后重自除，行血则便脓自愈。"此外，顾护胃气要贯穿于治疗痢疾过程始终。治疗痢疾之禁忌：忌过早补涩，忌峻下攻伐，忌分利小便。

一、湿热痢

主证：腹部疼痛，里急后重，下利赤白脓血，赤多白少，黏稠如胶冻，腥臭，肛门灼热，小便短赤，舌苔黄腻，脉滑数。

治法：清热解毒，调气和血。

方药：芍药汤加减。本证多夹食滞，如果下利不爽，腹痛拒按，苔黄厚腻，脉滑，热偏重可加用枳实导滞丸。

二、疫毒痢

主证：发病急骤，壮热口渴，痢下鲜紫脓血，腹痛剧烈，里急后重明显，头痛烦躁，恶心呕吐，大便频频，甚者神昏惊厥，舌质红绛，舌苔黄燥，脉滑数或微欲绝。

治法：清热解毒，凉血除积。

方药：白头翁汤加减。食滞者，腹痛而胀，加枳实、槟榔、莱菔子。暑湿困表者，加藿香、佩兰芳香通达；热入营分，高热神昏者为热毒内闭，可合用犀角地黄汤或送服安宫牛黄丸。

三、寒湿痢

主证：腹痛拘急，里急后重，痢下赤白黏冻，白多赤少，或为纯白冻，口淡乏味，腹满，头身困重，舌质或淡，舌苔白腻，脉濡缓。

治法：温化寒湿，调气和血。

方药：胃苓汤加减。因为痢疾忌利小便，故泽泻、猪苓可去，酌情加入芍药、当归活血和营。若兼见表证者，可以合用荆防败毒饮逆流挽舟，驱邪外出。

四、阴虚痢

主证：痢疾日久不愈，痢下赤白，脓血黏稠，或下鲜血，脐下灼痛，虚坐努责，心烦口干，至夜转剧，舌红绛少津，苔腻或花剥，脉细数。

治法：养阴和营，清肠化湿。

方药：黄连阿胶汤合驻车丸加减。可以加入白芍、甘草养阴和营止痛。若口干明显，可以加入石斛、沙参养阴生津。

五、虚寒痢

主证：痢下赤白清稀，无腥臭，或为白冻，甚则滑脱不禁，腹部隐痛，喜按喜温，排便不爽，或脱肛，形寒畏冷，四肢不温，食少神疲，舌淡苔薄白，脉沉细弱。

治法：温补脾肾，收涩固脱。

方药：桃花汤合真人养脏汤加减。若脾肾阳虚严重，手足不温，可以加入附子温肾暖脾。若脱肛，中虚气陷加黄芪、升麻或者合用补中益气汤加减。

六、休息痢

主证：下痢时发时止，迁延不愈，常因饮食不当、受凉、劳累而发，发时大便次数增多，夹有赤白黏冻，腹胀食少，倦怠嗜卧，舌质淡苔腻，脉濡软或虚数。

治法：温中清肠，调气化滞。

方药：连理汤加减。

【针灸及其他疗法】

一、针灸

主穴：天枢、下脘、上巨虚、关元、合谷。

配穴：湿热痢者，加曲池、内庭；寒湿痢者，加中脘、气海；疫毒痢者，加大椎、太冲、十宣；噤口痢者，加内关、中脘；休息痢者，加脾俞、肾俞；久痢脱肛者，加百会、长强。

二、单方、验方

1．以干龙眼肉包裹鸦胆子，成人每服 15 粒，日 3 次，饭后服用，连服 7～10 天。出血及肝肾病患者慎用。

2．取新鲜车前草 500g，洗净后捣烂取汁 200g，冲入温开水 50 毫升左右，每次服 50 毫升，每天服 4～5 次。如下痢白色黏液者，加入红糖 50g；如果下痢夹有红色血丝者，加入白糖 50g，搅匀温服。

3．马齿苋：100～150g，加水煎服，每日两次；或鲜马齿苋捣汁半杯，加蜂蜜两匙，隔水炖，空腹分两次服，治疗菌痢（湿热痢、寒湿痢）。

4．干姜：取干姜，切如大豆大，每次服 6～7 粒，米汤送服，每日 4 次，可用治寒湿痢，症见痢下赤白黏冻，白多赤少，或纯为白冻，腹痛，里急后重，脘闷纳呆等。

第二十节　便　秘

便秘是由于大肠传导失常致大便秘结不通，排便间隔时间经常延长，或欲大便而艰涩不畅的一种病证。本证多见于各种急慢性病中，本病所论便秘，是以便秘为主要症状者。

现代医学的习惯性便秘，排便动力减弱引起的便秘，如肠神经官能症，肠道炎症恢复期肠蠕动减弱引起的便秘，其他如肛裂、痔疮、直肠炎等肛门直肠疾患引起的便秘和药物引起的便秘均可参照本病进行辨证论治。

【病因病机】

饮食入胃，由胃腐熟水谷，脾吸收精微后，糟粕便由大肠传送排出，形成大便。如胃肠功能失调，大肠传导失职，即形成便秘。此外，肝主疏泄，调畅肠胃功能，肾为胃之关而司二便，故肝肾失调亦可致便秘。即便秘病在大肠，基本病变属大肠传导失常，与脾、胃、肝、肾有关，具体讲有以下四种情况：

一、饮食不当

嗜辛辣醇酒厚味，以致肠胃积热，热灼便干，艰于排出，乃为热秘。

二、情志失调

忧思郁闷，情志内伤或久坐少动造成大肠气机郁滞，通降失常，传导失职，糟粕内停不得下行而大便秘结，形成气秘。

三、素体阳盛

体质强壮，素阳明热盛，肠腑燥结，便干艰行，亦为热秘。

四、病后体虚

病后产后或劳倦内伤，气血生化不足，脾胃气血两亏，肠腑失于濡润或中气不足，排送无力，传导失司，分别形成虚秘的气虚便秘和血虚便秘。或肾阳亏损，寒从内生，浊阴凝聚，大肠传导失常而致阳虚冷秘。

【辨证论治】

便秘一般表现是大便次数减少，排便间隔时间延长，经常3～5日或6～7日，甚至更长时间才能大便一次，或者便次不减，但粪质干硬，排出困难，也有少数虽有便意，便质也正常，但排便艰涩不畅，排便时间延长。部分患者仅为便秘所苦，无其他兼证。另有部分患者，由于便秘腑气不通，浊气不降，往往可兼见头晕，腹胀痛，嗳气，纳呆，失眠，心烦等症，长期便秘，并可引发痔疮和肛裂。便秘治疗，首分虚实，热秘、气秘属实，气虚、血虚、阳虚便秘属虚。不能单纯通下，当随病因不同而采用不同治法。

一、实秘

（一）热秘

主证：大便干结，腹部胀满，按之作痛，身热，面赤，心烦，口干，口臭，舌红，苔黄或黄燥，脉滑数。

治法：清热润肠。

方药：麻子仁丸，成药可选麻子仁丸或青麟丸口服。若兼郁怒伤肝，兼见易怒目赤者，可另服更衣丸或原方加芦荟1g，以清肝通便。若津伤较甚，加生地、麦冬等养阴生津，增水行舟。

（二）气秘

主证：大便秘结，欲便不能，嗳气频作，胁腹痞满胀痛，舌苔薄腻，脉弦。

治法：顺气导滞。

方药：六磨汤。若气郁化火，口苦咽干，苔黄，脉弦数者，加黄芩、山栀以清热泻火。

二、虚秘

（一）气虚

主证：虽有便意，但临厕努挣乏力难下，挣则汗出，短气，便后疲乏，大便并不干硬，面白神疲，肢倦懒言，舌淡嫩，苔薄，脉弱。

治法：益气润肠。

方药：黄芪汤加党参、白术。若气虚下陷，肛门坠胀或脱肛者，合用补中益气汤。

（二）血虚

主证：大便秘结，面色唇舌爪甲少华，头晕，心悸，舌淡白，脉细涩。

治法：养血润燥。

方药：《尊生》润肠丸。若血少阴亏而内热烦渴便秘，加生何首乌以清热生津、养血通便。

（三）阳虚（即冷秘）

主证：大便干或不干，艰涩难出，小便清长，面色㿠白，手足不温，喜热怕冷，腹中冷痛，或腰背冷重，舌淡，苔白，脉沉迟。

治法：温阳通便。

方药：济川煎加肉桂。也可选用半硫丸。

此外，对习惯性便秘，应保持精神舒畅，进行轻便运动，调节饮食，多吃蔬菜、水果，多饮水，定时登厕等，均有利于便秘的治疗。

【针灸及其他疗法】

一、针灸

针刺大肠俞，天枢，支沟等穴。实秘用泻法，虚秘用补法，冷秘可加艾灸。热秘可加刺合谷；气秘加刺中脘、行间；气血虚弱加刺脾俞、胃俞；冷秘加灸神阙，气海。

二、单方、验方

1．生大黄6g，开水泡服。

2．番泻叶3～6g，开水泡服。

3．元明粉9g，温开水化服。

4．芦荟每次0.5～1g，开水泡服。

以上四方适合热秘。

5．蜂蜜30g，凉开水冲服，主治气血虚亏便秘。

6．黑芝麻、胡桃肉、松子仁等份，研细，稍加白蜜冲服，适用阴血亏虚便秘。

7．生首乌30～60g，水煎服，适于热秘和阴血亏虚便秘。

8．鲜萝卜500g（或萝卜籽50g），芒硝10g，煎汤服，治疗气秘。

案例

林某，女，70岁。近3年来因患冠心病，动则心悸甚，故长期卧床养病，周身无力，腰膝酸软，饮食减少，大便干如球状，每逢大便倍感痛苦甚至需用手掏粪，方得排解。舌苔薄白，脉细涩。

第二十一节　黄　疸

黄疸是肝胆疏泄失常，胆液不循常道外溢肌肤所致的一类病证，以目黄、身黄、小便黄为主症，其中尤以目睛黄染为本病的主要特征。

本病与现代医学所论黄疸含义相同，临床常见的急慢性肝炎、肝硬化、胆囊炎、胆石症、溶血性黄疸、钩端螺旋体病及某些消化系统肿瘤等，凡出现黄疸者，均可参照本病辨证论治。

【病因病机】

黄疸的病因有内外两方面，外因多为感受外邪，饮食所伤，内因多与脾胃虚寒，内伤不足有关，内外因互有关联。病机关键是湿邪。

一、感受时邪

湿热之邪，由表及里，内阻中焦，脾胃运化失常，湿热交蒸于肝胆，肝失疏泄，胆液外溢，浸淫肌肤，下渗膀胱，使身目小便俱黄，是谓阳黄。若湿热挟时邪疫毒，病势暴急，内陷心肝，侵入营血，乃为急黄重症。

二、饮食所伤

饮食不节，嗜肥甘醇酒，损伤脾胃，湿热内蕴，熏蒸肝胆，胆液外泄，浸淫肌肤，亦发为阳黄。

三、脾胃虚寒

素体脾胃虚弱，或长期饥饱失常，或恣食生冷，劳倦太过，或久病使脾阳受损，寒湿内生，阻滞中焦，胆液被阻，外溢肌肤，形成黄疸，是谓阴黄。

【辨证论治】

黄疸辨证，应以阴阳为纲。阳黄病程短，黄色鲜明如橘，属湿热为患；阴黄病程迁延，黄色晦暗如烟熏，寒湿为主。急黄属湿热挟毒，侵入营血，邪陷心肝，传变迅速，易动风动血，及出现神昏发斑等症，预后差。

黄疸为湿邪为患，故治疗大法应为化湿邪，利小便，使邪有出路。即以祛湿，利湿为主要治法。

一、阳黄

（一）热重于湿

主证：身目俱黄，黄色鲜明，发热口渴，小便短赤，大便秘结，心烦欲呕，口干苦，舌质红，舌苔黄腻或黄糙，脉弦数或滑数。

治法：清热利湿，佐以泻下。

方药：茵陈蒿汤加味。可酌加猪苓、茯苓、滑石等渗湿之品。恶心欲吐加竹茹、橘皮；腹胀纳差加槟榔、川朴、焦三仙、内金；胁痛加元胡、川楝子。

（二）湿重于热

主证：身目俱黄，但不如前者鲜明，身热不扬，头重身困，胸脘痞满，食欲不振，口渴不多饮，大便溏垢不爽，腹胀干呕，舌苔黄腻或黄白相间，脉濡缓或弦滑。

治法：利湿化浊，佐以清热。

方药：茵陈五苓散加味。可酌加藿香、佩兰、砂仁等芳香醒脾、化浊除湿之品。

二、急黄

主证：发病急骤，黄疸迅速加深，其色如金，高热烦渴，胁痛腹满，神昏谵语，或见躁狂抽搐，衄血、便血，或肌肤出现瘀斑，舌质红绛，苔黄而燥，脉弦滑数或细数。

治法：清热解毒，凉营开窍。

方药：犀角散加味。酌加生地、丹皮、赤芍等药以增强清热凉血之力。神昏谵语者，配服安宫牛黄丸或至宝丹。兼衄血、便血、肌肤瘀斑者，加地榆炭、柏叶炭凉血止血。

三、阴黄

主证：身目色黄晦暗，或如烟熏，纳呆脘闷，腹胀便溏，口淡不渴，神疲畏寒，舌质淡体胖，苔白腻，脉濡缓或沉细迟。

治法：健脾和胃，温化寒湿。

方药：茵陈术附汤加味。酌加猪苓、茯苓、厚朴、郁金等行气化湿之品。

【针灸及其他疗法】

一、针灸

1．阳黄　可选阳陵泉、胆俞、太冲、内庭，毫针刺用泻法。

2．阴黄　可选脾俞、足三里、三阴交、胆俞、气海，毫针刺用平补平泻法，并灸。

二、单方、验方

1．茵陈、虎杖、板蓝根各30g，大枣20g，水煎服，每日一剂，适用于阳黄。

2．瓜蒂、赤小豆、丁香各7枚为末，吹少许入鼻，少时流出黄水，隔日一次，适用于阴黄。

3．青黛1.5g，明矾3g，共为细面，装入胶囊，分3次服，1日服完，适用于黄疸经久不退者。

案例

> 李某，女，20岁。以发热伴上腹不适一周，尿黄3天入院。入院后体温持续升高，波动在38.8～39.1℃，血象不高，经多联抗生素治疗无效。2周后恶心、呕吐、食纳不馨加著，肝功损害明显：ALT 450U，AST 274U，ALP 520U，特邀中医会诊，症见高烧不退，面、肤、目黄染，口干欲饮，腹胀，大便干结，尿色深黄，胁下胀痛，神倦思睡，苔黄薄腻，舌质红绛，中部偏干少津，脉来濡数。

第二十二节　淋　证

淋证是由于肾虚，膀胱湿热，气化失司，水道不利引起的以小便频急，淋漓涩痛，欲出未尽，小腹拘急，痛引腰腹为特征的一类病证。可分为气、血、石、膏、劳、热淋六种。

现代医学中的泌尿系感染、泌尿系结石、前列腺炎、乳糜尿均可参照本病辨证论治。

【病因病机】

淋证病因病机，多由热积膀胱，但亦有气郁及肾虚而发，分述如下：

一、膀胱湿热

嗜辛热肥甘醇酒，或下阴不洁，酿成湿热，下注膀胱发而为淋。若小便热灼刺病为热淋；若湿热致气化不利，清浊不分，脂液下注，为膏淋实证；热灼尿液，结为砂石为石淋；血络损伤，小便涩痛有血为血淋。

二、脾肾亏虚

久淋不愈或久病年老，脾肾两亏，脾虚中气不足，气虚下陷，则为气淋虚证；肾虚下元不固，遇劳即发为劳淋；下元不固，脂液下泄为膏淋虚证。

三、肝郁气滞

郁怒伤肝，气滞不宣，日久气郁化火，或气火郁于下焦，影响膀胱气化，则少腹作胀，小便艰涩而痛，余沥不尽，发为气淋实证。

【辨证论治】

一、热淋

主证：小便短数，灼热刺痛，溺色黄赤，少腹拘急胀痛，或有寒热，口苦、呕恶、或腰痛拒按，大便秘结，苔黄腻，脉濡数。

治法：清热利湿通淋。

方药：八正散。酌加公英、土茯苓等增强清热之力。伴便秘腹胀者，重用大黄，并加枳实以通腑泄热。

二、石淋

主证：尿中时挟砂石，小便艰涩，或排尿突然中断，尿道窘迫疼痛，或腰腹绞痛难忍，尿中带血，舌质红，苔薄黄，脉弦或数。

治法：清热利湿，排石通淋。

方药：石苇散。酌加金钱草、鸡内金、海金砂以加强排石消坚的作用。腰腹绞痛者，加白芍、甘草缓急止痛；尿中挟血，加小蓟、生地、白茅根以凉血止血。

三、气淋

主证：实证：小便涩滞，淋漓不宣，少腹满痛，苔薄白，脉沉弦。虚证：少腹坠胀，尿有余沥，面色㿠白，舌质淡，脉虚细无力。

治法：实证宜利气疏导。虚证宜补益中气。

方药：实证用沉香散加味，日久气滞血瘀者，加红花、赤芍、川牛膝以活血化瘀。虚证用补中益气汤，若兼血虚肾亏，可用八珍汤加杜仲、怀牛膝等以益气养血，脾肾双补。

四、血淋

主证：实证：小便热涩刺痛，尿色深红或挟有血块，小腹胀满疼痛，苔黄，脉滑数。虚证：尿色淡红，尿痛涩滞不显著，腰膝酸软，神疲乏力，舌淡红，脉细数。

治法：实证宜清热通淋，凉血止血。虚证宜滋阴清热，补虚止血。

方药：实证用小蓟饮子。虚证用知柏地黄丸加旱莲草、阿胶以补虚止血。

五、膏淋

主证：实证：小便浑浊如米泔水，置之沉淀如絮状，上有浮油如脂，或夹有凝块，或混有血液，尿道热涩疼痛，舌红，苔黄腻，脉濡数。虚证：病久不已，反复发作，淋出如脂，涩痛反见减轻，但形体日渐消瘦，头昏无力，腰酸膝软，舌淡，苔腻，脉细弱无力。

治法：实证宜清热利湿，分清泄浊。虚证宜补虚固涩。

方药：实证用程氏萆薢分清饮，若小便挟血，加小蓟草、白茅根；少腹胀，尿涩不畅，加青皮、乌药。虚证用膏淋汤，酌加山茱萸、菟丝子益肾固涩之品。

六、劳淋

主证：小便不甚赤涩，但淋漓不已，时作时止，遇劳即发，腰膝酸软，神疲乏力，舌质淡，脉虚弱。

治法：健脾益肾。

方药：无比山药丸加减。脾虚气陷，少腹坠胀，小便点滴而出，配合补中益气汤以益气升陷。

【针灸及其他疗法】

一、针灸

主穴：肾俞、膀胱俞、中极、太冲、三阴交、石淋加次髎、委阳，针用泻法；血淋加血海，针用泻法；膏淋加三焦俞、阳陵泉，针用泻法；劳淋加脾俞，针用补法；气淋加气海，针用泻法；发热加外关、合谷，针用泻法。

二、单方、验方

1. 鲜车前草、白茅根各 30g，水煎服，适用于热淋、血淋。

2. 金钱草 60g，水煎代茶，每日 1 剂，用于石淋。

3. 生鸡内金粉，琥珀粉各 1.5g，每日 2 次，吞服，适于石淋。

4. 大小蓟、白茅根、荠菜花各 30～60g，水煎服，适用于血淋及膏淋兼有血尿者。

5. 菟丝子 10g，水煎服，每日 3 次，治劳淋。

6. 冬葵子为末，每次 3g，每日 3 次，或醋浸白芷，焙干研末，每次 3g，每日 3 次，木通、甘草适量煎水送下，治气淋。

案例

余某，女，36 岁，工人。既往因左肾结石曾于某院切开取石。一年以来自觉腰腹部疼痛并出现血尿，经腹部平片检查诊为左肾复发结石1.2cm×1.5cm，10个月前曾住某院行碎石2次，拍片复查结石已碎解，呈颗粒状，但未排出。求中医诊治。阅片见左肾区散在的结石并肾盂积水，近月来肾绞痛发作，腰腹胀痛，时有刺痛，小便涩滞不畅，脓血尿，有时尿痛，舌质稍紫，有瘀点，脉弦涩。

第二十三节 血 证

血证是由于气火逆乱，火热熏灼，迫血妄行及气虚不摄，血溢脉外而致以出血为主要临床表现的病证。血液或上溢于口鼻诸窍，或下泄于前后二阴，或渗出于肌肤，统称血证。常见的有咯血、吐血、衄血（鼻衄、齿衄）、便血、尿血等。

现代医学所谓肺结核、支气管扩张症、上消化道出血、血液病、肾结核等病的出血，均可参照本病辨证论治。

【病因病机】

一、感受外邪

主要是阳热之邪，损伤脉络而引起出血，如风热、燥邪犯肺引起咯血，衄血。

二、嗜食醇酒厚味

一则滋生湿热，薰灼血络，迫血妄行而引起衄血、吐血、便血等症；二则日久损伤脾胃，脾失统摄，血溢脉外发为血证。

三、情志过极

肝郁化火，损伤脉络而致出血。

四、劳倦过度

致心脾肾受损，若伤气则致气不能摄血，伤精则致阴虚火旺，进而引起出血。

五、久病或热病之后

使阴津伤耗，阴虚火旺，迫血妄行，或使正气亏耗，气不摄血，或为血络瘀阻，血不循经而致出血。

就证候而言，火热亢盛所致属实，阴虚火旺及气虚失摄属虚。

【辨证论治】

一、鼻衄

鼻中出血称鼻衄，是血证中最常见的一种。

（一）热邪犯肺

主证：鼻燥衄血，口干咽燥，或兼有身热，咳嗽痰少等症，舌红，苔薄，脉数。

治法：清泄肺热，凉血止血。

方药：桑菊饮加味，酌加丹皮、白茅根、旱莲草、侧柏叶凉血止血。伤阴较甚，合用增液汤。

（二）胃热炽盛

主证：鼻衄或兼齿衄，血色鲜红，鼻干，口渴欲饮，口臭，便秘，烦躁，舌红，苔黄，脉数。

治法：清胃泻火，凉血止血。

方药：玉女煎加减。酌加大小蓟、白茅根、藕节以凉血止血；热势甚加山栀、丹皮、黄芩清热泻火；大便秘结，加生大黄通腑泄热。

（三）肝火上炎

主证：鼻衄，头痛，面目红赤，耳鸣目眩，烦躁易怒，口干，舌红，脉弦数。

治法：清肝泻火，凉血止血。

方药：龙胆泻肝汤加减。酌加白茅根、蒲黄、大小蓟、藕节等凉血止血。

（四）气血亏虚：

主证：鼻衄或兼齿衄，肌衄，神疲乏力，面色㿠白，头晕，耳鸣，心悸，夜寐不宁，舌质淡，脉细无力。

治法：补气摄血

方药：归脾汤。酌加三七粉、仙鹤草、阿胶等加强止血作用。

二、咳血

血由肺内而来，经气道咳嗽而出，或痰中带有血丝，或痰血相兼，或纯血鲜红，间夹泡沫，均称为咳血。

（一）燥热伤肺

主治：喉痒咳嗽，痰中带血，口干鼻燥，或有身热，舌红少津，苔薄黄，脉数。

治法：清热润肺，宁络止血。

方药：桑杏汤加减。加白茅根、藕节、茜草凉血止血；津伤较甚，加天花粉、玄参、麦冬养阴润燥。

（二）肝火犯肺

主证：咳嗽阵作，痰中带血或纯血鲜红，胸胁胀痛，烦躁易怒，口苦，舌红，苔薄黄，脉弦数。

治法：清肝泻肺，凉血止血。

方药：泻白散合黛蛤散。肝火较甚，头晕目赤，心烦易怒者，加丹皮、栀子、黄芩清肝泻火。

（三）阴虚肺热

主证：咳嗽痰少，痰中带血或反复咳血，血色鲜红，口干咽燥，颧红潮热，盗汗，舌质红，脉细数。

治法：滋阴润肺，宁络止血。

方药：百合固金丸加减。可去桔梗加白芨、白茅根等止血之品。反复咳血，咳血量多者，加阿胶、三七养血止血；潮热、颧红加青蒿、地骨皮、鳖甲清退虚热；盗汗加浮小麦、五味子、牡蛎收敛固涩。

三、吐血

血由胃来，经呕吐而出，血色红或紫黯，常夹有食物残渣，称为吐血，也称呕血。

（一）胃热壅盛

主证：脘腹胀闷，嘈灼不适，甚则作痛，吐血色红或紫黯，常夹食物残渣，口臭，便秘或大便色黑，舌红，苔黄腻，脉滑数。

治法：清胃泻火，化瘀止血。

方药：泻心汤合十灰散。胃气上逆而致恶心呕吐者，加代赭石、竹茹、旋覆花和胃降逆。

（二）肝火犯胃

主证：吐血色红或紫黯，口苦，胁痛，心烦易怒，寐少梦多，舌质红绛，脉弦数。

治法：泻肝清胃，凉血止血。

方药：龙胆泻肝汤加减。可加白茅根、藕节、茜草、旱莲草以凉血止血。

（三）气虚血溢

主证：吐血缠绵不止，时轻时重，血色暗淡，神疲乏力，心悸气短，面色苍白，舌质淡，脉细弱。

治法：健脾益气摄血。

方药：归脾汤。可酌加仙鹤草、白芨、乌贼骨、炮姜炭温经固涩止血。

四、便血

凡血自肛门排出，或血便夹杂而下，或在便前、便后下血，或单纯下血，均称为便血。

（一）肠道湿热

主证：便血鲜红，大便不畅或稀溏，或有腹病，口苦，苔黄腻，脉濡数。

治法：清化湿热，凉血止血。

方药：地榆散或槐角丸加减。

（二）脾胃虚寒

主证：便血紫黯，甚则黑色，腹部隐痛，喜热饮，面色不华，神倦懒言，便溏，舌质淡，脉细。

治法：健脾温中，养血止血。

方药：黄土汤加减。可加白芨、乌贼骨收敛止血；阳虚较甚，畏寒肢冷，加炮姜、艾叶温阳止血。

五、尿血

小便中混有血液甚至血块的病证称为尿血，随出血量多少的不同，而使小便呈淡红色，鲜红色，或茶褐色。

（一）下焦热盛

主证：小便黄赤灼热，尿血鲜红，心烦口渴，面赤口疮，夜寐不安，舌红，脉数。

治法：清热泻火，凉血止血。

方药：小蓟饮子加减。

（二）肾虚火旺

主证：小便短赤带血，头晕耳鸣，神疲，颧红潮热，腰膝酸软，舌质红，脉细数。

治法：滋阴降火，凉血止血。

方药：知柏地黄丸加减。可加旱莲草、大小蓟、藕节、蒲黄等凉血止血。

（三）脾肾两虚

主证：小便频数带血，其色淡红，食少，精神困惫，面色萎黄，腰背酸痛，头晕耳鸣，舌质淡，脉沉细弱。

治法：健脾益气，补肾固涩。

方药：补中益气汤合无比山药丸加减。酌加仙鹤草、阿胶、蒲黄以止血。

六、紫斑

血液溢出于肌肤之间，皮肤表面出现青紫斑点或斑块的病证，称为紫斑，亦有称为肌衄或葡萄疫者。

（一）血热妄行

主证：皮肤出现青紫斑点或斑块，或伴有鼻衄、齿衄、便血、尿血，或有发热，口渴，舌红，苔黄，脉数。

治法：清热解毒，凉血止血。

方药：犀角地黄汤。可合用十灰散以凉血止血。

（二）阴虚火旺

主证：皮肤时发青紫斑点或斑块，或伴鼻衄，齿衄及月经过多，颧红，心烦，口渴，手足心热，或有潮热，盗汗，舌红，苔少，脉细数。

治法：滋阴降火，宁络止血。

方药：茜根散加减。阴虚较甚，酌加元参、龟板、女贞子、旱莲草等养阴清热。

（三）气不摄血

主证：久病不愈，反复发生肌衄，色暗淡，状如蚊迹，稍劳即甚，神疲乏力，头晕目眩，面色苍白或萎黄，食欲不振，舌质淡，脉细弱。

治法：补气摄血

方药：归脾汤。可酌加仙鹤草、棕榈炭、地榆、紫草、蒲黄等，以增强止血及化瘀消斑作用。

【针灸及其他疗法】

一、针灸

1．咯血　尺泽、孔最、肺俞、太溪、鱼际。
2．吐血　上脘、大陵、郄门、神门。
3．鼻衄　大椎、上星、迎香、合谷、少商。
4．便血　大肠俞、中髎、长强、三阴交、关元。
5．尿血　命门、肾俞、关元、足三里、梁丘。

二、单方、验方

1．桑白皮 30g，白茅根 30g，浓煎顿服，治鼻衄及咳血。
2．生大黄粉，每服 3～5g，每日 2 次，治吐血，便血。
3．新鲜仙鹤草半斤，捣汁加入藕汁一盅，炖热后待凉服，治咳血。
4．白芨、侧柏叶各 30g，共研细末，每日 2 次，每次 6g，温开水调服，治吐血，便血。
5．鲜车前草、鲜藕、鲜小蓟草各 60g 共捣汁，空腹服，治各种尿血。
6．红枣 10 个，花生米 30g 煎服，治紫斑（血小板减少性紫癜）。
7．地肤子、紫草、野菊花、仙鹤草各 30g，煎服，治紫斑（过敏性紫癜）。

案例

患者谢某，女，53岁。咳嗽咳血，常因感冒诱发，时发时止，反复4年，经检查排除肺结核病；近因感冒又咳嗽咳血，面部浮肿，午后低热，头晕目眩，胸闷气短，心烦盗汗，咽喉干燥，大便干结，小便黄少，舌红少苔，脉细而数。

第二十四节　阳　痿

阳痿是男子青壮年时期，由于命火衰微，惊恐伤肾，湿热下注等原因，致使宗筋失养而弛纵，引起阴茎痿软不起，临房举而不坚的病证，因其主要表现为阴茎痿软，故又称"阴痿"。

现代医学的性神经衰弱和某些慢性疾病表现为阳痿为主者，可参照本病辨证论治。

【病因病机】

一、纵欲过度，严重手淫

导致精气虚损，命门火衰，阳事不举。

二、思虑忧郁，损伤心脾

心脾两虚，气血不足，宗筋失养，而致阳痿。

三、惊恐伤肾

恐则气下，渐至阳痿不振，举而不刚。

四、湿热下注

宗筋弛纵，而致阳痿。

【辨证论治】

一、命火衰微

主证：阳事不举，面色㿠白，头晕目眩，精神萎靡，腰膝酸软，畏寒肢冷，舌淡，苔白，脉沉细。

治法：补肾壮阳。

方药：五子衍宗丸或赞育丹。

二、心脾受损

主证：阳痿不举，精神不振，夜寐不宁，胃纳不佳，面色不华，舌质淡，苔薄腻，脉细。

治法：补益心脾。

方药：归脾汤。酌加芡实、益智仁、桑螵蛸以固涩止遗。

三、恐惧伤肾

主证：阳痿，精神苦闷，胆怯多疑，心悸易惊，失眠，舌质淡青，苔薄腻，脉弦细。

治法：益肾宁神。

方药：大补元煎加枣仁、远志。

四、湿热下注

主证：阴茎萎软，或可见阴囊潮湿臊臭，下肢酸困，小便黄赤，苔黄腻，脉濡数。

治法：清化湿热。

方药：龙胆泻肝汤。

【针灸及其他疗法】

一、针灸

可选用关元、中极、命门、三阴交，效果较好。

二、单方、验方

1. 牛鞭一根，韭菜籽 25g，淫羊藿 15g，菟丝子 15g，将牛鞭置于瓦上文火焙干，磨细，淫羊藿加少许羊油，在文火上用铁锅炒黄（不要炒焦），再和菟丝子、韭菜籽磨成细面，将上药共和混匀。每晚用黄酒冲服一匙，或将一匙粉和蜂蜜成丸，用黄酒冲服。

2．羊睾丸 2 只，加陈酒少许，每晨蒸服，1 个月为 1 疗程。

3．肉苁蓉 15 ～ 30g，羊肾 1 对，煲汤调味服食，每周 1 ～ 2 次。

> **案例**
>
> 　　李某，男，36 岁，干部，从事写作。平素性功能正常，于 2 年前因赶写一份材料，冥思苦想，劳思多日，突然出现阳痿，当时未经诊治，1 月后恢复正常。此后每因劳累、思虑过度时，总要出现阳痿，适当休息后，又恢复正常。患者求医时已是第四次发病，神情忧郁，疑有大病在身，常觉精神疲倦，记忆力锐减，失眠多梦，食欲不佳，面色不华，舌淡苔白，脉细无力。

第二十五节　眩　晕

　　眩晕是因髓海不足或痰火上蒙清窍所致的以头晕眼花为主的病证。眩即眼花，晕是头晕，二者常同时并见，故常统称眩晕。轻者闭目即止，重者如坐车船，旋转不定，不能站立，或伴见恶心呕吐，汗出，甚则昏倒等症状。

　　现代医学的高血压、低血压、脑动脑硬化、神经官能症、内耳性眩晕以及某些脑部病变引起的眩晕均可参照本病辨证论治。

【病因病机】

　　本病发生，虚多实少，病因常见如下几个方面：

一、情志失调

　　忧郁恼怒，肝失条达，气郁化火，阳亢风动，上扰清空，发为眩晕，或肝肾阴亏，遇情志刺激，阴不敛阳，肝阳上亢，发为本病。

二、饮食所伤

　　饥饱失宜或恣食肥甘，伤及脾胃，健运失司，聚湿生痰，阻于中焦，浊阴不降，清阳不升，清窍不利发为眩晕。亦有素肥胖湿痰偏盛发为眩晕者。

三、久病体虚

　　气血不足，不能上荣清窍发为眩晕。

四、劳欲过度

　　劳欲过度或先天不足致肾精耗伤，不能生髓，髓海不足，于是脑转耳鸣。

　　总之，眩晕之发病，肝阳上亢，痰浊中阻属实，气血亏虚，肾精不足属虚。病位在清窍，主要与肝、脾、肾有关。

【辨证论治】

一、肝阳上亢

　　主证：眩晕耳鸣，头胀且痛，每因烦劳或恼怒加剧，面时潮红，急躁易怒，少寐多梦，舌红，苔黄，脉弦。

治法：平肝潜阳，滋肾熄风。

方药：天麻钩藤饮。肝火盛症见面目红赤，烦热口苦加龙胆草、菊花、丹皮等增强清肝泄热之力。若眩晕急剧，泛泛欲呕，肢麻，甚或震颤者，有阳化动风之势，加龙骨、牡蛎、珍珠母等以镇肝熄风。

二、气血亏虚

主证：头晕眼花，动则加剧，劳累即发，面色㿠白，唇甲不华，心悸少寐，神疲懒言，饮食减少，舌质淡，脉细弱。

治法：补养气血，健运脾胃。

方药：归脾汤。血虚甚者，重用参芪并加熟地、阿胶以补气生血。中气不足，眩晕伴见便溏下坠，脉象无力者，宜补中益气汤升提中气。

三、痰浊中阻

主证：眩晕而见头重如裹，胸闷恶心，食少多寐，苔白腻，脉濡滑。

治法：燥湿祛痰，健脾和胃。

方药：半夏白术天麻汤。若呕吐频作，加代赭石、竹茹以镇逆止呕。耳鸣重听，加葱白、菖蒲、郁金以通阳开窍。脘闷不食，加白蔻仁、砂仁芳香醒脾、开胃增食。若头目胀痛，烦热口苦，苔黄腻，脉弦滑或滑数，为痰阻气机，郁而化火，宜用黄连温胆汤清化痰热。

四、肾精不足

主证：眩晕而见精神萎靡，健忘失眠，腰膝酸软，遗精，耳鸣。偏于阳虚者，见四肢不温，形寒畏冷，舌质淡，脉沉细；偏于阴虚者，五心烦热，舌红，少苔，脉细数。

治法：偏阳虚者补肾助阳，偏阴虚者补肾滋阴。

方药：阳虚用右归丸，阴虚用知柏地黄丸。若眩晕较甚，阴虚阳浮，二方均可加龙骨、牡蛎、珍珠母等以潜镇浮阳，同时应注意突发中风的可能。

【针灸及其他疗法】

一、针灸

主穴：百会、足三里、风池。加减：肝阳上亢，加太冲、行间，用泻法；气血亏损，加心俞、脾俞、关元、神门，补法或灸；痰浊中阻加丰隆、脾俞、内关、合谷，用泻法；肾精亏虚加刺肝俞、肾俞，用补法。

二、单方、验方

1．桑寄生、苦丁茶、钩藤、荷叶、菊花各 6g，开水泡，代茶饮，治肝阳眩晕。

2．芹菜根不拘多少，洗净捣取汁，每次服 3～4 匙，每日服 3 次，治肝阳眩晕。

3．新鲜柳树叶 230g/d，浓煎成 100ml，分 2 次服，6 日为 1 疗程，治肝阳眩晕。

4．生明矾、绿豆粉各等份研末，用饭和丸如梧桐子大，每日早晚各服 5 丸，常服；或明矾 7 粒（如米粒大），晨起空腹开水送下，治痰饮眩晕。

5．桑葚子 15g，黑豆 12g，水煎服，治血虚眩晕。

6．羊头一个（包括羊脑），黄芪 15g，水煮服食，或桑寄生 120g，水煎服，治肾精不足眩晕。

案例

患者李某，女，40岁，嗜食肥甘。既往有"梅尼埃综合征"病史。连续1周加班工作后，今晨起床即觉头重如蒙，头晕仆倒，神志尚清醒，闭目平躺稍舒，张目即感天旋地转，现由家人搀扶来诊，症见面色㿠白，眩晕甚，呕吐频繁，多为痰涎，胸闷气短，神疲乏力，心悸，耳鸣重听，不思饮食，嗜卧多梦，大便溏，舌淡苔白腻，脉细弦而滑。

第二十六节　不　寐

不寐是由于邪扰心神或心失所养所致经常不能获得正常睡眠为特征的病证。轻者有入寐困难，有寐而易醒，有醒后不能再寐，亦有时寐时醒者，严重者则整夜不能入寐。不寐可单独出现，也可与头痛、眩晕、心悸、健忘等证同时出现。

现代医学的神经官能症、更年期综合征、神经衰弱以及某些精神病等，凡以不寐为主症者，皆可参照本病辨证论治。

【病因病机】

一、情志不遂

肝郁化火，上扰心神而致不寐。若肝郁化火伤阴，阴虚火旺，心肾失交，火扰神明，也致不寐。

二、暴受惊恐

情绪紧张，终日惕惕，心胆虚怯而致不寐。

三、饮食不节

肠胃受伤，宿食停滞，酿痰生热，停于中而扰于心，是为胃不和卧不安。

四、思虑劳倦

思虑劳倦伤及心脾，气血化源缺乏，不能上奉养心，心神失养而致不寐。

总之，不寐发病，总属心神被扰而致，病位在心，有虚实两端，实属邪扰心神（肝火、痰热），虚属心失所养（阴虚火旺、心脾两虚、心胆气虚）。

【辨证论治】

不寐当分虚实论治。

一、实证

（一）肝郁化火

主证：不寐，性情急躁易怒，不思饮食，口渴喜饮，目赤口苦，小便黄赤，大便秘结，舌红，苔黄，脉弦数。

治法：疏肝泄热，佐以安神。

方药：龙胆泻肝汤加味。酌加朱茯神、龙骨、牡蛎以镇心安神。如胸闷胁胀，善太息者，加郁金、香附之类以疏肝解郁。

（二）痰热内扰

主证：不寐头重，心烦不宁，胸脘痞闷，嗳气，恶食，吞酸恶心，头晕目眩，口苦，苔腻而黄，脉滑数。

治法：化痰清热，和胃安神。

方药：黄连温胆汤合保和丸。可酌加朱砂、珍珠母之类镇惊定志。

二、虚证

（一）阴虚火旺

主证：心烦不寐，头晕心悸，腰酸梦遗，耳鸣，健忘，口干津少，五心烦热，舌红，少苔，脉细数。

治法：滋阴降火，养心安神。

方药：黄连阿胶汤合朱砂安神丸。酌加柏子仁、酸枣仁养心安神。

（二）心脾两虚

主证：梦多易醒，心悸健忘，头晕目眩，肢倦神疲，纳食无味，面色少华，舌淡，苔薄，脉细弱。

治法：补益心脾，益气生血。

方药：归脾汤。不寐较重，可酌加五味子、柏子仁养心宁神，或加龙骨、牡蛎、夜交藤以镇静安神。

（三）心胆气虚

主证：不寐多梦，易于惊醒，胆怯心悸，遇事善惊，气短倦怠，舌淡，脉弦细。

治法：益气镇惊，安神定志。

方药：安神定志丸。酌配酸枣仁、柏子仁、夜交藤等安神镇静之品。

【针灸及其他疗法】

一、针灸

主穴：神门、三阴交。肝郁化火加行间、太冲；脾胃不和，痰热内扰加足三里、丰隆；阴虚火旺加肾俞、太溪。

二、单方、验方

1．朱砂 0.6g，琥珀 1.5g，研粉，睡前吞服。

2．酸枣仁炒香为末，每服 6g，竹叶煎汤调下为佳。

3．何首乌粉，每服 6g，每日服 2 次。

4．酸枣树根（连皮）30g，丹参 15g，水煎 1 小时，于午休及晚临睡前分 2 次服，每日 1 剂。

案例

　　田某，女，22岁，有失眠病史1年。病起于高考前学习紧张，致晚上经常失眠，表现为入睡困难或醒后难以再寐，醒时心烦心悸，伴头晕健忘，面色少华，神疲食少，四肢倦怠，善恐易惊，舌淡苔薄，脉细弱。

第二十七节　郁　证

郁证是由于情志不舒，气机郁滞，脏腑功能失调所引起的一类病证。临床表现主要为心情抑郁，情绪不宁，胸胁胀痛，或易怒善哭，以及咽中如有异物梗阻等各种复杂症状。

现代医学的神经衰弱、癔症、更年期综合征等病凡表现郁证症状者可参照本病辨证论治。

【病因病机】

郁证皆由情志所伤，肝气郁结，渐引起五脏气机不和，主要涉及肝、脾、心三脏以及气血失调。

一、郁怒不畅，肝失条达，气失疏泄，致肝气郁结

气滞可致血瘀不行。气郁亦可化火，上扰心神；肝气犯脾，脾失健运，食滞中阻，痰湿中生，从而产生血、热、食、湿、痰郁。

二、情志不遂

七情过度肝郁抑脾，脾虚化源不足，气血乏源，心脾两虚，心气耗伤，营血渐耗，心失所养，心神不安。

即郁证初病气滞而挟热、挟湿、挟食、挟痰者多属实，久则由气及血，由实转虚。

【辨证论治】

一、实证

（一）肝气郁结

主证：精神抑郁，情绪不宁，善太息，不思饮食，胸胁胀痛，痛无定处，嗳气，腹胀，大便失常，女子月事不调，舌苔薄腻，脉弦。

治法：疏肝理气。

方药：柴胡疏肝散。酌加郁金、青皮以助解郁之功。如嗳气频频，胸脘不畅，酌加旋复花、代赭石以平肝降逆。兼食滞腹胀加焦三仙、内金、莱菔子以消食化滞。中成药可选用越鞠丸每次 6g，每日 2～3 次，温开水送服。或逍遥丸 1 次 1 丸，每日 2 次。

（二）气郁化火

主证：性情急躁易怒，头痛，目赤，耳鸣，口苦而干，胸胁胀满，嘈杂吞酸，大便秘结，舌红，苔黄，脉弦数。

治法：清肝泻火。

方药：丹栀逍遥散合左金丸。若口苦、苔黄、便秘者，可加大黄、龙胆草以泻火通便。

（三）痰气交阻

主证：精神抑郁，咽中如有梗阻，咯之不出，咽之不下，但不碍饮食，伴见胸中窒闷，或兼胁痛，苔白腻，脉弦滑。

治法：化痰利气解郁。

方药：半夏厚朴汤。酌加制香附、枳壳、佛手、旋覆花、代赭石等以增强理气开郁、化痰降逆之效。

二、虚证

（一）忧郁伤神

主证：精神恍惚，心神不宁，悲忧善哭，时时欠伸，舌质淡，苔薄白，脉弦细。

治法：养心安神。

方药：甘麦大枣汤。可加柏子仁、酸枣仁、茯神、合欢花等以加强药力。

（二）心脾两虚

主证：多思善虑，胆怯心悸，失眠健忘，头晕神疲，面色不华，饮食不振，舌质淡，脉细弱。

治法：健脾养心，益气补血。

方药：归脾汤。可酌加郁金、合欢花之类以开郁安神。

（三）阴虚火旺

主证：眩晕，心悸，失眠，心烦易怒，或遗精腰酸，妇女则月事不调，舌红，脉细数。

治法：滋阴清热，镇心安神。

方药：滋水清肝饮。可加入珍珠母、磁石以重镇安神。

【针灸及其他疗法】

一、针灸

一般病例可针内关、神门、后溪、三阴交等穴位。

二、精神治疗

调摄情志非常重要，不容忽视。

案例

余某，男，43岁。1年前自觉咽喉不舒畅，渐有梗阻之象，继则食道天突穴处似有阻物，咳之不出，咽之不下，疑为肿瘤，心情更加忧郁，近日自觉梗阻之物增大，妨碍吞咽，甚则微痛，不能吃硬的食物，脘腹胀满，嗳气厌食，得矢气较舒，睡眠不实，多梦，小便黄，舌红，苔薄白，脉沉弦。

第二十八节　虚　劳

虚劳又称虚损，是由多种原因所致的，以脏腑亏损，气血不足为主要病机的多种慢性衰弱证候的总称。虚劳涉及内容很广，凡先天不足，后天失养，病久体虚，积劳内伤，久虚不复等所致的多种以脏腑气血阴阳亏损为主要表现的病证，均属于本证的范围。故本病所论虚劳的理论，适用于多种慢性疾病的虚证。

现代医学中的多种慢性或消耗性疾病，出现类属虚劳的临床表现时，均可参照本病进行辨证论治。

【病因病机】

导致虚劳的病因病机很多，概括主要有以下四个方面：

一、禀赋薄弱，体质不强

因虚致病，因病致虚，日久不复，成为虚劳。

二、烦劳过度，损及五脏

常见忧郁思虑，烦劳过度，损伤心脾，其次早婚多育，房劳伤肾亦常有之。

三、饮食不节，损伤脾胃

脾胃长期受损，气血来源不足，渐至虚劳。

四、大病久病，失于调理

疾病迁延，日久不愈，正气亏损难复，精气耗伤，由虚致损，逐渐发展成为虚劳。

【辨证论治】

虚劳辨证，应以气、血、阴、阳为纲，五脏虚损为目，而虚劳治疗应以补益为基本原则。根据病理属性的不同，分别针对五脏部位不同，采取益气、养血、滋阴、温阳的治疗方药。而其中补益脾肾，培补先后天是治疗关键。

一、气虚

（一）肺气虚

主证：气短自汗，声低语怯，时寒时热，平素易于感冒，面白，舌淡，脉弱。

治法：补益肺气。

方药：补肺汤。自汗较多，加牡蛎、麻黄根固表敛汗。气阴两虚兼见潮热、盗汗者，加鳖甲、地骨皮、秦艽等养阴清热。

（二）脾气虚

主证：食少，腹胀，便溏，食后胃脘不舒，倦怠乏力，面色萎黄，舌淡，苔薄，脉弱。

治法：健脾益气。

方药：六君子汤。兼食积停滞者，加焦三仙、鸡内金。脾气亏虚，中气不足，气虚下陷者，改用补中益气汤。

气虚证临床常见，尤以肺、脾气虚多见，心肾气虚亦不少，后者皆可在六君子汤基础上，加养心、益肾之药。

二、血虚

（一）心血虚

主证：心悸怔忡，健忘，失眠，多梦，面色不华，爪甲色淡，舌质淡，脉细或结代。

治法：养血安神。

方药：养心汤。

（二）肝血虚

主证：头晕，目眩，耳鸣，肢体麻木，筋脉拘急，或惊惕肉瞤，妇女月经不调或经闭，面色不华，舌淡，脉弦细或细涩。

治法：补血养肝。

方药：四物汤。可加制首乌、枸杞子、鸡血藤以增强补养肝血的作用。

临床上补血不宜单用补血药，而应适当配伍补气药，因有形之血生于无形之气，益气即可生血。

三、阴虚

（一）肺阴虚

主证：干咳，咽燥，咳血，甚或失音，面色潮红，舌光红少津，脉细数。

治法：养阴润肺。

方药：沙参麦冬汤。咳甚加百部、款冬花肃肺止咳。咳血酌加白芨、仙鹤草、鲜茅根等凉血止血。潮热加地骨皮、银柴胡、秦艽、鳖甲养阴清热。盗汗加牡蛎、浮小麦固表敛汗。

（二）脾胃阴虚

主证：口干唇燥，不思饮食，面色潮红，大便秘结，甚则干呕，呃逆，舌干少津，苔少或无苔，脉细数。

治法：养阴和胃。

方药：益胃汤。口干唇燥加花粉、石斛滋养胃阴。不思饮食，加麦芽、扁豆、内金益胃健脾。呃逆加柿蒂、竹茹降逆止呃。

（三）心阴虚

主证：心悸，失眠，烦躁，潮热，盗汗，或口舌生疮，面色潮红，舌红少津，脉细数。

治法：滋养心阴。

方药：天王补心丹。若见潮热、盗汗，可参照肺阴虚进行加减。

（四）肝阴虚

主证：头痛，眩晕，耳鸣，急躁易怒，目干畏光，视物不明，或肢体麻木，筋惕肉瞤，面色潮红，舌干红，脉弦细数。

治法：滋养肝阴。

方药：补肝汤。眩晕、耳鸣较重，或肢麻，筋惕肉瞤者，加石决明、珍珠母、菊花、钩藤平肝潜阳。肝火盛兼见急躁易怒，尿赤便秘，舌红脉数者，加胆草、黄芩、栀子清肝泻火。

（五）肾阴虚

主证：遗精，腰酸，两足痿软，眩晕耳鸣，甚则耳聋，口干，咽痛，颧红，舌红，少津，脉沉细。

治法：滋补肾阴。

方药：左归丸。虚火较甚，潮热，口干，咽痛，舌红，脉数者，加知母、黄柏、地骨皮滋阴泻火。精关不固，腰酸遗精者，加牡蛎、金樱子、芡实等固肾涩精。

五脏的阴虚在临床上都比较常见。病情较重者，可见气阴两虚或阴阳两虚。

四、阳虚

（一）心阳虚

主证：心悸，自汗，神疲嗜卧，心胸憋闷疼痛，形寒肢冷，面色苍白，舌淡或紫暗，脉细弱或沉迟。

治法：益气温阳。

方药：拯阳理劳汤。血脉瘀滞而见心胸疼痛者，加郁金、川芎、丹参、三七活血定痛。形寒肢冷，脉迟者，酌加附子、仙茅、鹿茸等温补阳气。

（二）脾阳虚

主证：食少，形寒，神倦乏力，少气懒言，大便溏泻，肠鸣腹痛，遇寒或饮食不慎加剧，舌淡，苔白，脉弱。

治法：温中健脾。

方药：附子理中丸。腹中冷痛较甚，加高良姜、吴茱萸、丁香温中理气止痛。腹泻较剧，加补骨脂、肉豆蔻温脾涩肠。腹胀呕逆者，加砂仁、半夏、陈皮温中和胃降逆。

（三）肾阳虚

主证：腰背酸痛，遗精阳痿，多尿或遗尿，面色苍白，畏寒肢冷，下利清谷或五更泄泻，舌质淡胖有齿痕，苔白，脉沉迟。

治法：温补肾阳。

方药：右归丸。遗精加金樱子、桑螵蛸。五更泄泻，合用四神丸。阳虚水泛，浮肿尿少者，加茯苓、车前子、白术利水消肿。

为了便于论述，将虚劳分为气、血、阴、阳亏虚四类。但由于气血同源，阴阳互根，五脏相关，所以各种原因所致的虚损往往互相影响，由一虚而渐至多虚，由一脏而累及他脏，使病情趋于复杂和严重，即临床上错杂互见情况较普遍，辨证应加以注意。并且，病程短者，多伤及气血，病程长者，多伤及阴阳。

【其他疗法】

虚劳的治疗应从多方面着手，除药物外，气功、针灸、按摩均可配合使用。并注意饮食调摄，以提高疗效，促进康复。

案例

孙某，女，30岁，教师。患者3年前即患失眠，加之剖宫产后经常神倦乏力，胃脘不适，食欲不振，睡眠不实，心慌气短，少气懒言，喜叹息，头晕健忘，舌淡少苔，脉细无力。

第二十九节　中　风

中风又名卒中，是由于阴阳失调，气血逆乱，上冲于脑而引起的以猝然昏仆，不省人事，伴口眼㖞斜，半身不遂，或不经昏仆而仅以㖞僻不遂为主症的一种疾病。因本病起病急骤，变化迅速，症见多端，与风性善行数变的特征相似，故以中风名之。

现代医学的脑出血，脑梗死，短暂性脑缺血发作，面神经麻痹等病，可参照本病辨证论治。

【病因病机】

一、积损正衰

肝肾阴亏或气血亏虚，真气耗散，阴亏于下，肝阳鸱张，阳化风动，气血上逆，上蒙元神，突发本病。

二、情志所伤

暴受精神刺激，或持久精神紧张，致心火暴盛，肝阳暴张，风火相煽，气血上逆，发为本病。

三、饮食不节

嗜酒肥甘，饥饱失宜，脾阳受损而脾失健运，聚湿生痰，痰郁化热，阻滞经络，蒙蔽清窍发为本证。

四、气虚邪中

久病体虚或禀赋不足，风邪乘虚而入，使气血痹阻，筋脉失养，偏枯不用，或外风引动痰湿，痹阻经络而致喎僻不遂。

总之，中风之发生，病理复杂，根本原因在于肝肾阴亏，基本病机为气血逆乱，上犯于脑，病性属本虚标实，上盛下虚。

【辨证论治】

中风发生，有轻有重。轻者病在血脉经络，无神志改变，病势轻，病位浅，为中经络；重者波及脏腑，常有神志改变而病位深，病情重，为中脏腑。中风经过救治，大多遗留后遗症，故临床常据有无神志改变及病程按中经络、中脏腑、后遗症三个部分进行论治。

一、中经络

（一）络脉空虚，风邪入中

主证：肌肤不仁，手足麻木，突然口眼喎斜，语言不利，口角流涎，甚则半身不遂，苔薄白，脉浮细无力。

治法：祛风，养血，通络。

方药：大秦艽汤。酌加白附子、全蝎祛风痰、通经络。年老体弱者，加黄芪益气扶正。

（二）肝肾阴虚，风阳上扰

主证：平素头晕头痛，耳鸣目眩，腰膝酸软，突然发生口角喎斜，舌强语塞，甚则半身不遂，舌质红，苔薄黄，脉弦细略数。

治法：滋阴潜阳，熄风通络。

方药：镇肝熄风汤加减。加天麻、钩藤、菊花以增强平肝熄风之力。

二、中脏腑

中脏腑主要表现是突然昏倒，不省人事，根据正邪情况有闭证和脱证的区别，闭证以邪实内闭为主，属实证，急宜祛邪。脱证以阳气欲脱为主，属虚证，急宜扶正。

（一）闭证

主证：突然昏仆，不省人事，牙关紧闭，口噤不开，两手握固，大小便闭，肢体强痉，根据有无热象，又有阳闭和阴闭之分。

1. 阳闭

主证：除上述闭证的症状外，兼有面赤身热，气粗口臭，躁扰不宁，苔黄腻，脉弦滑数。

治法：清肝熄风，辛凉开窍。

方药：先灌服（或用鼻饲）局方至宝丹或安宫牛黄丸，并用羚羊角汤加减。如有抽搐，加全蝎、蜈蚣、僵蚕。痰多者，加竹沥、天竺黄、胆南星。痰多昏睡者，加菖蒲、郁金以增强豁痰透窍之力。

2. 阴闭

主证：除上述闭证的症状外，还有面白唇暗，静卧不烦，四肢不温，痰涎壅盛，苔白腻，脉沉滑缓。

治法：豁痰熄风，辛温开窍。

方药：急用苏合香丸温开水灌服或鼻饲，并用涤痰汤加减。可加天麻、钩藤以平肝熄风。

治疗闭证，可同时配合针灸疗法，收效更著。

（二）脱证

主证：突然昏倒，不省人事，目合口张，鼻鼾息微，手撒肢冷，汗多，大小便自遗，肢体软瘫，舌痿，脉细弱或脉微欲绝。

治法：益气回阳，救阴固脱。

方药：立即用大剂参附汤合生脉散。如汗多不止者，可加黄芪、龙骨、牡蛎、山萸肉以敛汗固脱。

临床上闭证、脱证可以相互转化，闭、脱二证还可相兼出现，治疗应引起注意，开闭固脱灵活应用。

三、后遗症

（一）半身不遂

主证：半身不遂，肢软无力，语言蹇涩，口眼㖞斜，面色萎黄，苔薄白，脉细涩无力。

治法：补气活血，通经活络。

方药：补阳还五汤加味。加全蝎、乌梢蛇、桑枝等加强通经活络之力。

（二）语言不利

1. 风痰阻络

主证：舌强语蹇，肢体麻木，脉弦滑。

治法：祛风除痰，宣窍通络。

方药：解语丹。

2. 肾虚精亏

主证：音喑失语，心悸气短及腰膝酸软，脉弦细。

治法：滋阴补肾利窍。

方药：地黄饮子加减。去肉桂、附子，加杏仁、桔梗、木蝴蝶开音利窍。

（三）口眼㖞斜

主证：口角㖞斜，流涎，患眼闭合不良，伴肢体麻木，舌暗，苔白腻，脉弦。

治法：祛风、化痰、通络。

方药：牵正散加味。口眼瞤动者，加天麻、钩藤、石决明以平肝熄风。

【针灸及其他疗法】

一、针灸

1．中脏腑

闭证：水沟、十宣、太冲、十二井、丰隆。

脱证：关元、神阙，用灸法。

2．中经络及半身不遂主穴

上肢：肩髃、曲池、外关、合谷。

下肢：环跳、阳陵泉、足三里、太冲、解溪。

3．语言不利　金津、玉液、内关、通里、廉泉、三阴交。

4．口眼㖞斜　地仓、颊车、攒竹、合谷、内庭、太冲。

二、单方、验方

1．蜈蚣，甘草各等分，共研细末，每次服 0.9 ~ 1.5g，用防风 12g 煎汤送服，每日 2 次，适用于口角㖞斜。

2．鳝鱼血，加麝香少许，外涂患侧，适用于口角㖞斜。

3．通关散（中成药），适用于卒中，口噤昏迷。

案例

> 林某，男，60岁。患者素体壮实，虽偶有头晕，但不影响劳动，性情急躁，大便干结，尚能每日一行。昨日夜间突然坠床，不省人事，言语蹇涩，左侧半身不遂，面部歪斜，面赤身热，气粗口臭，躁扰不宁，舌红苔黄腻，脉弦滑。

第三十节　消　渴

消渴是由于肺、胃、肾阴津耗损，燥热内盛而引起的以多饮、多食、多尿、身体消瘦或尿有甜味为特征的病证。后世医家根据本病"三多"症状的偏重不同，将本病分为上、中、下三消，口渴多饮为上消，多食易饥为中消，渴而便数如脂为下消，从而更好地指导临床辨证论治。

现代医学的糖尿病、尿崩症可参照本病论治。

【病因病机】

一、饮食不节

过食肥甘，醇酒厚味，至积热内蕴，化燥伤津，发为消渴。

二、情志失调

长期精神刺激，致气机郁结，进而化火，消烁肺胃阴津而发为消渴。

三、劳欲过度

素体阴虚复加房劳，损耗阴精，阴虚火旺，上蒸肺胃，发为消渴。

总之，消渴病机基本特点为燥热偏胜，阴津亏耗。以阴虚为本，燥热为标，二者互为因果。本病病位主要在肺、胃、肾，以肾为关键。肺燥，胃热，肾虚常同时并存，而三多往往并见。

消渴日久，阴损及阳，可致气阴两伤或阴阳俱虚，累及他脏可产生种种兼证，如雀盲、白内障、耳聋、偏瘫、疮疖等。

【辨证论治】

一、上消

主证：烦渴多饮，口干舌燥，尿频量多，舌边尖红，苔薄黄，脉洪数。

治法：清热润肺，生津止渴。

方药：消渴方加味。酌加葛根、麦冬以生津止渴。

二、中消

主证：多食易饥，形体消瘦，大便干燥，苔黄，脉滑实有力。

治法：清胃泻火，养阴增液。

方药：玉女煎加减。如大便秘结不行，可用增液承气汤，润燥通腑，待大便通后，再转本方治疗。

三、下消

（一）肾阴亏虚

主证：尿频量多，混如脂膏，或尿甜，口干唇燥，五心烦热，头晕耳鸣，腰酸膝软，舌红，少苔，脉沉细数。

治法：滋阴固肾。

方药：六味地黄丸。方中山药、萸肉用量宜大以固摄阴精。若气阴两虚，伴困倦，气短，舌淡红者，宜酌加党参、黄芪等益气之品。

（二）阴阳两虚

主证：小便频数，浑浊如膏，甚至饮一溲一，面色黧黑，耳轮焦干，腰膝酸软，形寒畏冷，阳痿不举，舌淡，苔白，脉沉细无力。

治法：温阳滋肾固摄。

方药：金匮肾气丸。酌加覆盆子、桑螵蛸、金樱子等以补肾固摄。

【针灸及其他疗法】

一、针灸

消渴患者肌肤焦枯，针刺不当，易发痈疽，宜少针刺。

1. 上消　肺俞、廉泉、内庭。
2. 中消　内庭、足三里、三阴交、胃俞。
3. 下消　肾俞、三阴交、太溪、关元、足三里、三焦俞。

二、单方、验方

1. 生地、黄芪各 30g，怀山药 90g，水煎服，每日 1 剂。
2. 猪胰 1 个，低温干燥研成粉末制成蜜丸，每次 9g，每日服 2 次，长期服用。

3．玉米须，积雪草各 30g，水煎代茶饮。

4．黄连 3g，天花粉 15g，生地 24g，藕汁 90g，牛乳 120g，先煎黄连，天花粉，生地，煎后去渣，将牛乳煮沸和藕汁一并冲入频服。

案例

> 患者王某，女，65 岁。患糖尿病多年，小便频数，浑浊如膏，甚至饮一溲一，面色憔悴，口干眼涩，耳轮干枯，腰膝酸软，畏寒怕冷，舌淡，苔白，脉沉细无力。

第三十一节　痉　证

痉证是以项背强直，四肢抽搐，甚至口噤、角弓反张为主要临床表现的一种病证。

现代医学的颅内感染性疾病、代谢性疾病、脑寄生虫病引起的抽搐以及各种感染所导致的高热惊厥等皆可参照本病辨证论治。

【病因病机】

一、邪壅经脉

起居不慎，卫表不固，风寒湿热等外邪侵袭，邪气邪壅经脉，导致气血运行不畅，筋脉失于濡养，拘急而成痉证。

二、热甚动风

外感热邪或者热从内生，邪热炽盛引动肝火，肝风内动而为痉；邪热内结阳明，阳明腑实，热极生风，或者热盛津伤，筋脉失养，痉挛拘急而成痉证。

三、阴虚血少

素体阴血虚少，或者失血过多，或汗、吐、下太过而致阴血虚少，虚风内动，筋脉失养而成痉证。

四、瘀血内阻

久病不愈，气血耗伤，血行不畅，瘀血内阻，或外伤导致瘀血内阻，筋脉失养而成痉证。

痉证的病位在筋脉，与心、肝、脾、肾等脏腑关系密切。基本病机为阴阳失调，阴血不濡，筋脉失养，导致风阳内动。病理性质有虚实两方面，虚者为阴阳、气血、津液不足，以致筋脉失养；实者为风、寒、湿、热之邪，壅滞于经脉。

【辨证论治】

痉证的辨证要点：①辨外感与内伤：外感致痉多有恶寒、发热、脉浮等表证，内伤发痉则多无恶寒发热。②辨虚实：颈项强直，牙关紧闭，角弓反张，四肢抽搐频繁有力而幅度较大者，多属实证；手足蠕动，或抽搐时休时止，神疲倦怠，多属虚证。此外，痉证可以是某些疾病过程中的一种症状表现，临证时应该结合主病分辨轻重、缓急、虚实，全面考虑。

痉证的治疗原则为急则治其标、缓则治其本。舒筋解痉以治其标，养血滋阴以治其本。若虚实夹杂者，应该根据虚实的轻重主次，或补虚为主，或祛邪为主，或标本兼治。

一、邪壅经络证

主证：项背强直，口噤不能语，四肢抽搐，恶寒发热，头疼呕吐，无汗或汗出，肢体酸重，舌苔薄白或白腻，脉浮紧。

治法：祛风散寒，除湿通络。

方药：羌活胜湿汤加减。

二、肝经热盛证

主证：项背强急，四肢抽搐，口噤啮齿，角弓反张。高热头痛，心烦易怒，口苦咽干，面红目赤，舌质红绛，舌苔薄黄或少苔，脉弦细而数。

治法：清肝潜阳，熄风止痉。

方药：羚角钩藤汤加减。可以酌加栀子、黄芩、黄连清肝泻火；全蝎、蜈蚣熄风止痉；加石决明、牡蛎平肝潜阳。

三、阳明热盛证

主证：项背强急，手足挛急，甚则角弓反张，腹满便结，壮热汗出，口渴喜冷饮，舌质红，苔黄燥，脉弦数。

治法：清泄胃热，熄风止痉。

方药：白虎汤合增液承气汤加减。如果腹胀坚满疼痛，屎水旁流，臭秽，舌苔焦黑，为阳明腑实，热结旁流，宜选用大承气汤。

四、心营热盛证

主证：项背强急，四肢抽搐，甚则角弓反张，高热烦躁，神昏谵语，头疼，呕吐，皮肤紫斑，夜热早凉，舌质红绛，苔黄少津，脉细数。

治法：清心凉营，开窍止痉。

方药：清营汤送服安宫牛黄丸。

五、瘀血内阻证

主证：项背强急，四肢抽搐，头痛如刺，痛有定处，形体消瘦，面白唇暗，神疲乏力。舌质紫暗，舌边有瘀斑瘀点，脉细涩。

治法：活血化瘀，通窍止痉。

方药：通窍活血汤加减。可以酌情加全蝎、蜈蚣熄风止痉；如果伴有面色㿠白，神疲乏力，可以加入黄芪、党参以益气助血行。

六、阴血亏虚证

主证：项背强急，四肢麻木，抽搐或筋惕肉瞤，直视口噤，头目昏眩，自汗，神疲气短，或低热，舌质淡或舌红无苔，脉细数。

治法：滋阴养血，熄风止痉。

方药：四物汤合大定风珠加减。

【针灸及其他疗法】

一、针灸

主穴：水沟、大椎、阳陵泉、合谷、太冲。风邪较盛加风池、风门；肝经热盛加行间、肝俞；阳明热盛加天枢、曲池、内庭。

二、预防、护理

1．重视痉证的先兆表现。痉证发作前有双目不瞬，口角肌肉抽动等先兆，及时给予预防及治疗以防止发痉。

2．痉证发作期间，保持环境安静，避免各种不良刺激，可以减少痉证的发生。

3．痉证发作时容易导致窒息，应该注意检查口腔，去除假牙，防治堵塞气道。

第三十二节　痿　证

痿证是脏腑内伤，使精血受损，肌肉筋脉失养，以致肢体筋脉弛缓，软弱无力，不能随意运动或伴有肌肉萎缩的一种病证。临床以下肢痿弱较为常见，亦称"痿"。

现代医学的多发性神经炎、周期性麻痹、运动神经元疾病、急性脊髓炎、重症肌无力、进行性肌营养不良、中枢神经系统感染并发软瘫后遗症等皆可参照本病辨证论治。

【病因病机】

一、肺热津伤

外感温热邪毒，上犯于肺，或病后邪热未尽，肺津耗伤，不能输布津液于五脏、濡养肢体，导致四肢筋脉痿弱不用。

二、湿热浸淫

久处湿地或外感湿邪，留滞经络，郁而化热。或过食肥腻，过度饮酒，损伤脾胃，湿热内生。湿热浸淫筋脉，气血运行不畅，筋脉肌肉失于濡养而迟缓不收，发为痿证。

三、脾胃亏虚

素体脾胃虚弱，或者久病中气损伤，受纳、运化、输布失常，导致气血化生之源不足，精微输布失常，不能荣养五脏、肌肉、四肢、筋脉，发为痿证。

四、肝肾亏损

素体肾虚，或者久病伤肾，房劳过度，罢极本伤，阴精亏损，水亏火旺，筋脉失养，发为痿证。

五、瘀血内阻

外伤扑跌，瘀血内停；或者久病不愈，气血耗伤，血行不畅，瘀血内阻，或久病入络，痰瘀交结，脉络痹阻，筋脉失于气血荣养而成痿证。

痿证病变部位在肢体筋脉，但根于五脏虚损，以肺、脾胃、肝肾为主。基本病机：实则筋脉肌肉受邪，气血运行受阻；虚则气血阴精亏耗，筋脉肌肉失养。急性发病者多邪实，久病多正虚。肺主皮毛，脾主肌肉，肝主筋，肾主骨，心主血脉。五脏病变，皆能致痿，五脏精气耗伤，致使精血津液亏损。而五脏受损，功能失调，气化不行，又加重了精血津液的不足。临证常表现为因实致虚、因虚致实和虚实错杂的复杂病机。

【辨证论治】

痿证辨证，重在辨病位、审虚实。病位有肺、脾胃、肝肾之不同。症见发热，咳嗽，咽痛，或在热病之后出现肢体软弱不用者，病位多在肺；凡见四肢痿软，食少便溏，面浮，下肢微肿，纳呆腹胀，病位多在脾胃；以下肢痿软无力明显，甚则不能站立，腰脊酸软，头晕耳鸣，遗精阳痿，月经不调，咽干目眩，病位多在肝肾。其次辨虚实，急性发病，发展快，病程短，肢体力弱，肌肉萎缩不明显，属于实证；病程长，病程逐渐发展，肢体迟缓，肢体力弱，肌肉萎缩明显，属于虚证。

治疗上，《素问·痿论》提出"治痿独取阳明"的基本原则。所谓"独取阳明"，主要指采用补益脾胃的方法治疗痿证。肺之津液来源于脾胃，肝肾的精血亦有赖于脾胃的生化，所以凡属胃津不足者，宜养阴益胃；脾胃虚弱者，应益气健脾；脾胃功能健旺，气血津液充足，脏腑功能旺盛，筋脉得以濡养，有利于痿证恢复。"治痿独取阳明"既要重视补虚养阴，又不能忽视清阳明之热，更不能单以"独取阳明"统治各类痿证。其次，痿证日久，累及肝肾，所以重视补益肝肾是治疗痿证的另一重要原则。如朱丹溪主张"泻南方、补北方"，则是从泻心火、滋肾阴入手，使水火相济，金水相生，五脏滋润。痿证不可以妄用风药，治风之剂，有发散风邪、开通腠理之效，若误用，阴血愈燥，痿证加重。

一、肺热津伤证

主证：发病急，病起发热，或热后突然出现肢体软弱无力，可较快发生肌肉瘦削，皮肤干燥，心烦口渴，咳呛少痰，咽干不利，小便黄赤或热痛，大便干燥。舌质红，苔黄，脉细数。

治法：清热润燥，养阴生津。

方药：清燥救肺汤加减。

二、湿热浸淫证

主证：四肢痿软，肢体困重、无力，尤以下肢或两足痿弱为甚，兼见微肿、手足麻木，扪及微热，或有发热，胸脘痞闷，小便赤涩热痛。舌质红，舌苔黄腻，脉濡数或滑数。

治法：清热利湿，通利经脉。

方药：加味二妙散加减。伴胸脘痞闷，肢体困重且肿，可加厚朴、薏苡仁、茯苓、泽泻健脾利湿，长夏雨季，可以增加藿香、佩兰芳香化浊。

三、脾胃虚弱证

主证：肢体软弱无力，神疲肢倦，肌肉萎缩，少气懒言，纳呆便溏，面色白或萎黄无华，面浮。舌淡苔薄白，脉细弱。

治法：补中益气，健脾升清。

方药：参苓白术散合补中益气汤加减。

四、肝肾亏损证

主证：起病缓慢，渐见肢体痿软无力，腰膝酸软，不能久立甚至步履全废，腿胫大肉渐脱，或伴有眩晕耳鸣，舌咽干燥，遗精或遗尿，或妇女月经不调。舌红少苔，脉细数。

治法：补益肝肾，滋阴清热。

方药：虎潜丸加减。热盛者去锁阳、干姜，或者用六味地黄丸加牛骨髓、猪骨髓、鹿角胶、枸杞子。若面色萎黄，心悸、怔忡，舌质淡红，脉细弱，酌情加黄芪、党参、当归、鸡血藤等补养气血。

五、瘀血内阻证

主证：四肢痿弱，肌肉瘦削，手足麻木不仁，四肢青筋显露，可伴有肌肉活动时隐痛不适。舌痿不能伸缩，舌质暗淡或有瘀点、瘀斑，脉细涩。

治法：益气养营，活血行瘀。

方药：圣愈汤合补阳还五汤加减。

【针灸及其他疗法】

一、针灸

主穴：上肢取肩髃、曲池、合谷、阳溪；下肢取髀关、梁丘、足三里、解溪。

配穴：肺热者加尺泽、肺俞；湿热者加阳陵泉、脾俞；肝肾阴亏者加肝俞、肾俞、悬钟、阳陵泉。肺热或湿热明显者，单针不灸，用泻法；肝肾阴亏、气血不足者，针灸同施，用补法。

二、单方、验方

1．鹿角片 300g（酒浸一夜），熟地黄 120g，附子片 45g，与大麦煮至熟，焙干为末，用大麦粥和为丸。每日 3 次，每次 7g，米饭汤送服。

2．大麦（去皮）60g，薏苡仁 60g，土茯苓 90g，同煎为粥，煮熟后去土茯苓，常服。主治湿热浸淫痿证。

3．新鲜骨髓加入黄豆适量煮食。或烤干牛骨髓粉 300g，黑芝麻 300g，略炒香后研为细末，加白糖适量合拌，每次服 9g，每日 2 次。适用于肝肾亏虚痿证。

（杜锦辉）

中医外科病证

1. 掌握痔的分类、诊断要点以及常用治法。
2. 熟悉疮疡、瘿病与瘰疬等外科疾病的诊断及辨证要点。
3. 了解各类外科病证的常用治法及药物。

第一节 疮 疡

疮疡广义上是指一切体表外科疾患的总称；狭义是指各种致病因素侵袭人体后引起的体表化脓性疾病，包括急性和慢性两大类。本节学习内容指狭义疮疡。中医外科学对疮疡的辨证施治非常具有特色。

疖

疖是一种生于皮肤浅表的急性化脓性疾患。其特点是随处可生，色红灼热疼痛，突起根浅，肿势局限，范围多在 3 厘米以内，出脓即愈。包括有头疖、无头疖、蝼蛄疖、疖病。本病相当于西医学的疖、头皮穿凿性脓肿、疖病等。

【病因病机】

由于内郁湿火，外感风邪，两相搏结，蕴阻肌肤所致；或夏秋季节感受暑湿热毒之邪而生；或因天气闷热汗出不畅，暑湿热蕴蒸肌肤，引起痱子，复经搔抓，破伤染毒而成。

患疖后若处理不当，疮口过小引起脓毒潴留，或搔抓染毒，致脓毒旁窜，在头顶皮肉较薄处易蔓延、窜空而成蝼蛄疖。

阴虚内热之消渴病患者或脾虚便溏患者，容易感染邪毒，并可反复发作，迁延不愈，而致多发性疖病。

【临床表现】

局部皮肤红肿疼痛，可伴有发热，口干，便秘等症状。不同类型的疖，又有不同的表现。

1. 有头疖 局部皮肤上有一红色结块，多在 3cm 内，灼热疼痛，突起根浅，中心有一脓头，出脓即愈。
2. 无头疖 皮肤上有一红色结块，小于 3cm，无脓头，表面灼热，触之疼痛，2～3 天化脓，溃后多迅速愈合。

3．蝼蛄疖　多发于儿童头部。临床常见两种类型：一种是坚硬型，疮形虽小，但根脚坚硬，溃破出脓而坚硬不消，疮口愈合后还会复发，常一处未愈，他处又生。另一种是多发型，大如梅李，相联三五枚，溃破脓出而不易愈合，日久头皮窜空，如蝼蛄串穴之状。

4．疖病　好发于项后发际、背部、臀部，几个到几十个，反复发作，缠绵不愈，亦可在身体各处散发，一处将愈、他处又起。消渴病、习惯性便秘或体质虚弱之人易患本病。

【辨证论治】

内治法

（一）热毒蕴结证

主证：常见于气实火盛患者。轻者疖肿只有 1～2 个，多者可散发全身，或簇集一处，或此愈彼起；可有发热，口渴，溲赤，便秘；苔黄，脉数。

治法：清热解毒。

方药：五味消毒饮加减。

（二）暑热浸淫证

主证：发于夏秋季节，以儿童及产妇多见；可有发热，口渴，便秘，溲赤等；苔薄腻，脉滑数。

治法：清暑化湿解毒。

方药：清暑汤加味。

（三）阴虚内热证

主证：疖肿常此愈彼起，不断发生。或散发全身各处，或固定一处，疖肿较大。常伴口干唇燥，舌红苔薄，脉细数。

治法：养阴清热解毒

方药：仙方活命饮合增液汤加减。

外治法

①初起小者用千捶膏盖贴；大者用金黄散或玉露散，以金银花露或菊花露调糊敷于患处，或紫金锭水调外敷；也可用鲜野菊花叶、蒲公英、芙蓉叶、败酱草、丝瓜叶取其一种，洗净捣烂敷于患处。②脓成宜切开排脓，掺九一丹、太乙膏盖贴；深者可用药线引流。脓尽用生肌散掺白玉膏收口。③蝼蛄疖宜作十字形剪开。若有死骨，待松动时用镊子钳出。可配合垫棉法，使皮肉黏连而愈合。

【预防与调摄】

1．少食辛辣炙煿、肥甘厚腻，患病时忌食鱼腥发物，保持大便通畅。

2．注意个人卫生，勤洗澡，勤理发，勤换衣服。

3．做好防暑工作，多饮清凉饮料，防止痱子发生。

4．患消渴病等，应及时治疗；体虚者应积极锻炼身体。

案例

患者张某，男，22岁。后颈部反复结块疼痛1年余。患者后颈部有色红结块4枚，大约不到1厘米，突起根浅，灼热疼痛，部分有白脓头，过去1年反复发作三四次，颈部不能转侧，纳可，二便尚可，舌红苔黄腻，脉滑。请写出诊断，并分析证型，给予相应治疗，以及预防与调摄事项。

痈

痈是气血为毒邪壅塞而不通之意，在中医文献中，有内痈与外痈之分。内痈生在脏腑，外痈生在体表。本节只讲述外痈，它是指发生于体表皮肉之间的急性化脓性疾病。其特点是局部光软无头，红肿疼痛（少数初起皮色不变），结块范围多在 6～9 厘米左右，发病迅速，易肿、易脓、易溃、易敛，或伴有恶寒、发热、口渴等全身症状。一般不会损伤筋骨，也不易造成陷证。相当于西医学的体表浅部脓肿、急性化脓性淋巴结炎等。

一般痈发无定处，随处可生，因发病部位不同，中医文献中有各种不同的命名。生于颈部的称颈痈，生于腋下的称腋痈，生于胯腹部的称胯腹痈，生于委中穴的称委中毒，生于脐部的称脐痈，这些痈具有一般痈的共性，但又各有特点。

【病因病机】

外感六淫邪毒，或皮肤外伤感染毒邪，或过食膏粱厚味，内生湿热火毒等，引起邪毒壅聚，郁结不散，可使营卫不和，气血凝滞，经络阻塞，化火成毒而成痈肿。

【临床表现】

初起在患处皮肉之间突然肿胀不适，光软无头，很快结块，皮肤焮红，灼热疼痛，少数患者初起皮色不变，到酿脓时方转为红色，结块逐渐扩大，高肿坚硬。轻者可无全身症状，重者可伴恶寒发热，头痛泛恶，口渴，舌苔黄腻，脉洪数等。

成脓约在病起后 7 天左右，即使气血虚弱者亦不超过 2 周。局部肿势高突，疼痛加剧，痛如鸡啄。若按之中软应指者，为脓已成熟，多伴有发热持续不退等全身症状。

溃后流出脓液，多黄白稠厚，亦可夹杂赤紫色血块。若溃后脓出通畅，则局部肿消痛止，全身症状也随之消失。若疮口过小或袋脓，可致脓流不畅，影响愈合。若气血虚者，则脓水稀薄，疮面新肉难生，不易收口。

不同部位的痈，又有不同的特点。颈痈多生于颈旁一侧或两侧，也可发生于耳后、额下、颏下，其特点是多见于儿童，初起时局部肿胀、灼热、疼痛，皮色不变，结块边界清楚，具有明显的风温外感症状，相当于西医学的颈部急性化脓性淋巴结炎。腋痈特点是腋下暴肿、灼热、疼痛而皮色不变，上肢活动不利，溃后容易形成袋脓，相当于西医学的腋部急性化脓性淋巴结炎。脐痈特点是初起脐部微肿，渐大如瓜，溃后脓稠无臭则易敛，脓水臭秽则成漏，相当于西医学的脐炎，或脐肠管、脐尿管异常继发感染。

【辨证论治】

治疗宜祛除毒邪，流通气血为主，并结合发病部位辨证用药。

内治法

①初期：宜疏风清热，行瘀活血为主，用仙方活命饮。若上部之病由风温、风热引发者，用牛蒡解肌汤或银翘散；中部之病由气郁、火郁而成者，宜清肝解郁，用柴胡清肝汤；下部之病由湿火、湿热所致者，宜清热利湿，用五神汤或萆薢化毒汤。②成脓：若成脓迟缓者，宜透脓，用透脓散加减。③溃后：脓泄过多，气血亏虚，宜补益气血，血虚者用四物汤；气虚者用四君子汤；气血两虚者用八珍汤。

外治法

①初起：用金黄膏、玉露膏外敷，或金黄散、玉露散，用冷开水或醋等调成糊状外敷，或千捶膏、太乙膏，掺红灵丹或阳毒内消散外贴。②成脓：宜切开排脓。③溃后：先用八二丹或九一丹以提脓祛腐，并用药线引流，外盖金黄膏或玉露膏。脓腐已尽，宜生肌收敛，掺药改用生肌散，太乙膏或生肌白玉膏或生肌玉红膏盖贴。④有袋脓者，可先用垫棉法加压包扎，如无效可扩创引流。

【预防与调摄】

1．疮口周围皮肤经常保持清洁。
2．平素少食辛辣炙煿、肥甘厚腻之品，患病时忌食烟酒及辛辣、鱼腥发物。
3．有全身症状者宜静卧休息，并减少患部活动。

案例

　　患者高某，男，11岁。左颌下红肿结块疼痛6天。初起局部肿块，胀憋疼痛，皮色正常，4天后肿块变大，皮色转红，范围约5厘米，按之有波动感，触痛明显，伴发热头痛，咽干口渴，二便尚可，舌红苔薄白，脉滑数。请写出诊断，并分析证型，给予相应治疗，以及预防与调摄事项。

第二节　瘿、瘰疬

瘿与瘰疬其发病部位均位于颈部，但其疾病性质与临床表现等完全不同，故在本节中分别介绍。

瘿

瘿是颈前结喉两侧肿大的一类疾病。其特征为颈前结喉两侧漫肿或结块，皮色不变，逐渐增大，病程缠绵。相当于西医学甲状腺疾病的总称，包括单纯性甲状腺肿、甲状腺肿瘤和急性化脓性甲状腺炎等。瘿在古代文献中，分为五瘿，即筋瘿、血瘿、肉瘿、气瘿、石瘿。现代一般分为气瘿、肉瘿、石瘿、瘿痈4种，其中以气瘿、肉瘿较为多见，这也是本部分学习的内容。

气瘿

气瘿是瘿病的一种，因其患部肿块柔软无痛，可随喜怒而消长，故称为气瘿，俗称"大脖子"病，相当于西医学的单纯性甲状腺肿及部分地方性甲状腺肿。本病多流行于缺碘的高原山区，但平原地带亦有散发。

【病因病机】

内因多由于忧恚抑郁，肝郁气滞，横逆犯脾，脾失健运，痰浊内生，痰气互结，循经上行，结于喉结之处。外因为水土因素，居住高山地区，久饮沙水，入于脉中，搏结颈下。此外肾气亏虚，外邪乘虚侵入，亦能引起本病。

【临床表现】

好发于青年，女多于男，尤以怀孕期及哺乳期的妇女多见，在流行地区常见于学龄儿童。

初起时无明显不适感，甲状腺呈对称性、弥漫性肿大，腺体表面较平坦，质软不痛，皮色如常，随吞咽动作而上下移动。随后在肿大的腺体一侧或两侧，可扪及多个或一个结节。如肿块进行性增大，可压迫气管、食管、血管、神经等而引起各种症状：气管受压，发生呼吸困难；压迫食管，引起吞咽不适；压迫颈深静脉，面部呈青紫色浮肿和颈、胸有浅静脉扩张；压迫喉返神经，出现声音嘶哑。

【辨证论治】

肝郁气滞证

主证：颈部弥漫性肿大，边缘不清，随喜怒消长，皮色如常，质软无压痛，肿块随吞咽动作上下移动；伴急躁易怒，善太息；舌质淡红，苔薄，脉沉弦。

治法：疏肝解郁，化痰软坚。

方药：四海舒郁丸加减。

【预防与调摄】

1．在流行地区内，除改善饮水外，主要以食用碘化食盐做集体性预防。

2．经常食用海带或其他海产植物菜。

3．保持心情舒畅。

肉瘿

肉瘿是瘿病中较为常见的一种，其临床特点是颈前喉结一侧或两侧结块，柔韧而圆，如肉之团，随吞咽动作而上下移动，发展缓慢。好发于青年女性及中年人。相当于西医学的甲状腺腺瘤或囊肿，属甲状腺的良性肿瘤。

【病因病机】

由于情志不畅，肝失调达，肝气郁结；或忧思郁怒，肝旺侮脾，脾失健运，痰浊内蕴。气郁、湿痰留注于任、督，汇集于结喉，气血为之壅滞，聚而成形，遂成本病。

【临床表现】

本病多见于 30 ～ 40 岁女性。在喉结正中一侧或双侧有单个肿块，呈圆形或椭圆形，表面光滑，质韧有弹性，可随吞咽动作上下移动，按之不痛，生长缓慢，一般无任何不适，多在无意中发现。

部分患者可发生肿物突然增大，并出现局部疼痛，是因腺瘤囊内出血所致。巨大肉瘿可压迫气管移位，但很少发生呼吸困难和声带麻痹。有的患者可伴有性情急躁、胸闷易汗、心悸、手颤等甲状腺功能亢进征象。极少数患者可发生癌变。

【辨证论治】

内治法

（一）气滞痰凝证

主证：颈部肿块，不红，不热，不痛，随吞咽上下移动，可有呼吸不畅或吞咽不利。一般无明显全身症状。苔薄腻，脉弦滑。

治法：理气解郁，化痰软坚。

方药：海藻玉壶汤加减。

（二）气阴两虚证

主证：局部症状同上；性情急躁，易怒，怕热，易汗，口苦，心悸，失眠，多梦，手颤，善食，消瘦，月经不调；舌红，苔薄，脉弦。

治法：益气养阴，软坚散结。

方药：生脉散合海藻玉壶汤加减。

外治法

用阳和解凝膏掺黑退消外敷。

【预防与调摄】

1. 保持心情舒畅，避免忧思郁怒。
2. 患病后注意定期复查。

案例

患者赵某，男，50 岁。颈前喉结结块半年余。患者半年前公司组织体检，发现颈前喉结处有一个结块，近圆形，大约 1 厘米，表面光滑，边界清楚，活动度好，且可随吞咽上下移动，无疼痛，未见生长。舌淡红，苔白腻，脉滑。请写出诊断，并分析证型，给予相应治疗，以及预防与调摄事项。

瘰疬

瘰疬是一种发生于颈部的慢性感染性疾病。因其结核累累如贯珠状，故名瘰疬。又名"疬子颈""老鼠疮"。其特点是多见于儿童或青年，好发于颈部及耳后，病程进展缓慢。初起时结核如豆，不红不痛，缓缓增大，并可串生，溃后脓液清稀，夹有败絮样物质，往往此愈彼溃，形成窦道。相当于西医学的颈部淋巴结结核。

【病因病机】

情志不畅，肝气郁结，气滞伤脾，脾失健运，痰湿内生，结于颈项而成。日久痰湿化热，或肝郁化火，下烁肾阴，热盛肉腐成脓。亦可因肺肾阴亏，以致阴亏火旺，肺津不能输布，灼津为痰，痰火凝结，结聚成核。

【临床表现】

好发于颈项及耳前、耳后的一侧或两侧，也有延及颌下、锁骨上及腋窝等处者。

初期：结块肿大如豆，一个或数个不等，肤色正常，较硬，推之活动，不热不痛。一般无全身症状。中期：结块渐大，渐感疼痛，皮核黏连，结块亦可相互黏连成块，不易推动。若液化成脓，则皮肤转为暗红色而微热，有轻微波动感。部分患者有低热、乏力及食欲不振等全身症状。后期：成脓的结块溃破后，脓液稀薄，或夹有败絮样物。疮口呈潜行性空腔，久不收敛，可以形成窦道。此时部分患者出现低热、乏力、食欲不振、腹胀便溏等症；或出现盗汗、咳嗽、潮热等症。

【辨证论治】

内治法

（一）气滞痰凝证

主证：多见于瘰疬初期，肿块坚实，无明显全身症状；苔黄腻，脉弦滑。

治法：疏肝理气，化痰散结。

方药：逍遥散合二陈汤加减。

（二）阴虚火旺证

主证：核块逐渐增大，皮核相连，皮色转暗红；午后潮热，夜间盗汗；舌红，少苔，脉细数。

治法：滋阴降火。

方药：六味地黄丸加减。

（三）气血两虚证

主证：疮口脓出清稀，夹有败絮样物，形体消瘦，精神倦怠，面色无华；舌淡质嫩，苔薄，脉细。

治法：益气养血。

方药：香贝养荣汤加减。

外治法

①初期局部肿块处可敷冲和膏或用阳和解凝膏掺黑退消。②中期则外敷冲和膏，如脓成未熟，改用千捶膏。脓熟宜切开排脓。③后期溃疡面一般用七三丹、八二丹药线引流，外敷红油膏或冲和膏。肉芽鲜红，脓腐已尽，改用生肌散、白玉膏。如有空腔或窦道时，可用千金散药线，也可用扩创或挂线手术。

【预防与调摄】

1．保持精神愉快，加强锻炼。
2．适当增加营养，忌食鱼腥发物、辛辣刺激性食物。
3．积极治疗其他部位的结核病变。

案例

患者胡某，女，15岁。左侧颈部结核累累，时溃时敛1年余。患者1年前左侧颈部出现2枚结块，一枚黄豆大小，另一枚蚕豆大，不痛不痒，皮色正常，之后逐渐增大，结核增多，并且相互融合，皮色转为暗红，自溃出脓，质稀，夹有败酪样物，经治疗时敛时溃。伴消瘦倦怠，面色无华，舌淡苔薄，脉细。请写出诊断，并分析证型，给予相应治疗。

第三节 乳 癖

乳房部位出现形状大小不一的硬结肿块，由于自觉症状不明显，肿块不易被发现，故名乳癖。乳癖是乳腺组织的既非炎症也非肿瘤的良性增生性疾病，相当于西医的乳腺增生病。其特点是单侧或双侧乳房疼痛并出现肿块，乳痛和肿块与月经周期及情志变化密切相关。本病好发于 25 ～ 45 岁的中青年妇女，是临床上最常见的乳房疾病。

【病因病机】

由于郁怒伤肝、肝郁气滞、思虑伤脾、脾失健运、痰浊内生、肝郁痰凝、气血瘀滞、阻于乳络而发；或因冲任失调、痰瘀凝结所致。

【临床表现】

乳房肿块可发生于单侧或双侧，大多位于乳房的外上象限，也可见于其他象限。肿块大小不一，一般在 1 ～ 2 厘米左右，大者可超过 3 厘米；其形态不规则，或圆或扁，质地坚韧，与周围组织分界不清，与皮肤和胸肌筋膜无黏连，推之移动，大多伴有压痛；肿块可于经前期增大变硬，经后稍见缩小变软。

乳房疼痛以胀痛为主，也有刺痛或牵拉痛。疼痛常在月经前加剧，经后疼痛减轻，或疼痛随情绪波动而变化。个别患者还可伴有乳头溢液呈白色或黄绿色，或呈浆液状。

本病病程较长，常达数年，肿块的生长和发展多为间歇性。

【辨证论治】

内治法

（一）肝郁痰凝证

主证：多见于青壮年妇女。乳房肿块随喜怒消长，伴有胸闷胁胀，善郁易怒，失眠多梦，心烦口苦；苔薄黄，脉弦滑。

治法：疏肝解郁，化痰散结。

方药：开郁散或逍遥蒌贝散加减。

（二）冲任失调证

主证：多见于中年妇女。乳房肿块月经前加重，经后缓减；伴有腰酸乏力，神疲倦怠，月经失调，量少色淡，或闭经；舌淡，苔白，脉沉细。

治法：调摄冲任

方药：二仙汤加味。

外治法

用阳和解凝膏掺黑退消或桂麝散盖贴。

【预防与调摄】

1．调情志，保持心情舒畅。

2．及时治疗月经失调等妇科疾患和其他内分泌疾病。

3．对发病高危人群要重视定期检查。

案例

患者贾某，女，39岁。两侧乳房结块疼痛2年余。患者两年前常觉经前明显乳房憋胀疼痛，自行触摸乳房有数个结块，间断自服"乳癖消"等药物，效果不佳，此次为求根治，遂来就诊。现症见乳房胀痛，外观无畸形，触诊两侧乳房外上象限有数个结节，为片块状，质韧，表面光滑，边界欠清，有压痛。伴有情绪不畅，失眠多梦，舌红苔薄白，脉浮滑。请写出诊断，并分析证型，给予相应治疗，以及预防与调摄事项。

第四节 蛇 串 疮

蛇串疮是一种皮肤上出现成簇水疱，呈身体单侧带状分布，痛如火燎的急性疱疹性皮肤病。临床特征为：成簇水疱，沿一侧周围神经呈带状分布，伴刺痛，多见于成年人，好发于春秋季节，又称缠腰火丹、火带疮、蛇丹、蜘蛛疮等。相当于西医学的带状疱疹。

【病因病机】

本病多为情志内伤，肝郁化火，肝经火毒，外溢肌肤而发，或夹风邪上窜而发于头面；或夹湿邪下注，发于阴部及下肢；或饮食不节，脾失健运，湿邪内生，蕴而化热，湿热内蕴，外溢肌肤而生；或兼感感染毒邪，湿热火毒蕴结于肌肤而成。年老体虚者，常因血虚肝旺，湿热毒盛，气血凝滞，以致疼痛剧烈，病程迁延。

【临床表现】

发病初期，其皮损为带状的红斑，继而出现多数和成簇的粟粒至绿豆大小的丘疱疹，迅速变为水疱，聚集一处或数处，排列成带状，疱群之间隔以正常皮肤，疱液初澄明，数日后混浊化脓，重者可有血疱或坏死；轻者无皮损，仅有刺痛感，或稍潮红，无典型的水疱。皮损好发于腰肋部、胸部或头面部，多发于身体一侧，常单侧性沿皮神经分布，一般不超过正中线。

一般发病前先有全身不适，疲乏无力，轻度发热等前驱症状，患部皮肤常有感觉过敏，灼热刺痛，疼痛伴随或先于皮疹出现。皮肤刺痛轻重不等，儿童疼痛轻微，年老者常较为剧烈，部分老年患者皮损消退后可遗留顽固性神经痛，常持续数月之久。

病程一般 2～3 周，老年人 3～4 周。

【辨证论治】

内治法

（一）肝经郁热证

主证：皮损鲜红，灼热刺痛，疱壁紧张；口苦咽干，心烦易怒，大便干燥或小便黄；舌质红，苔薄黄或黄厚，脉弦滑数。

治法：清泄肝火，解毒止痛。

方药：龙胆泻肝汤加味。

（二）脾虚湿蕴证

主证：皮损色淡，疼痛不显，疱壁松弛；口不渴，食少腹胀，大便时溏；舌淡或正常，苔白或白腻，脉沉缓或滑。

治法：健脾利湿，解毒消肿。

方药：除湿胃苓汤加减。

（二）气滞血瘀证

主证：皮疹减轻或消退后局部疼痛不止，放射到附近部位，痛不可忍，坐卧不安，重者可持续数月或更长时间；舌黯，苔白，脉弦细。

治法：理气活血，通络止痛。

方药：柴胡疏肝散合桃红四物汤加减。

外治法

初起用玉露膏外敷；或外搽双柏散、三黄洗剂；或鲜马齿苋、鲜菊花叶捣烂外敷。水疱破后，用青黛膏或四黄膏外涂。若水疱不破，可将其挑破，使疱液流出，以减轻疼痛。

【其他治疗】

针刺　取穴内关、阳陵泉、足三里。局部周围卧针平刺，留针30分钟，每日1次。疼痛日久者，加支沟，或加耳针，刺肝区，埋针3天。

【预防与调摄】

1．生病期间忌食辛辣肥甘及鱼腥海味，宜进清淡饮食。

2．忌用热水烫洗患处，内衣宜柔软宽松，以减少磨擦。

3．皮损局部保持干燥、清洁。

案例

　　患者尹某，女，37岁。左侧臀部灼热刺痛不适5天。患者9天前出现恶寒，发热，头身疼痛，乏力，认为"感冒"，自用药物后，稍有缓解，但左臀部出现感觉过敏，随之在5天前，局部皮色变红，出现粟米至绿豆大小的水疱，间有血疱，呈簇集分布，灼热刺痛，不可触碰，影响睡眠。伴口苦咽干，大便干燥，小便黄；舌红苔薄黄，脉浮。请写出诊断，并分析证型，给予相应治疗，以及预防与调摄事项。

第五节　肠　痈

　　肠痈是指发生于肠道的痈肿，属内痈范畴。西医学中的急性阑尾炎、回肠末端憩室炎、克隆氏病等均属肠痈范畴。本节所讲的肠痈则专指急性阑尾炎。发病居外科急腹症的首位，可发生于任何年龄，以青壮年为多，男性多于女性。本病的特点是：转移性右下腹疼痛，伴恶心、呕吐、发热，右下腹局限性压痛。

【病因病机】

　　饮食不节、暴饮暴食、嗜食生冷、油腻，或饱食后暴急奔走，跌仆损伤，或寒温不适，外邪侵入肠中，或情志不畅，肝郁脾伤等，均可损伤肠胃，导致肠道传化失司，糟粕停滞，气滞血瘀，瘀久化热，热胜肉腐而成痈肿。

【临床表现】

（一）初期

　　初起时有突然发作的阵发性腹痛，多位于脐周或上腹部，数小时后转移并局限于右下腹部，腹痛呈持续性、进行性加重。70%～80%的患者有转移性右下腹痛的特点，也有部分患者发病开始即出现右下腹痛。右下腹压痛是本病常见的重要体征，压痛点通常在麦氏点，但可随阑尾的位置不同而有差异。一般可伴有轻度发热，恶心纳差，舌苔白腻，脉弦滑或弦紧等。

（二）酿脓期

　　如病情进展，渐至化脓，则疼痛更剧，右下腹明显压痛、反跳痛，腹皮急而渐肿；或右下腹可触及包块；高热不退，恶心呕吐，口渴，便秘或腹泻。舌红苔黄腻，脉弦数或滑数。

（三）溃脓期

　　腹痛由局部扩展至全腹，腹皮挛急，全腹压痛、反跳痛；恶心呕吐，大便秘结或次数增多；高热汗出，口干而臭。舌红或绛，苔黄糙，脉洪数或细数等。

（四）变证

1．慢性肠痈　本病初期腹痛较轻，无明显寒热，病情发展缓慢。或有反复发作病史者。

2．腹部包块　本病发病4～5天后，身热不退，腹痛不减，右下腹出现压痛性包块（阑尾周围脓肿），或在腹部其他部位出现压痛性包块（肠间隙、膈下或盆腔脓肿），是为湿热瘀结，热毒结聚致使。

【辨证论治】

内治法

（一）气血瘀滞证

主证：转移性右下腹痛，呈持续性、进行性加剧，右下腹局限性压痛或拒按，伴恶心纳差，可有轻度发热。苔白腻，脉弦滑或弦紧。

治法：行气活血，通腑泄热。

方药：大黄牡丹汤或红藤煎剂加减。

（二）瘀滞化热证

主证：腹痛加剧，右下腹或全腹压痛、反跳痛、腹皮挛急；右下腹可摸及包块；壮热，纳呆，恶心呕吐，便秘或腹泻。舌红苔黄腻，脉弦数或滑数。

治法：通腑泄热，解毒利湿透脓。

方药：复方大柴胡汤加减。

（三）热毒炽盛证

主证：腹痛剧烈，全腹压痛、反跳痛、腹皮挛急；高热不退或恶寒发热，时时汗出，烦渴，恶心呕吐，腹胀，便秘或似痢不爽。舌红绛而干，苔黄厚干燥或黄糙，脉洪数或细数。

治法：通腑排脓，养阴清热。

方药：大黄牡丹汤合透脓散加减。

外治法

1. 敷药法　肠痈脓成或未成，均可选用金黄散、玉露散或双柏散，用水或蜜调成糊状，外敷右下腹。

2. 保留灌肠　采用大黄牡丹汤、复方大柴胡汤等煎剂 150～200ml，保留灌肠，以通腑泄热排毒。

【其他疗法】

1. 针刺疗法　可促进肠道蠕动，改善血运、止痛等。主穴：足三里、阑尾穴，高热加曲池、内庭，肿块加天枢，恶心呕吐加内关、中脘，腹胀加大肠俞。

2. 手术疗法　西医治疗急性阑尾炎的原则是早期行手术治疗。对急性单纯性阑尾炎还可经腹腔镜行阑尾切除。

五、预防与调摄

1. 保持良好的饮食及生活习惯，餐后不作剧烈运动。

2. 发病期间注意减少活动，甚则卧床休息。

3. 据食欲情况给予清淡软食或半流食，病情严重者给予流质饮食或禁食。

患者刘某，男，40岁。右下腹部疼痛不适，伴恶心呕吐2天。患者2天因进食肥腻，出现上腹部疼痛不适，伴有恶心、呕吐，家属以为饮食不洁所致，自用药物而未能缓解，之后疼痛逐渐转移并固定于右下腹。现症见右下腹疼痛及有压痛，无反跳痛，伴恶心呕吐，大便不畅，恶寒乏力。舌淡苔白腻，脉弦紧。请写出诊断，并分析证型，给予相应治疗，以及预防与调摄事项。

第六节　痔

痔是直肠末端黏膜下和肛管皮肤下的直肠静脉丛发生扩大、曲张所形成的柔软静脉团，或肛缘皮肤结缔组织增生或肛管皮下静脉破裂形成的隆起物。痔是一种常见、多发的疾病，故民间有"十人九痔"之说，但好发于20岁以上的成年人，且随年龄增长，其发病率逐渐增高。据发病部位不同，分为内痔、外痔及混合痔。

内痔

生于肛门齿线以上，直肠末端黏膜下的直肠上静脉丛扩大、曲张形成的柔软静脉团，称为内痔。内痔是肛门直肠疾病中最常见的疾病，好发于截石位3、7、11点（即左侧、右前、右后）。其主要临床表现有便血、痔核脱出、肛门不适感。

【病因病机】

本病的发生多由于脏腑本虚，兼因饮食不节，过食醇酒厚味，或久坐久立、负重远行，或便秘努责、久泻久痢，或多次妊娠等，导致脏腑功能失调，风燥湿热下迫，气血运行不畅，经络阻滞，瘀血浊气结滞不散，筋脉横解而成。日久气血亏虚，摄纳无力，则痔核脱出。

【临床表现】

（一）症状

初起多以无痛性便血为主要症状，血色鲜红，不与大便相混，表现为便纸带血，或便时滴血，少数呈喷射状出血，便后出血停止。出血呈间歇性，每因饮酒、过劳、便秘使便血复发和加重。随着病情发展，痔核增大，在排便或咳嗽时可脱出肛外。患者常有大便秘结，亦可有肛门坠胀、肛周潮湿、瘙痒等不适感。

（二）专科检查

指诊可在齿线上触及表面光滑的黏膜隆起；肛镜下见齿线以上黏膜隆起，颜色深红、暗紫。

【辨证论治】

内治法

多适用于Ⅰ、Ⅱ度内痔，或痔核嵌顿继发感染，或年老体弱者，或内痔兼有其他严重疾病不宜手术者。

（一）风伤肠络证

主证：大便带血，滴血或喷射而出，血色鲜红，大便秘结或肛门瘙痒，口干咽燥；舌红，苔黄，脉数。

治法：清热凉血祛风。

方药：凉血地黄汤加减。

（二）湿热下注证

主证：便血色鲜红，量较多，肛门肿物脱出，可自行还纳，肛门灼热，或有肿胀、疼痛；苔黄腻，脉弦数。

治法：清热渗湿止血。

方药：脏连丸加减。

（三）气滞血瘀证

主证：肛门肿物脱出水肿，内有血栓形成，甚或嵌顿，疼痛剧烈，触痛明显，肛管紧缩；舌质紫暗或有瘀斑，苔白，脉弦或涩。

治法：清热利湿，活血止痛。

方药：止痛如神汤加减。

（四）脾虚气陷证

主证：内痔脱出肛外不能自行还纳，需用手托回，肛门坠胀，便血色鲜红或淡；伴面色少华，神疲乏力，少气懒言，纳少便溏，舌淡胖，苔薄白，脉细弱。

治法：补中益气，升阳举陷。

方药：补中益气汤加减。

外治法

适用于各期内痔、内痔嵌顿及手术后。

1. 熏洗法 常用五倍子汤、苦参汤等，具有活血止痛、消肿收敛等作用。

2. 敷药法 应根据症状选用不同的油膏、散剂，常用消痔膏、黄连膏、五倍子散等，具有消肿止痛、收敛止血、生肌收口等作用。

3. 塞药法 可用化痔栓、痔疮栓等，具有消肿、止痛、止血的作用。

【其他疗法】

（一）注射法

注射法是目前治疗内痔的常用方法，可使痔和痔块周围产生无菌性炎症反应，黏膜下组织纤维化，最终使痔核硬化萎缩。

适应证：Ⅰ、Ⅱ、Ⅲ度内痔，内痔兼有贫血者，混合痔的内痔部分。

常用药物：消痔灵、5% ~ 10% 石炭酸甘油、4% ~ 6% 明矾注射液、5% 鱼肝油酸钠。

操作方法：

1. 硬化萎缩注射法 在肛门镜直视下，用 5 号针头注射器于齿线上 0.5cm 的痔核上进针至黏膜下层，针头斜向 15° 进行注射，每个痔核注药 0.3 ~ 0.5ml，一般每次注射不超过 3 个痔核。

2. 消痔灵注射法 适应于各度内痔及混合痔的内痔部分。分四步注射，即先后于痔上动脉区、痔区黏膜下层、痔区黏膜固有层和洞状静脉区注射消痔灵。

（二）结扎疗法

适应证：Ⅱ～Ⅳ度内痔。

操作方法：充分暴露痔核，弯血管钳夹住痔核基底部，用左手向肛外牵拉，右手用持针器夹住已穿有丝线的缝针，从痔核基底中央稍上穿过，沿齿线剪一浅表裂口，进行"8"字形或"回"字形结扎。

【预防与调摄】

1．养成良好的大便习惯，保持大便通畅。
2．注意饮食调理，多吃蔬菜水果，少食辛辣刺激食物。
3．避免久坐久站，做到劳逸结合。

外痔

外痔是指发生于齿线以下，由直肠下静脉丛扩大曲张，或静脉丛破裂，或肛门皮肤因反复炎症刺激增生而形成的疾病。表面覆盖皮肤，不易出血。其特点是肛缘肿块、坠胀、疼痛、异物感。根据临床表现和病理特点不同可分为结缔组织外痔、静脉曲张性外痔、血栓性外痔。

结缔组织外痔是指由急慢性炎症的反复刺激，使肛门缘皱襞的皮肤发生结缔组织增生、肥大；静脉曲张性外痔是指齿线以下直肠下静脉丛扩大曲张，在肛缘形成的柔软团块；血栓性外痔是由直肠下静脉破裂，血液积于肛缘皮下而形成血栓。

【病因病机】

结缔组织外痔常由肛门裂伤，或内痔反复脱出、产育努力等，加之邪毒入侵，湿热下注，以致气血瘀滞，日久不散，而结成皮赘；静脉曲张性外痔多因内痔反复脱出，或经产、负重，以致筋脉横解、气血瘀滞而成；血栓性外痔则内有血热，加之便时努挣，或用力负重，以致肛门痔外静脉破裂，血溢脉外，瘀于皮下。

【临床表现】

（一）结缔组织外痔

肛缘皮赘逐渐增大，质地柔软，痔内无曲张的静脉丛，颜色与肛缘皮肤相同，一般不痛，仅觉肛门异物感。发生于6、12点处的外痔常由肛裂引起；发生于3、7、11点处的外痔，多伴内痔。

（二）静脉曲张性外痔

在肛管或肛缘皮下，局部有椭圆形或长形肿物，触之柔软，在排便等腹压增加时肿物增大，呈暗紫色，可见曲张的静脉团，按之较硬，便后或按摩后肿物缩小变软。一般不痛，有肛门坠胀感。多伴有内痔。

（三）血栓性外痔

肛门部突然剧烈疼痛，肛缘皮下有触痛性肿物。检查见肛缘皮肤表面有一暗紫色圆形硬结节，边界清楚，触痛明显。

【辨证论治】

外痔一般以外治法和手术治疗为主。

外治法

1．熏洗　将药物加水煎煮，先熏后洗。常用苦参汤、五倍子汤等。

2．外敷　将药物敷于局部，常用消痔膏或黄连膏等。

【其他治疗】

1．单纯切除术　适用于结缔组织外痔反复发炎，或体积较大影响清洁卫生者。

2．静脉丛剥离术　适用于静脉曲张性外痔。

3．血栓性外痔剥离术　适用于血栓性外痔较大，血块难以吸收，炎症水肿局限者；或疼痛难忍者。

【预防与调摄】

参照内痔部分。

混合痔

混合痔是指内痔和相应部位的外痔相融合形成一整体者。多发于截石位 3、7、11 点处，尤以 11 点位最为常见。混合痔兼有内、外痔的双重表现。

【辨证论治】

参照内痔和外痔。

【其他治疗】

外痔剥离、内痔结扎术　于外痔部分作"V"形切口，钝性剥离静脉丛，直至齿线稍上方，然后钳夹被剥离的静脉丛和内痔基底部，予贯穿结扎。

【预防与调摄】

参照内痔部分。

案例

患者王某，男，27岁。平素喜食辛辣，一次进食辛辣并大量饮酒后，大便出血，不与大便相混，色鲜红，量少，点滴而下，便池红染，伴有肛门下坠不适，小便正常。舌红苔薄黄，脉数。请写出诊断，并分析证型，以及治疗。

（师建平）

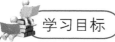

第三章

中医妇科病证

学习目标

1．掌握崩漏、痛经的辨证分型及治疗。
2．熟悉绝经前后诸证、胎漏胎动不安的辨证分型及治疗。
3．了解带下病的辨证分型及治疗。

第一节　崩　漏

崩漏是指经血非时暴下不止或淋漓不尽，前者称崩中或经崩，后者称漏下或经漏，崩与漏出血情况虽不相同，但二者常交替出现，故概称崩漏。本病相当于现代医学的功能失调性子宫出血、生殖器炎症和某些生殖器肿瘤引起的不规则阴道出血。

【病因病机】

本病的发病机理主要是冲任损伤，不能制约经血，故经血从胞宫非时妄行。崩漏既可突然发作，亦可由月经失调发展而来。

一、血热

分为虚热、实热。

（一）虚热

素体阴虚，或久病、失血以致阴伤，阴虚水亏，虚火内炽，扰动血海，迫血妄行，导致崩漏。

（二）实热

素体阳盛，肝火易动，或肝郁化火，或外感热邪，或过食辛辣之品，实热伏于冲任，扰动血海，血沸而下，致成崩漏。

二、肾虚

先天禀赋不足，或七七之年肾气渐虚，或房劳多产伤肾，以致肾虚。肾失封藏，冲任失固，不能制约经血，乃成崩漏。

三、脾虚

忧思过度，饮食劳倦，损伤脾气，脾气虚损，统摄失职，冲任失固，经血失约，以致崩漏。

四、血瘀

七情所伤，冲任郁滞，或经期、产后余血未尽，复感外邪以致成瘀，瘀阻冲任，血不归经，故成崩漏。

【辨证论治】

崩漏是妇科疑难重证，诊治崩漏，应谨守病机，结合出血之量、色、质变化，参合舌脉以及发病的久暂，辨其寒、热、虚、实。本着"急则治其标，缓则治其本"的原则，灵活掌握塞流（即止血）、澄源（即求因治本）、复旧（即调理善后）三法，以达到较好的疗效。

一、血热

（一）虚热

主证：经血非时而下，量多势急，或量少淋漓，色鲜红而质稠，心烦潮热，或尿黄便结。舌质红，苔薄黄，脉细数。

治法：滋阴清热，止血调经。

方药：保阴煎加沙参、麦冬、阿胶。

（二）实热

主证：经血非时忽然大下，或淋漓日久不净，色深红，质黏稠，面赤口渴，或有发热，小便黄或大便干结，舌质红，苔黄，脉洪数。

治法：清热凉血，止血调经。

方药：清热固经汤加减。少腹及两胁胀痛者，加柴胡、夏枯草，大便秘结者，加火麻仁、大黄。

二、肾虚

（一）肾阳虚

主证：经来无期，量多或淋漓不尽，色淡质清，形寒肢冷，腰膝酸软，面色晦暗，小便清长，舌质淡，苔薄白，脉沉细。

治法：温肾助阳，固冲止血。

方药：右归丸去肉桂、当归加黄芪、赤石脂。

（二）肾阴虚

主证：经乱无期，淋漓不尽或量多，色鲜红，质稍稠，头晕耳鸣，腰膝酸软，舌质偏红，苔少，脉细数。

治法：滋肾养阴，固冲止血。

方药：左归丸去川牛膝加女贞子、旱莲草。

三、脾虚

主证：暴崩下血，或淋漓不断，色淡，质薄，气短神疲，面色㿠白，纳差，便溏，舌质淡，苔薄白，脉细弱。

治法：补气摄血，养血调经。

方药：固本止崩汤加减。出血量多者，加升麻、海螵蛸；久漏不止者，加藕节、炒蒲黄。

四、血瘀

主证：经血非时而下，时下时止，量多或淋漓不尽，色紫黑有块，小腹疼痛或胀痛，舌质紫黯，苔薄白，脉涩。

治法：化瘀止血，理气止痛。

方药：逐瘀止血汤加减。少腹冷痛者，加乌药、炮姜；胸胁胀痛者，加柴胡、香附。

若阴道大量出血，肢冷汗出，脉微欲绝，有气随血脱之危候，应用独参汤或生脉散救治。必要时需中西医结合治疗。

第二节 痛 经

妇女经期或行经前后，出现周期性小腹疼痛或痛引腰骶，甚至痛而昏厥，即称痛经，又称"经行腹痛"。本病分原发性和继发性两种，原发性痛经是指生殖器官无明显器质性病变者；继发性痛经是指生殖器官有明显器质性病变者，如子宫内膜异位症、盆腔炎、肿瘤等。

【病因病机】

本病的主要发病机理是素体精亏血少，或邪气内伏，每当经行前后，血海由满而溢，冲任、胞宫生理变化急骤，加重了原有的虚损或阻滞，使虚者更虚，冲任、胞宫失于濡养，"不荣则痛"；或使实者更实，冲任、胞宫气血运行不畅，"不通则痛"，而导致痛经。病因病机主要有气滞血瘀、寒湿凝滞、湿热蕴结、气血虚弱、肝肾虚损及阳虚内寒。

一、气滞血瘀

素多抑郁，情志不舒，肝郁不达，郁则气滞，气滞则血亦瘀滞，血海气机不利，经血运行不畅，发为痛经。

二、寒湿凝滞

久居湿地或经期冒雨涉水，或过食生冷，寒湿客于冲任、胞宫，血与寒湿相搏，经血受阻，"不通则痛"而致痛经。

三、湿热蕴结

宿有湿热内蕴，或经期、产后感受湿热之邪，留于冲任，蕴结胞中，湿热与经血相搏，而致痛经。

四、气血虚弱

素体气血虚弱，或脾胃素弱，化源不足，或病后气血双亏，以致血海空虚，冲任、胞脉失于濡养，"不荣而痛"故使痛经。

五、肝肾虚损

多因先天不足，或早婚多产，房室不节，损及肝肾，精亏血少，冲任不足，胞脉失养，而致痛经。

六、阳虚内寒

素禀阳虚，阴寒内盛，冲任虚寒，致使经水运行迟滞，留聚不通而痛。

【辨证论治】

痛经辨证，应当根据疼痛发生的时间、程度、性质，辨清寒、热、虚、实。痛在经前、经期多属实，痛在经后多属虚；疼痛剧烈多属实，疼痛隐隐多属虚；痛甚于胀多为血瘀，胀甚于痛多为气滞；疼痛拒按多属实，喜按多属虚；绞痛、冷痛、得热痛减多属寒，灼痛、得热痛增多属热。本病的治疗原则是以调理冲任气血为主。治疗分两步，经期重在调血止痛以治标，及时缓解疼痛，平时宜辨证求因而治本。

一、气滞血瘀

主证：经前 1 ～ 2 日或经期小腹疼痛拒按，或伴胸胁、乳房作胀，经量少而淋漓不畅，色紫黯有块，血块下则痛减，经净疼痛消失，舌质黯有瘀点，脉弦涩。

治法：理气化瘀止痛。

方药：膈下逐瘀汤加减。恶心呕吐者，加半夏、生姜；经期延长，量多者，加三七、炒蒲黄。

二、寒湿凝滞

主证：经前或经期小腹冷痛，得热痛减，按之痛甚，月经量少色黯有块，畏寒肢冷，舌质黯，苔白腻，脉沉紧。

治法：温经散寒除湿，化瘀止痛。

方药：少腹逐瘀汤加苍术、茯苓。

三、湿热蕴结

主证：经前或经期小腹疼痛拒按，有灼热感，或伴腰骶胀痛，低热起伏，经色黯红，质稠有块，带下黄稠，小便短黄，舌红苔黄而腻，脉弦数。

治法：清热除湿，化瘀止痛。

方药：清热调血汤加红藤、苡仁、败酱草。

四、气血虚弱

主证：经期或经后 1 ～ 2 日小腹隐隐作痛，且有下坠感，喜按，经量少，色淡质薄，纳差神疲，面色不华，舌质淡，脉细无力。

治法：益气养血止痛。

方药：圣愈汤去生地加白芍、香附、延胡索。

五、肝肾虚损

主证：经后 1 ～ 2 日内小腹绵绵作痛，经色黯淡，量少，质稀薄，腰膝痠软，头晕耳鸣，或有潮热，舌质淡，苔薄，脉沉细。

治法：调补肝肾止痛。

方药：调肝汤。

六、阳虚内寒

主证：经期或经后小腹冷痛，喜按，得热则舒，月经量少，色淡黯，腰膝酸冷，小便清长，舌淡黯，苔白润，脉沉。

治法：温经暖宫止痛。

方药：温经汤加附子、艾叶、小茴香。

此外痛经患者应注意精神调养，切勿在痛前有畏惧感，饮食起居须有常，经期忌生冷或刺激性饮食；忌涉水、游泳；寒凉、滋腻药物慎用；经期绝对禁止性生活，以免发生盆腔炎或子宫内膜异位症。应劝导患者配合医嘱，坚持周期性治疗。

王清任与五逐瘀汤

王清任（1768—1831），字勋臣，清代直隶（今河北省）玉田人。清朝名医，著有《医林改错》。王清任治学态度十分严谨，勇于实践革新，对祖国医学中的气血理论作出了新的发挥，在瘀血证的治则治法上有很大创新。他创立了很多活血逐瘀的方剂，注重分辨瘀血的不同部位而分别给予针对性治疗，"立通窍活血汤治头面四肢、周身血管血瘀之症；立血府逐瘀汤治胸中血府血瘀之症；立膈下逐瘀汤治肚腹血瘀之症"，创制的五张逐瘀汤（通窍活血汤、血府逐瘀汤、膈下逐瘀汤、少腹逐瘀汤、身痛逐瘀汤）和治疗中风气虚血瘀证的补阳还五汤是活血化瘀方剂中的名方，广泛应用于临床内外妇儿各科，疗效可靠，得到医家的广泛认可，在活血化瘀理论与实践上的拓展对后世有深远的影响。

第三节　绝经前后诸证

妇女在 49 岁前后，月经开始终止，称为绝经，有些妇女在绝经前后出现一些症状，如烘热面赤，进而汗出，精神倦怠，烦躁易怒，头晕目眩，耳鸣心悸，失眠健忘，腰背酸痛，手足心热，或伴有月经紊乱等与绝经有关的症状，称"经绝前后诸证"。这些证候常参差出现，发作次数和时间无规律性，病程长短不一，短者数月，长者可迁延数年以至十数年不等。

本病相当于西医学更年期综合征、双侧卵巢切除或放射治疗后双侧卵巢功能衰竭者，也可出现更年期综合征的表现。

【病因病机】

本病的发生与绝经前后的生理特点有密切关系。妇女在近绝经前后，肾气渐衰，天癸将竭，冲任二脉气血也随之而衰少，在此生理转折时期，受内外环境的影响，如素体阴阳有所偏胜偏衰，或素性抑郁，或宿有痼疾，或家庭、社会等环境改变，易导致肾阴阳失调而发病。"肾为先天之本"，故肾阴阳失调，每易波及其他脏腑，而其他脏腑病变，久则必然累及于肾，故本病之本在肾，常累及心、肝、脾等多脏、多经，致使本病证候复杂。常见的分型有肾阴虚和肾阳虚。

一、肾阴虚

素体阴虚或房劳多产，经断前后，天癸渐竭，精血衰少，复加忧思失眠，营阴暗损，或久病失血，阴血耗伤，肾阴更虚，脏腑失养，遂致绝经前后诸证发生。

二、肾阳虚

素体阳虚或过服寒凉之品，肾阳虚衰，经断前后，肾气更虚，复加大惊卒恐，或房事不节，损伤肾阳，脏腑失于温养，遂致经断前后诸证发生。

【辨证论治】

辨证以肾阴阳之虚为主，治疗以补肾气、调冲任为大法，清热不宜过于苦寒，祛寒不宜过于辛热。不宜用辛燥之药再耗气血，更不可妄用克伐之品。同时还应注意调情志，节嗜欲，适劳逸，慎起居等以配合治疗。

一、肾阴虚型

主证：绝经前后，头晕耳鸣，腰酸腿软，烘热汗出，五心烦热，失眠多梦，口燥咽干，或皮肤瘙痒，月经周期紊乱，量少或多，经色鲜红，舌红苔少，脉细数。

治法：滋肾益阴，育阴潜阳。

方药：六味地黄丸加生龟板、生牡蛎、石决明。

若肾水不足，不能上济心火，以致心肾不交者，症见心烦失眠，心悸易惊，甚至情志失常，头晕健忘，腰酸乏力，舌红，苔少，脉细数。治宜滋阴补血，养心安神，方用天王补心丹。

若肾阴亏，水不涵木致肝肾阴虚者，症见头晕耳鸣，两胁胀痛，口苦吞酸，外阴瘙痒，舌红而干，脉弦细。治宜滋肾养肝，方用一贯煎。

若肝肾阴虚甚，以致肝阳上亢者，症见眩晕头痛，耳鸣耳聋，急躁易怒，面色红赤，舌红，苔薄黄，脉弦有力。治宜育阴潜阳，镇肝熄风，方用镇肝熄风汤。

若情志不遂，以致肝郁化热者，症见头晕目眩，口苦咽干，心胸烦闷，口渴饮冷，便秘溲赤，舌红，苔黄，脉弦数。治宜疏肝解郁清热，方用丹栀逍遥散。

二、肾阳虚型

主证：经断前后，头晕耳鸣，腰痛如折，腹冷阴坠，形寒肢冷，小便频数或失禁，带下量多，月经不调，量多或少，色淡质稀，精神萎靡，面色晦黯，舌淡，苔白滑，脉沉细而迟。

治法：温肾壮阳，填精养血。

方药：右归丸。

若肾阳虚不能温运脾土，致脾肾阳虚者，症见腰膝酸痛，食少腹胀，四肢倦怠，或四肢浮肿，大便溏薄，舌淡胖，苔薄白，脉沉细缓。治宜温肾健脾，方用健固汤加补骨脂、仙灵脾、山药。

若肾阴阳俱虚者，症见时而畏寒恶风，时而潮热汗出，腰酸乏力，头晕耳鸣，五心烦热，舌红，苔薄，脉沉细。治宜补肾扶阳，滋肾养血，阴阳双补，方用二仙汤加生龟板、女贞子。

第四节　带 下 病

带下量明显增多，色、质、气味异常，或伴有全身症状，或局部症状者，称为带下病。本病相当于现代医学的阴道炎、宫颈炎、盆腔炎及肿瘤等疾病引起的带下量多。健康妇女于经前期、经间期以及妊娠期有少量的无色透明分泌物不作病论。

【病因病机】

带下病的产生，多由于脾虚湿盛，或痰湿停滞，流注下焦；或肾气不足，下元亏损；或感受湿热、湿毒，流注下焦。主要是湿邪影响任、带二脉，导致脾、肝、肾三脏功能失调，其中尤以脾更为重要，引起任脉不固，带脉失约，而成带下。

一、脾虚

饮食不节，劳思伤脾，或肝郁脾虚，运化失常，水湿停聚，流注下焦，伤及任、带二脉，而成为带下。

二、肾虚

素体肾气不足，或多产、早产、房事不节，伤及肾气，封藏失职，阴液滑脱而下，亦有肾阴偏虚，阴虚失守，任、带不固，火旺迫之，带下赤白。

三、湿热（毒）

经行产后，摄生不洁，或久居阴湿之地，湿邪所犯，蕴而化热，伤及任、带，发为带下。亦有肝经湿热下注，或因热毒蕴蒸损伤血络，导致带下异常。

【辨证论治】

本病辨证首先根据带下的量、色、质、气味等辨其寒、热、虚、实。临证时应结合全身症状及必要的检查，以明确诊断。有些尚需配合外治，才能提高疗效。

一、脾虚

主证：带下色白或淡黄，质黏稠，无臭气，绵绵不断，面色淡白或萎黄，纳差神倦，便溏，四肢不温，舌淡，苔白，脉缓弱。

治法：健脾益气，除湿止带。

方药：完带汤加减。腰痛者，加杜仲、鹿角胶；带下量多，日久不止者，加芡实、莲须、金樱子。

二、肾虚

（一）肾阳虚

主证：白带清冷，量多质稀，淋漓不断，腰酸如折，小腹冷感，小便清长，大便溏薄，舌质淡，苔薄白，脉沉迟。

治法：温肾培元，固涩止带。

方药：内补丸加减。带下清冷如水，畏寒腹冷甚者，加艾叶、补骨脂；便溏者，加肉豆蔻、白术。

（二）肾阴虚

主证：带下赤白，质黏无臭，阴部灼热，头晕目眩，五心烦热，失眠多梦，便艰尿黄，舌红少苔，脉细数。

治法：益肾滋阴，清热止带。

方药：知柏地黄汤加芡实、金樱子。

三、湿热（毒）

（一）湿热

主证：带下量多，色黄或黄白，质黏腻，有臭气，或带下如豆渣状，阴痒，胸闷纳差，小腹作痛，舌苔黄腻，脉濡数。

治法：清热利湿。

方药：止带方加减。烦躁易怒，口苦咽干，头晕耳鸣者，加苦参、黄连、柴胡；湿浊甚者，加苍术、藿香。

若肝经湿热下注，证见带下量多，色黄，质稠或呈泡沫状，有臭气，外阴痒痛，烦躁易怒，舌红苔黄腻，脉弦数，治以清肝利湿，方用龙胆泻肝汤。

（二）热毒

主证：带下量多，赤白相兼，或五色杂下，如脓样，有臭气，小腹作痛，烦热口干，大便干结，小便黄少，舌质红，苔黄干，脉数。

治法：清热解毒。

方药：五味消毒饮加味。腰痛，带下恶臭者，加半枝莲、鱼腥草；大便秘结者，加瓜蒌仁、丹皮、知母。

知识链接

傅山与《傅青主女科》

傅山（1607—1684），字青主，阳曲（今山西）人，明末清初医家、书法家、文学家、思想家。他博学多才，治病应手辄效，在当时有"医圣"之名，传世医书《傅青主女科》是清代妇产科专著的代表作。书中方剂多属自行创制，用药简约纯和而不尚竣品，疗效显著，对后世中医妇科影响深远。书中对带下之病位、病因、病机及分型辨治详细论述，分为白、青、黄、赤、黑五色带下，分别创完带汤、逍遥散、易黄汤、利火汤、清肝止淋汤治疗，说理透彻，用药精当，对治疗带下病颇具参考价值，值得潜心研究。

第五节　胎漏、胎动不安

妊娠期阴道少量出血，时下时止而无腰痠腹痛者，称为"胎漏"，亦称"胞漏"。妊娠期仅有腰痠腹痛或下腹坠胀，或伴有少量阴道出血者，称为"胎动不安"。胎漏和胎动不安，现代医学称为"先兆流产"。

【病因病机】

一、肾虚

先天不足，肾气虚弱，或孕后不慎房事，损伤肾气，肾虚冲任不固，胎失所系而致胎漏、胎动不安。

二、气血虚弱

平素脾胃虚弱，化源不足，以致气血不充，气虚不摄，血虚不养，胎气不固，则胎漏、胎动不安。

三、血热

素体阳盛，肝郁化火，或外感热邪，或阴虚生热，热扰冲任，损伤胎气，引起胎漏、胎动不安。

四、跌扑损伤

跌扑闪挫或用力过度，损伤冲任，气血失和，伤动胎气，则成胎漏、胎动不安。

【辨证论治】

一、肾虚

主证：妊娠期间，阴道少量出血，色淡黯，少腹下坠，腰酸腿软，头晕耳鸣，小便频数，舌质淡，苔薄白，脉沉滑尺弱。

治法：固肾安胎。

方药：寿胎丸加白术、砂仁。

二、气血虚弱

主证：妊娠期间，阴道少量出血，色淡质薄，或腰腹胀痛或坠胀，神倦乏力，气短心悸，面色㿠白，舌质淡，苔薄白，脉细滑。

治法：补气养血，固肾安胎。

方药：胎元饮加黄芪、阿胶。

三、血热

主证：妊娠期间，阴道出血，色鲜红，腰腹胀痛下坠，身热心烦。口干咽燥，大便秘结，小便短黄，舌质红，苔黄而干，脉滑数。

治法：滋阴清热，养血安胎。

方药：保阴煎加苎麻根、旱莲草。

四、跌扑伤胎

主证：妊娠外伤，腰酸，腹胀坠，或阴道下血，舌质正常，脉滑无力。

治法：益气和血，安胎。

方药：圣愈汤加菟丝子、桑寄生、续断。

 思考题

1. 什么是崩漏？临床常见哪些辨证分型？如何选方治疗？
2. 痛经如何进行辨证论治？试述之。

（刘丽清）

第四章

中医儿科病证

第一节 肺炎喘嗽

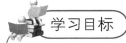 学习目标

> 1. 掌握肺炎喘嗽的临床特征、发病特点、病因病机、辨证论治。
> 2. 熟悉肺炎喘嗽的临床诊断与鉴别诊断要点。
> 3. 了解肺炎喘嗽的发病特点以及预防调护知识。

肺炎喘嗽是小儿时期常见的肺系疾病之一，以发热、咳嗽、痰壅、气急、鼻煽为主要症状，重者涕泪俱闭、面色苍白发绀。肺炎喘嗽的病名首见于《麻科活人全书》。本病全年皆有，冬春两季为多，好发于婴幼儿，一般发病较急，若能早期及时治疗，预后良好。本病主要包括西医学支气管肺炎、间质性肺炎、大叶性肺炎等。

【病因病机】

引起肺炎喘嗽的病因主要有外因和内因两大类。外因主要是感受风邪，小儿寒温失调，风邪外袭而为病，风邪多夹热或夹寒，其中以风热为多见。小儿肺脏娇嫩，卫外不固，如先天禀赋不足，或后天喂养失宜，久病不愈，病后失调，则致正气虚弱，卫外不固，腠理不密，而易为外邪所中。肺炎喘嗽的病变主要在肺。肺为娇脏，性喜清肃，外合皮毛，开窍于鼻。感受风邪，首先侵犯肺卫，致肺气郁闭，清肃之令不行，而出现发热、咳嗽、痰壅、气促、鼻煽等症。痰热是其病理产物，常见痰热胶结，阻塞肺络，亦有痰湿阻肺者，肺闭可加重痰阻，痰阻又进一步加重肺闭，形成宣肃不行，症情加重。肺主治节，肺气郁闭，气滞血瘀，心血运行不畅，可致心失所养，心气不足，心阳虚衰的危重变证。亦可因邪热炽盛化火，内陷厥阴，出现高热动风证候。若影响脾胃升降，浊气停聚，大肠之气不行，可出现腹胀、便秘等腑实证候。重症肺炎或素体虚弱之患儿，患病之后常迁延不愈，难以恢复，如体禀营虚卫弱者，可致长期不规则发热，或寒热往来，自汗；体禀阴液不足者，可形成发热以夜间为甚，手足心灼热，盗汗、夜寐不宁等症。

【临床诊断】

1. 发病较急，轻证仅有发热咳嗽，喉间痰鸣，重证则呼吸急促，鼻翼煽动。严重时，

痰壅气逆，喘促不安，烦躁不宁，面色苍白，唇口青紫发绀。

2．新生儿、婴幼儿常见拒食、神萎、吐沫、吐奶、呛咳等证候。

3．肺部听诊可闻及细湿啰音。

4．X线检查见肺部可见斑片状阴影，甚至大片状阴影。

5．实验室检查，血常规白细胞总数异常。

【辨证论治】

一、辨证要点

肺炎喘嗽病初与感冒相似，均为表证，但很快入里化热，主要特点为咳嗽、气喘。初起风寒者多恶寒无汗，痰多清稀，风热者则为发热重，咳痰黏稠。痰阻闭肺时应辨清热重、痰重，热重者高热稽留不退，面红唇赤，烦渴引饮；痰重者喉中痰鸣，痰声辘辘，胸高气急。若高热炽盛，喘憋严重，呼吸困难，为毒热闭肺重症。若正虚邪盛，出现心阳虚衰，热陷厥阴的危重变证。

二、治疗原则

宣肺平喘，清热化痰为主法。若痰多壅盛者，首先降气涤痰；喘憋严重者，治以平喘利气，气滞血瘀者，治以活血化瘀；病久气阴耗伤者，治以补气养阴，扶正达邪；出现变证者，随证施治。因本病易于化热，病初虽风寒闭肺，治疗宜适当加入清热药。肺与大肠相表里，壮热炽盛时宜早用通腑药，使腑通热泄。病之后期，阴虚肺燥，余邪留恋，用药宜甘寒，避免用滋腻之品。

三、分证论治

（一）常证

1．风寒闭肺

主证：恶寒发热，无汗不渴，咳嗽气急，痰稀色白，舌淡红，苔薄白，脉浮紧。

治法：辛温开肺，化痰止咳。

方药：三拗汤合葱豉汤。

方解：麻黄、杏仁、甘草散寒宣肺，荆芥、豆豉辛温解表，桔梗、防风解表宣肺。本证易于化热，可加金银花、连翘清热解毒。痰多白黏，苔白腻者，加苏子、陈皮、半夏、莱菔子化痰止咳平喘；寒邪外束，肺有伏热，加桂枝、石膏表里双解。

2．风热闭肺

主证：发热恶风，微有汗出，口渴欲饮，咳嗽，痰稠色黄，呼吸急促，咽红，舌尖红，苔薄黄，脉浮数。

治法：辛凉宣肺，清热化痰。

方药：银翘散合麻杏石甘汤加减。

案例

患儿，男，4岁，咳嗽5天，加重伴发热3天，刻下：发热，体温38.5℃，痰多，夜间咳嗽为甚，无流涕，无喘息，纳食少，大便每日1次，偏干，舌质红，苔黄腻，脉滑数。请根据四诊内容分析该患儿病性、病位及病变脏腑。

方解：麻黄、杏仁、生石膏、生甘草清热宣肺，金银花、连翘清热解毒，薄荷辛凉解表，桔梗、牛蒡子清热利咽。壮热烦渴，倍用石膏，加知母，清热宣肺；喘息痰鸣者加葶苈子、浙贝母泻肺化痰；咽喉红肿疼痛，加射干、蝉蜕利咽消肿；津伤口渴加天花粉生津清热。

3．痰热闭肺

主证：壮热烦躁，喉间痰鸣，痰稠色黄，气促喘憋，鼻翼煽动，或口唇青紫，舌红，苔黄腻，脉滑数。

治法：清热宣肺，涤痰定喘。

方药：五虎汤合葶苈大枣泻肺汤。

方解：麻黄、杏仁、生石膏、生甘草清肺平喘，细茶升清降浊，桑白皮、葶苈子泻肺，苏子、前胡宣肺化痰，黄芩、虎杖清肺解毒。痰重者加猴枣散豁痰；热甚腑实加生大黄、玄明粉通腑泄热；痰多加天竺黄、制胆南星化痰；唇紫加丹参、当归、赤芍活血化瘀。

4．痰浊闭肺

主证：咳嗽气喘，喉间痰鸣，咯吐痰涎，胸闷气促，食欲不振，舌淡苔白腻，脉滑。

治法：温肺平喘，涤痰开闭。

方药：二陈汤合三子养亲汤。

方解：法半夏、陈皮、莱菔子、苏子、白芥子化痰除痹，枳壳、前胡行气宽胸，杏仁止咳化痰。咳甚加百部、紫菀、款冬止咳化痰；便溏加茯苓、白术健脾。

5．阴虚肺热

主证：低热不退，面色潮红，干咳无痰，舌质红而干，苔光剥，脉数。

治法：养阴清肺，润肺止咳。

方药：沙参麦冬汤加减。

方解：南沙参、麦门冬、玉竹、天花粉养阴生津，桑叶、款冬花止咳，生扁豆、甘草健脾。低热缠绵加青蒿、知母清虚热；咳甚加泻白散泻肺；干咳不止加五味子、诃子敛肺止咳；盗汗加地骨皮、煅龙骨敛汗固涩。

案例

患儿，男，2岁5个月，因"反复咳嗽咳痰2月"就诊。2月前因支气管肺炎在某医院住院治疗6天好转出院；仍有咳嗽以午后和夜间为甚，咳声重浊，痰多，间有低热（T：37.5～38.3℃），口干。在外院服中药及西药治疗病情一直未愈。现症见：阵咳、咳声重浊，喉中痰多，不喘，面颊潮红，口唇樱红，纳差，大便干结小便黄少，舌质红苔黄少津，指纹淡紫稍沉现于风关之上。查：T：37.3℃，R26次/分，咽略红，双肺闻及中量的粗湿啰音。X线片示：双肺纹影增粗，见少许密度不均的片状阴影。请分析该患儿病性、病位及治疗用药。

6．肺脾气虚

主证：病程迁延，低热起伏，气短多汗，咳嗽无力，纳差，便溏，面色苍白，神疲乏力，四肢欠温，舌质偏淡，苔薄白，脉细无力。

治法：健脾益气，肃肺化痰。

方药：人参五味子汤加减。

方解：人参、五味子、茯苓、白术健脾益气敛肺，百部、橘红止咳化痰，生甘草和中。动则汗出加黄芪、煅龙骨、煅牡蛎固表敛汗；咳甚加紫菀、款冬花止咳化痰；纳谷不香加神曲、谷芽、麦芽；大便不实加淮山药、炒扁豆健脾益气。

（二）变证

1．心阳虚衰

主证：突然面色苍白，发绀，呼吸困难加剧，汗出不温，四肢厥冷，神萎淡漠或烦躁不宁，右胁下肝进行性增大1.5cm，质坚，舌淡紫，苔薄白，脉微弱虚数。

分析：心阳虚衰，正气欲脱。心阳不能运行敷布全身，故面色苍白，四肢欠温；阳气浮越，故虚烦不宁；肺气痹阻，影响心血运行，血液瘀滞，故发绀，舌淡紫；肝藏血，血郁于肝，故肝大。

治法：温补心阳，救逆固脱。

方药：参附龙牡救逆汤加减。

方解：人参大补元气，附子回阳救逆，龙骨、牡蛎潜阳敛阴，白芍、甘草和营护阴。面色口唇发绀，肝大者，加当归、红花、丹参活血化瘀。兼痰热实证，须扶正祛邪，标本同治。

2．内陷厥阴

主证：壮热神昏，烦躁谵语，四肢抽搐，口噤项强，两目上视，咳嗽气促，痰声辘辘，舌质红绛，指纹青紫，达命关，或透关射甲，脉弦数。

治法：平肝熄风，清心开窍。

方药：羚角钩藤汤合牛黄清心丸加减。

方解：羚羊角、钩藤平肝熄风，茯神安神定志，白芍、甘草、生地滋阴缓急。昏迷痰多者加郁金、胆南星、天竺黄化痰开窍；高热神昏者，加安宫牛黄丸清心开窍。

【其他疗法】

一、单方验方

板蓝根、大青叶、金银花各15g，百部、桑白皮各6g，玄参9g，甘草3g。1日1剂。用于病毒性肺炎。

二、外治疗法

1．桑叶、知母各15g，杏仁、前胡、白前各10g，桔梗6g，甘草3g，银花、鱼腥草各20g。制成雾化剂，超声雾化吸入。每次10分钟，1日2次，5～7天为1疗程。用于风热闭肺证。

2．肉桂12g，丁香16g，川乌、草乌、乳香、没药各15g，当归、红花、赤芍、川芎、透骨草各30g制成10%油膏敷背部，1日2次，5～7天为1疗程。用于肺部湿性啰音久不消失者。

三、拔罐疗法

取穴肩胛双侧下部，用拔罐法，每次5～10分钟。1日1次，5天为1疗程。用于肺炎后期啰音不消失者。

四、针灸疗法

体针主穴：尺泽、孔最、列缺、合谷、肺俞、足三里。配穴：痰热闭肺，加少商、丰隆、曲池、中脘；阳气虚脱，加气海、关元、百会。

【预防与调摄】

一、预防

1. 搞好卫生，保持室内空气新鲜，冬春季节尽量少带易感儿去公共场所。
2. 气候寒暖不调时，随时增减衣服，防止感冒。
3. 加强体育锻炼，增强体质。

二、护理

1. 饮食宜清淡富有营养，多喂开水。
2. 保持安静，居室空气新鲜。
3. 呼吸急促时，应保持气道通畅位置，并随时吸痰。
4. 对于重症肺炎患儿要加强巡视，注意病情变化。

第二节 泄 泻

学习目标

1. 掌握小儿泄泻临床特点、病因病机、辨证论治。
2. 辨别小儿泄泻的不同证候、治疗特点、护理要点，特别是对危重病儿，及早进行抢救。

泄泻是以排便次数增多，粪质稀薄或如水样为主证的一种小儿常见病。古代医家将大便溏薄者称为"泄"，大便如水注者称为"泻"。本病一年四季均可发生，但以夏秋两季多见。2岁以下小儿发病率较高。因小儿脾常不足，易于感受外邪所致。本证相当于西医学的腹泻病等。久泻迁延不愈者，易转为疳证。

【病因病机】

泄泻病变脏腑主要在脾、胃和大小肠。其致病原因，有感受外邪、伤于饮食及脏腑虚弱等，脾虚、湿盛是导致本病发生的重要因素，两者互相影响，互为因果。急性泄泻，因饮食不节，进食生冷不洁之物，损伤脾胃，运化失常；或暑湿热邪，客于肠胃，脾受湿困，邪滞交阻，气机不利，肠胃运化及传导功能失常，以致清浊不分，水谷夹杂而下，发生泄泻。慢性泄泻，由脾胃素虚，久病气虚或外邪迁延日久，脾胃受纳、运化失职，水湿内停，清浊不分而下；或肾阳亏虚，命门火衰，不能温煦脾土，腐熟水谷，而致下泄。

【临床诊断】

一、诊断要点

1．大便次数增多，每日超过 3 ~ 5 次，多者达 10 次以上，呈淡黄色，如蛋花汤样，或黄绿稀溏，或色褐而臭，可有少量黏液。或伴有恶心，呕吐，腹痛，发热，口渴等症。

2．有乳食不节，饮食不洁或感受时邪病史。

3．重症腹泻及呕吐严重者，可见小便短少，体温升高，烦渴神疲，皮肤干瘪，囟门凹陷，目眶下陷，啼哭无泪等脱水征，以及口唇樱红，呼吸深长，腹胀等酸碱平衡失调和电解质紊乱的表现。

4．大便镜检可有脂肪球或少量白细胞、红细胞。

5．大便病原体检查可有致病性大肠杆菌或病毒检查阳性等。

二、鉴别诊断

痢疾：大便稀，夹有黏冻或脓血，里急后重，腹痛明显。大便常规检查红细胞、白细胞均多，可找到吞噬细胞；大便培养有痢疾杆菌生长。

【辨证论治】

一、辨证要点

1．辨病因 不同的病因可导致不同的证型，以及不同的大便性状。一般大便稀溏夹乳凝块或食物残渣，气味酸臭，或如败卵，多由伤乳伤食所致。大便清稀多泡沫，色淡黄，臭气不甚，多由风寒引起。水样或蛋花汤样便，量多，色黄褐，气秽臭，或见少许黏液，腹痛时作，多是湿热所致。大便稀薄或烂糊。色淡不臭，多食后作泻，是为脾虚所致。大便清稀，完谷不化，色淡无臭，多属脾肾阳虚。

2．辨轻重 大便次数一般不超过 10 次，精神尚好，无呕吐，小便量可，属于轻证。泻下急暴，次频量多，神萎或烦躁，或有呕吐，小便短少，属于重证。若见皮肤干枯，囟门凹陷，啼哭无泪，尿少或无，面色发灰，精神萎靡等，则为泄泻的危重变证。

3．辨虚实 泄泻病程短，泻下急暴，量多腹痛，多属实证。泄泻日久，泻下缓慢，腹胀喜按，多为虚证。迁延日久难愈，泄泻或急或缓，腹胀痛拒按者，多为虚中夹实。

二、治疗原则

泄泻治疗，以运脾化湿为基本法则。实证以祛邪为主，根据不同的证型分别治以消食导滞，祛风散寒，清热利湿。虚证以扶正为主，分别治以健脾益气，补脾温肾。泄泻变证，分别治以益气养阴、酸甘敛阴、护阴回阳、救逆固脱。

三、分证论治

（一）常证

1．伤食泻

主证：大便稀溏，夹有乳凝块或食物残渣，气味酸臭，或如败卵，脘腹胀满，便前腹痛，泻后痛减，腹痛拒按，嗳气酸馊，或有呕吐，不思乳食，夜卧不安，舌苔厚腻，或微黄。

治法：消食导滞。

方药：保和丸加减。

案例

　　患儿，女，1岁5个月，因大便水样，伴便时哭闹1天就诊。患儿外出游玩后，进食冷软，傍晚出现腹泻，初大便臭秽夹有黏液，继则大便如水样，泻下急迫，色黄褐无脓血，气味酸臭，纳差眠欠安，小便短少色黄。面色红，精神差，T：37.8℃，扁桃体无肿大，皮肤弹性略差，哭时泪少，腹软，无明显压痛及心跳痛，肠鸣音6次/分钟，舌质红，苔黄腻，指纹紫滞显于风关之上。大便常规：脂肪球（+），轮状病毒检测阳性。请分析该患儿病性、病位及治疗用药。

　　方解：山楂、神曲、莱菔子消食化积导滞，陈皮、半夏理气降逆，茯苓健脾渗湿，连翘清解郁热。腹胀腹痛加木香、厚朴、槟榔理气消胀止痛；呕吐加藿香、生姜和胃止呕。

　　2．风寒泻

　　主证：大便清稀，中多泡沫，臭气不甚，肠鸣腹痛，或伴恶寒发热，鼻流清涕，咳嗽，舌淡，苔薄白。

　　治法：疏风散寒，化湿和中。

　　方药：藿香正气散加减。

　　方解：藿香、苏叶、白芷、生姜疏风散寒、理气化湿，大腹皮、厚朴、陈皮、半夏温燥寒湿、调理气机，苍术、茯苓、甘草、大枣健脾和胃。大便稀，色淡青，泡沫多，加防风炭以祛风止泻；腹痛甚，里寒重，加木香、干姜以理气温中散寒止痛；夹有食滞者，去甘草、大枣，加焦山楂、神曲消食导滞；小便短少加泽泻、猪苓渗湿利尿；表寒重加荆芥、防风以加强解表散寒之力。

　　3．湿热泻

　　主证：大便水样，或如蛋花汤样，泻下急迫，量多次频，气味秽臭，或见少许黏液，腹痛时作，食欲不振，或伴呕恶，神疲乏力，或发热烦闹，口渴，小便短黄，舌红，苔黄腻，脉滑数。

　　治法：清热利湿。

　　方药：葛根黄芩黄连汤加减。

　　方解：葛根解表退热、生津升阳，黄芩、黄连清解胃肠之湿热，甘草调和诸药，共具解表清肠、表里双解之功。热重于湿，加连翘、马齿苋、马鞭草清热解毒；湿重于热，加滑石、车前子、茯苓、苍术燥湿利湿；腹痛加木香理气止痛；口渴加生石膏、芦根清热生津；夏季湿浊中阻加藿香、佩兰芳化湿浊；呕吐加竹茹、半夏降逆止呕。

案例

　　患儿，男，1岁2个月，近日晚上睡觉受凉，腹泻日3~4次，大便清稀带泡沫，晚上哭闹不安不能入睡，舌苔白滑，脉细沉，指纹淡红。请分析该患儿病性、病位及治疗用药。

4．脾虚泻

主证：大便稀溏，色淡不臭，多于食后作泻，时轻时重，面色萎黄，形体消瘦，神疲倦怠，舌淡苔白，脉缓弱。

治法：健脾益气，助运止泻。

方药：参苓白术散加减。

方解：党参、白术、茯苓、甘草益气补脾，山药、莲肉、扁豆、薏仁健脾化湿，砂仁、桔梗理气和胃。胃纳不振，舌苔腻，加藿香、陈皮、焦山楂以芳香化湿，理气消食助运；腹胀不舒加木香、枳壳理气消胀；腹冷舌淡，大便夹不消化物，加干姜以温中散寒，暖脾助运；久泻不止，内无积滞者，加肉豆蔻、诃子、石榴皮以固涩止泻。

案例

患儿，男，1岁，因泄泻8天入院。入院时发热，恶心呕吐，日泻20余次，稀水样便夹乳片、黏液，味臭秽。先后用过多种中、西药止泻、抗菌，推拿治疗后，热退，但泄泻迁延1月不愈。现患儿精神萎弱，便稀如水，夹乳片及不消化物，便前不哭闹，舌质淡，苔薄腻。请分析该患儿病性、病位及治疗用药。

5．脾肾阳虚泻

主证：久泻不止，大便清稀，完谷不化，或见脱肛，形寒肢冷，面色㿠白，精神萎靡，睡时露睛，舌淡苔白，脉细弱。

治法：补脾温肾，固涩止泻。

方药：附子理中汤合四神丸加减。

方解：党参、白术、甘草健脾益气，干姜、吴茱萸温中散寒，附子、补骨脂、肉豆蔻、五味子温肾暖脾、固涩止泻。脱肛加炙黄芪、升麻升提中气；久泻不止加诃子、石榴皮、赤石脂收敛固涩止泻。

案例

患儿，男，8个月，初诊，素体虚弱，泄泻旬日，日十次左右，形体疲羸，胃口不开，腹胀溲长，睡时露睛，四肢清冷，舌淡苔白。请分析该患儿病性、病位及治疗用药。

（二）变证

1．气阴两伤

主证：泻下无度，质稀如水，精神萎靡或心烦不安，目眶及前囟凹陷，皮肤干燥或枯瘪，啼哭无泪，口渴引饮，小便短少，甚至无尿，唇红而干，舌红少津，苔少或无苔，脉细数。

治法：益气养阴，酸甘敛阴。

方药：人参乌梅汤加减。

方解：人参、炙甘草补气扶脾，乌梅涩肠止泻，木瓜祛湿和胃，四药合用，能酸甘化阴，莲子、山药健脾止泻。久泻不止加山楂炭、诃子、赤石脂涩肠止泻；口渴引饮加石斛、玉竹、天花粉、芦根养阴生津止渴；大便热臭，加黄连清解内蕴之湿热。

2．阴竭阳脱

主证：泻下不止，次频量多，精神萎靡，表情淡漠，面色青灰或苍白，哭声微弱，啼哭无泪，尿少或无，四肢厥冷，舌淡无津，脉沉细欲绝。

治法：挽阴回阳，救逆固脱。

方药：生脉散合参附龙牡救逆汤加减。

方解：人参大补元气，麦冬、五味子、白芍、炙甘草益气养阴、酸甘化阴，附子回阳固脱，龙骨、牡蛎潜阳救逆。

【其他疗法】

一、中成药

1．藿香正气胶囊　每服 2～3 粒，1 日 3～4 次。用于风寒泻。

2．纯阳正气丸　每服 2～3g，1 日 3～4 次。用于中寒泄泻，腹冷呕吐者。

3．甘露消毒丹　每服 2～3g，1 日 3～4 次。用于暑湿泄泻。

4．葛根芩连丸　每服 1～2g，1 日 3～4 次。用于湿热泻。

5．附子理中丸　每服 2～3g，1 日 3～4 次。用于脾肾阳虚泻。

二、单方验方

1．苍术、山楂各等份，炒炭存性，研末。每次 1～2g，1 日 3～4 次，开水调服。有运脾止泻之功，用于湿浊泻、伤食泻。久泻脾阳伤者加等份炮姜炭粉，用于脾虚泻。

2．杏仁滑石汤：杏仁、滑石、半夏各 10g，黄芩、厚朴、郁金各 6g，橘红 4g，黄连、甘草各 3g。水煎服，每日 1 剂。有宣畅气机，清利湿热之功，用于湿热泻。

三、药物外治

1．丁香 2g，吴茱萸 30g，胡椒 30 粒，共研细末。每次 1～3g，醋调成糊状，敷贴脐部，每日 1 次。用于风寒泻、脾虚泻。

2．鬼针草 30g，加水适量。煎沸后倒入盆内，先熏后浸泡双足，每日 3～5 次，连用 3～5 日。用于小儿各种泄泻。

四、针灸疗法

1．针刺法取足三里、中脘、天枢、脾俞。发热加曲池，呕吐加内关、上脘，腹胀加下脘，伤食加刺四缝，水样便多加水分。实证用泻法，虚证用补法，每日 1～2 次。

2．灸法取足三里、中脘、神阙。隔姜灸或艾条温和灸，每日 1～2 次。用于脾虚泻、脾肾阳虚泻。

五、推拿疗法

运脾土、推大肠、清小肠各 100 次，摩腹 3 分钟，揉天枢、揉龟尾、推七节骨各 100 次，捏脊 3～5 遍。发热加退六腑、清天河水，偏寒湿加揉外劳宫 100 次，偏湿热加清大肠 100 次，偏伤食加推板门 100 次，偏脾虚加揉足三里。

六、饮食疗法

1．炒山药、薏苡仁、芡实，可单用一种，也可一起用，与大米同煮成粥，每日食用。用于脾虚泻。

2．健脾八珍糕，每次 2 块，开水调成糊状吃，每日 1 ～ 3 次。用于脾虚泻。

【预防与调摄】

一、预防

1．注意饮食卫生，食品应新鲜、清洁，不吃变质食品，不要暴饮暴食。饭前、便后要洗手，餐具要卫生。

2．提倡母乳喂养，不宜在夏季及小儿有病时断奶，遵守添加辅食的原则，注意科学喂养。

3．加强户外活动，注意气候变化，及时增减衣服，防止腹部受凉。

二、护理

1．吐泻严重及伤食泄泻患儿可暂时禁食 4 ～ 6 小时，以后随着病情好转，逐渐增加饮食量。忌食油腻、生冷及不易消化的食物。

2．保持皮肤清洁干燥，勤换尿布。每次大便后，宜用温水清洗臀部，防止发生红臀。

3．密切观察病情变化，防止发生泄泻变证。

第三节　水　痘

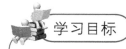学习目标

1．掌握水痘的临床特点、辨证论治及与相关疾病的鉴别诊断。
2．熟悉水痘的病因病机。
3．了解水痘必要的预防调护知识。

水痘是由外感时行邪毒引起的急性发疹性时行疾病。以发热，皮肤分批出现丘疹、疱疹、结痂为特征。因其疱疹内含水液，形态椭圆，状如豆粒，故称水痘。也称水花、水疮、水疱。《小儿药证直诀·疮疹候》中最早提出"水疱"之名。《小儿卫生总微论方·疮疹论》则正式立名"水痘"："其疮皮薄，如水疱，破即易，于者，渭之水痘。"本病一年四季都有发生，但多见于冬春两季。任何年龄都可发病，而以 1 ～ 4 岁小儿为多见。本病传染性强，容易造成流行。预后一般良好，愈后皮肤不留瘢痕。患病后可获终身免疫。若是接受肾上腺皮质激素或免疫抑制剂治疗的患儿罹患本病，症状严重，甚至可危及生命。本证西医亦称水痘。

【病因病机】

水痘病因为外感时行邪毒，上犯于肺，下郁于脾而发病，其病在肺脾两经。时行邪毒

由口鼻而入，蕴郁于肺，故见发热、流涕、咳嗽等肺卫症状。病邪郁于肺脾，肺主皮毛，脾主肌肉，时邪与内湿相搏，外透于肌表，则发为水痘。若毒邪尚轻，病在卫表者，则疱疹稀疏，点粒分明，全身症状轻浅；少数患儿素体虚弱，感邪较重，邪毒炽盛，内犯气营，可见疱疹稠密，色呈紫红，多伴有壮热口渴。甚者毒热化火，内陷心肝，出现神昏、抽搐。也有邪毒内犯，闭阻于肺，宜肃失司，可见咳嗽、气喘、鼻煽等重症。

【临床诊断】

一、诊断要点

1. 起病 2 ～ 3 周前有水痘接触史。

2. 临床表现初起有发热、流涕、咳嗽、不思饮食等症，发热大多不高，发热 1 ～ 2 天内，头面、发际及全身其他部位出现红色斑丘疹，以躯干部位较多，四肢部位较少。疹点出现后，很快变为疱疹，呈椭圆形，大小不一，内含水液，周围红晕，疱壁薄易破，常伴瘙痒，继则结成痂盖脱落，不留瘢痕。

3. 皮疹分批出现，此起彼落，在同一时期，丘疹、疱疹、干痂并见。

4. 实验室检查周围血白细胞总数正常或偏低。刮取新鲜疱疹基底物，用瑞氏或姬姆萨染色检查多核巨细胞，用酸性染色检查核内包涵体。

二、鉴别诊断

1. 麻疹、风痧、奶麻、丹痧均为斑丘疹，皮疹分布全身，形态细小如针尖或粟粒状，无疱疹、结痂现象。

2. 脓疱疮多发于夏天炎热季节，疱疹较大，壁较薄，内含脓液，不透亮，容易破溃，破溃后随脓液流溢蔓延附近皮肤而发，多发于头面部及四肢暴露部位。

【辨证论治】

一、辨证要点

水痘的辨证要点在于辨别轻证和重证。轻证痘形小而稀疏，色红润，疱内浆液清亮，或伴有轻度发热、咳嗽、流涕等症状，病在卫气。重证水痘邪毒较重，痘形大而稠密，色赤紫，疱浆较浑，伴有高热、烦躁等症状，病在气营，易见邪毒闭肺、邪陷心肝变证。

二、治疗原则

本病治疗，以清热解毒利湿为总的原则。轻证以肺卫受邪为主，治以疏风清热解毒，佐以利湿；重证邪炽气营，治以清热凉营，解毒渗湿。对邪毒闭肺，邪陷心肝之变证，当治以开肺化痰，镇痉开窍，清热解毒等法。

三、分证论治

1. 邪伤肺卫

主证：发热轻微，或无发热，鼻塞流涕，伴有喷嚏及咳嗽，1 ～ 2 日皮肤出疹，疹色红润，疱浆清亮，根盘红晕不明显，点粒稀疏，此起彼伏，以躯干为多，舌苔薄白，脉浮数。

治法：疏风清热，利湿解毒。

方药：银翘散加减。

方解：金银花、连翘、竹叶清热解毒，薄荷辛凉解表，牛蒡子、桔梗、甘草宣肺解毒，利咽祛痰。也可佐以车前子、滑石化湿利水。疹密色红者加当归、赤芍、紫草活血凉血；咳嗽有痰者，加杏仁、浙贝母宣肺化痰；咽喉疼痛者，加板蓝根、僵蚕清热解毒利咽；头痛者，加菊花、蔓荆子疏风清热止痛；皮疹瘙痒者，加蝉蜕、地肤子祛风止痒。

案例

　　患儿，男，3岁，身热3天，咳嗽，食少，肢倦无力，颜面、躯干发现水疱来诊治疗，有水痘接触史。查体：患儿头角发际皆有高粱米大之水痘，胸背部较多，大者如黄豆，小如粟米，四肢散在，微现。舌尖微红，苔薄黄，脉滑数。请根据四诊内容分析该患儿病性、病位及病变脏腑。

　　2．毒炽气营

　　主证：壮热不退，烦躁不安，口渴欲饮，面红目赤，水痘分布较密，根盘红晕显著，疹色紫暗，疱浆浑浊，大便干结，小便黄赤。舌红或舌绛，苔黄糙而干，脉洪数。

　　治法：清热凉营，解毒渗湿。

　　方药：清胃解毒汤加减。

　　方解：升麻清热透疹，石膏清气泄热，黄芩、黄连清热解毒，丹皮、生地凉血清热。佐以紫草、山栀、木通清热凉营渗湿。唇燥口干，津液耗伤者，加麦冬、芦根养阴生津；口舌生疮，大便干结者，加生大黄、全瓜蒌泻火通腑。

　　水痘发病过程中，如出现高热、咳嗽、气喘、鼻煽、发绀等症，此为邪毒闭肺之变证，治当清热解毒、开肺化痰，可予麻杏石甘汤加减；若见壮热不退，神志模糊，口渴烦躁，甚则昏迷、抽搐等症，此为邪毒内陷心肝之变证，治当凉血泻火，熄风开窍，予清瘟败毒饮加减，并吞服紫雪丹或安宫牛黄丸。

【其他疗法】

一、中成药剂

　　1．板蓝根冲剂　每次1包，1日2～3次。用于邪伤肺卫证。

　　2．清开灵注射液　每次20～30ml，加入10％葡萄糖液中静脉滴注，1日1次。用于毒炽气营证。

二、单方验方

　　1．金银花12g，甘草3g水煎，连服2～3天。用于邪伤肺卫证。

　　2．腊梅花5g，连翘、金银花、菊花、赤芍、紫花地丁各10g，板蓝根15g，蝉蜕、甘草各3g，黄连1.5g。水煎服，1日1剂。用于毒炽气营证。

三、药物外治

　　1．苦参、芒硝各30g，浮萍15g，煎水外洗，1日2次。用于水痘皮疹较密，瘙痒明显者。

　　2．青黛散麻油调后外敷，1日1次，用于疱疹破溃，发红化脓者。

【预防与调摄】

一、预防

对水痘患儿应立即隔离，直至全部疱疹结痂。被患儿呼吸道及皮疹分泌物污染的被服及用具，应采用曝晒、煮沸、紫外线照射等消毒措施。本病流行期间，避免去公共场所。接触水痘患儿后，应留检3周。对免疫缺陷、激素或免疫抑制剂治疗期间的儿童，接触水痘后可选用人体丙种球蛋白等肌内注射，预防感染本病。

二、护理

室内空气要流通，注意避风寒，防止复感外邪。饮食宜清淡宜消化，多饮开水，可用萝卜、荸荠、绿豆等煎水代茶。保持皮肤清洁，勿使搔抓，不宜洗浴，防止皮肤破损，继发感染。如有皮肤抓破，可外涂青黛散或黄芩油膏。正在使用肾上腺皮质激素治疗期间的患儿发生水痘，应立即减量或停用激素。

第四节　痄　腮

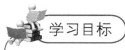
学习目标

1．掌握痄腮的临床特点、正确诊断。
2．熟悉痄腮的病因病机。
3．了解痄腮的常证和变证及预防。

痄腮是由风温时毒引起的急性传染病，本病以发热、耳下腮部肿胀疼痛为特征。本病通过飞沫传播，一年四季均可散在发病，冬春易于流行。学龄儿童发病率高，一般预后良好。年长儿童可并发睾丸炎。温毒内陷者，偶见昏迷、痉厥。痄腮的病名首见于金代《疮疡经验全书·痄腮》，患病后可获终身免疫。西医学称为流行性腮腺炎。

【病因病机】

本病病因为外感风温时毒，从口鼻而入，壅阻少阳经脉，郁而不散，结于腮部。足少阳经脉起于目外眦，上行至头角，下耳后，绕耳而行。邪入少阳，经脉壅滞，气血运行受阻，故耳下腮颊漫肿而有痛感。少阳与厥阴互为表里，病则相互传变。足厥阴之脉循少腹络阴器，若受邪较重，较大儿童可并发睾丸肿痛。若温毒炽盛，热极生风，内窜心肝，扰乱神明，则可出现高热、昏迷、痉厥等变证。

【临床诊断】

一、诊断要点

1．发病前2～3周有流行性腮腺炎接触史。
2．临床表现初病时可有发热，1～2天后，以耳垂为中心腮部漫肿，边缘不清，皮色不红，压之疼痛或有弹性，通常先发于一侧，继发于另一侧。口腔内颊黏膜腮腺管口可见红肿。

3. 腮腺肿胀约经 4～5 天开始消退，整个病程约 1～2 周。

4. 常见并发症有睾丸炎、卵巢炎、胰腺炎等，也有并发脑膜炎者。

5. 实验室检查周围血象白细胞总数正常或降低，淋巴细胞相对增多。尿、血淀粉酶增多。

二、鉴别诊断

本病需和发颐，又称化脓性腮腺炎相鉴别，主要根据发病季节、流行特点、发病年龄等辨别，具体见表6-4-1。

表 6-4-1　痄腮与发颐鉴别

疾病	相同症状	不同症状	辅助检查
痄腮（流行性腮腺炎）	腮腺肿大	腮部以耳垂为中心，弥漫性肿大疼痛，腮腺管口红肿，挤压腮腺管口时无脓液溢出，冬春季节发病率高，有传染性	血常规：可见淋巴细胞计数明显增高
发颐（化脓性腮腺炎）	腮腺肿大	腮部疼痛肿胀、皮肤发红、边界清楚、触之可有波动感，病变多仅累及一侧，腮腺管口红肿，挤压时可有脓液溢出。该病无季节性、无传染性	血常规：可见白细胞总数及中性粒细胞明显增高

常继发于热病之后，多为一侧腮部肿痛，两颊肿胀疼痛，表皮泛红，腮腺化脓，按摩腮部可见口腔腮腺管口有脓液溢出，无传染性。

【辨证论治】

（一）常证

1. 温毒在表

主证：发热恶寒轻，一侧或两侧耳下腮部漫肿疼痛，压之疼痛有弹性感，咀嚼不便，或有咽红，舌质红，苔薄白或淡黄，脉浮数。

治法：疏风清热，散结消肿。

方药：银翘散加减。

方解：牛蒡子、荆芥、桔梗、甘草疏风利咽；连翘、金银花清热解毒；配伍板蓝根专解温毒，夏枯草、赤芍疏肝散结，僵蚕祛风通络散结。若咽喉肿痛，加马勃、玄参清热利咽；纳少、呕吐，加竹茹、陈皮清热和胃。

案例

夏某，女，7岁。三天前因发热，咳嗽，咀嚼时有酸涩感，经用鱼腥草等治疗两天，症状加重而来诊。证见两侧腮部肿如鸡卵大，皮色光亮，边缘不清，触之腮部灼热胀痛，拒按，咀嚼困难，恶寒壮热，体温38.6℃，咳嗽痰黄，舌红，苔薄黄，脉弦数。请根据四诊内容分析该患儿病性、病位及病变脏腑。

2. 热毒蕴结

主证：高热不退，多见两侧腮部肿胀疼痛，坚硬拒按，张口、咀嚼困难，烦躁不安，口渴引饮，或伴头痛、呕吐、咽部红肿，食欲不振，尿少黄赤，舌红，苔黄，脉滑数。

治法：清热解毒，软坚散结。

方药：普济消毒饮加减。

方解：黄芩、黄连、连翘、板蓝根、升麻清热解毒；柴胡、牛蒡子、马勃、玄参、桔梗、薄荷、甘草清热利咽，消肿散结；陈皮理气，疏通壅滞；僵蚕解毒通络，化痰散结。腮部肿胀疼痛甚者，加夏枯草、海藻软坚散结；热甚者，加生石膏、知母清热泻火；大便秘结者，加大黄、芒硝通腑泄热。

（二）变证

1. 邪陷心肝

主证：高热不退，神昏，嗜睡，项强，反复抽风，腮部肿胀疼痛，坚硬拒按，头痛，呕吐，舌红，苔黄，脉洪数。

治法：清热解毒，熄风开窍。

方药：凉营清气汤加减。

方解：山栀、黄连、连翘、生甘草清热解毒；水牛角、生地、丹皮、赤芍清热凉营；竹叶、玄参、芦根清热生津；薄荷辛凉透表。神志昏迷者，加紫雪丹、至宝丹清热镇惊，熄风开窍；热甚者，加清开灵注射液或双黄连注射液静脉滴注，以清热解毒；抽风频繁者，加钩藤、僵蚕平肝熄风。

2. 毒窜睾腹

主证：病至后期，腮部肿胀渐消，一侧或两侧睾丸肿胀疼痛，或伴少腹疼痛，痛甚者拒按，舌红，苔黄，脉数。

治法：清肝泻火，活血止痛。

方药：龙胆泻肝汤加减。

方解：龙胆草、山栀清泻肝胆之火；黄芩、黄连清热解毒；配以柴胡、川楝子疏肝利胆；延胡索、荔枝核理气散结止痛；桃仁活血消肿。睾丸肿大明显者，加青皮、乌药、莪术理气消肿；少腹痛甚，伴腹胀、便秘者，加大黄、枳壳、木香理气通腑。

【其他疗法】

一、中成药

1. 板蓝根冲剂　每次 10g，每日 3 次，开水冲服。用于温毒在表证。

2. 五福化毒丸　每次 1 丸，每日 2 次，开水送服。用于热毒蕴结证。

二、外治疗法

1. 大黄 4.5g，胡黄连、胆南星各 6g，吴茱萸 9g。共研细末以醋或清水调匀，压成饼状，敷贴涌泉穴，纱布覆盖固定，每日 1 次。

2. 新鲜仙人掌 1 块，去刺，捣泥或切成薄片，贴患腮，每日 1～2 次。

3. 青黛粉 2g，醋或清水调成糊状，涂患腮，每日 2～3 次。

4. 紫金锭（即玉枢丹）0.5g 或如意金黄散 2g，清水调匀后涂患腮，1 日 2～3 次。

5. 赤小豆 30g，大黄 25g，共研细末，鸡蛋清适量，调成糊状，涂患腮，干则再涂，可涂数次。

三、针灸疗法

1．针刺法　主穴取少商、合谷、商阳，配穴取颊车、风池、大椎。强刺激，捻转进针，不留针，每日1次。

2．爆灯火疗法　灯心草蘸麻油，点燃后烧灼患部。

【预防与调摄】

一、预防

该病流行期间，应避免去公共场所，幼儿园及学校要经常体格检查，有接触史及腮部肿痛的可疑患儿，要进行隔离观察，并用板蓝根15～30g煎服，每日1次，或用板蓝根冲剂冲服，连服3～5天。生后14个月可给予减毒腮腺炎活疫苗接种。

二、护理

痄腮患儿应及时隔离治疗，至腮腺肿胀完全消退为止。发热期间应卧床休息，居室空气流通，避免受凉，复感它邪。饮食以流质、半流质为主，忌肥腻、辛辣、坚硬及酸性的食品。注意口腔卫生，做好口腔护理。如出现神昏、抽搐、头痛及少腹剧痛等症，应及时给予相应处理。

（王　君）

附录1：方剂索引

人参　乌梅　木瓜　山药　莲子肉　炙甘草

[14] 十补丸（《济生方》）
熟地　山药　山茱萸　泽泻　茯苓　丹皮　肉桂　五味子　炮附子　鹿茸

三　画

[15] 三才封髓丹（《卫生宝鉴》）
天冬　熟地黄　人参　黄柏　砂仁　甘草
[16] 三子养亲汤（《韩氏医通》）
苏子　白芥子　菜菔子
[17] 三仁汤（《温病条辨》）
杏仁　白蔻仁　薏苡仁　厚朴　半夏　通草　滑石　竹叶
[18] 三拗汤（《太平惠民和剂局方》）
麻黄　杏仁　生甘草　生姜
[19] 大补元煎（《景岳全书》）
人参　炒山药　熟地黄　杜仲　枸杞子　当归　山茱萸　炙甘草
[20] 大补阴丸（《丹溪心法》）
知母　黄柏　熟地黄　龟板　猪脊髓
[21] 大承气汤（《伤寒论》）
大黄　厚朴　枳实　芒硝
[22] 大柴胡汤（《伤寒论》）
柴胡　黄芩　半夏　枳实　白芍药　大黄　生姜　大枣
[23] 大黄黄连泻心汤（《伤寒论》）
大黄　黄连
[24] 大黄附子汤（《金匮要略》）
大黄　附子　细辛
[25] 川芎茶调散（《太平惠民和剂局方》）
川芎　荆芥　薄荷　羌活　细辛　白芷　甘草　防风
[26] 千金苇茎汤（《备急千金要方》）
苇茎　薏苡仁　冬瓜仁　桃仁
[27] 己椒苈黄丸（《金匮要略》）
防己　椒目　葶苈子　大黄
[28] 小半夏汤（《金匮要略》）
半夏　生姜
[29] 小青龙汤（《伤寒论》）
麻黄　桂枝　芍药　甘草　干姜　细辛　半夏　五味子
[30] 小建中汤（《伤寒论》）
桂枝　芍药　甘草　生姜　大枣　饴糖
[31] 小承气汤（《伤寒论》）
大黄　厚朴　枳实

[32] 小柴胡汤（《伤寒论》）
柴胡　黄芩　半夏　人参　甘草　生姜　大枣

[33] 小蓟饮子（《济生方》）
生地黄　小蓟　滑石　通草　炒蒲黄　淡竹叶　藕节　当归　山栀 甘草

[34] 小活络丹（《和剂局方》）
制南星　制川乌　制草乌　地龙　乳香　没药　蜜糖

[35] 三甲复脉汤（《温病条辨》）
炙甘草　地黄　白芍药　牡蛎　麦冬　阿胶　麻仁　鳖甲　龟板

[36] 大连翘汤（《婴童百问》）
连翘　防风　瞿麦　荆芥穗　木通　车前子　当归　柴胡　赤芍　滑石　蝉蜕　黄芩
山栀　甘草　紫草

[37] 大青龙汤（《伤寒论》）
麻黄　桂枝　杏仁　炙甘草　石膏　生姜　大枣

[38] 大宝风珠（《温病条辨》）
白芍　阿胶　龟板　地黄　麻仁　五味子　牡蛎　麦冬　炙甘草　鳖甲　鸡子黄

[39] 三妙丸（《医学正传》）
苍术　黄柏　牛膝

[40] 大分清饮（《类证治裁》）
茯苓　猪苓　泽泻　木通　山栀　车前子　枳壳

[41] 马齿苋合剂（经验方）
马齿苋　大青叶　紫草　败酱草　桃仁　红花　赤芍

[42] 小续命汤（《千金方》）
麻黄　防己　人参　黄芩　桂心　甘草　芍药　川芎　杏仁　附子　防风　生姜

[43] 下乳涌泉散（《清太医院配方》）
当归　川芎　花粉　白芍　生地　柴胡　青皮　漏芦　桔梗　通草　白芷　穿山甲
甘草　王不留行

[44] 小营煎（《景岳全书》）
当归　熟地　白芍　山药　枸杞　炙甘草

[45] 三黄石膏汤（《证治准绳》）
黄连　黄柏　栀子　玄参　黄芩　知母　石膏　甘草

四　画

[46] 王氏连朴饮（《温热经纬》）
黄连　厚朴　苍术　清半夏　淡豆豉　芦根

[47] 天王补心丹（《摄生秘剖》）
人参　玄参　丹参　茯苓　五味子　远志　桔梗　当归身　天冬　麦冬　柏子仁
酸枣仁　生地　辰砂

[48] 天麻钩藤饮（《杂病证治新义》）
天麻　钩藤　生石决明　川牛膝　桑寄生　杜仲　山栀　黄芩　益母草　朱茯神　夜交藤

[49] 无比山药丸（《太平惠民和剂局方》）

　　山药　肉苁蓉　干地黄　山茱萸　茯神　菟丝子　五味子　赤石脂　巴戟天　泽泻

　　杜仲　牛膝

[50] 木香顺气散（《沈氏尊生书》）

　　木香　青皮　橘皮　甘草　枳壳　川朴　乌药　香附　苍术　砂仁　桂心　川芎

[51] 止嗽散（《医学心悟》）

　　荆芥　桔梗　甘草　白前　陈皮　百部　紫菀

[52] 中满分消丸（《兰室秘藏》）

　　厚朴　枳实　黄连　黄芩　知母　半夏　陈皮　茯苓　猪苓　泽泻　砂仁　干姜　姜黄

　　人参　白术　炙甘草

[53] 五皮散（《华氏中藏经》）

　　桑白皮　橘皮　生姜皮　大腹皮　茯苓皮

[54] 五苓散（《伤寒论》）

　　桂枝　白术　茯苓　猪苓　泽泻

[55] 五味消毒饮（《医宗金鉴》）

　　金银花　野菊花　蒲公英　紫花地丁　紫背天葵

[56] 五生饮（《世医得效方》）

　　生南星　生半夏　生白附子　川乌　黑豆

[57] 五磨饮子（《医方集解》）

　　乌药　沉香　槟榔　枳实　木香

[58] 不换金正气散（《太平惠民和剂局方》）

　　厚朴　藿香　甘草　半夏　苍术　陈皮　生姜　大枣

[59] 六君子汤（《校注妇人良方》）

　　人参　炙甘草　茯苓　白术　陈皮　制半夏　生姜　大枣

[60] 六味地黄丸（《小儿药证直诀》）

　　熟地黄　山药　茯苓　丹皮　泽泻　山茱萸

[61] 六磨汤（《证治准绳》）

　　沉香　木香　槟榔　乌药　枳实　大黄

[62] 化积丸（《杂病源流犀烛》）

　　三棱　莪术　阿魏　海浮石　香附　雄黄　槟榔　苏木　瓦楞子　五灵脂

[63] 月华丸（《医学心悟》）

　　天冬　麦冬　生地黄　熟地黄　山药　百部　沙参　川贝母　茯苓　阿胶　三七

　　獭肝　白菊　桑叶

[64] 丹参饮（《时方歌括》）

　　丹参　檀香　砂仁

[65] 丹栀逍遥散（《医统》）

　　当归　白芍药　白术　柴胡　茯苓　甘草　煨姜　薄荷　丹皮　山栀

[66] 少腹逐瘀汤（《医林改错》）

　　小茴香　干姜　延胡索　没药　当归　川芎　肉桂　赤芍药　蒲黄　五灵脂

[67] 水陆二仙丹（《洪氏集验方》）
　　金樱子　芡实

[68] 双解汤（《医方集解》）
　　麻黄　防风　荆芥　薄荷　黄芩　栀子　连翘　石膏　桔梗

[69] 五子衍宗丸（《医学入门》）
　　枸杞子　菟丝子　覆盆子　车前子　五味子

[70] 五虎汤（《医宗金鉴》）
　　麻黄　杏仁　石膏　甘草　细茶　生姜

[71] 开郁散（《洞天奥旨》）
　　柴胡　当归　白芍　白术　茯苓　香附　郁金　天葵草　全蝎　白芥子　炙甘草

[72] 五神汤（《辨证录》）
　　茯苓　车前子　二花　牛膝　地丁

[73] 止痛如神方（《医宗金鉴》）
　　秦艽　桃仁　皂角　熟大黄　炒苍术　防风　黄柏　当归尾　泽兰　槟榔

[74] 内疏黄连汤（《医宗金鉴》）
　　黄连　山栀　黄芩　桔梗　木香　槟榔　连翘　芍药　薄荷　甘草　归身　大黄

[75] 化毒除湿汤（《疡科心得集》）
　　黄柏　银花　丹皮　赤芍　茯苓　生薏仁　苍术　归尾　枳壳　通草　生甘草

[76] 天仙藤散（《妇人大全良方》）
　　天仙藤　香附子　陈皮　甘草　乌药　生姜　木瓜　紫苏叶

[77] 止带方（《世补斋》）
　　茯苓　猪苓　泽泻　赤芍　丹皮　茵陈　黄柏　栀子　牛膝　车前子

[78] 内补丸（《女科切要》）
　　鹿茸　肉桂　菟丝子　黄芪　白蒺藜　沙菀蒺藜　肉苁蓉　桑螵蛸　制附子　紫菀茸

[79] 丹溪治湿痰方（《丹溪心法》）
　　苍术　白术　半夏　茯苓　滑石　香附　川芎　当归

[80] 乌头汤（《金匮要略》）
　　麻黄　芍药　黄芪　炙甘草　制川乌

[81] 木防己汤（《金匮要略》）
　　木防己　石膏　桂枝　人参

[82] 牛蒡解肌汤（《疡科心得集》）
　　牛蒡子　薄荷　荆芥　连翘　山栀　丹皮　石斛　玄参　夏枯草

[83] 孔圣枕中丹（《备急千金要方》）
　　龟板　龙骨　远志　菖蒲

五　画

[84] 玉女煎（《景岳全书》）
　　石膏　熟地黄　麦冬　知母　牛膝

[85] 玉屏风散（《丹溪心法》）
　　黄芪　白术　防风

[86] 正气天香散（《保命歌括》）
　　乌药　香附　干姜　紫苏　陈皮

[87] 石韦散（《证治汇补》）
　　石韦　冬葵子　瞿麦　滑石　车前子

[88] 龙胆泻肝汤（《兰室秘藏》）
　　龙胆草　泽泻　木通　车前子　当归　柴胡　生地黄（近代方有黄芩、栀子）

[89] 左归丸（《景岳全书》）
　　熟地　山药　山茱萸　菟丝子　枸杞子　川牛膝　鹿角胶　龟板胶

[90] 左归饮（《景岳全书》）
　　熟地　山茱萸　枸杞子　山药　茯苓　甘草

[91] 右归丸（《景岳全书》）
　　熟地黄　山药　山茱萸　枸杞子　杜仲　菟丝子　附子　肉桂　当归　鹿角胶

[92] 甘麦大枣汤（《金匮要略》）
　　甘草　淮小麦　大枣

[93] 甘露消毒丹（《温热经纬》）
　　滑石　茵陈　黄芩　石菖蒲　川贝母　木通　藿香　射干　连翘　薄荷　白蔻仁

[94] 四君子汤（《太平惠民和剂局方》）
　　党参　白术　茯苓　甘草

[95] 四味回阳饮（《景岳全书》）
　　人参　制附子　炮姜　炙甘草

[96] 四物汤（《太平惠民和剂局方》）
　　当归　白芍药　川芎　熟地黄

[97] 四神丸（《证治准绳》）
　　补骨脂　肉豆蔻　吴茱萸　五味子　生姜　大枣

[98] 四逆散（《伤寒论》）
　　柴胡　白芍药　枳壳　甘草

[99] 圣愈汤（《医宗金鉴》）
　　熟地　白芍　川芎　人参　当归　黄芪

[100] 生脉散（《内外伤辨惑论》）
　　人参　麦冬　五味子

[101] 生铁落饮（《医学心悟》）
　　天冬　麦冬　贝母　胆星　橘红　远志　石菖蒲　连翘　茯苓　茯神　玄参　钩藤
　　丹参　辰砂　生铁落

[102] 失笑散（《太平惠民和剂局方》）
　　五灵脂　蒲黄

[103] 代抵当丸（《证治准绳》）
　　大黄　当归尾　生地　穿山甲　芒硝　桃仁　肉桂

[104] 白头翁汤（《伤寒论》）
白头翁　秦皮　黄连　黄柏

[105] 白虎汤（《伤寒论》）
知母　石膏　粳米　甘草

[106] 白虎加人参汤（《伤寒论》）
知母　石膏　甘草　粳米　人参

[107] 半夏白术天麻汤（《医学心悟》）
半夏　白术　天麻　陈皮　茯苓　甘草　生姜　大枣

[108] 半夏厚朴汤（《金匮要略》）
半夏　厚朴　紫苏　茯苓　生姜

[109] 归脾汤（《济生方》）
人参　黄芪　白术　茯神　酸枣仁　龙眼肉　木香　炙甘草　当归　远志　生姜　大枣

[110] 加味二妙散（《丹溪心法》）
黄柏　苍术　当归　牛膝　防己　萆薢　龟板

[111] 加味四君子汤（《三因极一病证方论》）
人参　茯苓　白术　炙甘草　黄芪　白扁豆

[112] 加味桔梗汤（《医学心悟》）
桔梗　甘草　贝母　橘红　银花　苡仁　葶苈子　白及

[113] 加味清胃散（《张氏医通》）
生地　丹皮　当归　黄连　连翘　犀角　升麻　生甘草

[114] 生血补髓汤（《伤科补要》）
生地　芍药　川芎　黄芪　杜仲　五加皮　牛膝　红花　当归　续断

[115] 石斛夜光丸（《原机启微》）
天门冬　麦门冬　人参　熟地黄　生地黄　牛膝　杏仁　枸杞子　草决明　川芎
犀角　白蒺藜　羚羊角　枳壳　石斛　五味子　青葙子　甘草　防风　肉苁蓉　黄连

[116] 右归饮（《景岳全书》）
熟地　山药　山茱萸　枸杞　甘草　杜仲　肉桂　制附子

[117] 四妙勇安汤（清·《验方新编》）
玄参　当归　金银花　甘草

[118] 四物消风饮（《医宗金鉴》）
生地黄　当归　荆芥　防风　赤芍　川芎　白鲜皮　蝉蜕　薄荷　独活　柴胡　红枣

[119] 仙方活命饮（《医宗金鉴》）
穿山甲　皂角刺　当归尾　甘草　金银花　赤芍　乳香　没药　天花粉　陈皮　防风
贝母　白芷

[120] 瓜蒌牛蒡汤（《医宗金鉴》）
瓜蒌　牛蒡子　天花粉　黄芩　陈皮　生栀子　皂角刺　金银花　青皮　柴胡　甘草
连翘

[121] 加味五苓散（《类证治裁》）
猪苓　茯苓　白术　泽泻　茴香　肉桂

[122] 甘露饮（《阎氏小儿方论》）
熟地黄　麦冬　枳壳　甘草　茵陈　枇杷叶　石斛　黄芩　生地黄　天冬

[123] 宁血汤（经验方）
仙鹤草　旱莲草　生地黄　栀子炭　白芍　白及　白蔹　侧柏叶　阿胶　白茅根

[124] 石决明散（《普济方》）
石决明　草决明　羌活　山栀子　大黄　荆芥　木贼　青葙子　芍药　麦冬

[125] 加味地黄丸（《原机启微》）
生地黄　熟地黄　枳壳　牛膝　当归身　羌活　杏仁　防风

[126] 正容汤（《审视瑶函》）
羌活　白附子　防风　秦艽　胆南星　僵蚕　法半夏　木瓜　松节　甘草　生姜

[127] 仙方活命饮（《校注妇人良方》）
金银花　穿山甲　皂刺　天花粉　防风　陈皮　赤芍　贝母　乳香　没药　归梢
白芷　甘草

[128] 生化汤（《傅青主女科》）
当归　川芎　桃仁　炮姜　炙甘草

[129] 白术散（《全生指迷方》）
白术　茯苓　大腹皮　生姜皮　陈皮

[130] 加味圣愈汤（《医宗金鉴》）
当归　白芍　川芎　熟地　人参　黄芪　杜仲　续断　砂仁

[131] 加味阿胶汤（《医宗金鉴》）
阿胶　艾叶　生地　白芍　当归　杜仲　白术　黑栀子　侧柏叶　黄芩

[132] 加味二陈汤（《医宗金鉴》）
法半夏　茯苓　陈皮　甘草　黄芩　黄连　薄荷　生姜

[133] 四苓散（《明医指掌》）
猪苓　泽泻　白术　茯苓

[134] 白虎加桂枝汤（《金匮要略》）
知母　甘草　石膏　粳米　桂枝

[135] 加味温胆汤（《医宗金鉴》）
陈皮　法半夏　茯苓　甘草　枳实　竹茹　黄芩　黄连　麦冬　芦根　生姜

[136] 生脉饮（散）（《内外伤辨惑论》）
人参　麦冬　五味子

六　画

[137] 百合固金丸（《医方集解》）
生地黄　熟地黄　麦冬　贝母　百合　当归　炒芍药　甘草　玄参　桔梗

[138] 地榆散（验方）
地榆　茜根　黄芩　黄连　山栀　茯苓

[139] 芎芷石膏汤（《医宗金鉴》）
川芎　白芷　石膏　菊花　藁本　羌活

[140] 芍药汤 （《素问病机气宜保命集》）

　　黄芩　芍药　炙甘草　黄连　大黄　槟榔　当归　木香　肉桂

[141] 芍药甘草汤 （《伤寒论》）

　　白芍药　炙甘草

[142] 如金解毒散 （《景岳全书》）

　　桔梗　甘草　黄芩　黄连　黄柏　山栀

[143] 至宝丹 （《太平惠民和剂局方》）

　　朱砂　麝香　安息香　金银箔　犀角　牛黄　琥珀　雄黄　玳瑁　龙脑

[144] 安宫牛黄丸 （《温病条辨》）

　　牛黄　郁金　犀角　黄连　朱砂　冰片　珍珠　山栀　雄黄　黄芩　麝香　金箔衣

[145] 安神定志丸 （《医学心悟》）

　　茯苓　茯神　远志　人参　石菖蒲　龙齿

[146] 当归四逆汤 （《伤寒论》）

　　当归　桂枝　芍药　细辛　甘草　通草　大枣

[147] 当归龙荟丸 （《宣明论方》）

　　当归　龙胆草　栀子　黄连　黄芩　黄柏　大黄　青黛　芦荟　木香　麝香

[148] 竹叶石膏汤 （《伤寒论》）

　　竹叶　石膏　麦冬　人参　半夏　粳米　炙甘草

[149] 血府逐瘀汤 （《医林改错》）

　　当归　生地黄　桃仁　红花　枳壳　赤芍药　柴胡　甘草　桔梗　川芎　牛膝

[150] 舟车丸 （《景岳全书》）

　　甘遂　芫花　大戟　大黄　黑丑　木香　青皮　陈皮　轻粉　槟榔

[151] 导痰汤 （《校注妇人良方》）

　　半夏　陈皮　枳实　茯苓　甘草　制南星　生姜

[152] 防己黄芪汤 （《金匮要略》）

　　防己　白术　黄芪　甘草　生姜　大枣

[153] 壮筋养血汤 （《伤科补要》）

　　当归　川芎　白芷　续断　红花　生地　牛膝　牡丹皮　杜仲

[154] 巩堤丸 （《景岳全书》）

　　熟地黄　菟丝子　白术　五味子　益智仁　破故纸　附子　茯苓　家韭子

[155] 当归饮子 （《外科正宗》）

　　当归　川芎　白芍　生地　防风　白蒺藜　荆芥　何首乌　黄芪　甘草

[156] 竹叶黄芪汤 （《医宗金鉴》）

　　人参　黄芪　石膏（煅）　半夏（炙）　麦冬　白芍　川芎　当归　黄芩　生地　甘草
　　竹叶　生姜　灯心

[157] 阳和汤 （《外科全生集》）

　　熟地黄　白芥子　炮姜炭　麻黄　甘草　肉桂　鹿角胶（烊化冲服）

[158] 托里消毒散 （《外科正宗》）

　　人参　川芎　白芍　黄芪　当归　白术　茯苓　金银花　白芷　甘草　皂角针　桔梗

[159] 百灵调肝汤（《百灵妇科》）

　　当归　赤芍　牛膝　通草　川楝子　瓜蒌　皂刺　枳实　青皮　甘草　王不留行

[160] 托里消毒散（《医宗金鉴》）

　　黄芪　皂角刺　金银花　连翘　炙甘草　桔梗　陈皮　白芷　川芎　当归　白芍
　　白术　茯苓　党参

[161] 当归芍药汤（经验方）

　　当归　白术　赤芍　茯苓　泽泻　黄芩　辛荑花　白菊花　干地龙　甘草　薄荷　川芎

[162] 六味汤（《喉科秘旨》）

　　桔梗　生甘草　薄荷　荆芥　防风　僵蚕

[163] 耳聋左慈丸（《广温热论》）

　　熟地黄　淮山药　山萸肉　牡丹皮　泽泻　茯苓　五味子　磁石

[164] 会厌逐瘀汤（《医林改错》）

　　桃仁　红花　甘草　桔梗　生地　当归　玄参　柴胡　枳壳　赤芍

[165] 当归鸡血藤汤（经验方）

　　当归　熟地　桂圆肉　白芍　丹参　鸡血藤

[166] 托里消毒饮（《外科理例》）

　　人参　黄芪　当归　川芎　芍药　白术　茯苓　白芷　银花　甘草

七　画

[167] 麦门冬汤（《金匮要略》）

　　麦冬　人参　半夏　甘草　粳米　大枣

[168] 苏合香丸（《太平惠民和剂局方》）

　　白术　青木香　犀角　香附　朱砂　诃子　檀香　安息香　沉香　麝香　丁香　荜茇
　　苏合香油　薰陆香　冰片

[169] 杞菊地黄丸（《医级》）

　　枸杞子　菊花　熟地黄　山茱萸　山药　泽泻　丹皮　茯苓

[170] 妙香散（《沈氏尊生书》）

　　山药　茯苓　茯神　远志　黄芪　人参　桔梗　甘草　木香　辰砂　麝香

[171] 连理汤（《张氏医通》）

　　人参　白术　干姜　炙甘草　黄连　茯苓

[172] 吴茱萸汤（《伤寒论》）

　　吴茱萸　人参　生姜　大枣

[173] 沉香散（《金匮翼》）

　　沉香　石韦　滑石　当归　橘皮　白芍　冬葵子　甘草　王不留行

[174] 沙参麦冬汤（《温病条辨》）

　　沙参　麦冬　玉竹　桑叶　生甘草　天花粉　生扁豆

[175] 沙参清肺汤（验方）

　　北沙参　生黄芪　太子参　合欢皮　白及　生甘草　桔梗　苡仁　冬瓜子

[176] 良附丸（《良方集腋》）
　　高良姜　香附

[177] 启膈散（《医学心悟》）
　　沙参　茯苓　丹参　川贝　郁金　砂仁壳　荷叶蒂　杵头糠

[178] 补天大造丸（《医学心悟》）
　　人参　白术　当归　枣仁　炙黄芪　远志　白芍　山药　茯苓　枸杞子　紫河车
　　龟板　鹿角　大熟地

[179] 补中益气汤（《脾胃论》）
　　人参　黄芪　白术　甘草　当归　陈皮　升麻　柴胡

[180] 补虚汤（《圣济总录》）
　　黄芪　茯苓　甘草　五味子　干姜　半夏　厚朴　陈皮

[181] 补阳还五汤（《医林改错》）
　　当归尾　川芎　黄芪　桃仁　地龙　赤芍　红花

[182] 补肝汤（《医宗金鉴》）
　　当归　白芍　川芎　熟地　酸枣仁　木瓜　炙甘草

[183] 补肺汤（《永类钤方》）
　　人参　黄芪　熟地　五味子　紫菀　桑白皮

[184] 还少丹（《医方集解》）
　　熟地　枸杞子　山萸肉　肉苁蓉　巴戟天　小茴香　杜仲　怀牛膝　楮实子　人参
　　茯苓　山药　大枣　菖蒲　远志　五味子

[185] 身痛逐瘀汤（《医林改错》）
　　秦艽　川芎　桃仁　红花　甘草　羌活　没药　香附　五灵脂　牛膝　地龙　当归

[186] 附子理中丸（《太平惠民和剂局方》）
　　炮附子　人参　白术　炮姜　炙甘草

[187] 补肾壮筋汤（《外伤补要》）
　　熟地黄　当归　牛膝　山萸肉　茯苓　续断　杜仲　白芍药　青皮　五加皮

[188] 沙氏闷泉丸（《杂病源流犀烛》）
　　益智仁　茯苓　白术　白薇　栀子　白芍

[189] 附子泻心汤（《伤寒论》）
　　大黄　黄连　黄芩　附子

[190] 辛夷清肺饮（《外科正宗》）
　　辛夷　黄芩　山栀　麦冬　百合　石膏　知母　甘草　枇杷叶　升麻

[191] 抑阳酒连汤（《原机启微》）
　　生地黄　独活　黄柏　防风　知母　蔓荆子　前胡　羌活　白芷　生甘草　黄芩
　　寒水石　栀子　黄连　防己

[192] 防风秦艽汤（《医宗金鉴》）
　　防风　秦艽　当归　川芎　连翘　槟榔　栀子　甘草　地榆　枳壳　生地　白芍　槐角

[193] 寿胎丸（《医学衷中参西录》）
　　菟丝子　续断　桑寄生　阿胶

[194] 两地汤（《傅青主女科》）
生地　玄参　白芍　麦冬　阿胶　地骨皮
[195] 完带汤（《傅青主女科》）
白术　山药　人参　白芍　苍术　车前子　甘草　陈皮　柴胡　黑芥穗
[196] 补肾固冲丸（《中医学新编》）
菟丝子　续断　阿胶　鹿角霜　巴戟　杜仲　当归　枸杞　党参　白术　砂仁
熟地　大枣
[197] 启宫丸（经验方）
半夏　香附子　苍术　陈皮
[198] 附桂八味丸（汤）（《金匮要略》）
熟地黄　山茱萸　牡丹皮　泽泻　茯苓　淮山药　炮附子　肉桂心
[199] 苍耳子散（《医方集解》）
白芷　薄荷　辛荑花　苍耳子
[200] 辛夷散（《三因极一病证方论》）
辛夷花　细辛　川椒　干姜　川芎　吴茱萸　附子　皂角　肉桂
[201] 何人饮（《景岳全书》）
何首乌　人参　当归　陈皮　煨姜
[202] 附子理中汤（《三因方》）
附子　人参　干姜　白术　炙甘草
[203] 杏苏散（《温病条辨》）
杏仁　苏叶　橘皮　半夏　桔梗　枳壳　前胡　茯苓　甘草　大枣　生姜
[204] 补肾地黄丸（《医宗金鉴》）
熟地黄　山茱萸　炒山药　茯苓　牛膝　牡丹皮　泽泻　鹿茸
[205] 龟鹿二仙膏（《医便》）
鹿角　败龟板　枸杞　人参
[206] 补气健脾汤（《不知医必要》）
高丽参　黄芪　川芎　白芷　白扁豆　丁香　肉桂　淮山　炙甘草　龙眼肉　炒莲仁

八　画

[207] 苓桂术甘汤（《金匮要略》）
茯苓　桂枝　白术　甘草
[208] 虎潜丸（《丹溪心法》）
龟板　黄柏　知母　熟地黄　白芍药　锁阳　陈皮　虎骨　干姜
[209] 泻心汤（《金匮要略》）
大黄　黄芩　黄连
[210] 泻白散（《小儿药证直诀》）
桑白皮　地骨皮　生甘草　粳米
[211] 羌活胜湿汤（《内外伤辨惑论》）
羌活　独活　川芎　蔓荆子　甘草　防风　藁本

[212] 定痫丸（《医学心悟》）
　　　天麻　川贝　胆南星　姜半夏

[213] 定喘汤（《摄生众妙方》）
　　　白果　麻黄　桑白皮　款冬花　半夏　杏仁　苏子　黄芩　甘草

[214] 实脾饮（重订严氏《济生方》）
　　　附子　干姜　白术　甘草　厚朴　木香　草果仁　槟榔　木瓜　生姜　大枣　茯苓

[215] 知柏地黄丸（《医宗金鉴》）
　　　知母　黄柏　熟地黄　山萸肉　山药　茯苓　丹皮　泽泻

[216] 金铃子散（《素问病机气宜保命集》）
　　　金铃子　延胡索

[217] 金匮肾气丸（《金匮要略》）
　　　桂枝　附子　熟地黄　山萸肉　山药　茯苓　丹皮　泽泻

[218] 金锁固精丸（《医方集解》）
　　　沙苑蒺藜　芡实　莲须　龙骨　牡蛎　莲肉

[219] 参附汤（《校注妇人良方》）
　　　人参　熟附子　姜　枣

[220] 参苓白术散（《太平惠民和剂局方》）
　　　人参　茯苓　白术　桔梗　山药　甘草　白扁豆　莲子肉　砂仁　薏苡仁

[221] 参蛤散（《普济方》）
　　　人参　蛤蚧

[222] 和营止痛汤（《外伤补要》）
　　　赤芍　当归尾　川芎　苏木　陈皮　桃仁　续断　乌药　乳香　没药　木通　甘草

[223] 青蒿鳖甲汤（《温病条辨》）
　　　青蒿　鳖甲　生地黄　知母　丹皮

[224] 肥儿丸（《医宗金鉴》）
　　　人参　茯苓　白术　黄连　胡黄连　使君子　神曲　麦芽　山楂　芦荟　甘草

[225] 参附龙牡汤（验方）
　　　人参　附子　龙骨　牡蛎

[226] 参附龙牡救逆汤（验方）
　　　人参　附子　龙骨　牡蛎　白芍　炙甘草

[227] 枇杷清肺饮（《医宗金鉴》）
　　　人参　枇杷叶　甘草　黄连　桑白皮　黄柏

[228] 参附汤（《世医得效方》）
　　　党参　熟附子

[229] 明目地黄丸（《审视瑶函》）
　　　熟地黄　生地黄　山萸肉　淮山药　泽泻　茯神　牡丹皮　柴胡　当归　五味子

[230] 青竹茹汤（《济阴纲目》）
　　　鲜竹茹　橘皮　白茯苓　半夏　生姜

[231] 固下益气汤（《临证指南医案》）
　　　人参　白术　阿胶　白芍　炙甘草　砂仁　艾叶炭

[232] 固冲汤（《医学衷中参西录》）
　　白术　黄芪　煅龙骨　煅牡蛎　山茱萸　白芍　海螵蛸　茜草根　棕炭　五倍子
[233] 固阴煎（《景岳全书》）
　　人参　熟地　山药　山茱萸　远志　炙甘草　五味子　菟丝子
[234] 泽兰汤（《疡医大全》）
　　泽兰叶　当归　牡丹　赤芍　青木香　红花　桃仁

九　画

[235] 荆防败毒散（《外科理例》）
　　荆芥　防风　羌活　独活　柴胡　前胡　川芎　枳壳　茯苓　桔梗　甘草
[236] 荆蓬煎丸（《卫生宝鉴》）
　　木香　青皮　茴香　枳壳　槟榔　三棱　莪术
[237] 茵陈术附汤（《医学心悟》）
　　茵陈蒿　白术　附子　干姜　炙甘草　肉桂
[238] 茵陈四苓汤（验方）
　　茵陈　猪苓　茯苓　泽泻　白术
[239] 茵陈蒿汤（《伤寒论》）
　　茵陈蒿　山栀　大黄
[240] 茜根散（《景岳全书》）
　　茜草根　黄芩　阿胶　侧柏叶　生地黄　甘草
[241] 胃苓汤（《丹溪心法》）
　　苍术　厚朴　陈皮　甘草　生姜　大枣　桂枝　白术　泽泻　茯苓　猪苓
[242] 星蒌承气汤（验方）
　　胆南星　全瓜蒌　生大黄　芒硝
[243] 济川煎（《景岳全书》）
　　当归　牛膝　肉苁蓉　泽泻　升麻　枳壳
[244] 济生肾气丸（《济生方》）
　　熟地黄　山药　山茱萸　丹皮　茯苓　泽泻　炮附子　官桂　川牛膝　车前子
[245] 洗心汤（《辨证录》）
　　人参　甘草　半夏　陈皮　附子　茯神　生酸枣仁　神曲　菖蒲
[246] 养心汤（《证治准绳》）
　　黄芪　茯苓　茯神　当归　川芎　炙甘草　半夏曲　柏子仁　酸枣仁　远志　五味子　人参　肉桂
[247] 香砂六君子汤（《时方歌括》）
　　木香　砂仁　陈皮　半夏　党参　白术　茯苓　甘草
[248] 复元活血汤（《医学发明》）
　　柴胡　瓜蒌根　当归　红花　甘草　穿山甲　大黄　桃仁
[249] 顺气导痰汤（验方）
　　半夏　陈皮　茯苓　甘草　生姜　胆星　枳实　木香　香附

[250] 保元汤（《博爱心鉴》）
人参　黄芪　肉桂　甘草　生姜

[251] 保真汤（《十药神书》）
人参　黄芪　白术　甘草　赤茯苓　五味子　当归　茯苓　生地黄　熟地黄　天冬
麦冬　赤芍药　白芍药　柴胡　厚朴　地骨皮　黄柏　知母　陈皮　生姜　大枣

[252] 保和丸（《丹溪心法》）
神曲　山楂　茯苓　半夏　陈皮　连翘　莱菔子

[253] 活血止痛疡（《伤科大成》）
当归　川芎　乳香　苏木　红花　没药　地鳖虫　三七　赤芍　陈皮　落得打
紫荆藤

[254] 养胃增液汤（验方）
石斛　乌梅　北沙参　玉竹　甘草　白芍

[255] 宣毒发表汤（《医宗金鉴》）
升麻　葛根　枳壳　防风　荆芥　薄荷　木通　连翘　牛蒡子　竹叶　生甘草　前胡
桔梗　芫荽

[256] 活血散瘀汤（《医宗金鉴》）
当归尾　赤芍　桃仁（去皮尖）　大黄（酒炒）　川芎　苏木　丹皮　枳壳　瓜蒌仁
槟榔

[257] 前列腺汤（经验方）
丹参　泽兰　赤芍　桃仁　红花　乳香　没药　王不留行　青皮　川楝子　小茴香
白芷　败酱草　蒲公英

[258] 神效瓜蒌散（《寿世保元》）
瓜蒌　酒洗当归　甘草　乳香　没药

[259] 除湿胃苓汤（《医宗金鉴》）
苍术　厚朴　陈皮　猪苓　泽泻　赤茯苓　白术　滑石　防风　山栀子　木通　肉桂
甘草　灯心

[260] 将军定痛丸（《审视瑶函》）
黄芩　白僵蚕　陈皮　天麻　桔梗　青礞石　白芷　薄荷　大黄　半夏

[261] 祛瘀汤（《中医眼科学讲义》）
川芎　归尾　桃仁　赤芍　生地黄　旱莲草　泽兰　丹参　仙鹤草　郁金

[262] 活血散瘀汤（《外科正宗》）
川芎　当归　防风　赤芍　苏木　红花　黄芩　炒枳壳　皂角刺　连翘　天花粉
生大黄

[263] 荆防四物汤（《医宗金鉴》）
当归　白芍　川芎　地黄　荆芥　防风

[264] 香棱丸（《济生方》）
木香　丁香　三棱　莪术　枳壳　青皮　川楝子　小茴香

[265] 保阴煎（《景岳全书》）
生地　熟地　白芍　山药　续断　黄芩　黄柏　甘草

[266] 养精种玉汤（《傅青主女科》）
　　熟地　山茱萸　白芍　当归

十　画

[267] 秦艽鳖甲散（《卫生宝鉴》）
　　地骨皮　柴胡　秦艽　知母　当归　鳖甲　青蒿　乌梅
[268] 真人养脏汤（《太平惠民和剂局方》）
　　诃子　罂粟壳　肉豆蔻　白术　人参　木香　肉桂　炙甘草　当归　白芍
[269] 真武汤（《伤寒论》）
　　炮附子　白术　茯苓　芍药　生姜
[270] 桂枝汤（《伤寒论》）
　　桂枝　芍药　生姜　炙甘草　大枣
[271] 桂枝甘草龙骨牡蛎汤（《伤寒论》）
　　桂枝　炙甘草　煅龙骨　煅牡蛎
[272] 桂枝茯苓丸（《金匮要略》）
　　桂枝　茯苓　丹皮　桃仁　芍药
[273] 桃花汤（《伤寒论》）
　　赤石脂　干姜　粳米
[274] 桃仁红花煎（《素庵医案》）
　　丹参　赤芍　桃仁　红花　制香附　延胡索　青皮　当归　川芎　生地
[275] 桃红四物汤（《医垒元戎》）
　　当归　白芍药　川芎　熟地黄　桃仁　红花　丹皮　香附　延胡索
[276] 桃核承气汤（《伤寒论》）
　　桃仁　大黄　桂枝　甘草　芒硝
[277] 瓜蒌薤白半夏汤（《金匮要略》）
　　瓜蒌　薤白　白酒　半夏
[278] 柴胡疏肝散（《景岳全书》）
　　陈皮　柴胡　枳壳　芍药　炙甘草　香附　川芎
[279] 凉膈散（《太平惠民和剂局方》）
　　川大黄　朴硝　甘草　山栀子仁　薄荷　黄芩　连翘　竹叶　蜂蜜
[280] 润肠丸（《沈氏尊生书》）
　　当归　生地　麻仁　桃仁　枳壳
[281] 涤痰汤（《济生方》）
　　制半夏　制南星　陈皮　枳实　茯苓　人参　石菖蒲　竹茹　甘草　生姜
[282] 消渴方（验方）
　　花粉　黄连　生地黄　藕汁
[283] 益胃汤（《温病条辨》）
　　沙参　麦冬　生地黄　玉竹　冰糖

[284] 调营饮（《证治准绳》）

莪术　川芎　当归　延胡索　赤芍药　瞿麦　大黄　槟榔　陈皮　大腹皮　葶苈子　赤茯苓　桑白皮　细辛　官桂　炙甘草　姜　枣　白芷

[285] 射干麻黄汤（《金匮要略》）

射干　麻黄　细辛　紫菀　款冬花　半夏　五味子　生姜　大枣

[286] 逍遥散（《太平惠民和剂局方》）

柴胡　白术　白芍药　当归　茯苓　炙甘草　薄荷　煨姜

[287] 通关散（《丹溪心法附余》）

猪牙皂　细辛

[288] 通幽汤（《脾胃论》）

生地黄　熟地黄　桃仁泥　红花　当归　炙甘草　升麻

[289] 通窍活血汤（《医林改错》）

赤芍药　川芎　桃仁　红花　麝香　老葱　鲜姜　大枣　酒

[290] 通瘀煎（《景岳全书》）

归尾　山楂　香附　红花　乌药　青皮　木香　泽泻

[291] 桑白皮汤（《景岳全书》）

桑白皮　半夏　苏子　杏仁　贝母　黄芩　黄连　山栀　生姜

[292] 桑杏汤（《温病条辨》）

桑叶　杏仁　沙参　浙贝母　豆豉　山栀　梨皮

[293] 桑菊饮（《温病条辨》）

桑叶　菊花　连翘　薄荷　桔梗　杏仁　芦根　甘草

[294] 桑螵蛸散（《本草衍义》）

桑螵蛸　远志　菖蒲　龙骨　人参　茯神　当归　龟板

[295] 消瘀膏（经验方）

大黄　栀子　木瓜　蒲公英　姜黄　黄柏　蜜糖

[296] 消肿散（经验方）

制乳香　制没药　玉带草　四块瓦　洞青叶　虎杖　五香血藤　天花粉　生甘草　叶下花　虫蒌粉　大黄粉　黄芩　五爪龙　白芨粉　红花　苏木粉　龙胆草　土黄连　飞龙掌血　绿葡萄根　大红袍　凡士林

[297] 海桐皮汤（《医宗金鉴》）

海桐皮　透骨草　乳香　没药　当归　川椒　川芎　红花　威灵仙　甘草　防风　白芷

[298] 健步虎潜丸（《伤科补要》）

龟胶　鹿角胶　狗胫骨　何首乌　牛膝　杜仲　锁阳　当归　熟地　威灵仙　黄柏　人参　羌活　白芍　白术　大川附子　蜜糖

[299] 都气丸（《医宗己任编》）

熟地黄　山药　山萸肉　丹皮　泽泻　五味子　茯苓

[300] 真武汤（《伤寒论》）

附子　白术　茯苓　白芍　生姜

[301] 柴胡葛根汤（《外科正宗》）

柴胡　天花粉　葛根　黄芩　桔梗　连翘　牛蒡子　石膏　甘草　升麻

[302] 透疹凉解汤（验方）

桑叶　菊花　薄荷　牛蒡子　连翘　赤芍　蝉蜕　紫花地丁　黄连　藏红花

[303] 凉营清气汤（《喉痧证治概要》）

犀角尖　鲜石斛　生石膏　鲜生地　薄荷叶　生甘草　黄连　山栀　丹皮　赤芍
玄参　连翘　竹叶　茅根　芦根　金汁

[304] 消乳丸（《证治准绳》）

香附　神曲　麦芽　陈皮　砂仁　炙甘草

[305] 益脾镇惊散（《医宗金鉴》）

人参　白术　茯苓　朱砂　钩藤　炙甘草　灯心草

[306] 资生健脾丸（《缪仲淳方》）

白术　薏苡仁　人参　桔梗　山楂　神曲　麦芽　枳实　茯苓　黄连　白蔻仁　泽泻
枳壳　藿香　炙甘草　莲肉　扁豆

[307] 调脾散（验方）

苍术　陈皮　山楂　鸡内金　佩兰

[308] 柴胡清肝汤（《医宗金鉴》）

生地　当归　白芍　川芎　柴胡　黄芩　山栀　天花粉　防风　牛蒡子　连翘　甘草

[309] 逍遥蒌贝散（经验方）

柴胡　当归　白芍　茯苓　白术　瓜蒌　贝母　半夏　南星　生牡蛎　山慈姑

[310] 凉血地黄汤（《外科大成》）

细生地　当归尾　地榆　槐角　黄连　天花粉　生甘草　升麻　赤芍　枳壳　黄芩
荆芥

[311] 消风散（《外科正宗》）

当归　生地　防风　蝉蜕　知母　苦参　胡麻　荆芥　苍术　牛蒡子　石膏　甘草
木通

[312] 海藻玉壶汤（《医宗金鉴》）

海藻　陈皮　贝母　连翘　昆布　半夏（制）　青皮　独活　川芎　当归　甘草　海带

[313] 养血当归地黄汤（《济生拔萃》）

当归　川芎　熟地黄　芍药　藁本　防风　白芷　细辛

[314] 通脾泻胃汤（《审视瑶函》）

麦门冬　茺蔚子　知母　玄参　车前子　石膏　防风　黄芩　天门冬　熟大黄

[315] 泰山磐石散（《景岳全书》）

人参　黄芪　当归　续断　黄芩　川芎　白芍　熟地　白术　炙甘草　砂仁　糯米

[316] 调肝汤（《傅青主女科》）

山药　阿胶　当归　白芍　山茱萸　巴戟　甘草

[317] 通乳丹（《傅青主女科》）

人参　黄芪　当归　麦冬　木通　桔梗　猪蹄

[318] 益气聪明汤（《证治准绳》）

蔓荆子　黄芪　党参　黄柏　白芍　炙甘草　升麻　葛根

[319] 通气散（《医林改错》）

柴胡　香附　川芎

[320] 养阴清肺汤（《重楼玉钥》）
　　　生地黄　麦冬　白芍　牡丹皮　贝母　玄参　薄荷　甘草

[321] 柴胡桂枝干姜汤（《伤寒论》）
　　　柴胡　桂枝　干姜　瓜蒌根　黄芩　牡蛎　甘草

[322] 柴胡截疟饮（《医宗金鉴》）
　　　柴胡　黄芩　人参　甘草　半夏　常山　乌梅　槟榔　桃仁　生姜　大枣

[323] 透脓散（《外科正宗》）
　　　生黄芪　山甲（炒）　川芎　当归　皂角刺

[324] 健脾方（《医方集解》）
　　　人参　白术　陈皮　麦芽　山楂　枳实　神曲

[325] 消乳丸（《证治准绳》）
　　　香附　神曲　麦芽　陈皮　砂仁　炙甘草

[326] 顾步汤（《外科真诠》）
　　　黄芪　石斛　当归　牛膝　紫花地丁　人参　甘草　金银花　菊花　蒲公英

十一画

[327] 黄土汤（《金匮要略》）
　　　灶心黄土　甘草　干地黄　白术　炮附子　阿胶　黄芩

[328] 黄连阿胶汤（《伤寒论》）
　　　黄连　阿胶　黄芩　鸡子黄　芍药

[329] 黄连清心饮（《沈氏尊生书》）
　　　黄连　生地黄　当归　甘草　酸枣仁　茯神　远志　人参　莲子肉

[330] 黄连解毒汤（《外台秘要》）
　　　黄连　黄柏　黄芩　栀子

[331] 黄连温胆汤（《备急千金要方》）
　　　半夏　陈皮　茯苓　甘草　枳实　竹茹　黄连　大枣

[332] 黄芩泻白散（《伤寒太白》）
　　　黄芩　桑白皮　地骨皮　粳米　甘草

[333] 黄芪汤（《金匮翼》）
　　　黄芪　陈皮　火麻仁　白蜜

[334] 黄芪建中汤（《金匮要略》）
　　　黄芪　白芍　桂枝　炙甘草　生姜　大枣　饴糖

[335] 麻子仁丸（《伤寒论》）
　　　麻子仁　芍药　枳实　大黄　厚朴　杏仁

[336] 麻杏石甘汤（《伤寒论》）
　　　麻黄　杏仁　石膏　炙甘草

[337] 麻黄汤（《伤寒论》）
　　　麻黄　桂枝　杏仁　炙甘草

[338] 麻黄连翘赤小豆汤（《伤寒论》）
　　麻黄　杏仁　生梓白皮　连翘　赤小豆　甘草　生姜　大枣

[339] 羚羊钩藤汤（重订《通俗伤寒论》）
　　羚羊角　桑叶　川贝　鲜生地　钩藤　菊花　芍药　生甘草　鲜竹茹　茯神

[340] 羚麻白虎汤（验方）
　　羚羊角粉　麻黄　生石膏　知母　粳米　甘草

[341] 清金化痰汤（《统旨方》）
　　黄芩　山栀　桔梗　麦冬　桑白皮　贝母　知母　瓜蒌仁　橘红　茯苓　甘草

[342] 清肺饮（《证治汇补》）
　　茯苓　黄芩　桑白皮　麦冬　车前子　山栀　木通　泽泻

[343] 清胆汤（验方）
　　大黄　栀子　黄连　柴胡　白芍　蒲公英　金钱草　瓜蒌　郁金　元胡　川楝子

[344] 清胃散（《兰室秘藏》）
　　当归　生地黄　牡丹皮　升麻　黄连

[345] 清骨散（《证治准绳》）
　　银柴胡　胡黄连　秦艽　鳖甲　地骨皮　青蒿　知母　甘草

[346] 清燥救肺汤（《医门法律》）
　　桑叶　石膏　杏仁　甘草　麦冬　人参　阿胶　炒胡麻仁　炙枇杷叶

[347] 渗湿汤（《丹溪心法》）
　　干姜　甘草　丁香　苍术　白术　橘红　茯苓

[348] 银翘散（《温病条辨》）
　　金银花　连翘　豆豉　牛蒡子　薄荷　荆芥穗　桔梗　生甘草　竹叶　鲜芦根

[349] 萆解分清饮（《医学心悟》）
　　川萆　石菖蒲　黄柏　茯苓　车前子　莲子心　白术

[350] 黄芩清肺饮（《证治准绳》）
　　黄芩　栀子

[351] 黄芪桂枝五物汤（《伤寒论》）
　　黄芪　芍药　桂枝　通草　炙甘草　细辛　大枣

[352] 清营汤（《温病条辨》）
　　犀角（磨粉冲服）　生地　玄参　竹叶心　金银花　连翘　黄连　丹参　麦冬

[353] 清暑汤（《外科全生集》）
　　连翘　花粉　赤芍　甘草　滑石　车前子　金银花　泽泻　淡竹叶

[354] 绿风羚羊饮（《医宗金鉴》）
　　黑玄参　防风　茯苓　知母　黄芩　细辛　桔梗　羚羊角　车前子　大黄

[355] 凉血地黄汤（《脾胃论》）
　　黄柏　知母　青皮　槐子　熟地黄　当归

[356] 凉膈清肠散（汤）（《证治准绳》）
　　生地　当归　芍药　升麻　防风　荆芥　黄芩　黄连　香附　川芎　甘草

[357] 萆解渗湿汤（《疡科心得集》）
　　萆解　苡仁　黄柏　赤苓　丹皮　泽泻　滑石　通草

[358] 银花蕺菜饮（《中医妇科治疗学》）
　　炒荆芥　银花　土茯苓　甘草　蕺菜

[359] 清经散（《傅青主女科》）
　　丹皮　地骨皮　白芍　熟地　青蒿　茯苓　黄柏

[360] 清营汤（《温病条辨》）
　　水牛角　生地　玄参　竹叶心　麦冬　丹参　黄连　连翘　银花

[361] 接骨紫金丹（《杂病源流犀烛》）
　　土别虫　乳香　没药　自然铜　骨碎补　大黄　血竭　硼砂　当归

[362] 黄芪桂枝五物汤（《金匮要略》）
　　黄芪　桂枝　芍药　生姜　大枣

[363] 清胃解毒汤（验方）
　　升麻　黄连　丹皮　生地　黄芩　石膏

[364] 清咽下痰汤（验方）
　　玄参　桔梗　甘草　牛蒡子　贝母　瓜蒌　射干　荆芥　马兜铃

[365] 清热泻脾散（《医宗金鉴》）
　　山栀　石膏　黄芩　黄连　生地黄　赤苓　灯心

[366] 清解透表汤（验方）
　　西河柳　蝉蜕　葛根　升麻　紫草根　桑叶　菊花　甘草　牛蒡子　银花　连翘

[367] 清瘟败毒饮（《疫疹一得》）
　　石膏　生地黄　犀角　黄连　栀子　桔梗　黄芩　知母　赤芍　玄参　连翘　甘草
　　丹皮　鲜竹叶

[368] 黄芩滑石汤（《温病条辨》）
　　黄芩　滑石　通草　茯苓　猪苓　大腹皮　白豆蔻

[369] 清咽利膈汤（《喉科紫珍集》）
　　连翘　栀子　黄芩　薄荷　鼠粘子　防风　荆芥　玄明粉　金银花　玄参　大黄
　　甘草　桔梗　黄连

[370] 清瘴汤（验方）
　　青蒿　常山　黄连　黄芩　知母　柴胡　半夏　茯苓　陈皮　竹茹　枳实　滑石
　　甘草　辰砂

[371] 黄芩汤（《医宗金鉴》）
　　黄芩　甘草　麦冬　桑白皮　栀子　连翘　赤芍　桔梗　薄荷　荆芥穗

[372] 银花甘草汤（《外科十法》）
　　鲜金银花　甘草

十二画

[373] 葛根芩连汤（《伤寒论》）
　　葛根　黄芩　黄连　炙甘草

[374] 葶苈大枣泻肺汤（《金匮要略》）
　　葶苈子　大枣

[375] 越婢加半夏汤（《金匮要略》）
　　麻黄　石膏　生姜　大枣　甘草　半夏

[376] 越鞠丸（《丹溪心法》）
　　川芎　苍术　香附　炒山栀　神曲

[377] 紫雪丹（《外台秘要》）
　　滑石　石膏　寒水石　磁石　羚羊角　青木香　犀角　沉香　丁香　升麻　玄参
　　甘草　朴硝　朱砂　麝香　黄金　硝石

[378] 黑锡丹（《太平惠民和剂局方》）
　　黑锡　硫黄　川楝子　胡芦巴　木香　炮附子　肉豆蔻　阳起石　沉香　茴香
　　肉桂　补骨脂

[379] 痛泻要方（《景岳全书》）
　　白术　白芍　防风　炒陈皮

[380] 温胆汤（《三因极一病证方论》）
　　半夏　橘皮　甘草　枳实　竹茹　生姜　茯苓　大枣

[381] 温脾汤（《备急千金要方》）
　　附子　人参　大黄　甘草　干姜

[382] 滋水清肝饮（《医宗己任编》）
　　熟地黄　山茱萸　茯苓　归身　山药　丹皮　泽泻　白芍　柴胡　山栀　酸枣仁

[383] 滋肾通关丸（《兰室秘藏》）
　　知母　黄柏　肉桂

[384] 程氏萆薢分清饮（《医学心悟》）
　　萆薢　车前子　茯苓　莲子心　菖蒲　黄柏　丹参　白术

[385] 犀角地黄汤（《备急千金要方》）
　　犀角　生地黄　丹皮　芍药

[386] 犀角散（《备急千金要方》）
　　犀角　黄连　升麻　山栀　茵陈

[387] 疏凿饮子（《济生方》）
　　商陆　泽泻　赤小豆　椒目　木通　茯苓皮　大腹皮　槟榔　生姜　羌活　秦艽

[388] 舒筋活血汤（《伤科补要》）
　　羌活　防风　荆芥　独活　当归　续断　青皮　牛膝　五加皮　杜仲　红花　枳壳

[389] 集成沉瀣丹（《幼幼集成》）
　　川芎　大黄　黄芩　黄柏　黑丑　薄荷　滑石　槟榔　枳壳　连翘　赤芍

[390] 普济消毒饮（《东垣试效方》）
　　黄芩　黄连　连翘　玄参　板蓝根　马勃　牛蒡子　僵蚕　升麻　柴胡　陈皮　桔梗
　　甘草　人参　薄荷

[391] 滋阴除湿汤（《外科正宗》）
　　川芎　当归　白芍　熟地　柴胡　陈皮　黄芩　知母　贝母　泽泻　地骨皮　甘草
　　生姜

[392] 散聚汤（《妇科秘诀大全》）
　　半夏　橘皮　茯苓　当归　杏仁　桂心　槟榔　甘草

[393] 温经汤（《妇人大全良方》）

人参　当归　川芎　白芍　肉桂　莪术　丹皮　甘草　牛膝

[394] 温胞饮（《傅青主女科》）

巴戟天　补骨脂　菟丝子　肉桂　附子　杜仲　白术　山药　芡实　人参

[395] 温肺止流丹（《疡医大全》）

人参　荆芥　细辛　诃子　甘草　桔梗　鱼脑骨

[396] 疏风清热汤（经验方）

荆芥　防风　牛蒡子　甘草　金银花　连翘　桑白皮　赤芍　桔梗　黄芩　天花粉
玄参　浙贝母

[397] 琥珀养心丹（《证治准绳》）

琥珀　煅龙齿　远志　石菖蒲　茯神　人参　酸枣仁（炒）　柏子仁　当归　生地黄
黄连　朱砂　牛黄

十三画

[398] 新加香薷饮（《温病条辨》）

香薷　鲜扁豆花　厚朴　金银花　连翘

[399] 槐角丸（《太平惠民和剂局方》）

槐角　地榆　黄芩　当归　炒枳壳　防风

[400] 解肌透痧汤（《丁氏医案》）

荆芥穗　蝉蜕　射干　生甘草　葛根　牛蒡子　马勃　桔梗　前胡　连翘　僵蚕
豆豉　鲜竹茹　浮萍

[401] 新制柴连汤（《眼科纂要》）

柴胡　川黄连　黄芩　赤芍　蔓荆子　山栀子　龙胆草　木通　甘草　荆芥　防风

[402] 解毒活血汤（《医林改错》）

连翘　葛根　柴胡　枳壳　当归　赤芍　生地　红花　桃仁　甘草

十四画以上

[403] 缩泉丸（《校注妇人良方》）

山药　乌药　益智仁

[404] 毓麟珠（《景岳全书》）

鹿角霜　川芎　白芍　白术　茯苓　川椒　人参　当归　杜仲　炙甘草　菟丝子　熟地

[405] 蔓荆子散（《东垣十书》）

蔓荆子　生地黄　赤芍　甘菊　桑白皮　木通　麦冬　升麻　前胡　炙甘草　赤茯苓

[406] 膏淋汤（《医学衷中参西录》）

山药　芡实　龙骨　牡蛎　生地黄　党参　白芍

[407] 膈下逐瘀汤（《医林改错》）

五灵脂　当归　川芎　桃仁　丹皮　赤芍药　乌药　延胡索　甘草　香附　红花　枳壳

[408] 增液汤（《温病条辨》）
　　玄参　麦冬　生地
[409] 增液承气汤（《温病条辨》）
　　大黄　芒硝　玄参　麦冬　生地黄
[410] 蠲痹汤（《百一选方》）
　　羌活　姜黄　当归　赤芍　黄芪　防风　炙甘草　生姜
[411] 橘核丸（《济生方》）
　　橘核（炒）　海藻（洗）　昆布（洗）　海带（洗）　川楝子（打炒）　桃仁
　　厚朴（去皮姜汁炒）　木通　枳实　延胡索（炒）　桂心　木香
[412] 螵蛸丸（《类证治裁》）
　　桑螵蛸（炙）　鹿茸（酥炙）　炙黄芪　煅牡蛎　赤石脂　人参　山药
[413] 薏苡仁汤（《类证治裁》）
　　薏苡仁　苍术　羌活　独活　防风　川乌　麻黄　桂枝　当归　川芎　生姜　甘草
[414] 赞育丹（《景岳全书》）
　　熟地黄　当归　杜仲　巴戟肉　肉苁蓉　淫羊藿　蛇床子　肉桂　白术　枸杞子
　　仙茅　山茱萸　韭子　附子
[415] 黛蛤散（验方）
　　青黛　海蛤壳
[416] 藿香正气散（《太平惠民和剂局方》）
　　藿香　紫苏　白芷　桔梗　白术　厚朴　半夏曲　大腹皮　茯苓　橘皮　甘草
　　大枣　生姜
[417] 鳖甲煎丸（《金匮要略》）
　　鳖甲　乌扇（即射干）　黄芩　柴胡　鼠妇　干姜　大黄　芍药　桂枝　葶苈子　石韦
　　厚朴　丹皮　瞿麦　紫葳　半夏　人参　土鳖虫　阿胶　蜂房　赤硝　蜣螂　桃仁
[418] 癫狂梦醒汤（《医林改错》）
　　桃仁　柴胡　香附　木通　赤芍药　半夏　大腹皮　青皮　陈皮　桑白皮　苏子　甘草
[419] 镇肝熄风汤（《医学衷中参西录》）
　　淮牛膝　生龙骨　生白芍　天冬　生麦芽　代赭石　生牡蛎　玄参　川楝子　茵陈蒿
　　甘草　生龟板

附录2：常用中医术语及释义

1. 整体观念：人体自身的完整性和机体内外环境的统一性的思想。

2. 证：机体在疾病发展过程中某一阶段或某一类型的病理概括。

3. 辨证：将四诊所收集来的资料．症状和体征，在中医理论指导下，通过分析和综合，辨识疾病的原因、性质、部位及正邪之间的关系等，然后概括为某种性质证的过程。

4. 论治：根据辨证的结果，确定相应的治疗原则和方法，实施治疗的过程。

5. 阴阳：是对自然界相关事物或现象对立双方属性的总概括。

6. 阳虚则外寒：因为阳虚，温煦功能低下，不能制约阴寒即出现的虚寒征象。

7. 阴虚则内热：由于阴虚，无力制约阳热而出现的虚热征象。

8. 实则泻之：阴或阳的一方偏胜、亢奋，尚未损及对方时，此为实证，当损其有余。

9. 虚则补之：阴或阳的一方偏衰或阴阳俱损时，此即虚证，应补其不足。

10. 阴病治阳：治宜补阳以制阴，若阳虚不能制阴而导致阴相对偏盛的虚寒证，此即"阴病治阳"。

11. 阳病治阴：若阴虚不能制阳而导致阳相对偏盛的虚热证，治宜补阴以制阳，此即"阳病治阴"。

12. 五行制化：制，是制约、克制的意思；化，是生化、变化的意思。五行制化是指五行之间具有生中有制、制中有生的生克协调配合关系。五行制化实质上就是五行相生与相克关系的正常联系。

13. 相乘：乘，即乘虚侵袭。相乘是指五行之间相克太过的异常变化。其次序与相克同，即木乘土、土乘水、水乘火、金乘木。

14. 母病及子：指病变由母脏累及到子脏。

15. 子病及母：即病变由子脏波及到母脏。

16. 相侮：侮，即欺侮，有恃强凌弱之意。相侮是指五行之间反向克制的异常变化。又称反克、反侮。其次序与相克相反，即木侮金、金侮火、火侮水、水侮土、土侮木。

17. 脏腑：是内脏的总称，按其生理功能特点，可分为脏、腑、奇恒之腑。

18. 气：作为一个医学概念指人体之气，是构成人体和维持人体生命活动最基本的物质。气既是人体赖以生存的具体物质，又是人体脏腑组织功能活动的总称。

19. 肝肾同源：肝藏血，肾藏精。由于精和血之间存在着相互转化关系，肾中精气充盈，则肝有所养，血有所充，故称"肝肾同源"。

20. 孤腑：是指三焦。人体五脏六腑之中，惟三焦最大，无以匹配，故称之为孤腑。

21. 中精之腑：指胆，胆汁由肝产生，贮存于胆，为清净精微之液，故称"胆者，中精之腑"。

22. 汗为心之液：由于汗为津液所化生，血与津液同出一源，而血又为心所主，故有"汗为心之液"之说，又称"汗血同源"。

23. 病因：泛指引起人体发生疾病的原因。

24．六淫：是指风、寒、暑、湿、燥、火六种外感病邪的统称。

25．六气：是指风、寒、暑、湿、燥、火自然界六种气候。

26．七情：人的喜、怒、忧、思、悲、恐、惊七种情志活动。

27．实证：邪气亢盛所表现的证候。

28．虚证：正气不足表现的证候。

29．四诊合参：指诊察疾病时，将望、闻、问、切四诊所收集的资料全面结合分析，为准确判断病证提供依据。

30．战汗：先恶寒战栗，继而全身大汗者，多见于急性热病正邪剧烈交争，为疾病之转折点。

31．盗汗：睡时汗出，醒则汗止者，多属阴虚内热。

32．壮热：高热不退，感觉躁热难受，体温升高明显，身热灼手，或伴有恶热烦渴的表现，多因里热炽盛。

33．潮热：按时发热，或按时热甚，发热盛衰起伏有定时，犹如潮汛的表现。包括午后潮热、日晡潮热等。

34．呃逆：气逆于上，自咽喉出，其声呃呃，不能自主，俗称"打嗝"。

35．恶寒：感觉怕冷，虽加衣覆被，采取保暖措施，身体发冷的感觉仍不能缓解的表现。

36．里证：是指病变部位在内，脏腑气血功能失调所反映的证候。

37．热证：是感受热邪，或机体阳盛，阴虚所表现的证候。

38．心脾两虚证：指心血不足，脾气虚弱，以心悸、失眠、食少纳呆、便溏为主要表现的虚弱证候。

39．肝脾不调证：指肝失疏泄，脾失健运，以胸胁胀满窜痛、纳呆、腹痛肠鸣、便溏不爽为主要表现的证候。

40．反治：是逆其证候性质而治的一种常用治疗法则，又称"逆治"。

41．正治：是顺从疾病假象而治的一种治疗法则，又称"从治"。

42．同病异治：指同一种疾病，由于病情的发展和病机的变化，以及邪正消长的差异，机体的反应性不同，治疗上应根据其具体情况，运用不同的治法加以治疗。

43．异病同治：指不同的疾病，在其病情发展过程中，会出现相同的病机变化或同一性质的证候，可以采用相同的治法治疗。

44．急则治其标：临证中出现发热、中满、大小便不利等较急重病情时，不论其本为何，均应先治其标证，待急重症状稳定后，再治其本证。

45．缓则治其本：对于慢性病或急性病恢复期者，如肺痨咳嗽、热病伤阴等证，虽见有其标证，如咳嗽等，亦应针对其肺肾阴虚之本来加以治疗。

46．热因热用：是以热治热，即用热性药治疗具有假热症状的病证。

47．寒因寒用：是以寒治寒，即用寒性药治疗具有假寒症状的病证。

48．通因通用：是以通治通，即用通利药治疗具有实性通泄症状的病证。

49．塞因塞用：是以补开塞，即用补益药治疗具有闭塞不通症状的病证。

50．中药：凡是以中医传统理论为指导，进行采收、加工、炮制、制剂以利于临床应用的药物称中药。

51．配伍：根据病情和辨证，有选择地将两种或两种以上药物组合在一起应用叫配伍。

52．归经：药物对某经或某几经发生明显作用，而对其他经作用较少，甚至无作用，这种对机体某部分的选择性作用称归经。

53．四气：是指药物具有寒、热、温、凉四种不同的药性，又称四性。

54．五味：是指药物具有辛、甘、苦、酸、咸五种不同滋味，药味不同则作用不同。

55．中药七情：中药的"七情"是指单行、相须、相使、相畏、相杀、相恶、相反这七种中药配伍关系。

56．单行：用一味药治疗疾病谓单行。

57．相须：两种性能、功效相同或近似的药物合用，以增强疗效的一种配伍方法叫相须。

58．相使：两种药合用，一种药物为主，另一种药物为辅，辅药可以提高主药功效的配伍方法谓相使。

59．相畏：一种药物的毒副作用，被另一种药物所抑制，使其毒副作用减轻或消失的配伍方法称相畏。

60．相杀：一种药物能够消除另一种药物毒副作用的配伍叫相杀。

61．相恶：一种药物能破坏另一种药物的功效，使其作用减弱，甚至消失的一种配伍谓相恶。

62．相反：两种药物配伍应用后，产生毒性反应或副作用，即谓之相反。

63．君药：是方剂中针对主病或主证起主要治疗作用的药物。其药力居方中之首，是方剂中必须具有的药物。

64．针法：是利用金属制成的针具，通过一定的手法，刺激人体腧穴，以治疗人体多种疾病的方法。

65．灸法：是用艾叶捣制成艾绒，做成艾炷或艾条，点燃以后，熏灼体表穴位或患部，使之产生温热或灼痛感，以达疏通经络，调和气血，回阳救逆，扶正祛邪，防治疾病的作用。

66．行针：进针后，为了使病人产生针刺的感应，而行使一定的手法，称为行针。

67．得气：指针刺部位产生酸、麻、胀、重等感觉，而医者指下亦有一种沉紧的反应，称为得气，也称针感。

主要参考文献

[1] 杨长森等. 针灸治疗学. 上海：上海科学技术出版社，1985.

[2] 贺志光. 中医学. 4版. 北京：人民卫生出版社，1996.

[3] 严隽陶. 推拿学. 北京：中国中医药出版社，2003.

[4] 石学敏. 针灸学. 7版. 北京：中国中医药出版社，2004.

[5] 汪安宁. 针灸学. 2版. 北京：人民卫生出版社，2010.

[6] 潘年松. 中医学. 2版. 北京：人民卫生出版社，2009.

[7] 郭霞珍. 中医基础理论. 上海：上海科学技术出版社，2006.

[8] 灵枢经. 北京：人民卫生出版社，1963.

[9] 景岳全书. 北京：人民卫生出版社，1991.

[10] 黄帝内经素问. 北京：人民卫生出版社，1963.

[11] 郭宝云，刘建华. 中医学. 西安：第四军医大学出版社，2013.

[12] 张家锡. 中医诊断学. 成都：四川科学技术出版社，2007.

[13] 陈家旭. 中医诊断学. 北京：中国中医药出版社，2008.